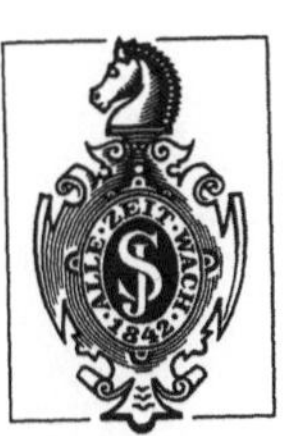

Forschungen zur Biologischen Psychiatrie

Herausgegeben von
Adolf Hopf und Helmut Beckmann

Mit 90 Abbildungen und 62 Tabellen

Springer-Verlag
Berlin Heidelberg New York Tokyo 1984

Prof. Dr. med. Adolf Hopf
Direktor des C. u. O. Vogt-Instituts für Hirnforschung der
Universität Düsseldorf, Moorenstraße 5, D-4000 Düsseldorf 1

Prof. Dr. med. Helmut Beckmann
Zentralinstitut für Seelische Gesundheit ZI Mannheim,
Landesstiftung des öffentlichen Rechts,
Psychiatrische Klinik, Postfach 5970, D-6800 Mannheim 1

II. Kongreß der Deutschen Gesellschaft für Biologische Psychiatrie
Düsseldorf, 23.–25. September 1982

ISBN-13:978-3-540-13130-4   e-ISBN-13:978-3-642-69539-1
DOI: 10.1007/978-3-642-69539-1

CIP-Kurztitelaufnahme der Deutschen Bibliothek
Forschungen zur Biologischen Psychiatrie: (Düsseldorf, 23.–25. September 1982)/hrsg. von
Adolf Hopf u. Helmut Beckmann. – Berlin; Heidelberg; New York; Tokyo: Springer, 1984.
(... Kongreß der Deutschen Gesellschaft für Biologische Psychiatrie; 2)
ISBN-13:978-3-540-13130-4

NE: Hopf, Adolf (Hrsg.); Deutsche Gesellschaft für Biologische Psychiatrie: ... Kongreß der
Deutschen ...

Vorwort

Der vorliegende Band enthält Vorträge, die auf dem II. Kongreß der Deutschen Gesellschaft für Biologische Psychiatrie in Düsseldorf im September 1982 gehalten und zum Teil für diese Publikation überarbeitet wurden.

In Teil I werden neue experimentelle Ansätze und Ergebnisse der Schizophrenieforschung dargestellt. Es wird versucht, die bei Schizophrenen aufgefundenen Hemisphärenasymmetrien, Abweichungen der Informationsverarbeitung und psychovegetativen Störungen zur Klinik in Verbindung zu setzen.

In Teil II wird die Bedeutung diagnostischer Kriterien für biologisch-psychiatrische Untersuchungen aus verschiedenen Blickwinkeln dargestellt.

Ein Ziel dieses Symposiums, die Vereinheitlichung und Operationalisierung der psychiatrischen Diagnostik, wird von einer Kommission der Deutschen Gesellschaft für Biologische Psychiatrie weiterverfolgt werden.

Teil III und IV enthalten Beiträge zur Biochemie, Endokrinologie, Morphologie und Psychopharmakologie, besonders der endogenen Psychosen.

Teil V ist rein klinischen Fragen gewidmet, wie der Diagnostik sog. Basisstörungen, dem Zusammenhang von Jahreszeiten und psychischen Erkrankungen und dem hyperkinetischen Syndrom im Kindesalter.

Insgesamt gibt der Band eine Synopsis der vielfältigen modernen Forschungsmethoden auf dem Gebiet der biologischen Psychiatrie.

Die Herausgeber

Inhaltsverzeichnis

VIII

Adressen der erstgenannten Beitragsautoren

PD Dr. P. Baumann
Hôpital de Cery, Clinique Psychiatrique Universitaire,
CH-1008 Prilly-Lausanne

Prof. Dr. H. Beckmann
Zentralinstitut für Seelische Gesundheit ZI Mannheim, Landesstiftung
des öffentlichen Rechts, Psychiatrische Klinik, Postfach 5970,
D-6800 Mannheim 1

Dr. M. Berger
Max-Planck-Institut für Psychiatrie, Kraepelinstraße 10,
D-8000 München 40

Dr. B. Bogerts
C. u. O. Vogt-Institut für Hirnforschung der Universität Düsseldorf,
Moorenstraße 5, D-4000 Düsseldorf 1

Prof. Dr. R. Cohen
Sozialwissenschaftliche Fakultät, Fachgruppe Psychologie der Universität,
Postfach 5560, D-7750 Konstanz

PD Dr. A. Czernik
Abteilung für Psychiatrie der Medizinischen Fakultät an der RWTH Aachen,
Goethestraße 27/29, D-5100 Aachen

PD Dr. L. Demisch
Zentrum der Psychiatrie im Klinikum der Universität,
Heinrich-Hoffmann-Straße 10, D-6000 Frankfurt

Dr. H. Derichs
Psychiatrisches Krankenhaus, Cappeler Straße 98, D-3550 Marburg

Dr. H. Ellgring
Max-Planck-Institut für Psychiatrie, Kraepelinstraße 10,
D-8000 München 40

Prof. Dr. H. M. Emrich
Max-Planck-Institut für Psychiatrie, Kraepelinstraße 10,
D-8000 München 40

Prof. Dr. H. Feer
Psychiatrische Universitätsklinik, Wilhelm-Klein-Straße 27, CH-4025 Basel

Prof. Dr. W. F. Gattaz
Av. Brig. Faria Lima 1541, Cj. 8G, 01451 São Paulo, SP-Brasilien

Dr. A. Gehrmann
Psychiatrisches Krankenhaus, Cappeler Straße 98, D-3550 Marburg

Prof. Dr. G. Gross
Universitäts-Nervenklinik, Sigmund-Freud-Straße 25, D-5300 Bonn 1

Dr. J. H. Gruzelier
Department of Psychiatry, Charing Cross Hospital Medical School,
22/24 St. Dunstans Road, London W6 8RP, Great Britain

Dr. M. Halbach
Neurologische Universitätsklinik, Moorenstraße 5, D-4000 Düsseldorf

Prof. Dr. H. Helmchen
Psychiatrische Klinik der Freien Universität Berlin, Eschenallee 3,
D-1000 Berlin 19

Dr. Dr. F. Holsboer
Psychiatrische Klinik, Johannes Gutenberg-Universität, Postfach 3960,
D-6500 Mainz

Dr. H. Katschnig
Psychiatrische Universitätsklinik, Währingergürtel 74–76, A-1090 Wien

PD Dr. J. S. Kim
Neurologische Klinik der Universität Ulm, 7959 Schwendi

Prof. Dr. T. O. Kleine
Funktionsbereich Neurochemie, Klinikum der Philipps-Universität,
Ortenbergstraße 8, D-3550 Marburg

Dr. K. Klempel
Psychiatrisches Krankenhaus, Cappeler Straße 98, D-3550 Marburg

PD Dr. M. Koukkou
Psychiatrische Universitätsklinik, Postfach 68, CH-8029 Zürich 8

Dr. G. Laakmann
Psychiatrische Klinik der Universität, Nußbaumstraße 7, D-8000 München 2

Dr. H. W. Lange
Rheinische Landesklinik, Psychiatrische Klinik der Universität,
Bergische Landstraße 2, D-4000 Düsseldorf 12

Dr. G. Laux
Psychiatrisches Landeskrankenhaus, D-7102 Weinsberg

Dr. E. Lehmann
Rheinische Landesklinik, Psychiatrische Klinik der Universität,
Bergische Landstraße 2, D-4000 Düsseldorf 12

Prof. Dr. H. J. Möller
Psychiatrische Klinik Rechts der Isar der Technischen Universität,
Ismaninger Straße 22, D-8000 München 2

Dr. H. D. Mühlbauer
Psychiatrische Klinik der Freien Universität Berlin, Eschenallee 3,
D-1000 Berlin 19

Dr. U. Müller
Rheinische Landesklinik, Psychiatrische Klinik der Universität,
Bergische Landstraße 2, D-4000 Düsseldorf 12

Prof. Dr. B. Müller-Oerlinghausen
Psychiatrische Klinik der Freien Universität Berlin, Eschenallee 3,
D-1000 Berlin 19

Dr. D. Naber
Psychiatrische Klinik der Universität, Nußbaumstraße 7, D-8000 München 2

Prof. Dr. F. Reimer
Psychiatrisches Landeskrankenhaus, D-7102 Weinsberg

Dr. Dr. H. G. Reinhard
Rheinisches Landeskrankenhaus, Psychiatrische Klinik der Universität,
Bergische Landstraße 2, D-4000 Düsseldorf 12

Prof. Dr. B. Saletu
Psychiatrische Universitätsklinik, Lazarettgasse 14, A-1097 Wien

Dr. E. Straube
Universitäts-Nervenklinik, Osianderstraße 22, D-7400 Tübingen

Dr. K. Syha
Max-Planck-Institut für Hirnforschung, Neurobiologische Abteilung,
Deutschordenstraße 45, D-6000 Frankfurt

Dr. J. Tegeler
Rheinische Landesklinik, Psychiatrische Klinik der Universität,
Bergische Landstraße 2, D-4000 Düsseldorf 12

Dr. L. Teusch
Rheinische Landes- und Hochschulklinik für Psychiatrie in Essen,
Klinik für Allgemeine Psychiatrie, Hufelandstraße 55, D-4300 Essen 1

Abkürzungen

AAG	α_1-Glycoprotein
ABS	Affect Balance Scale
ACTH	Adrenocorticotropes Hormon
AD	Antidepressiva
ADL	Activities of Daily Living
AGP	Arbeitsgemeinschaft für Gerontopsychiatrie
AMDP	Arbeitsgemeinschaft für Methodik und Dokumentation in der Psychiatrie
AT	Amitriptylin
ATP	Adenosintriphosphat
BD	Behandlungsdauer
Bf-S	Befindlichkeitsskala
BPRS	Brief Psychiatric Rating Scale
c-AMP	zyklisches Adenosinmonophosphat
CGBRS	Crichton Geriatric Behavioural Rating Scale
CNV	Contingent Negative Variation
COE	„Crossover"-Effekt
COMT	Catechol-O-Methyl-Transferase
CRF	Cortisolreleasingfaktor
CT	Computer-Tomographie
DA	Dopamin
DFF	Critical Flikker Frequency
DOC	11-Desoxykortikosteron
DSM	Diagnostic and Statistical Annual of Mental Disorders
DST	Dexamethason-Suppressions-Test
d2-TEST	Aufmerksamkeitsbelastungstest
EEG	Elektroenzephalogramm
EKT	Elektrokrampftherapie
ENG	Elektronystagmogramm
EsD	Erythrozytenisoenzymsystem Esterase D
FBF	Frankfurter Beschwerdefragebogen
FPI	Freiburger Persönlichkeitsinventar
γ-GT	γ-Glutamyltransferase
GH	Growth hormon

GOT	Glutamatoxalacetattransaminase
GPT	Glutamatpyruvattransaminase
GRGS	Geriatric Resident Goals Scale
GTP	Guanintriphosphat
HAWIE	Hamburg-Wechsler-Intelligenztest
5-HIES	5-Hydroxiindolessigsäure
IBMX	3-Isobuthyl-1-Methylxanthin
ICD	International Classification of Diseases
IHT	Insulinhypoglykämietest
IMPS	In-Patient-Multidimensional Psychiatric Scale
MAO	Monoaminooxidase
MH	Morbus Huntington
MHPG	Methoxyhydroxyphenylglycol
MMPI	Minnesota Multiphasic Personality Inventory
MSE	„modality-shift"-Effekt
MWT-B	Mehrfachwahl-Wortschatz-Intelligenz-Test
NA	Noradrenalin
ND	Neurotische Depression
NHSI	New Haven Schizophrenia Index
NIMH	National Institute of Mental Health
NT	Nortriptylin
PET	Positronenemissionstomographie
PGBRS	Parachek Geriatric Behaviour Rating Scale
PGE 1	Prostaglandin E1
PGRS	Plutchik Geriatric Rating Scale
PINV	postimperative Negativierung
PRP	plättchenreiches Plasma
PSE	Present State Examination
RDC	Research Diagnostic Criteria
RIA	Radioimmunoassay
SCAG	Sandoz Clinical Assessment Geriatric Scale
SCL	Symptom Check List
SE	Schlafentzug
SEP	saure Erythrozytenphosphatase
SKT	Syndromkurztest
SPM	Standard Progressive Matrizen
SSEP	Somatosensibel evozierte Potentiale
STH	Somatotropes Hormon (syn. Wachstumshormon)
TSH	Thyreoidea-stimulierndes Hormon
VEP	visuell evozierte Potentiale
WFI	Ward Function Inventory
WIP	reduzierter Wechsler Intelligenztest
ZN	Zahlennachsprechen
ZS	Zahlensymboltest

Teil I
Experimentelle Untersuchungen in der Schizophrenieforschung

Funktionelle Hemisphärenasymmetrien bei Schizophrenen

J. H. Gruzelier

Fixierte und dynamische Prozeßasymmetrien

Beinahe anderthalb Jahrhunderte sind vergangen, seit Dax 1836 [8] entdeckte, daß die Gehirnhemisphären asymmetrische Funktionen haben. Schon früh hat man untersucht, ob sich das Wesen asymmetrischer Hemisphärenfunktionen in einer einzigen Dimension oder Dichotomie widerspiegelt. In Tabelle 1 werden einige solcher Dichotomien aufgelistet. Ein übergeordnetes Prinzip könnte darin bestehen, daß linke Hemisphärenfunktionen, die mit Sprachverständnis und Sprechen zu tun haben, durch eine serielle (Punkt für Punkt) Analyse gekennzeichnet sind, während die Behandlung von Beziehungen sowie von ganzheitlichen und parallelen Vorgängen ein Charakteristikum der rechten Hemisphäre ist, die bei räumlich-konstruktiven Leistungen involviert ist [37, 48]. Aber nicht nur im kognitiven, sondern auch im konativen Bereich wurden Unterschiede zwischen den Hemisphären gefunden. Arbeiten über die Bedeutung der Hemisphären für emotionale Vorgänge zeigen meistens, daß mit der einen Hemisphäre depressive, und mit der anderen gehobene Stimmungen verbunden sind. Es ist jedoch strittig, welche Seite mit welcher Stimmung assoziiert ist [11, 12, 43].

Die Unterscheidung zwischen kognitiven und konativen Funktionen hat eine lange Geschichte in der Psychologie und Psychiatrie. In den 20er Jahren gab es eine Debatte darüber, ob die „galvanische Hautreaktion" eine kognitive Reaktion auf einen Reiz darstellt, oder ob es sich um eine konative Reaktion handelt, die Emotionen, den Grad der Anspannung der Aufmerksamkeit oder motivationale Aspekte beinhaltet [2, 32].

Dieser Unterscheidungsmodus ist im Zusammenhang mit der Spezialisierung der Hemisphären wieder bedeutsam geworden. Nach Cohen [4] könnte die Konfusion bei der Abgrenzung hemisphärischer Funktionen möglicherwei-

Tabelle 1. Dimensionen, nach denen die Hemisphären dichotomisiert worden sind

Verbal	Nonverbal
Analytisch	Gestalt
Seriell	Parallel
Sprachlich	Visuell/räumlich
Willkürlich	Automatisch
Linear	Synthetisch
Logisch	Zuordnend
Prozesse höherer Ordnung	Prozesse niedrigerer Ordnung

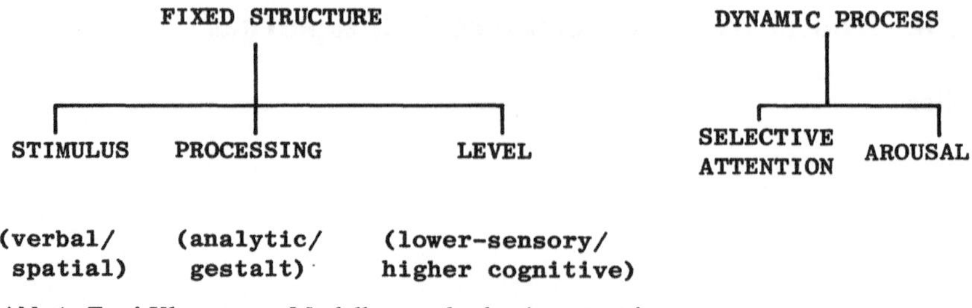

Abb. 1. Zwei Klassen von Modellen zerebraler Asymmetrie

se dadurch etwas reduziert werden, daß man zwischen Funktionen unterscheidet, die von fixierten und strukturellen Prozessen abhängen und solchen, die dynamisch und reversibel sind (Abb. 1 zeigt dieses Schema). Ein Beispiel für eine fixierte Asymmetrie ist die verbale Überlegenheit der linken Hemisphäre, die nach der Reifung des Organismus unveränderlich ist. Aufgrund der Plastizität der Gehirnfunktionen vor Abschluß der Reifung kann ein Kind mit einer Verletzung der linken Hemisphäre sprachliche Vorgänge zur rechten verlagern. Fixierte hemisphärische Vorteile sind möglicherweise bedingt durch morphologische Asymmetrien, z. B. des größeren Planum temporale der linken Hemisphäre, oder durch die Konfiguration der in der Ontogenese angelegten funktionellen Verbindungen.

Dynamische Prozeßasymmetrien sind veränderlich und reversibel. Musik oder ein Gespräch können die Hemisphären unterschiedlich „einstimmen" und einen Aufmerksamkeits- oder Aktivierungsbias induzieren. Umgekehrt kann eine gleichzeitige oder vorangehende Stimulierung die gesamte Kapazität einer Hemisphäre beanspruchen, sie überlasten oder ermüden und so die andere Hemisphäre in Vorteil bringen. Aktivierungsvorteile können durch asymmetrische Neurotransmitterkonzentrationen auftreten. Asymmetrische Aktivierungsmuster können deshalb durch Pharmaka wiederhergestellt oder umgekehrt werden. Unter Verwendung zweier psychologischer Modalitäten haben wir dies an Schizophrenen demonstriert. Unter Chlorpromazin gelang die Diskrimination eines kurzen akustischen Reizes bei chronisch schizophrenen Patienten besser mit dem rechten als mit dem linken Ohr. Das Verhältnis kehrte sich um, als das Pharmakon abgesetzt wurde; unter erneuter Medikation stellte sich die ursprüngliche Asymmetrie jedoch wieder ein [20].

Bei unbehandelten akut schizophrenen Patienten zeigten die elektrodermalen Reaktionen auf unregelmäßig dargebotene Töne eine laterale Asymmetrie; wenn die Patienten auf die Medikation ansprachen, zeigten sie eine umgekehrte Asymmetrie oder eine symmetrische Reaktion [29].

Aufmerksamkeit und Aktivierung bei Schizophrenie

Konative Prozesse wurden immer als wichtig, wenn nicht zentral für die Schizophrenie angesehen [1, 31]. Im Bemühen, das Aufmerksamkeitskonzept zu operationalisieren, stützten sich Psychophysiologen auf die Arbeiten Pavlovs

4

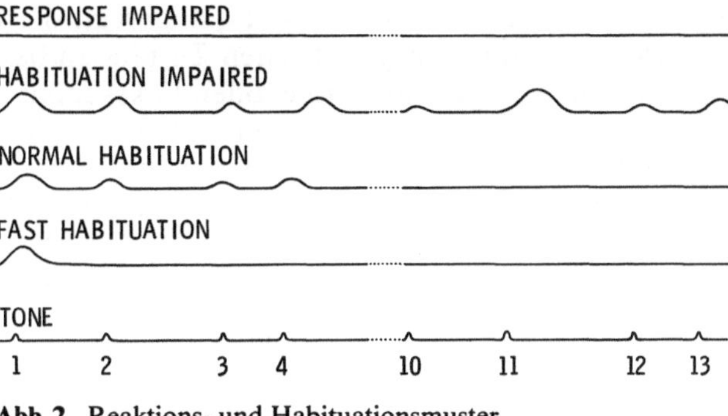

Abb. 2. Reaktions- und Habituationsmuster

[40], insbesondere auf den „Orientierungsreflex", d.h. die Reaktion eines Organismus auf eine plötzliche Änderung in seiner Umgebung. Diese Reaktion zeigte, daß die Aufmerksamkeit auf die Reizquelle gerichtet war, bis durch Reizwiederholung die Reaktion schwächer wurde, falls nicht ständige Aufmerksamkeit notwendig war. Die Abschwächung und das schließliche Ausbleiben der Reaktion wurde Habituation genannt. Habituation wurde als eine elementare Form des Lernens angesehen; sie ermöglichte eine Verlagerung der Aufmerksamkeit.

Untersuchungen des Orientierungsreflexes bei Schizophrenen brachten sowohl Evidenz für eine gesteigerte als auch für eine verminderte Aktivität und zwar unabhängig davon, ob Hautleitfähigkeit, Herzschlagfrequenz oder periphere Durchblutung gemessen wurde [38]. In den meisten Studien wurde die Hautleitfähigkeit bestimmt. Obwohl es keine vollständige Übereinstimmung zwischen den verschiedenen Labors gibt, ist man sich einig, daß etwa 40% der Patienten sich dadurch auszeichnen, daß sie nicht reagieren. Die übrigen habituieren eher normal oder sind überreaktiv, während eine Minorität schnell habituiert. Die Abb. 2 zeigt die verschiedenen Reaktionsmuster und die Habituation. Keines dieser Merkmale ist jedoch spezifisch für die Schizophrenie; ebenso sind die Aufmerksamkeitsprobleme oder andere Symptome oder Zeichen in diesem Zusammenhang nicht pathognomonisch für die Krankheit.

Die Mehrzahl der Patienten zeigte in unseren Untersuchungen extreme Reaktionsmuster; wurden sie mehrmals getestet, fielen sie manchmal von einem Extrem ins andere [25, 27, 28, 42].

Die dynamische Natur der elektrodermalen Reaktion zeigte sich auch, wenn auf eine Reihe von Orientierungsreizen, auf die etwa die Hälfte der Patienten nicht reagierte, eine Aufgabe folgte, in der ein anderer Reiz manchmal zusammen mit dem Orientierungsreiz auftrat und die Probanden angeben mußten, wann dies der Fall war. Mit Ausnahme derjenigen, die fast keine Schweißdrüsenaktivität hatten, reagierten alle Patienten auf den Signalton [26]. Mäßig intensive Töne, auf die laute folgten, waren ein weiteres Beispiel für diese Labilität: Patienten, die auf die weniger intensiven Töne nicht ansprachen, reagierten bei erhöhter Intensität [28]; der Grad der Aufmerksamkeit war offensichtlich wichtig für die Auslösung der Reaktionen.

In unseren Untersuchungen wurde die Hautleitfähigkeit immer bilateral registriert, um hemisphärische Einflüsse überprüfen zu können. Wir wurden zu

5

unserer Arbeit durch Flor-Henry [11] angeregt, der epileptische Patienten mit temporalem Herd und psychotischen Zuständen beschrieb. Bei schizophrenen Psychosen überwogen bilaterale oder linksseitige, bei affektiven Psychosen rechtsseitige temporale Herde. Zwei andere Arbeiten aus der somatisch orientierten Literatur dieser Zeit [7, 35] zeigten eine Beziehung zwischen Schizophrenie oder schweren psychotischen Symptomen und der linken Hemisphäre [18].

Bis vor kurzem hat sich die Erforschung lateraler Asymmetrien bei der elektrodermalen Aktivität weitgehend auf chronisch schizophrene Patienten beschränkt, die Medikamente erhielten. Es zeigten sich statistisch zuverlässige Effekte im Sinne einer stärkeren Reaktion der rechten als der linken Hand [16, 20, 22].

Eine gleichgerichtete Asymmetrie wurde auch bei neurologischen Fällen mit linksseitigen Läsionen beobachtet [47]. Diese Ergebnisse zeigten sich in einer neueren Arbeit auch bei medikamentös unbehandelten Patienten, zu denen sowohl akute unbehandelte Fälle als auch chronische Fälle gehörten, bei denen die Medikamente abgesetzt worden waren [28].

Bei zwei anderen Gruppen war der Sachverhalt komplexer. Bei Patienten, die sich unter Propranolol allein oder in Kombination mit Phenothiazinen klinisch besserten, trat oft eine Umkehrung oder Reduzierung der Asymmetrien auf, die vor der Behandlung oder vor dem Ansprechen auf die Behandlung festgestellt worden waren. Solche Änderungen der Asymmetrie haben mit einem Prozeß zu tun, der zur dynamischen Klasse der Asymmetrien gehört.

Im zweiten Fall handelte es sich um eine pharmakologische Studie an Patienten mit einer floriden, positiven Symptomatik [53]. Hier wurden elektrodermale Asymmetrien in beiden Richtungen festgestellt [28]. Grundlage der Diagnose war jetzt das auf die Present State Examination [52] angewendete Catego-System. Es handelt sich dabei um ein hierarchisches System, in dem bestimmte Kardinalsymptome, wie die Schneiderschen Symptome erster Ordnung, zwangsläufig zur Diagnose „Schizophrenie" führen. Wenn eine Manie oder Depression im Vordergrund des klinischen Bildes steht, erfordert das vorübergehende Auftreten von Symptomen erster Ordnung, daß die Diagnose Schizophrenie heißt. Kety [30] hat die Validität solcher diagnostischen Ansätze kritisiert. Er glaubt, daß Schneiders Kriterien nicht das Wesen der Schizophrenie treffen. In der ursprünglichen Fassung von Kraepelin und Bleuler gehören zum klassischen Syndrom gestörte soziale Beziehungen, abgestumpfte Affekte, Abkapselung, Negativismus, ein Motivationsverlust und kognitive Defizite. Inzwischen hat sich der Akzent zu den Halluzinationen und Wahnideen hin verschoben, die von Kraepelin und Bleuler als sekundär angesehen wurden, im Interview aber recht zuverlässig erfaßt werden können. Diese Betonung der diagnostischen Reliabilität ist einhergegangen mit einer konzeptuellen Verlagerung von den primären zu den sekundären Symptomen.

Zwei durch elektrodermale Asymmetrien abgegrenzte Syndrome

Wir untersuchten, inwieweit für die unterschiedlichen elektrodermalen Asymmetrien bei Schizophrenen diagnostische Probleme verantwortlich sind. Wir

6

Tabelle 2. Demographische und klinische Variablen

Variable	Gruppe I	Gruppe II
n	23	25
Geschlecht: männlich	15	16
weiblich	8	9
Alter, $\bar{x}$ und Bereich	34,7 (18–55)	38,2 (19–65)
Behandelte Episoden, $\bar{x}$ und Bereich	1,7 (1–5)	1,8 (1–8)
Hospitalisationsdauer, $\bar{x}$ und Bereich	52 Wochen (1 Woche–9 Jahre)	45 Wochen (1 Woche–9 Jahre)
Erkrankungsalter, $\bar{x}$ und Bereich	28,6 (10–46)	29,8 (20–47)
Catego-Klassifikation		
Nuklear	16	20
Paranoid	1	3
Kataton	4	2
Residual	2	0

verglichen die Symptome und Merkmale zweier durch ihre psychophysiologischen Asymmetrien definierten Patientengruppen. Wir überprüften unsere Ergebnisse dann an einer Gruppe von 25 Patienten (anfallende Stichprobe), die eine Catego-Diagnose „Schizophrenie" hatten, wozu positive Symptome nicht erforderlich waren [24]. Tabelle 2 zeigt demographische und klinische Daten. Wir registrierten die elektrodermalen Reaktionen bei einer Serie von Tönen (1 000 Hz, 70 dB, 1 s); Patienten, die darauf nicht reagierten, erhielten außerdem 5 s lang Töne mit einer Intensität von 90 dB. Psychiater nahmen die klinische Beurteilung bald nach diesem Test vor; sie verwendeten 38 Syndrome des Catego-Systems und verschiedene Skalen der Brief Psychiatric Rating Scale (BPRS) [39]. Die klinischen und psychophysiologischen Daten wurden an unbehandelten Patienten innerhalb von 4 Tagen nach Aufnahme erhoben.
Die Ergebnisse werden hier nur kurz zusammengefaßt; eine ausführlichere Darstellung geben Gruzelier u. Manchanda [24] sowie Gruzelier [17, 19]. Die Gruppen unterschieden sich statistisch bei 13/38 Catego-Syndromen und 8/19 BPRS ratings. Da jedes Syndrom gewöhnlich mehr als ein Symptom oder Merkmal enthält, wurde jedes Syndrom noch einmal auf solche Aspekte hin überprüft, die auf unsere Patienten anwendbar waren; dadurch sollte die klinische Beschreibung genauer werden. Wir führten außerdem eine Diskriminanzanalyse durch, um festzustellen, welche Syndrome und Ratings am besten zwischen den Gruppen diskriminierten. Dadurch wurde das Profil um 6 zusätzliche Variablen erweitert. Tabelle 3 enthält eine Synthese dieser Analysen. Bemerkenswerterweise befanden sich die beiden Gruppen hinsichtlich ihrer Selbstkonzepte, Emotionen, Kognitionen und Verhaltensweisen an den beiden Extremen einer Aktivierungsdimension. Die beiden Syndrome ähnelten den von Kety [30] beschriebenen. In Übereinstimmung mit der Bleulerschen Schizophrenie waren die folgenden Phänomene bei den Patienten, die mehr mit der rechten Hand reagierten, deutlicher ausgeprägt: abgestumpfte Affekte, verminderter emotionaler Tonus, emotionale Verflachung, Verlangsamung, quantitative und inhaltliche Begrenzung des Sprechens, reduziertes Energieniveau, un-

Tabelle 3. Evidenz für verschiedenartige Syndrome, die sich durch gegenläufige Imbalancen bei dynamischen Prozeßasymmetrien auszeichnen

Prozeß	Variable	Autoren	Ergebnis	Implikation für die Hemisphärenfunktion
Arousal	Elektrodermale Orientierungs-reaktion	Gruzelier [17] Gruzelier u. Manchanda [24]	Stärkere Reaktionen der linken Hand beim floriden reaktiven Syndrom; stärkere Reaktionen der rechten Hand beim retardierten Syndrom	Neuropsychologische Interpretationen im Sinne einer linkshemisphärischen Aktivierung im 1. und einer rechtshemisphärischen Aktivierung im 2. Fall; reziproke Beziehung zwischen den Hemisphären
	EEG	Stevens u. Livermore [49]	Linksseitige Veränderungen bei Paranoiden mit aktiven akustischen Halluzinationen, rechtsseitige Veränderungen bei Katatonie	Dysfunktion der linken Hemisphäre bei floriden Paranoiden, Dysfunktion der rechten Hemisphäre bei Katatonie (bei Stupor, aber nicht bei katatonem Erregungszustand)
		Coger u. Serafetinides [3]	Linksseitige Veränderungen bei Syndromen mit „Symptomen der dominanten Hemisphäre“, rechts bei „Symptomen der nicht dominanten Hemisphäre“	Linkshemisphärische Aktivierung im ersten und rechtshemisphärische Aktivierung im zweiten Fall
Residnal		Etevenon et al. [9]	Linksseitige Veränderungen bei paranoider Schizophrenie im Vergleich zur Kontrollgruppe mit niedrigem Alphaanteil; rechtsseitige Veränderungen bei Defektzuständen im Vergleich zur Kontrollgruppe mit hohem Alphaanteil	Linkshemisphärische Aktivierung im ersten und rechtshemisphärische Aktivierung im zweiten Fall
	Kortikale EPs	Rodin et al. [41]	Retardierte, anhedonische Symptome gemeinsam mit rechtsseitigen EPs	Posteriore rechtshemisphärische Abnormität beim retardierten Syndrom
		Connolly et al. [5]	Schneidersche Kernsymptome bei frischen Fällen: temporale Abnormität; Hypomanie und situationsabhängige Angst bei Schizophrenen: linksokzipitale Abnormität	Verlust der linkshemisphärischen Hemmung („augmenting pattern“) bei reaktiven, floriden Patienten
	Hoffman-Reflex	Goode et al. [13, 14, 15]	Suppression des rechten Beins beim ängstlich-depressiven Syndrom mit guter Prognose; Suppression des linken Beins bei guter Prognose, Feighner, zurückgezogen-retardiertes Syndrom	Linkshemisphärische Dominanz im ersten, rechtshemisphärische Dominanz im zweiten Fall

Prozeß	Variable	Autoren	Ergebnis	Implikation für die Hemisphärenfunktion
	Laterale Augenbewegungen	Gur [29a]	Mehr Rechtsbewegungen bei paranoiden als bei nichtparanoiden Fällen (Trend)	Linkshemisphärische Aktivierung bei Paranoiden
		Sandel u. Alcorn [44]	Linksbewegungen bei Nichtparanoiden und Depressiven; weniger Linksbewegungen bei Manisch-Depressiven und Schizoaffektiven	Rechtshemisphärische Aktivierung bei Nichtparanoiden
	Hörschwellen	Gruzelier u. Hammond [21]	Stärkerer Vorteil beim rechten Ohr bei elektrodermal nichtreaktiven Patienten	Dynamik der inhibitorischen linken Hemisphäre bei chronischen, nichtreaktiven Patienten
Selektive Aufmerksamkeit	Dichotisches Hören	Lerner et al. [34]	Paranoide im Vergleich zu Nichtparanoiden: stärkerer Vorteil des rechten Ohrs, die Aufmerksamkeit wird weniger nach links verlagert	Aktivierung der linken Hemisphäre bei Paranoiden im Vergleich zu Nichtparanoiden
Reaktiv Paranoiden		Gruzelier u. Hammond [21]	Bei Paranoiden stärkerer Vorteil des rechten Ohrs trotz gegenläufiger Intensitäten und Aufmerksamkeitsinstruktionen – besonders bei elektrodermal reaktiven Patienten. Verlagern die Aufmerksamkeit weniger nach links. Bei Nichtparanoiden kein Bias des rechten Ohrs bei freier Reproduktion und abnormer Bias des linken Ohrs bei linken Intensitäts- oder Aufmerksamkeitsvorteilen	Aktivierung der linken Hemisphäre bei reaktiv Paranoiden, Aktivierung der rechten Hemisphäre bei Nichtparanoiden
		Wexler u. Heninger [51]	Positive Symptome	Akutes, remittierendes Syndrom ist mit linkshemisphärischer Aktivierung verbunden
	Somatosensorische Extinktion	Scarone et al. [45, 46]	Unaufmerksamkeit der rechten Seite am häufigsten bei jüngeren (gute Prognose?) Fällen; Unaufmerksamkeit der linken Seite häufiger bei älteren (schlechte Prognose?) Fällen	Umgekehrte lateral-funktionale Organisation verbunden mit Alter (oder Prognose). Implikationen für Aktivierung und Hemmung unklar

kooperatives Verhalten, soziale Absonderung und konzeptuelle Desorganisation. In Einklang mit der auf Pharmaka ansprechenden Schizophrenie hatten die Patienten mit stärkeren Reaktionen der linken Hand viel häufiger eine blühende Symptomatik; dazu gehörten Hypomanie, Sprechzwang, Ideenflucht, Beziehungsideen, Größenwahn, sexuelle und phantastische Wahnvorstellungen, depressive Wahnvorstellungen und Halluzinationen sowie hypochondrische Wahnvorstellungen.

Die beiden Syndrome dürfen nicht mit den Syndromen des Typs I und II von Crow [6] verwechselt werden, die durch positive bzw. negative Symptome definiert sind. Beide psychophysiologisch definierten Syndrome enthalten einige positive Merkmale, z. B. Schneidersche Symptome erster Ordnung. Es ist postuliert worden, daß sich die Syndrome überschneiden, aber nicht zu verwechseln sind mit der Unterscheidung zwischen akuter, reaktiver, paranoider Schizophrenie und chronischer nichtparanoider Schizophrenie, einer Klassifikation, bei der Unterschiede in den kognitiven Funktionen hervortreten. Magaro [36] hat gezeigt, daß eine strenge Trennung zwischen paranoider und nichtparanoider Schizophrenie selten zu reliablen Unterschieden hinsichtlich kognitiver Prozesse führt; zu diesem Schluß waren früher schon Lang u. Buss [33] gelangt, die ebenfalls psychophysiologische Reaktionen erfaßt hatten. Zur Herausarbeitung des Unterschieds scheint die Kombination paranoider Merkmale mit einer reaktiven, emotionalen Komponente wesentlich zu sein. Genau dies trifft auf unsere Merkmalskombination zu, bei der in einer schrittweisen Diskriminanzanalyse z. B. Beziehungsideen und hypomanische Phänomene sich am besten trennten [17]. Tatsächlich unterschieden sich schizophrene Patienten in einer früheren Studie durch die gleichen Komponenten, wobei in diesem Fall die emotionale Reaktivität psychophysiologisch definiert worden war [23]. Paranoid schizophrene Patienten und solche, die elektrodermal reagierten, hatten bei einer dichotischen Höraufgabe mit dem rechten Ohr größere Vorteile als üblich. Bei dieser Aufgabe erhalten beide Ohren gleichzeitig unterschiedliche Informationen; bei dieser Methode werden ipsilaterale auditorische Bahnen durch Okklusion gehemmt, so daß Wahrnehmungsunterschiede zwischen den Ohren mit funktionellen Unterschieden zwischen den kontralateralen Bahnen erklärt werden können. Die Ergebnisse der paranoiden Patienten, die mit einer Ausnahme alle psychophysiologisch reagierten, ergaben eine stärkere Präferenz des rechten Ohrs, was auf eine erhöhte Aktivität der linken Hemisphäre schließen läßt (s. Abb. 3).

Eine erhöhte Aktivität der linken Hemisphäre paßte auch zu einer neuropsychologischen Interpretation des Syndromprofils, zu dem ein starkes Sprechbedürfnis und Ideenflucht gehörten, was möglicherweise mit einer Überaktivierung der verbalen Mechanismen der linken Hemisphäre erklärt werden könnte. Entsprechend ist das umgekehrte Syndrom mit einer verminderten Aktivierung linkshemisphärischer Vorgänge vereinbar, die sich in einer Verlangsamung sowie einer quantitativen und inhaltlichen Einschränkung der sprachlichen Äußerungen widerspiegelt. Diese Interpretationen vertrugen sich auch mit den neurologischen Befunden hinsichtlich der hemisphärischen Einflüsse auf die elektrodermale Aktivität, wozu kontralaterale Inhibition und ipsilaterale Exzitation gehören.

10

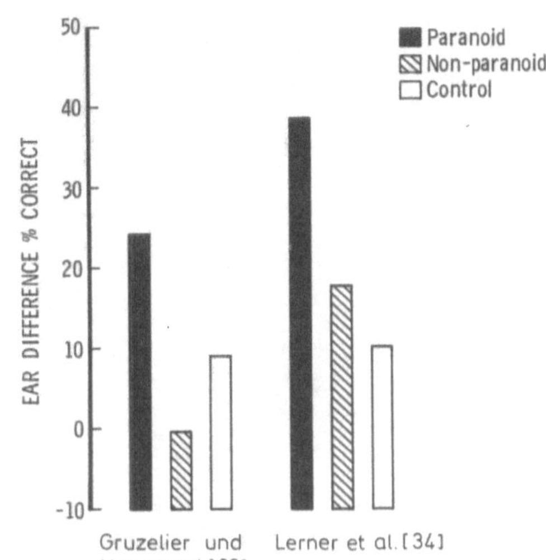

Abb. 3. Ohrdifferenzen bei der Wiedergabe; in zwei unabhängigen Untersuchungen zeigen paranoide Patienten eine stärkere Überlegenheit des rechten Ohrs

Hemisphärische Balance und Kontrolle der Erregung

Bei der Erforschung elektrodermaler Reaktionsasymmetrien normaler Probanden fand man eine wichtige Beziehung zwischen der Habituationsrate bei wiederholter Reizung und der Richtung der Reaktionsasymmetrie. Interindividuelle Unterschiede in der Habituationsrate bei mäßig intensiven Tönen reichten von schnell bis langsam, wobei etwa ⅔ der Probanden schnell bis mäßig schnell und das restliche Drittel langsam habituierten. Gruzelier et al. [29] fanden, daß die meisten der schnellen bis mäßig schnellen Habituierer stärker mit der rechten Hand reagierten, während die Richtung der Asymmetrie bei den langsamen Habituierern etwa gleichverteilt war. Außerdem traten stärkere Asymmetrien sowohl bei extrem langsamer als auch bei extrem schneller Habituation auf. Solche Verhältnisse gab es auch bei der Anzahl unspezifischer elektrodermaler Reaktionen (s. Abb. 4). Man könnte daher denken, daß der Grad der elektrodermalen Reaktivität mit der hemisphärischen Balance zu tun hat: Ein Kippen zur einen Seite hat niedrige, ein Umschlagen zur anderen Seite hat hohe Reaktivität zur Folge. Hohe Reaktivität trifft man jedoch bei beiden Asymmetrien an. Wenn man sich jedoch Persönlichkeitsunterschiede zwischen den langsamen Habituierern ansieht, findet man so etwas wie eine atypische Gruppe, nämlich langsame Habituierer mit der gleichen Asymmetrie wie bei den schnellen und mit höheren Angstwerten im Fragebogen. Angst kehrt die normalen Hemisphärenverhältnisse jedoch um [50].

Diese Phänomene haben zu dem folgenden Modell geführt. Schnelle Habituation spiegelt eine Dominanz der Kontrolle durch die linke Hemisphäre wider. Mit abnehmender Habituationsgeschwindigkeit kommt es zu einer Umkehrung der hemisphärischen Einflüsse, wobei die rechte Hemisphäre immer dominanter wird. Bei hohen Erregungsniveaus gewinnt die linke Hemisphäre die Kontrolle wieder zurück. In diesem Zustand tritt Angst zusammen mit einer Desorganisation des Verhaltens auf, wie sie für Übererregung und den abfal-

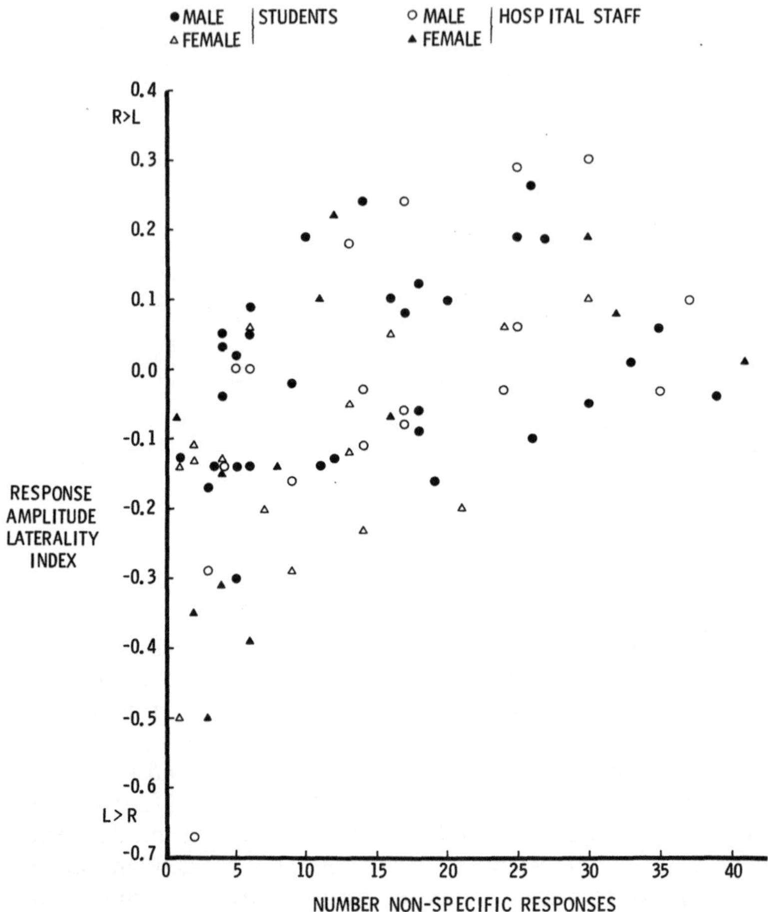

Abb. 4. Die Korrelation zwischen lateralen Reaktionsasymmetrien und dem Grad unspezifischer elektrodermaler Reaktivität

lenden Teil der umgekehrten U-Kurve charakteristisch ist, die Angst und Verhaltensleistung in Beziehung setzt. Aufgrund der reziproken hemisphärischen Beziehungen, die die Aktivierung regeln, erhält die Hemisphäre, die gerade in ihrer Aktivität dominiert, die Führung. Bei der Schizophrenie entscheidet diese Aktivierungsdominanz über die Form der Psychose.

Zwei durch dynamische Prozeßasymmetrien definierte Schizophreniesyndrome

Es ist üblich, Schizophrenie aufgrund von Halluzinationen und Wahnideen zu diagnostizieren, eine diagnostische Vorgehensweise, die nicht auf unsere Studien beschränkt ist. Es wäre daher zu erwarten, daß in anderen Schizophreniestudien, in denen lateralisierte Funktionen erfaßt wurden, bei verschiedenartigen Patienten dem Syndromtyp entsprechend ähnliche Asymmetrien auftraten.

12

Es liegt ein Review [18] der inzwischen umfangreichen Literatur zur lateralen Dysfunktion bei Schizophrenen vor. Es wurde nach einem Beweis für zwei Asymmetrieformen der Schizophrenie gesucht. Diese Möglichkeit ist nur selten in Betracht gezogen worden. Es herrscht die Auffassung vor, daß bei der Schizophrenie ein lateralisiertes Defizit lediglich einer Hemisphäre vorliegt. Außer in der Untersuchung zum dichotischen Hören [23] ist die elektrodermale Reaktion bisher in Lateralitätsstudien nicht als unabhängige Variable verwendet worden. Wie schon erwähnt, gab es hier Überschneidungen mit der Klassifikation „paranoid/nicht-paranoid". Man könnte auch nach anderen Dimensionen suchen, die für das elektrodermale Syndrom bedeutsam sein könnten. In Frage kämen z. B. Alter, Dauer, Prognose, paranoide Schizophrenie versus schizophrener Residualzustand oder katatone Schizophrenie, anhedonische Schizophrenie und – wie kürzlich berichtet – dominante und nicht-dominante Hemisphärensyndrome.

Die Asymmetrien in Abb. 2 gehören konzeptuell zu einer von zwei Klassen, die zwar nicht notwendigerweise unabhängig voneinander sind, jedoch z. B. dann miteinander in Konflikt geraten können, wenn Aktivierung oder Aufmerksamkeit die rechte Hemisphäre begünstigen, die Aufgabe jedoch die linke Hemisphäre beansprucht. Die elektrodermale Orientierungsreaktion, ein biologisches Aufmerksamkeitsmaß, dessen Habituation eindeutig vom Aktivierungsniveau abhängt, gehört zur dynamischen Asymmetrieklasse. Entsprechend liegt den Syndromen eindeutig eine Aktivierungsdimension zugrunde; diese verstärkt bestehende Unterschiede hinsichtlich Stimmung (Hypomanie versus Depression), Kognition (Ideenflucht versus zähflüssiges Denken) und Verhalten (Sprechdrang versus verlangsamtes Sprechen und retardiertes Verhalten). Laterale Asymmetriemaße, die zwei Schizophreniesyndrome ergeben, gehören daher wahrscheinlich zur dynamischen Prozeßklasse; man wird eine laterale Asymmetrie wahrscheinlich nicht bei Variablen antreffen, die von Prozessen der fixierten Struktur abhängen.

Das Review [18] spricht tatsächlich für zwei Schizophreniesyndrome, allerdings mit einer wichtigen Einschränkung: Die Asymmetriemaße müssen hemisphärische Imbalancen bezüglich Aktivierung oder Aufmerksamkeit reflektieren und daher zur dynamischen Prozeßklasse gehören. Die entsprechenden Symptome waren den mit Hilfe elektrodermaler Reaktionen definierten Syndromen in ihrem Wesen verwandt. Außerdem bestand – mit vielleicht einer Ausnahme – eine konsistente Beziehung zwischen der Art der Asymmetrie und der Verlaufsform: linkshemisphärische Überaktivierung in Kombination mit rechtshemisphärischer Unteraktivierung bei akuter, reaktiv paranoider Schizophrenie mit guter Prognose und linkshemisphärische Unteraktivierung mit rechtshemisphärischer Überaktivierung bei chronischen und Defektschizophrenien mit schlechter Prognose (s. Zusammenfassung in Tabelle 3). Es war ebenfalls klar zu sehen, daß eine linksseitige Abnormität weit verbreitet war, wenn es sich um ein Maß aus der fixierten Prozeßklasse handelte, z. B. bei tachistoskopisch dargebotenen verbalen oder räumlichen Reizen oder bei den traditionelleren Methoden neuropsychologischer Testbatterien. Es hat sich daher gezeigt, daß es notwendig ist, zwischen den beiden Klassen hemisphärischer Asymmetrien zu unterscheiden.

Die Wichtigkeit dieser Asymmetrieklassifizierung zeigte sich auch bei der Verwendung von Methoden, mit deren Hilfe untersucht werden sollte, ob einer Asymmetrie ein fixierter oder ein dynamischer Prozeß zugrunde liegt. Die Überlegenheit eines Ohrs beim dichotischen Hören ist ein einschlägiges Beispiel. Es wurde gezeigt, daß bei der Erinnerung an verbales Material Patienten mit Kallosektomie ungewöhnlich starke Vorteile mit dem rechten Ohr haben; dies geht so weit, daß von der Information, die der linken Hemisphäre angeboten wird, wenig im verbalen Gedächtnis abgespeichert wird. Dies ist als Evidenz dafür angesehen worden, daß eine Verletzung der transkallosen Bahnen die Übermittlung der Informationen behindert, die durch die kontralateralen Bahnen des linken Ohrs in die rechte Hemisphäre gelangen und analytische und sprachliche Leistungen der linken Hemisphäre erfordern. Bei diesen Patienten hatte die Asymmetrie beim dichotischen Hören einen strukturellen Ursprung. Beim intakten Gehirn kann ein Bias des rechten Ohrs jedoch aus einer Verschiebung der Aufmerksamkeit zum rechten Ohr hin resultieren, die auf Kosten des Materials geht, das links angeboten wird. Eine Überlegenheit des rechten Ohrs kann daher bei der Schizophrenie entweder eine strukturelle oder eine dynamische Prozeßasymmetrie widerspiegeln. Nachson [37a] interpretierte die Ergebnisse von Lerner et al. [34], die bei paranoiden Patienten einen stärkeren Vorteil des rechten Ohrs beobachteten, als Evidenz für eine linkshemisphärische Überaktivierung. Walker et al. [50a] stellten diese Interpretation in Frage und bevorzugten stattdessen eine strukturelle Erklärung, nämlich eine Beeinträchtigung des Corpus callosum. Gruzelier u. Hammond [23], die bei paranoiden Patienten die gleiche Asymmetrie feststellten, verwendeten u.a. Untersuchungsbedingungen, bei denen die Probanden ihre Aufmerksamkeit auf ein Ohr richten und zunächst die zuerst mit dem einen und dann die mit dem anderen Ohr gehörten Wörter wiedergeben sollten. Diese Instruktion hatte den Effekt, daß sich das Überlegenheitsverhältnis zwischen den Ohren umkehrte, wenn die Aufmerksamkeit auf das linke Ohr gerichtet wurde oder wenn die Wörter für das linke Ohr um 20 dB lauter dargeboten wurden (s. Abb. 5). Obwohl laterale Differenzen zwischen paranoiden und nicht-paranoiden Patienten unter allen Versuchsbedingungen auftraten, zeigte sich, daß die Richtung der Asymmetrie meistens reversibel war, was besser neuropsychologisch mit dynamischen Prozessen als mit der Annahme fixierter Prozesse erklärt werden kann.

Die Pathophysiologie hemisphärischer Asymmetrien bei der Schizophrenie kann eine Vielzahl von Gründen haben. Asymmetrien könnten eine Akzentuierung normalerweise vorkommender hemisphärischer Differenzen reflektieren, die aus Asymmetrien bei der Konzentration von Neurotransmittern resultieren. Ein Kontrollmechanismus, der die augenblicklichen interhemisphärischen Aktivierungsmuster steuert, könnte gestört sein. Diese Kontrolle könnte lateralisiert sein, aber durch wechselseitige hemisphärische Interaktionen beide Hemisphären beeinflussen. Die Konsequenz wäre Überaktivierung einer Hemisphäre bei den einen und Unteraktivierung bei den anderen, je nachdem, wie inhibitorische und exzitatorische Systeme beeinflußt werden. Es muß betont werden, daß neuropsychologische und psychophysiologische laterale Asymmetrien nicht pathognomisch für die Schizophrenie sind und daß diejenigen, die

14

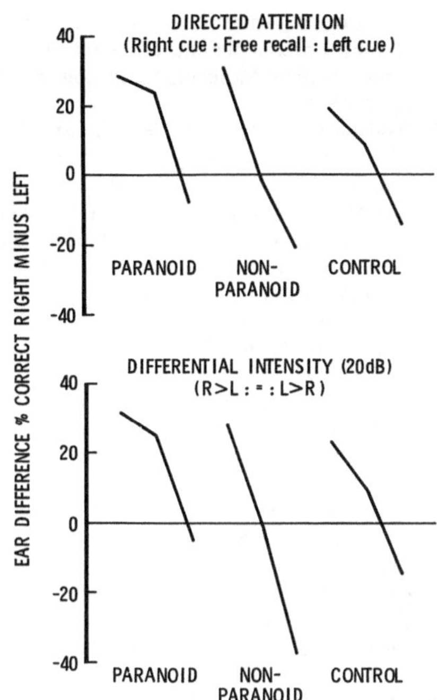

Abb. 5. Die Ohrpräferenzen sind reversibel, wenn die Aufmerksamkeit auf das linke Ohr gerichtet oder das linke Ohr stärker beschallt wird. (Gruzelier u. Hammond [23])

zur dynamischen Prozeßklasse gehören – also auch elektrodermale Asymmetrien – auch in der normalen Bevölkerung vorkommen.

Von der Pathophysiologie abgesehen, liegt die Bedeutung der Asymmetrien in ihrer weitgehenden Übereinstimmung mit verschiedenen Typen der Schizophrenie. Die so definierten Syndrome haben unterschiedliche prognostische Implikationen, weshalb die hemisphärische Balance einen kritischen Einfluß nicht nur auf die gezeigten Symptome, sondern auch auf den Verlauf der schizophrenen Störung haben könnte. Die Methoden könnten sich bei der langfristigen Vorhersage des Krankheitsverlaufs als hilfreich erweisen. Im Falle reversibler dynamischer Prozeßasymmetrien könnten diese Methoden zu einer rationalen Vorgehensweise führen, um pharmakologische oder möglicherweise auch neuropsychologische Eingriffe durchzuführen und zu überwachen. Fragen wie diese rechtfertigen weitere Untersuchungen.

Literatur

1. Bleuler E (1911) Dementia praecox or the group of schizophrenias. International Universities Press, New York
2. Cattell RB (1929) Experiments on the physical correlate of the psychogalvanic reflex. Br J Psychol 19: 357–386
3. Coger RW, Serafetinides EA (im Druck) EEG signs of lateralised cerebral dysfunction: Relationship to cognitive impairment in alcoholics and to schizophrenic symptomatology. In: Flor-Henry P, Gruzelier J (eds) Laterality and Psychopathology II. Elsevier, Amsterdam
4. Cohen G (1982) Theoretical interpretation of lateral asymmetries. In: Beaumont JG (ed) Divided field studies of cerebral organisation. Academic Press, London, pp 87–115

15

5. Connolly JF, Gruzelier JH (1982) A critical examination of augmenting/reducing methodology in schizophrenic patients and controls. Adv Biol Psychiatry 9
6. Crow TJ (1980) Molecular pathology of schizophrenia: More than one disease process? Br Med J 280: 66–68
7. Davison K, Bagley CR (1969) Schizophrenia-like psychoses associated with organic disorders of the central nervous system: A review of the literature. In: Herrington RN (ed) Current problems in neuropsychiatry. Headley, Ashford, pp 13–184
8. Dax M (1865) Lesions de la moitié gauche de l'encéphale coincidant avec trouble des signes de la pensée (lu à Montpellier en 1836). Gax Hibd 2ieme serie, 2
9. Etevenon P, Peron-Magnon P, Campistron D, Vordeaux G, Deniker P (1983) Differences in EEG symmetry between patients with schizophrenia. In: Flor-Henry P, Gruzelier J (eds) Laterality and psychopathology 2. Elsevier/North Holland, Amsterdam
10. Flor-Henry P (1969) Psychoses and temporal lobe epilepsy; a controlled investigation. Epilepsia 10: 362–395
11. Flor-Henry P (1979) On certain aspects of the localisation of the cerebral systems regulating and determining emotion. Biol Psychiatry 14: 677–698
12. Gainotti G (1979) The relationships between emotive and cerebral dominance: A review of clinical and experimental evidence. In: Gruzelier JH, Flor-Henry P (eds) Hemisphere asymmetries of function in psychopathology. Elsevier, Amsterdam, pp 21–34
13. Goode DJ, Meltzer HY, Mazura TA (1979) Hoffman reflex abnormalities in psychotic patients. Biol Psychiatry 14: 95–110
14. Goode DJ, Glenn S, Manning AA, Middleton JF (1980) Lateral asymmetry of the Hoffman reflex: Relation to cortical laterality. J Neurol Neurosurg Psychiatry 43: 831–835
15. Goode DJ, Manning AA, Middletone JF (1981) Cortical laterality and asymmetry of the Hoffman reflex in psychiatric patients. Biol Psychiatry 16: 1137–1157
16. Gruzelier JH (1973) Bilateral asymmetry of skin conductance orienting activity and levels in schizophrenia. J Biol Psychol 1: 21–41
17. Gruzelier JH (1981) Hemispheric imbalances masquerading as paranoid and non-paranoid syndromes. Schizophr Bull 7: 662–673
18. Gruzelier JH (1983) A critical assessment and integration of lateral asymmetries in schizophrenia. In: Myslobodsky M (ed) Hemisyndromes: Psychobiology, Neurology, Psychiatry. Academic Press, London
19. Gruzelier JH (1983) Disparate syndromes in psychosis delineated by the direction of electrodermal response lateral asymmetry. In: Flor-Henry P, Gruzelier JH (eds) Laterality and psychopathology II. Elsevier, Amsterdam, 525–538
20. Gruzelier JH, Hammond NV (1977) The effect of chlorpromazine upon bilateral asymmetries of bioelectrical skin reactivity in schizophrenia. Stud Psychol 19: 40–50
21. Gruzelier JH, Hammond NV (1979) Gains, losses and lateral differences in the hearing of schizophrenic patients. Br J Psychol 70: 319–330
22. Gruzelier JH, Hammond NV (1979) Lateralised auditory processing in medicated and unmedicated schizophrenic patients. In: Gruzelier JH, Flor-Henry P (eds) Hemisphere asymmetries of function in psychopathology. Elsevier/North Holland, Amsterdam, pp 603–638
23. Gruzelier JH, Hammond NV (1980) Lateralised deficits and drug influences on the dichotic listening of schizophrenic patients. Biol Psychiatry 15: 759–779
24. Gruzelier JH, Manchanda R (1982) The syndrome of schizophrenia: Relations between electrodermal response, lateral asymmetries and clinical ratings. Br J Psychiatry 141: 488–495
25. Gruzelier JH, Venables PH (1972) Skin conductance orienting activity in a heterogenous sample of schizophrenics: Possible evidence of limbic dysfunction. J Nerv Ment Dis 155: 277–287
26. Gruzelier JH, Venables PH (1973) Skin conductance responses to tones with and without attentional significance in schizophrenic and non-schizophrenic patients. Neuropsychologia 11: 221–230
27. Gruzelier JH, Venables PH (1974) Bimodality and lateral asymmetry of skin conductance orienting activity in schizophrenics: Replication and evidence of lateral asymmetry in patients with depression and disorders of personality. Biol Psychiatry 8: 55–73
28. Gruzelier JH, Connolly JC, Eves FE, Hirsch SR, Zaki SA, Weller MF, Yorkston NJ (1981) Effect of propranolol and phenothiazines on electrodermal orienting and habituation in schizophrenia. Psychol Med 11: 93–108

16

29. Gruzelier JH, Eves FF, Connolly JF (1981) Habituation and phasic reactivity in the electrodermal system; reciprocal hemispheric influences. Physiol Psychol 9: 313–317
29 a. Gur RE (1978) Left hemisphere dysfunction and left hemisphere overactivation in schizophrenia. J Abnorm Psychol 87: 226–238
30. Kety SS (1980) The syndromes of schizophrenia: Unresolved questions and opportunities for research. Br J Psychiatry 136: 421–436
31. Kraepelin E (1913) Dementia praecox and paraphrenia. Translated by R. M. Barclay. Livingston, Edinburgh
32. Landis C (1932) Psychiatry and the psychogalvanic reflex. Psychiatr Q 6: 262–272
33. Lang PJ, Buss AH (1965) Psychological deficit in schizophrenia: II. Interference and activation. J Abnorm Psychol 70: 77–106
34. Lerner J, Nachson I, Carmon A (1977) Responses of paranoid and non-paranoid schizophrenics in a dichotic listening task. J Nerv Ment Dis 164: 247–252
35. Lishman WA (1969) Brain damage in relation to psychiatric disability after head injury. Br J Psychiatry 114: 373–410
36. Margaro PA (1980) Cognition in schizophrenia and paranoia: The integration of cognitive processes. Erlbaum, Hillsdale
37. Moscovitch M (1979) Information processing and the cerebral hemispheres. In: Gazzaniga MS (ed) Neuropsychology. Plenum, New York (Handbook of behavioural neurobiology, vol 2, pp 379–446)
37 a. Nachson G (1980) Hemispheric dysfunctions in schizophrenia. J Nerv Ment Dis 168: 241–242
38. Ohman A (1981) Electrodermal activity and vulnerability to schizophrenia: A review. Biol Psychol 12: 87–145
39. Overall JE, Gorham DR (1962) The brief psychiatric rating scale. Psychol Rep 10: 799–812
40. Pavlov JP (1941) Conditional reflexes and psychiatry. Translated by Gantt. International University Press, New York
41. Rodin E, Grisell J, Gootlieb J (1968) Some electrographic differences between chronic schizophrenic patients and normal subjects. In: Wortis J (ed) Recent advances in biological psychiatry. Plenum, New York
42. Rubens RL, Lapidus LB (1978) Schizophrenic patterns of arousal and stimulus barrier functioning. J Abnorm Psychol 87: 199–211
43. Sackheim HA, Greenberg MS, Weiman AL, Gur RC, Hungerbuhler JP, Geschwind N (1982) Hemispheric asymmetry in the expression of positive and negative emotions: Neurologic evidence. Arch Neurol 39: 210–218
44. Sandel A, Alcorn JD (1980) Individual hemisphericity and maladaptive behaviours. J Abnorm Psychol 89: 514–517
45. Scarone S, Garvaglia PF, Gazzulo CL (1981) Further evidence of dominance hemisphere dysfunction in chronic schizophrenia. Br J Psychiatry 140: 354–355
46. Scarone S, Gambini O, Pieri E (1983) Dominant hemisphere dysfunction in chronic schizophrenia: Schwartz test and short aphasia screening test. In: Flor-Henry P, Gruzelier JH (eds) Laterality and psychopathology. Elsevier, Amsterdam, 129–142
47. Sourek K (1965) The nervous control of skin potentials in man. Nakiadeteistvi Ceskoslovenska Akademic Ved., Praha
48. Springer SP, Deutsch G (1981) Left brain, right brain. Freeman, New York
49. Stevens JR, Livermore A (1982) Telemetred EEG in schizophrenia spectral analysis during abnormal behaviour episodes. J Neurol Neurosurg Psychiatry 45: 385–395
50. Tucker D (1981) Lateral brain function, emotion and conceptualization. Psychol Bull 89: 19–46
50 a. Walker E, Hoppes E, Emory E (1981) A reinterpretation of findings on hemispheric dysfunction in schizophrenia. J Nerv Ment Dis 169: 378–380
51. Wexler BF, Heninger GR (1979) Alterations in cerebral laterality in acute psychotic illness. Arch Gen Psychiatry 36: 278–284
52. Wing JK, Cooper JE, Sartorius N (1974) The measurement and classification of psychiatric symptoms. Cambridge University Press, Cambridge
53. Yorkston NJ, Zaki SA, Weller MPI, Gruzelier JH, Hirsch SR (1981) A controlled comparison of DL-propranolol and chlorpromazine following admission for schizophrenia. Acta Psychiatr Scand 63: 13–27

Psychovegetative Veränderung in der Schizophrenie

E. Straube

Beispiele aus der psychovegetativen Grundlagenforschung

Den Kenner schizophrener Erkrankungsformen wird es nicht überraschen, wenn hier behauptet wird, daß diese von psychovegetativen Veränderungen begleitet werden. Erste Darstellungen der Schizophrenie [7] weisen bereits auf solche Zusammenhänge hin. Bumke [9] beobachtete die fehlende Reaktion der Pupille auf Schreckreize, besonders bei katatonen Patienten. Peterson u. Jung [27] berichten über fehlende psychogalvanische Reflexe bei Schizophrenen.

Diese noch relativ unsystematischen Beobachtungen wurden durch neuere Studien in verschiedenen Labors verschiedener Länder bestätigt, über die noch zu berichten sein wird.

Einige Syndrome der Schizophrenie, wie affektive Verflachung, emotionaler Rückzug, Ambivalenz oder übersteigerte Erregbarkeit, lassen entsprechende Veränderungen psychovegetativer Reaktivität vermuten. Der gemeinsame definitorische Nenner dieser Syndrome ist die Veränderung der Bewertung äußerer (und innerer) Ereignisse, aber auch gesteigerte oder verringerte emotionale Beteiligung an äußeren (oder inneren) Ereignissen. Klinische Beispiele sind das Fehlen einer Reaktion in Notsituationen, von denen Bleuler [7] berichtet, oder die Übererregung bei nichtigen Anlässen, wie sie eindrucksvoll von Conrad [12] und Feer [14] für die beginnende Psychose beschrieben worden ist.

Aus neurophysiologischen Stimulations- und Läsionsuntersuchungen geht hervor, daß wichtige Schaltstellen für entsprechende Verhaltensmuster im limbischen System und im Hypothalamus anzunehmen sind (s. z. B. [13, 23]). Diese Zentren sind aber auch Schaltstellen für begleitende psychovegetative Veränderungen.

Eine psychovegetative Basisfunktion – die sog. Orientierungsreaktion – ist in den letzten Jahren an schizophrenen Patienten in verschiedenen Forschungslabors sehr intensiv untersucht worden (s. dazu die Übersichtsarbeit von Öhman [26]). Die Orientierungsreaktion, bzw. deren vegetative Komponenten, ist ein Indikator für die Stärke der Bedeutungszuschreibung externen Ereignissen gegenüber. Die Arbeiten von Iacono u. Lykken [21] u. a. demonstrieren an gesunden Versuchspersonen, daß das Ausmaß der psychovegetativen Erregungsanzeige (elektrodermale Leitfähigkeit) mit der experimentell manipulierten Bedeutung externer Ereignisse kovariiert.

Die elektrodermale Orientierungsreaktion hat in der Schizophrenieforschung neben der theoretischen Bedeutung auch den Vorzug guter Praktikabilität, da sie unproblematisch und relativ bela-

18

stungsfrei anwendbar ist. Es wird sowohl die Höhe der Reaktion als auch der Habituationsvorgang untersucht. Die physiologische Grundlage ist die Anzahl der aktiven sekretorischen Drüsen an den Handinnenflächen (und den Fußsohlen), welche im Gegensatz zu den eigentlichen Schweißdrüsen der übrigen Körperpartien auf „psychische" Reize ansprechen [37]. Ausschaltungsversuche zeigen, daß hauptsächlich das Mandelkerngebiet des limbischen Systems für die Auslösung und der Hippocampus für die Unterdrückung der vegetativen Komponenten der Orientierungsreaktion (neben Drüsensekretion an den Händen und Füßen, Pupillenerweiterung, Erhöhung des Muskeltonus, Änderung der Blutverteilung im Körper usw.) verantwortlich sind; dies sind Erregungsänderungen, die – beim Tier noch deutlich beobachtbar – Kampf- und Fluchtreaktionen vorbereiten sollen.

Erste Untersuchungen der elektrodermalen Orientierungsreaktion stammen aus Rußland, eine Übersicht gibt Lynn [24]. Ab den 70er Jahren gibt es vermehrt Untersuchungen in den angloamerikanischen Ländern [4, 17]. Ihnen zufolge fehlt bei einem Teil der akut oder chronisch erkrankten schizophrenen Patienten die elektrodermale Komponente der Orientierungsreaktion. Wir konnten diesen Befund in 5 eigenen Untersuchungsreihen [16, 31] bestätigen. Der Anteil der elektrodermalen „nonresponder" liegt nach unseren Untersuchungen bei akut erkrankten Patienten um 40%. Dies gilt auch für unbehandelte Patienten [32]. Eine multinationale Vergleichsuntersuchung unter Einbeziehung der Daten aus unserem Labor bestätigt die Existenz einer solchen Untergruppe in der Schizophrenie [6].

Bei dem Rest der Patienten waren elektrodermale Orientierungsreaktionen auslösbar. Eine elektrodermal übererregte, d.h. eine schizophrene Gruppe, die später als die Gesunden habituierte, konnte von uns nicht nachgewiesen werden. Andere Autoren wiesen eine solche Gruppe zusätzlich zur Gruppe der „nonresponder" nach [17, 28].

Möglicherweise eignet sich das elektrodermale (Orientierungsreaktions-) Untersuchungsparadigma nicht für den Nachweis einer hypererregten Untergruppe in der Schizophrenie. Es gelang uns jedoch, in einer pupillometrischen Untersuchung in einer experimentell erzeugten Belastungssituation stärkere psychovegetative Erregbarkeit bei Schizophrenen auszulösen [33].

Unsere Ausgangsüberlegungen legen die Annahme nahe, daß reduzierte psychovegetative Erregbarkeit mit bestimmten Veränderungen auf der klinischen Beobachtungsebene kovariiert. Wir konnten feststellen, daß schizophrene Patienten mit fehlender elektrodermaler Orientierungsreaktion signifikant häufiger „emotional zurückgezogen" (Untersuchungsinstrument: BPRS) als elektrodermal stärker erregbare Patienten sind [31]. Inzwischen haben Bernstein et al. [5] in einer Untersuchung chronisch schizophrener Patienten an einer New Yorker Klinik diesen Zusammenhang bestätigen können.

Die typische Instruktion bei der Messung der Orientierungsreaktion betont, daß die Tonfolge nicht zu beachten sei, daß der Patient ihm keinerlei Bedeutung zuschreiben solle. Verleiht man nun dieser Tonfolge Signalcharakter, indem man diese etwa in eine Reaktionszeitaufgabe einbettet, beginnen die „nonresponder" zu reagieren [18, 20]. Dies gibt Anlaß zu der Vermutung, daß kein Reaktionsdefekt vorliegt, sondern daß die Schwelle für psychovegetative Reaktionen erhöht ist. Die Experimente zeigen, daß durch Erhöhung des Aufforderungscharakters diese Schwelle überschritten wird, eine Reaktion wird sichtbar. Diese Verschiebung der Reaktionsschwelle ist auch durch systematische Variation der Reizintensität demonstrierbar. Die Anzahl der „nonresponder" unter den Schizophrenen nimmt bei Erhöhung der Reizintensität kontinuierlich ab [4]. Rubens u. Lapidus [28] wiesen bei den von ihnen untersuchten elektrodermalen „Nonresponder"-Patienten ein erhöhtes Reizschutzverhalten nach („stimulus barrier function" in der Bellak-Skala).

Der Zusammenhang zwischen Veränderung der elektrodermalen Orientierungsfunktion und Verhaltenselementen weist darauf hin, daß 1) die „nonresponse" kein peripheres Epiphänomen lokaler dermaler Veränderungen ist, und 2) daß eine „State"-Abhängigkeit (Krankheitsprozeß) der elektrodermalen Veränderung zu erwarten ist. Die „Paralleltest"-Reliabilität, d.h. Vergleich der Meßwerte an beiden Händen, ergibt Korrelationskoeffizienten zwischen r = .80 und r = .90 (Straube, unveröffentlicht). Die Wiederholungsstabilität ist jedoch wie zu erwarten niedrig, da sich mit der Änderung der Symptomatik auch die Reaktionsform ändert [29]. Das heißt, die Veränderung der elektrodermalen Reaktivität kann in der akuten Schizophrenie keinen „trait" darstellen. (Entsprechendes gilt für Überlegungen hinsichtlich sog. „Marker"-Variablen.) Untersuchungen an diskordanten eineiigen Zwillingen zeigten, daß sich die psychovegetative Reaktivität des an Schizophrenie erkrankten Zwillings deutlich von der des nicht erkrankten unterscheidet [38]. Die an unserer Klinik durchgeführten Untersuchungsreihen mit depressiven Patienten ergaben, daß „nonresponse" auch bei anderen psychiatrischen Patientengruppen vorkommt [16]. Dieser Befund unterstreicht einerseits die Syndromkopplung dieser psychovegetativen Extremreaktion, andererseits demonstriert er aber auch, daß „nonresponse" kein exklusiv schizophrenes Reaktionsmuster ist.

Die Frage der klinischen Relevanz

Fast alle bisher in der Schizophrenieforschung ermittelten psychobiologischen Veränderungen sind Begleit- und nicht Ursachenphänomene der Schizophrenie und zum großen Teil mehr oder weniger unspezifisch. Das heißt, die psychobiologische Forschung befindet sich im Stadium der Erhebung „psychobiologischer Syndrome". Trotzdem können die hier geschilderten Befunde klinische Relevanz besitzen, wenn sie zur Aufhellung noch offener Therapie- und Prognosefragen beitragen.

Eine ungelöste Frage der Neuroleptikatherapie ist z.B. das Problem, daß etwa ¼ schizophrener Patienten nur unzureichend auf Neuroleptika ansprechen, aber mit den Daten der psychopathologischen Beschreibungsebene keine Prädiktion des Neuroleptika-„nonresponders" möglich ist [10, 11]. (Es ist hier nicht der Ort, auf die z.T. wissenschaftstheoretischen Gründe einzugehen; diese sind beispielsweise von Heimann [19] dargestellt worden.)

Prädiktionsstudien unter Einbeziehung psychovegetativer Maße lassen jedoch vermuten, daß die Messung der psychovegetativen Erregungsunterschiede innerhalb der Schizophrenie (vor Beginn der Therapie) Hinweise auf den Therapieverlauf zulassen [15, 29, 39]. Psychovegetativ hocherregte Patienten zeigten wenig Symptomänderungen im Laufe der mehrwöchigen stationären Beobachtung. Untersuchungsvariablen waren wieder die elektrodermale Reaktivität und in den beiden letztgenannten Arbeiten auch die kardiovaskuläre (Orientierungs-)Reaktivität auf einer Serie von Tönen.

Es handelt sich um erste erfolgversprechende Ansätze; jedoch sind noch viele Fragen ungelöst, so z. B. die Rolle der Neuroleptika in der Interaktion zwischen psychobiologischer Ausgangslage und Therapieerfolg. (Aus diesem Grund haben wir an der Tübinger Klinik seit 1980 ein über mehrere Jahre von der DFG gefördertes Forschungsprojekt zur Klärung der am Therapieerfolg beteiligten Faktoren in Angriff genommen.)

Ein anderes Problem, das mit dieser Frage zusammenhängt, ist, welches Neuroleptikum für welchen Patiententyp die günstigste Wirkung verspricht. Sogenannte nichtklassische Neuroleptika, wie z. B. das Clozapin, sind nach klinischer Erfahrung bei Patienten angezeigt, die auf „klassische" Neuroleptika, wie etwa Haloperidol, keine Symptomänderung zeigen. Clozapin wirkt nach den Untersuchungen von Andén u. Stock [1] stärker auf Rezeptoren in limbischen Strukturen als die klassischen Neuroleptika. Möglicherweise gehört in diesen Zusammenhang auch die von Beckmann u. Haas [3] berichtete günstige Wirkung von Diazepam bei Untergruppen von Schizophrenen. Aus den geschilderten Untersuchungen und den theoretischen Überlegungen ergeben sich Untersuchungsansätze für eine differentielle Prädiktionsforschung.

Weiter abzuklären ist auch der bei Schied et al. [29] berichtete Befund, daß Neuroleptika im Laufe der Therapie bei einigen Patienten die psychovegetative Reaktivität „normalisieren". Einige der „nonresponder" beginnen, elektrodermal zu reagieren, was aufgrund der primär erregungsdämpfenden Effekte der Neuroleptika und des zu erwartenden Habituationstransfers (durch die Wiederholung der Untersuchungssitzungen) nicht zu erwarten war.

Weitere Einsatzmöglichkeiten für psychovegetative Untersuchungen ergeben sich in der Erforschung der Rückfallgefährdung. Englische und amerikanische Untersuchungsgruppen ermittelten einen hohen Grad „emotionalisierter Beziehungen" zu einem Familienmitglied als rückfallauslösend [8, 35, 36]. Psychovegetative Untersuchungen der wiederaufgenommenen Patienten zeigten eine höhere Erregbarkeit und fehlende Habituation im elektrodermalen System, wenn das betreffende Familienmitglied im Labor anwesend war [34]. (Die letztgenannte Untersuchung weist jedoch noch methodische Probleme auf, so daß weitere Studien nötig sind.)

Zum Schluß sei auf Untersuchungen hingewiesen, die näher am Ursachenkomplex der Schizophrenie liegen müssen. Zahlreiche Studien untersuchten u. a. auch die psychovegetative Reaktivität von Kindern und Jugendlichen mit einem schizophrenen Elternteil (Übersicht bei Zahn [38]). Wenn Unterschiede in der Reaktivität im Vergleich zu Kontrollgruppen aufgefunden wurden, dann wiesen diese in Richtung höherer (meist elektrodermaler) Erregbarkeit.

Die dänische Studie von Mednik u. Schulsinger [25], ist die einzige, in der die Patienten inzwischen das Risikoalter erreicht haben. Danach steht die spätere Erkrankung nicht in unmittelbarem Zusammenhang mit der höheren psychovegetativen Erregbarkeit dieser Kinder in der Jugendzeit. Die jetzt an Schizophrenie Erkrankten unterschieden sich von den (noch) nicht Erkrankten durch Berichte über Komplikationen bei der Geburt und häufiger Abwesenheit des (nicht erkrankten) Vaters. Offensichtlich ist das Zusammentreffen von somatischen oder psychologischen „Noxen" mit dem „labilen Nervensystem" [25] der Risikokinder psychoseauslösend. (Untersuchungsbefunde über gleichsinnige Befunde im evozierten Potential der Kinder liegen vor, [22]). Das heißt, die höhere Labilität des Nervensystems erklärt für sich allein noch nicht die spätere Erkrankung.

Diese komplexen, zur Krankheit führenden psychobiologischen Interaktionsstrukturen bedürfen einer weiteren Aufklärung; so haben wir z. B. über die Verläufe psychophysiologischer Reaktionsmuster von der Risikophase bis zur Erkrankung bisher keine Informationen. Es wäre interessant zu erfahren, ob und warum die anfängliche psychovegetative Höhererregung in den anderen Extrempol, elektrodermale „nonresponse", umschlägt.

Diese kurze Übersicht sollte zeigen, daß psychovegetative Untersuchungen bereits erste, möglicherweise klinisch relevante Ergebnisse erbrachten und weitere Untersuchungen in diese Richtung sinnvoll sind.

Literatur

1. Andén NE, Stock G (1973) Effect of clozapine on the turnover of dopamine in the corpus striatum and in the limbic system. J Pharm Pharmacol 25: 346–348
2. Bagshaw MH, Kimble DP, Pribram KH (1965) The GSR of monkeys during orienting and habituation and after ablation of the amygdala, hippocampus and inferotemporal cortex. Neuropsychologia 3: 111–119
3. Beckmann H, Haas S (1980) High dose diazepam in schizophrenia. Psychopharmacology 71: 79–82
4. Bernstein AS (1970) Phasic electrodermal orienting response in chronic schizophrenics: II. Response to auditory signals of varying intensity. J Abnorm Psychol 75: 146–156
5. Bernstein AS, Taylor KW, Starkey P, Juni S, Lubowsky J, Paley H (1981) Bilateral skin conductance finger pulse volume, and EEG orienting response to tones of differing intensities in chronic schizophrenics and controls. J Nerv Ment Dis 169: 513–528
6. Bernstein AS, Frith CD, Gruzelier JH, Patterson T, Straube E, Venables PH, Zahn TP (1982) An analysis of the skin conductance orienting response in samples of American, British and German schizophrenics. Biol Psychol 14: 155–211
7. Bleuler E (1911) Dementia praecox oder die Gruppe der Schizophrenien. Deuticke, Leipzig
8. Brown GW, Birley JLT, Wing JK (1972) Influence of family life on the course of schizophrenic disorders: A replication. Br J Psychiatry 121: 241–258
9. Bumke O (1911) Die Pupillenstörungen bei Geistes- und Nervenkrankheiten. Fischer, Jena
10. Cole JO, Goldberg SC, Klerman GL (1964) Phenothiazine treatment in acute schizophrenia. Arch Gen psychiatry 10: 246–261
11. Cole JO, Goldberg SC, Davis JM (1966) Drug in the treatment of psychosis: Controlled studies. In: Solomon P (ed) Psychiatric drugs. Grune & Stratton, New York pp 153–180
12. Conrad K (1971) Die beginnende Schizophrenie. Versuch einer Gestaltanalyse des Wahns. Thieme, Stuttgart
13. DiCara L (ed) (1974) Limbic and autonomic nervous systems research. Plenum, New York London
14. Feer H (1970) Kybernetik in der Psychiatrie. Karger, Basel München New York
15. Frith CD, Stevens M, Johnstone EC, Crow TJ (1979) Skin conductance responsivity during acute episodes of schizophrenia as a predictor of symptomatic improvement. Psychol Med 9: 101–106
16. Giedke H, Heimann H, Straube E (1982) Vergleichende Ergebnisse psychophysiologischer Untersuchungen bei Schizophrenien und Depressionen. In: Huber G (Hrsg) Basisstadien und Basisstörungen endogener Psychosen. Schattauer, Stuttgart, S 95–312
17. Gruzelier JH, Venables PH (1972) Skin conductance orienting activity in a heterogeneous sample of schizophrenics. J Nerv Ment Dis 155: 277–287

18. Gruzelier JH, Venables PH (1973) Skin conductance response to tones with and without attentional significance in schizophrenic and nonschizophrenic psychiatric patients. Neuropsychologia 11: 221–230
19. Heimann H (1972) Grundsätzliche Überlegungen zur erfahrungswissenschaftlichen Methodik in der Psychiatrie. Nervenarzt 43: 345–350
20. Heimann H, Straube E (1981) Psychophysiologische Untersuchungen Schizophrener. In: Huber G (Hrsg) Schizophrenie, Stand und Entwicklungstendenzen der Forschung. Schattauer, Stuttgart, S 235–249
21. Iacono WG, Lykken DT (1983) The effects of instructions on electrodermal habituation. Psychophysiology 20: 71–80
22. Itil TM, Hsu W, Saletu B, Mednick S (1974) Computer EEG and auditory evoked potential investigations in children at high risk for schizophrenia. Am J Psychiatry 131: 892–900
23. Livingston KE, Hornykiewicz O (eds) (1978) Limbic mechanisms: The continuing evolution of the limbic system concept. Plenum, New York London
24. Lynn R (1963) Russian theory and research on schizophrenia. Psychol Bull 60: 486–498
25. Mednik SA (1978) Berkson's fallacy and high-risk research. In: Wynne L, Cromwell R, Matthysse S (eds) The nature of schizophrenia. Wiley, New York, pp 442–452
26. Öhman A (1981) Electrodermal activity and vulnerability to schizophrenia: A review. Biol psychol 12: 87–145
27. Peterson F, Jung CG (1907) Psycho-physical investigations with the galvanometer and pneumograph in normal and insane individuals. Brain 30/2: 11–218
28. Rubens RL, Lapidus LB (1978) Schizophrenic patterns of arousal and stimulus barrier functioning. J Abnorm Psychol 87: 199–211
29. Schied HW, Rein W, Straube E, Jung H, Breyer-Pfaff U (im Druck) Prediction and evaluation criteria in perazine therapy of acute schizophrenics. III. Psychopathological results. Pharmacopsychiatria
30. Stock G (1977) Einflüsse limbischer Kerngebiete auf Kreislauf und affektives Verhalten. Physiologische und neuropharmakologische Untersuchungen. Habilitationsschrift, Heidelberg
31. Straube E (1979) On the meaning of electrodermal nonresponding in schizophrenia. J Nerv Ment Dis 167: 601–611
32. Straube E (1980) Reduced reactivity and psychopathology – Examples from research on schizophrenia. In: Koukkou M, Lehmann D, Angst J (eds) Functional states of the brain: Their determinants. Elsevier, Amsterdam, pp 291–308
33. Straube E (1982) Pupillometric, cardiac, and electrodermal reactivity of schizophrenic patients under different stimulus conditions. Abstracts of papers presented at the twentysecond annual meeting of the society for psychophysiological research. Psychophysiology 19: 589–590
34. Tarrier N, Vaughn C, Lader MH, Leff JP (1979) Bodily reactions to people and events in schizophrenics. Arch Gen Psychiatry 36: 311–315
35. Vaughn C, Leff JP (1981) Patterns of emotional response in relatives of schizophrenic patients. Schizophr Bull 7: 43–57
36. Vaughn CE, Snyder KS, Freeman W, Jones S, Fallcon JRH, Liberman RP (1982) Family factors in schizophrenic relapse: A replication. Schizophr Bull 8: 425–426
37. Weiner JS, Hellmann K (1960) The sweatglands. Biol Rev 35: 141–186
38. Zahn TP (1977) Autonomic nervous system characteristics possibly related to a genetic predisposition to schizophrenia. Schizophr Bull 3: 49–60
39. Zahn TP, Carpenter WT, McGlashan TH (1981) Autonomic nervous system activity in acute schizophrenia. II. Relationships to short term prognosis and clinical state. Arch Gen Psychiatry 38: 260–266

Zur Spezifität sequentieller Effekte in den Reaktionszeiten und ereignisbezogenen Potentialen chronisch Schizophrener

R. Cohen, M. Hermanutz und F. Rist*

Im folgenden soll über zwei Experimente berichtet werden, in denen chronisch Schizophrene sensibler auf Unterschiede in der Abfolge einfacher Reize reagierten als Gesunde. Solche Befunde erscheinen aufschlußreicher als die vielen Berichte über generell verlängerte Reaktionszeiten [10] oder reduzierte Amplituden der späten Komponenten ereignisbezogener Potentiale im Elektroenzephalogramm [15, 17], denn sowohl generell verlängerte Reaktionszeiten als auch reduzierte Amplituden ereignisbezogener Potentiale findet man auch bei anderen Krankheitsbildern, die mit einer Minderung der Leistungsfähigkeit, der Aufmerksamkeit, der Motivation oder der Kooperationsbereitschaft einhergehen. Wie Chapman u. Chapman [2] nachdrücklich darlegten, sind differentialdiagnostische Erkenntnisse über krankheitsspezifische Besonderheiten der Informationsverarbeitung nur dort zu erwarten, wo die Patienten auf Unterschiede in der Versuchsanordnung entweder stärkere oder differenziertere Reaktionen zeigen als Gesunde, und wo diese Unterschiede nicht darauf zurückgeführt werden können, daß die Messungen in den verschiedenen Bedingungen unterschiedlich reliabel sind. Ob solche Effekte dann auch wirklich charakteristisch für die jeweils untersuchte Patientengruppe sind, kann meist erst anhand zusätzlicher Untersuchungen mit anderen Patientengruppen entschieden werden.

Zwei Versuchsanordnungen erscheinen im Hinblick auf solche differentiellen Defizite oder Sensibilitäten Schizophrener besonders vielversprechend, auch wenn die bisherigen Interpretationsansätze kaum zu befriedigen vermögen. Zu beiden Versuchsanordnungen sollen hier ergänzende Studien berichtet werden. Die Befunde zu diesen Versuchsanordnungen sind unter den Begriffen „Modality-shift"-Effekt (MSE) – zunächst aufgewiesen von Sutton et al. [20] – und „Crossover"-Effekt – zunächst aufgewiesen von Rodnick u. Shakow [14] – in der einschlägigen Literatur bekannt geworden.

Ergebnisse zum „Modality-shift"-Effekt

Bei Untersuchungen zum „modality shift" werden dem Probanden Licht- und Tonreize in zufälliger Folge dargeboten, wobei auf jeden Reiz – gleichgültig

* Wir danken den Ärzten und Patienten des Psychiatrischen Landeskrankenhauses Reichenau für ihre Mitarbeit an den referierten Untersuchungen. Ganz besonders danken wir dem Direktor, Herrn Prof. Dr. Dr. Helmut Siedow, für seine kontinuierliche Unterstützung unserer Arbeit

welcher Modalität – so schnell wie möglich eine Taste zu drücken ist. Schizophrene reagieren im Durchschnitt bedeutend schneller, wenn zwei gleiche Reize einander folgen, als wenn der momentane und der vorangegangene Reiz verschiedenen Modalitäten angehören. Dieser Unterschied in der Reaktionszeit in Abhängigkeit von Reizwiederholung oder Reizwechsel ist bei Schizophrenen wesentlich stärker ausgeprägt als bei Gesunden. Zumindest in 10 Arbeiten wurde dieser Effekt untersucht und gefunden. Er ist in der Regel am stärksten ausgeprägt, wenn nach einem Licht- auf einen Tonreiz zu reagieren ist [9].

Kann man diese Befunde damit erklären, daß Schizophrene andere Erwartungen haben als Gesunde bei der Überlegung, welcher Reiz wohl als nächster kommen wird? Nach den Befunden aus der Gruppe um Zubin u. Sutton [21] spricht wenig für eine solche Annahme: 1) Läßt man jeweils vorhersagen, welcher Reiz wohl als nächster kommt, geben Schizophrene nicht häufiger und nicht seltener einen Reizwechsel an als Gesunde. Auch eigene Arbeiten über ereignisbezogene Potentiale auf Reizwiederholungen und Reizwechsel im Gefolge der Arbeiten von Squires et al. [19] geben nicht den geringsten Hinweis auf unterschiedliche Erwartungen in dieser Hinsicht [3]. 2) Analysiert man nur die Reaktionszeiten auf solche Reize, die der Proband richtig vorhergesagt hat, so ist der Unterschied zwischen den Bedingungen zwar abgeschwächt, er diskriminiert aber immer noch genauso gut zwischen Schizophrenen und Gesunden. 3) Zeigt man dem Probanden vor jeder Aufgabe an, welcher Reiz als nächster kommt, so ändert sich nichts Wesentliches an den Befunden. Obwohl die Probanden wissen, welcher Reiz als nächster kommen wird, zeigen Schizophrene eine stärkere Verlangsamung als Gesunde, wenn der vorangegangene Reiz vom momentanen differiert. Zubin [24] stellt eine „Neural-trace"-Hypothese zur Diskussion, nach der jeder Reiz eine neuronale Spur hinterläßt, die andersartige Reize in ihrer Verarbeitung hemmt, bzw. die Verarbeitung gleichartiger Reize erleichtert. Sollte diese Hypothese stimmen, müßte der übliche Effekt verstärkt bzw. reduziert werden, wenn zwischen die kritischen Reize, auf die der Proband zu reagieren hat, weitere Licht- und Tonreize als „Warnreize" in zufälliger Abfolge eingefügt werden.

Probanden waren 16 chronisch Schizophrene, 16 alkoholkranke, und 16 gesunde Männer. Alle Patienten befanden sich in stationärer Behandlung im Psychiatrischen Landeskrankenhaus Reichenau. Die schizophrenen Patienten entsprachen den Kriterien der DSM-III [4]. Sie waren im Mittel 42 Jahre alt, mit einer mittleren Krankheitsdauer von 15 Jahren. Alkoholkranke und Gesunde waren etwas jünger (Durchschnittsalter = 37 Jahre), aber im Ausbildungsstand den Schizophrenen vergleichbar. 14 Schizophrene erhielten neuroleptische Medikation, an der sich in den vorangegangenen 2 Wochen nichts geändert hatte.

Erhoben wurden die Reaktionszeiten der Probanden auf Licht- und Tonreize, die in zufälliger Reihenfolge unter 3 verschiedenen Bedingungen dargeboten wurden (Rist u. Thurm, in Vorbereitung):

Bedingung 1 (Standardbedingung): Je ein Licht- und ein Tonreiz folgten zufällig aufeinander; der Abstand variierte zwischen 2 und 4 s. Auf jeden Reiz hin war so schnell wie möglich eine Taste zu drücken. Diese Anordnung entspricht den üblichen Verfahren zur Demonstration des MSE.

Bedingung 2: Wieder folgten Licht- und Tonreize zufällig aufeinander; vor jedem dieser Reaktionszeitsignale wurde jedoch ein kurzer „Warnreiz" eingefügt, der in zufälliger Abfolge wiederum ein Lichtzeichen oder ein Ton war. Während die „imperativen", d.h. eine Reaktion erfordernden Reize bis zur Reaktion anstanden, betrug die Dauer der Zwischenreize immer nur 100 ms. Wenn „neuronale Spuren" im Sinne von Zubin den MSE bewirken, sollte der Effekt verstärkt sein, sofern

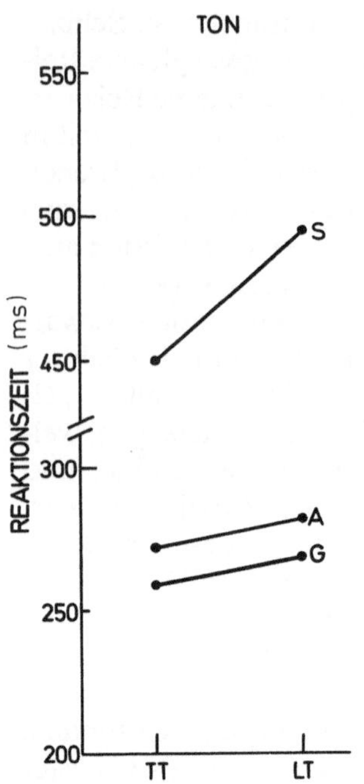

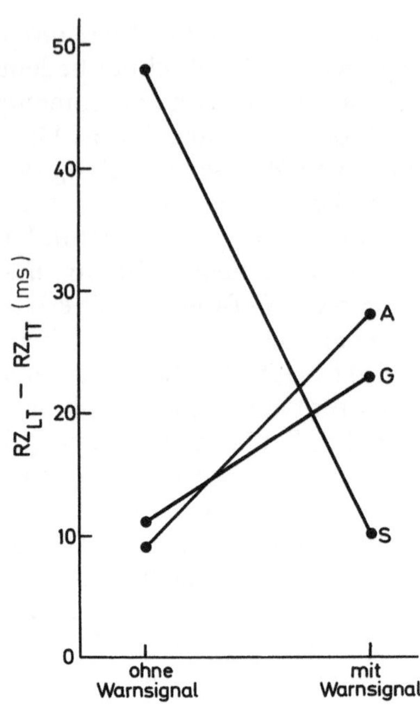

Abb. 1. „Modality-shift"-Effekt: Reaktionszeiten auf Töne nach Reizwiederholung (Ton-–Ton: *TT*) und Reizwechsel (Licht–Ton: *LT*) bei chronisch Schizophrenen *(S)*, Alkoholkranken *(A)* und Gesunden *(G)*

Abb. 2. Differenz der Reaktionszeiten auf Töne nach Reizwechsel *(LT)* und Reizwiederholung *(TT)* mit und ohne eingefügte Warnsignale bei chronisch Schizophrenen *(S)*, Alkoholkranken *(A)* und Gesunden *(G)*

der vorangegangene imperative Reiz und der vorangegangene „Warnreiz" derselben Modalität angehören, bzw. abgeschwächt erscheinen, wenn der Warnreiz einer anderen Modalität angehört.

Bedingung 3: Statt zwischen einem Licht und einem Ton wurde zwischen einem tiefen Ton im linken, und einem hohen Ton im rechten Ohr zufällig variiert. Auf diese Weise sollte geprüft werden, ob sich eine besonders ausgeprägte Verlängerung der Reaktionszeiten bei Schizophrenen auch dann zeigt, wenn zwischen 2 leicht unterscheidbaren Reizen innerhalb derselben Modalität gewechselt wird.

Die Abb. 1 zeigt die Reaktionszeiten auf Tonreize, die in der Standardanordnung (Bedingung 1) entweder einem anderen Ton oder einem Lichtreiz folgten. Wie die Interaktion von Gruppe · Bedingung [F(2,45) = 4,10; p < .05] aufweist, reagieren Schizophrene – unabhängig davon, daß ihre Reaktionszeiten generell erhöht sind [F(2,45) > 24,33; p < .001] – speziell dann besonders langsam, wenn der jeweilige Reiz einer anderen Modalität als der vorangegangene Reiz angehört, bzw. dann vergleichsweise schnell, wenn die beiden Reize derselben Modalität angehören (Newman-Keuls-Test p < .001). Eine solche Verzögerung bzw. Beschleunigung ist bei etwa ¾ unserer schizophrenen Patienten, gegenüber nur ⅓ der Gesunden und Alkoholkranken, zu beobachten.

Um die Annahme der „neuronalen Spuren" im Sinne Zubins zu prüfen, hatten wir in der Bedingung 2 jeweils einen kürzeren Zwischenreiz eingeführt, der

26

nach Art und Intensität den imperativen Reizen vergleichbar war. Diese Bedingung führte zwar zu einer allgemeinen Verlängerung der Reaktionszeiten [F(1,45) = 27.43; p < .001], die Modalität des zwischengeschalteten „Warnreizes" jedoch hatte keinen differentiellen Einfluß auf die Reaktionszeiten zu den nachfolgenden Ton- oder Lichtreizen. Die zwischengeschalteten Reize verstärkten auch nicht den MSE etwa in dem Sinne, daß die Verzögerung der Reaktion bei einem Modalitätswechsel noch deutlicher würde, wenn der zwischengeschaltete Reiz derselben Modalität angehörte wie der vorangegangene imperative Reiz. Nichts an diesen Ergebnissen spricht dafür, daß hier irgendwelche neuronalen Spuren gebahnt oder eingeschliffen wurden.

Unsere Untersuchung erbrachte jedoch ein merkwürdiges Nebenergebnis. Wie Abb. 2 – wiederum für die Reaktionszeiten auf Töne – zeigt, wirkt sich die Einführung der Zwischenreize in den Gruppen höchst unterschiedlich auf den MSE aus [F(2,45) = 11,91; p < .001]. Während die Wirkung des jeweils vorangegangenen imperativen Reizes bei den Schizophrenen durch die Einführung der Zwischenreize beträchtlich reduziert erscheint [Newman-Keuls p < .001], kommt sie bei Gesunden und Alkoholkranken erst hier zum Vorschein (Newman-Keuls p < .05]. Es scheint, als beachteten die Probanden der Kontrollgruppen erst dann, wenn es erschwert ist, zwischen aufgabenrelevanten und -irrelevanten Reizen zu unterscheiden, auch irrelevante Aspekte der relevanten Reize. Für die Schizophrenen mag bereits in der Standardanordnung die Anforderung, zwischen den kritischen Reizen und all dem zu unterscheiden, was im Versuchsraum sonst noch zu sehen und zu hören war, eine entsprechend schwierige Aufgabe dargestellt haben. Die weitere Erschwerung durch zusätzliche „Warnreize" ließ die irrelevante Beachtung der Modalitätsunterschiede dann in einer allgemeinen Verlängerung der Reaktionszeiten unter allen Bedingungen untergehen. Offenbar hängt es von vergleichsweise geringfügigen Variationen der Versuchsbedingung ab, ob jene differenzierte Beachtung aufgabenirrelevanter Modalitätsunterschiede eher – wie oft berichtet [9] – bei Schizophrenen, oder eher bei Gesunden anzutreffen ist.

Dabei steht noch keineswegs fest, daß es sich bei diesem Effekt tatsächlich um ein Phänomen handelt, bei dem gerade der Wechsel zwischen verschiedenen Modalitäten eine besondere Rolle spielt. Unsere dritte Experimentalbedingung ließ deutlich werden, daß man sehr ähnliche Phänomene auch beobachten kann, wenn nicht zwischen Licht und Ton, sondern zwischen einem hohen Ton in einem Ohr und einem tiefen Ton im anderen Ohr in zufälliger Abfolge gewechselt wird. Wiederum sind es die chronisch Schizophrenen, bei denen man nach einem Reizwechsel längere Reaktionszeiten als nach Wiederholungen desselben Reizes beobachten kann, und bei denen dieser Unterschied – unabhängig von den generell erhöhten Reaktionszeiten – signifikant größer ist [F(2,45) = 3,23; p < .05] als bei Gesunden und Alkoholkranken. Auch wenn die Reize innerhalb derselben Modalität wechseln, findet man also bei Schizophrenen eine unverhältnismäßig starke Erhöhung der Reaktionszeiten durch einen Wechsel aufgabenirrelevanter Merkmale der aufgabenrelevanten Reize. Bei dem Bemühen, die Aufmerksamkeit auf die handlungsrelevanten Reize zu fokussieren, gelingt es ihnen offenbar nur ungenügend, die irrelevanten Merkmale auszublenden.

Es ist uns bewußt, daß eine solche Interpretation den MSE in die Nähe jener Phänomene rückt, die im Gefolge von Cameron in der Literatur zur Schizophrenie zumeist unter dem Begriff „overinclusion" diskutiert werden [16]. Im Unterschied zur „overinclusion" bei Payne [12] findet sich der MSE allerdings offenbar in etwa gleicher Ausprägung bei chronischen und akuten Patienten, bzw. sogar bei nicht-paranoiden stärker ausgeprägt als bei paranoiden Schizophrenen [13]. Die neuroleptische Medikation spielt dabei anscheinend keine entscheidende Rolle [9]. Schließlich scheinen die Korrelationen mit Kennwerten für die Ausprägung bestimmter Symptome – in unserem Fall die Brief Psychiatric Rating Scale [11] – durchgehend nur wenig systematische Varianz aufzuklären. Die Hoffnung, es könnte sich bei dem MSE um eine möglicherweise nützliche Markierungsvariable handeln, die bereits im prämorbiden Zustand erhöhte Vulnerabilität anzeigt [25], erscheint insofern nicht unbegründet. Es wird allerdings noch genauer zu differenzieren sein, von welchen Bedingungen nicht nur die Stärke des Effektes, sondern auch seine differentialdiagnostische Diskriminationsfähigkeit abhängt.

Ergebnisse zum „Crossover"-Effekt (COE)

Es soll nun über eine Untersuchung mit ereignisbezogenen Potentialen zum sog. „Crossover"-Effekt berichtet werden. Bei diesem Effekt geht es um den Vergleich von Reaktionszeiten aus einer Bedingung, in der die Länge des Vorintervalls (zwischen Warnreiz und imperativem Reiz) zufällig variiert, und aus einer Bedingung, in denen die Länge des Vorintervalls jeweils konstant ist. Die Befunde zu dieser Versuchsanordnung von Rodnick u. Shakow [14] sind relativ einheitlich: 1) Schizophrene profitieren in ihren Reaktionszeiten weniger als Gesunde von der Regelmäßigkeit der Intervalle. 2) Sofern die Vorintervalle mehr als etwa 3 s betragen, kommt es bei Schizophrenen im Unterschied zu Gesunden und anderen Patientengruppen bei konstanten Vorintervallen zu einer Verlängerung der Reaktionszeiten – auch im Vergleich zu der Bedingung mit zufällig variiertem Vorintervall. Es ergibt sich damit die typische Interaktion zwischen Regelmäßigkeit und Länge der Vorintervalle, wie sie auch in unseren über alle Personen gemittelten Daten erkennbar ist (vgl. Abb. 3). Die Kurven für die Reaktionszeiten überkreuzen sich für die Schizophrenen bei einer Intervalllänge zwischen 3 und 5 s. Eine solche Überschneidung findet sich nicht in den Kurven für Gesunde.

Offenbar gelingt es den Schizophrenen nur bei vergleichsweise kurzen Intervallen, den Vorteil gleichbleibender Intervalle zu nutzen und sich auf das entsprechende Intervall einzustellen. Es kann sein, daß sie Schwierigkeiten haben, längere Zeitstrecken reliabel zu erfassen. Es kann auch sein, daß sie bei längeren Pausen unverhältnismäßig stark durch alle möglichen inneren oder äußeren Ereignisse abgelenkt werden. Shakow [18] sah in diesem Phänomen die Unfähigkeit Schizophrener, eine für die jeweilige Aufgabenbedingung adäquate Einstellung zu entwickeln. Schizophrene scheinen in besonderem Maße jeweils an dem orientiert zu sein, was der jeweiligen Aufgabe unmittelbar vorausgegangen ist [23]. Spätere Arbeiten mit einer geringfügig geänderten Versuchs-

28

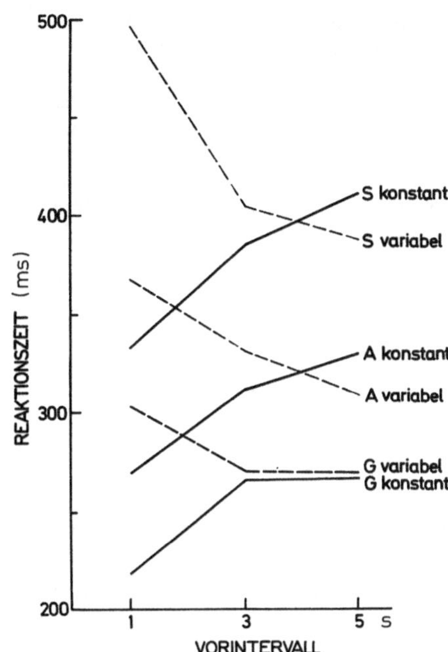

Abb. 3. „Crossover"-Effekt: Reaktionszeiten in Abhängigkeit von der Länge des Vorintervalls und der Regelmäßigkeit der Abfolge dieser Vorintervalle (konstant/variabel), bei chronisch Schizophrenen *(S)*, Alkoholkranken *(A)* und Gesunden *(G)*

anordnung [1, 6] legen allerdings den Schluß nahe, daß Schizophrene nicht nur aus der Regelmäßigkeit der Abfolge keinen Vorteil zu ziehen vermögen. Es scheint ein zusätzliches Defizit dann aufzutreten, wenn die Abfolge der Reize allzu einförmig wird: Bei eingestreuten Sequenzen langer, konstanter Vorintervalle ist auch innerhalb solcher Abfolgen eine Zunahme der Reaktionszeiten mit der Zahl der Wiederholungen zu beobachten. Es scheint den Schizophrenen hier ähnlich zu gehen wie in bezug auf Unterschiede im Stationsklima: Nicht nur eine Überforderung durch den schnellen Wechsel unvorhersagbarer Ereignisse, auch allzu eintönige und reizarme Bedingungen führen zum Defizit, dem Schizophrene nur schwer zu begegnen vermögen.

Es war das Ziel der Untersuchung, über die Ableitung ereignisbezogener Potentiale Aufschluß über Besonderheiten der Informationsverarbeitung chronisch Schizophrener während der Bearbeitung der Aufgaben in dieser – in der Schizophrenieforschung so wohl etablierten – Versuchsanordnung zum COE zu erhalten.

Untersucht wurden 22 Gesunde, 22 chronisch Schizophrene und 22 Alkoholkranke. Die Patienten entsprachen den Kriterien der DSM-III [4]. Alle Gruppen bestanden zur Hälfte aus männlichen und weiblichen Probanden; sie waren nach Alter (Durchschnitt: 39 Jahre) und Schulbildung parallelisiert. Die Hospitalisierungsdauer betrug bei Schizophrenen im Mittel 3 Jahre und 10 Monate, bei Alkoholkranken 1 Jahr und 4 Monate. 17 Schizophrene erhielten neuroleptische Medikation, die während der vergangenen 3 Wochen unverändert geblieben war. Entsprechend der ursprünglichen Versuchsanordnung von Rodnick u. Shakow [14] wurden abwechselnd Blöcke mit konstanten und solche mit zufällig variierten Vorintervallen dargeboten. Die Vorintervalle betrugen 1, 3 oder 5 s. Gleichzeitig mit dem akustischen Warnreiz wurde ein Fixierlicht dargeboten, das 1 s über das Reaktionszeitsignal – ebenfalls ein Ton – hinaus bestand. Das Licht sollte den Probanden anzeigen, zu welchen Zeiten sie das Signal zu erwarten hatten, und daß sie nach Möglichkeit nicht blinzeln sollten. Die Abstände zwischen den Aufgaben variierten zwischen 4, 5 und 7 s. In jedem Block wurden so viele Aufgaben dargeboten, bis mindestens 20 und maximal 36 EEG-Strecken ohne größere Muskelartefakte summiert werden konnten.

Das EEG wurde von Fz, Cz, Pz, das EOG von oberhalb und unterhalb des rechten Auges gegen die verbundenen Mastoide abgeleitet. Die artefaktfreien Strecken des EEG vom Warnreiz bis 840 ms nach dem Reaktionszeitsignal wurden zu ereignisbezogenen Potentialen aufsummiert und gemittelt. Die Ableitung erfolgte mit einer Zeitkonstante von 10 s und einer Tiefpaßfrequenz von 35 Hz. Die Digitalisierung wurde mit einer Abtastrate von 200 Hz vorgenommen. Getrennt für die 3 Intervalle wurden die gemittelten Potentiale aller Probanden von allen 3 Ableitungen aus beiden Bedingungen mit konstanten und variablen Intervallen mittels Hauptkomponentenanalysen in voneinander unabhängige Komponenten zerlegt (s. Abb. 4). In jeder der 3 Hauptkomponentenanalysen erklären 5 Komponenten mehr als 90% der Gesamtvarianz. – Im folgenden soll v. a. auf jene beiden Komponenten eingegangen werden, die in diesen Analysen jeweils die höchsten Varianzanteile erklären.

Obwohl die Konfiguration der mittleren Reaktionszeiten in unseren Ergebnissen (Abb. 3) hinsichtlich des Unterschieds zwischen Schizophrenen und Gesunden den Erwartungen zum COE voll entspricht und obwohl die Interaktion Gruppe · Bedingung · Intervallänge [F(2,63) = 4,46; p < .05] statistisch signifikant ist, sind die Befunde doch eher enttäuschend: 1) Die Überkreuzung der Kurven, die man bei Schizophrenen zu finden hoffte, findet man auch bei den Alkoholkranken; 2) der Unterschied in den Reaktionszeiten beim längsten Intervall erreicht bei Schizophrenen – zweiseitig getestet – kein akzeptables Signifikanzniveau [F(1,21) = 3.22; p = .09]; 3) eine Überkreuzung der Kurven im Sinne des COE findet man in den jeweils 22 Probanden umfassenden Gruppen bei 13 Schizophrenen, 12 Alkoholkranken und 14 Gesunden. Entgegen den gängigen Anschauungen sind die Unterschiede zwischen den Gruppen also nicht nur insgesamt recht gering ausgeprägt, sie sind offenkundig nicht qualitativer, sondern bestenfalls quantitativer Art. Da jedoch die quantitativen Unterschiede in die erwartete Richtung weisen, und da über die kognitiven Prozesse der Schizophrenen bei dieser Aufgabe viel gerätselt wurde, erscheint es dennoch angebracht, die ereignisbezogenen Potentiale während der Bearbeitung der jeweiligen Aufgaben näher zu betrachten.

[1] Wie in zahlreichen anderen Arbeiten berichtet [17], ist in allen Analysen die N 100 auf den zweiten imperativen Reiz bei Schizophrenen im Vergleich mit beiden Kontrollgruppen reduziert [F(2,63) = 5,68; p < .01]. Es liegt nahe, dieses Ergebnis auf einen Mangel an selektiver Aufmerksamkeit zurückzuführen [7]. Verhängnisvoll wäre es jedoch, in einem solchen Mangel an „selektiver Aufmerksamkeit" auch gleich einen Hinweis auf Indifferenz gegenüber den experimentellen Anforderungen oder auf einen allgemeinen Mangel an Ansprechbarkeit zu sehen. Beide nachfolgend berichteten Ergebnisse sprechen eindeutig gegen solche Zusatzannahmen.

1. In 5 der 6 Gegenüberstellungen (3 Intervalle, 2 Abfolgebedingungen) (Abb. 4) findet man wider Erwarten im Intervall zwischen Warnreiz und imperativem Reiz die größten Negativierungen bei den Schizophrenen. Ein solcher

Abb. 4. a Ereignisbezogene Potentiale (gemittelt über die drei Ableitungen Fz, Cz, und Pz) chro- ▷ nisch Schizophrener (– – –) Alkoholkranker (–.–.–.) und Gesunder (———), getrennt nach Länge des Vorintervalls und Regelmäßigkeit der Abfolge dieser Vorintervalle (konstant/variabel). b Hauptkomponentenlösungen der ereignisbezogenen Potentiale für die Vorintervalle von 1,3 und 5 s Dauer

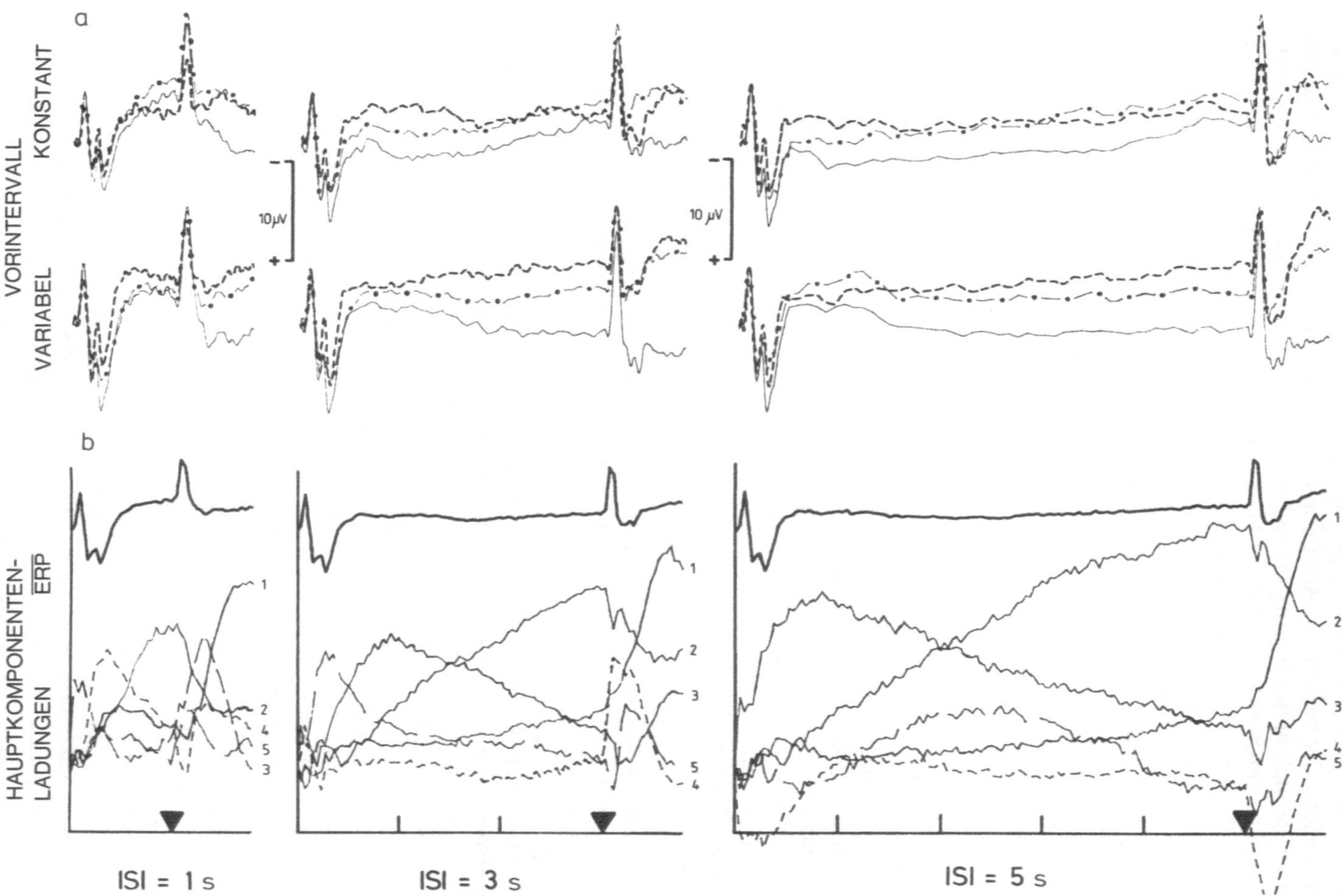

a
VORINTERVALL
KONSTANT
VARIABEL
10 µV
b
HAUPTKOMPONENTEN-
ERP
LADUNGEN
ISI = 1 s
ISI = 3 s
ISI = 5 s

Befund kann weder durch mangelnde Kooperationsbereitschaft noch durch irgendwelche der bekannten Artefakte bei solchen Ableitungen erklärt werden. Ausschließlich in der Bedingung mit den kürzesten Intervallen und mit gleichbleibender Intervallänge ist diese Negativierung („Contingent Negative Variation": CNV) bei den Schizophrenen kleiner als bei den anderen Gruppen. Nur über solche Bedingungen wurde bisher in der Literatur berichtet: Für diese Bedingung finden auch wir in Übereinstimmung mit anderen Arbeiten eine reduzierte CNV [5, 22]. In allen anderen Bedingungen unseres Experiments hingegen sind sowohl die frühen als auch die späten Anteile der CNV bei den Schizophrenen im Vergleich zu Gesunden und Alkoholkranken erhöht.

Für alle 3 Intervalle ist der Einfluß der Regelmäßigkeit der Vorintervalle auf die CNV der Schizophrenen und der Kontrollprobanden gegenläufig [1 s: $F(2,63) = 3{,}12$; $p < .06$; 3 s: $F(2,63) = 8{,}20$; $p < .01$; 5 s: $F(2,63) = 3{,}50$; $p < .05$]. Wechselnde Vorintervalle führen bei Gesunden und Alkoholkranken zu einer Reduzierung, bei Schizophrenen hingegen zu einer Erhöhung der Negativierung zwischen Warnreiz und imperativem Reiz. Wo Gesunde und Alkoholkranke offenbar sinnvollerweise darauf verzichten, eine spezifische Erwartungshaltung im Hinblick auf das Eintreffen des imperativen Reizes zu entwickeln, und angesichts der mangelnden Vorhersagbarkeit die Dinge ihren Lauf nehmen lassen, führt anscheinend gerade diese Unbestimmtheit bei den Schizophrenen zu einer erhöhten kortikalen Aktivierung. Diese erhöhte Aktivierung führt bei den Schizophrenen zwar auch zu relativ kurzen Reaktionszeiten (vgl. Abb. 3), sie führt aber auch zu vermehrt inadäquaten Reaktionen: Während Gesunde und Alkoholkranke im Mittel nicht öfter als 2mal innerhalb des gesamten Versuchs die Taste loslassen, bevor der imperative Reiz ertönt war, geschah dies bei den Schizophrenen unter der Bedingung mit konstanten Vorintervallen durchschnittlich 9mal, bei variablen Vorintervallen hingegen 13mal.

2. Statistisch unabhängig von der Negativierung zwischen Warnreiz und imperativem Reiz identifiziert die Hauptkomponentenanalyse noch eine weitere Negativierung, die ihr Maximum nach dem imperativen Reiz hat (vgl. Abb. 4). Sie entspricht der postimperativen Negativierung (PINV), wie sie Timsit-Berthier et al. [22] und Dongier et al. [5] für verschiedene Gruppen psychiatrischer Patienten beschrieben haben, und wie sie Lutzenberger et al. [8] bei gesunden Studenten fanden, wenn ein unangenehmer Reiz durch einen Knopfdruck plötzlich nicht mehr abzustellen war. Auch diese Komponente ist bei den Schizophrenen im Vergleich zu Gesunden wesentlich erhöht (Newman-Keuls $p < .01$). Eine entsprechende Erhöhung finden wir diesmal auch für die Alkoholkranken (Newman-Keuls $p < .01$). Beide Gruppen zeigen eine – vorwiegend frontal ausgeprägte – Aktivierung zu einer Zeit, in der die Aufgabe für die Gesunden schon längst abgeschlossen ist. Möglicherweise erschien sie den Patienten immer erst dann als erledigt, wenn man – nachdem das Fixierlicht ausgegangen war – den Finger wieder auf die Taste gelegt hatte, um sich für die nächste Aufgabe fertig zu machen. Ähnlich dem MSE scheinen hier vergleichsweise irrelevante Aspekte der jeweiligen Aufgabe unverhältnismäßiges Gewicht zu erlangen – in diesem Fall allerdings nicht nur bei den Schizophrenen, sondern auch bei den Alkoholkranken.

Wie gut kann man die Probanden nur aufgrund ihrer ereignisbezogenen Potentiale ihren jeweiligen Diagnosegruppen zuordnen? Eine schrittweise Diskriminanzanalyse mit den beschriebenen Komponenten erbringt mit 4 Variablen 65% richtiger Zuordnungen der 3mal 22 Probanden. 15 der 22 Schizophrenen wurden richtig klassifiziert. Dabei wurde kein Schizophrener als gesund, und lediglich ein Gesunder als schizophren klassifiziert.

Die Zuordnungen mit Hilfe der Diskriminanzanalysen erlauben auch eine gewisse Abschätzung, welchen Einfluß die Medikation auf dieses Ergebnis gehabt haben mag. Sollten die Schizophrenen v. a. deshalb von den anderen Gruppen unterscheidbar sein, weil sie unter neuroleptischer Medikation stehen, so müßten vorwiegend jene Schizophrenen falsch klassifiziert werden, die ohne neuroleptische Medikation waren. Dies ist erfreulicherweise nicht so: 3 der 5 Schizophrenen ohne Medikation wurden in der Diskriminanzanalyse richtig zugeordnet, lediglich 2 der 5 Patienten wurden fälschlich für Alkoholkranke gehalten. Korrelieren wir die Komponenten der ereignisbezogenen Potentiale mit den Chlorpromazinäquivalenten ihrer neuroleptischen Medikation, so ergibt sich ebenfalls kein Hinweis $(-.07 < r < .33)$ darauf, daß die Besonderheiten der ereignisbezogenen Potentiale Schizophrener von der Medikation abhängen.

Zusammenfassung

Bei der Untersuchung zum „modality shift" zeigte sich bei den Schizophrenen eine unverhältnismäßig starke Beachtung der aufgabenirrelevanten Unterschiede zwischen den Reizen. Bei der Arbeit zum COE finden wir bei den Schizophrenen ein beträchtliches Ausmaß kortikaler Aktivierung, das keineswegs konzentriert ist auf die eigentlich aufgabenspezifischen Details im Versuchsablauf. In beiden Fällen reagieren die Schizophrenen – und in beiden Experimenten waren es nicht akute, sondern chronische Patienten – teils differenzierter, teils intensiver, teils qualitativ andersartig auf Unterschiede in den Reizbedingungen. Gemeinsam ist den Ergebnissen die ungenügende Diskriminierung zwischen den handlungsrelevanten und den handlungsirrelevanten Aspekten der jeweiligen Aufgabe. Diese mangelnde Fokussierung auf die handlungsrelevanten Aspekte des Reizgeschehens führte insgesamt zu einer schlechteren Leistung. Diese schlechteren Leistungen können unter den hier dargestellten Bedingungen jedoch nicht auf eine unbeteiligte, unwillige oder hilflose Haltung den experimentellen Anforderungen gegenüber zurückgeführt werden, wie man sie sonst so leicht bei chronisch Schizophrenen vermutet. Diese erstaunlich replizierbare Störanfälligkeit chronisch Schizophrener bei der Informationsverarbeitung einfacher Reize erscheint uns um so wichtiger weiter zu verfolgen, als sie allem Anschein nach kaum als Nebenwirkung der Medikamente verstanden werden kann (die meisten grundlegenden Arbeiten zu den beiden hier diskutierten Effekten sind noch mit neuroleptisch unbehandelten Patienten durchgeführt worden). Sie kann auch kaum auf eine durch langjährige Hospitalisierung bedingte „Defektsymptomatik" zurückgeführt werden, insofern sie eher ein Zuviel als ein Zuwenig an Reagibilität impliziert.

Literatur

1. Bellissimo A, Steffy RA (1972) Redundancy-associated defict in schizophrenic reaction time performance. Abnorm Psychol 80: 299–307
2. Chapman LJ, Chapman JP (1973) Disorderd thought in schizophrenia. Appleton-Century-Crofts, New York
3. Cohen R, Sommer W, Hermanutz M (1981) Auditory event-related potentials in chronic schizophrenics. In: Mendlewicz J, Van Praag HM (eds) Advances in biological psychiatry. Karger, Basel, pp 180–185
4. Diagnostic and Statistical Manual of Mental Disorders (DSM III) (1980) American Psychiatric Association, Washington
5. Dongier M, Dubrovsky B, Engelsmann F (1977) Event-related slow potentials in psychiatry. In: Shagass C, Gershon S, Friedhoff AJ (eds) Psychopathology and brain dysfunction. Raven, New York, pp 339–352
6. Galbraith KJ, Steffy RA (1980) Intensity of imperative signal influences on redundancy deficit and latency in process schizophrenics. J Nerv Ment Dis 168: 542–549
7. Hillyard SA (1981) Selective auditory attention and early event-related potentials: A rejoinder. Can J Psychol Rev Can Psychol 35: 159–174
8. Lutzenberger W, Elbert T, Rockstroh B, Birbaumer N, Stegagno L (1981) Slow cortical potentials in subjects with high or low scores on a questionnaire measuring physical anhedonia and body image distortion. Psychophysiology 18: 371–380
9. Mannuzza S (1980) Cross-modal reaction time and schizophrenic attentional deficit: A critical review. Schizophr Bull 6: 654–675
10. Nuechterlein KH (1977) Reaction time and attention in schizophrenia: A critical evaluation of the data and theories. Schizophr Bull 3: 373–428
11. Overall JE, Gorham DR (1962) The brief psychiatric rating scale. Psychol Rep 10: 21–29
12. Payne RW (1966) The measurement and significance of overinclusive thinking and retardation in schizophrenic patients. In: Hoch PH, Zubin J (eds) Psychopathology of schizophrenia. Grune & Stratton, New York, pp 77–83
13. Rey ER, Oldigs J (1980) Experimental research of an attention deficit in schizophrenia. Behav Anal Modif 4: 127–140
14. Rodnick EH, Shakow D (1940) Set in the schizophrenic as measured by a composite reaction time index. Am J Psychiatry 97: 214–255
15. Roth WT (1977) Late event-related potentials and psychopathology. Schizophr Bull 3: 105–120
16. Ruckstuhl U (1981) Schizophrenieforschung. Belz, Weinheim
17. Shagass C, Ornitz EM, Sutton S (1978) Event-related potentials and psychopathology. In: Callaway E, Tueting P, Koslow SH (eds) Event-related brain potentials in man. Academic Press, London New York pp 349–411
18. Shakow D (1962) Segmental set. A theory of the formal psychological defict in schizophrenia. Arch Gen Psychiatry 6: 1–17
19. Squires K, Wickens C, Squires N, Donchin E (1976) The effect of stimulus sequence on the waveform of the cortical event-related potential. Science 193: 1142–1145
20. Sutton S, Hakerem G, Zubin J, Portnoy M (1961) The effect of shift of sensory modality on serial reaction time: A comparison of schizophrenics and normals. Am J Psychol 74: 244–232
21. Sutton S, Spring BJ, Tueting P (1978) Modality shift at the crossroads. In: Wynne LC, Cromwell RL, Matthysse S (eds) The nature of schizophrenia. Wiley, New York, pp 262–269
22. Timsit-Berthier M, Delanoy J, Koninckx N, Rousseau JC (1973) Slow potential changes in psychiatry. I. Contigent negative variation. Electroencephalogr Clin Neurophysiol 35: 355–361
23. Zahn TP, Rosenthal D, Shakow D (1963) Effects of irregular preparatory intervals on reaction time in schizophrenia. J Abnorm Soc Psychol 67: 44–52
24. Zubin J (1975) Problem of attention in schizophrenia. In: Kietzman ML, Sutton S, Zubin J (eds) Experimental approaches to psychopathology. Academic Press, London New York, pp 139–166
25. Zubin J, Spring B (1977) Vulnerability – a new view of schizophrenia. J Abnorm Psychol 86: 103–126

Elektroenzephalographische Studien der Informationsverarbeitung bei akuten und ehemaligen schizophrenen Patienten, Neurotikern und psychisch Gesunden

M. Koukkou* und H. Buttmann

Einleitung

Die Hypothese, daß Schizophrene an einer Störung der Informationsverarbeitung leiden, wurde von verschiedenen Forschungsrichtungen vorgeschlagen [2, 13]. Symptome, wie Denkstörungen oder gelockerte Assoziationen [1], oder die sog. produktive Symptomatik, wie Halluzinationen, Wahnwahrnehmungen und Wahnvorstellungen, sind dieser Theorie entsprechend als Resultat einer abweichenden oder gestörten Verarbeitung von internen oder externen Informationen erklärbar und können als abnorme Kognition betrachtet werden.

Vom psychophysiologischen Standpunkt her sind die Begriffe der normalen und abnormen Informationsverarbeitung im Gehirn und die dazugehörenden physiologischen Korrelate mit den evozierten Potentialen (z. B. [12, 17, 19]) und dem EEG (z. B. [5, 20]) studiert worden.

Die Studien der EEG-Korrelate der Informationsverarbeitung bei psychisch Gesunden haben gezeigt, daß die stimulusinduzierten EEG-Veränderungen – die identisch sein müssen mit den zentralen Komponenten der Orientierungsreaktion (s. auch [16]) – das Resultat der initialen Interpretation der Information sind [15] und den funktionellen Zustand des Gehirns einführen, während dem die darauffolgende kognitive Verarbeitung der Information stattfindet [6, 8]. Die initiale Interpretation der Information geschieht relativ rasch, d. h. innerhalb der ersten 50–300 ms nach dem Eintreffen der Information, und ihre elektrischen Korrelate werden mit den evozierten Potentialen studiert. Die kognitive Verarbeitung der Information dauert erheblich länger (im Rahmen von Sekunden) und berücksichtigt die momentanen Prioritäten des Systems [3, 14, 15]. Die elektrischen Korrelate dieser Phase der Informationsverarbeitung werden mit den stimulusinduzierten EEG-Zuständen studiert [6].

An Gesunden ist gezeigt worden, daß unterschiedliche EEG-Zustände während der Phase der kognitiven Verarbeitung der Information kombiniert sind mit unterschiedlichen Kognitionsarten [9, 10].

Die meisten EEG-Studien in der Schizophrenie wurden geplant und durchgeführt ohne Berücksichtigung der Hypothese über eine Informationsverarbeitungsstörung in der Schizophrenie und sie analysieren lange (im Rahmen von Minuten) Ruhe-EEG-Abschnitte. Eine Zusammenfassung dieser Resultate findet sich bei Shagass [19]. Die Resultate dieser Studien können deshalb nicht be-

* Ich danke Herrn W. Manske und Herrn J. Bomben für ihre technische Hilfe und für die Durchführung der Statistik. Weiter danke ich Frl. B. Kloter für die Sekretariatsarbeit

nutzt werden, um die möglichen Unterschiede im elektrischen Zustand des Gehirns zwischen normaler und abnormaler Kognition zu studieren [6].

Die Hypothese unserer EEG-Studien in der Schizophrenie ist, daß die abnorme Kognition während einer akuten schizophrenen Psychose von abweichenden EEG-Zuständen während der kognitiven Verarbeitung einer angebotenen Information begleitet wird. Das heißt, die stimulusinduzierten EEG-Zustände von akuten Schizophrenen sind verschieden von den gleichen EEG-Zuständen bei psychisch Gesunden oder auch anderen psychopathologischen Gruppen. Diese Hypothese verlangt, daß in einer guten klinischen Remission der Schizophrenie, d.h. wenn die abnorme Kognition nicht mehr klinisch manifest ist, die abweichende EEG-Reaktivität normalisiert oder geändert wird.

Hier werden einige Resultate zusammengefaßt, welche diese Hypothese stützen (s. auch [6, 7]).

Material und Methode

Die Kriterien für die Aufnahme in alle 4 Gruppen waren: Alter von 20–35 Jahren; keine Vorgeschichte betreffend Hirnschädigungen, Hirnerkrankungen, Alkoholismus, Drogenkonsum oder Epilepsie; keine pathologischen EEG-Befunde; Schulbildung von mindestens 10 Jahren, ohne Repetition einer Klasse. In die Gruppe der akuten Schizophrenen wurden die Neuaufnahmen der Klinik mit erster akuter Manifestation von schizophrener Symptomatologie, vor jeglicher Behandlung, aufgenommen. Die Symptomatologie sollte mindestens 2 der folgenden 3 Symptome beinhalten: Halluzinationen, Denkstörungen und verbale Inkohärenz. Das Vorhandensein der obligatorischen psychopathologischen Symptome sollte bestätigt sein durch zwei Psychiater, die routinemäßig die Aufnahme in der Klinik interviewen, und durch uns. Die 2 Psychiater (der Psychiater, der den Patient in die Klinik sandte und der Aufnahmearzt) hatten keine Kenntnis von der Studie. Die Gruppe besteht aus 22 Patienten (14 Männer und 8 Frauen mittleren Alters: 25,8 ± 5,7 Jahre).

Die Gruppe der ehemaligen Schizophrenen besteht aus Personen, die wegen einer Erstmanifestation einer schizophrenen Symptomatologie (s. oben) hospitalisiert gewesen, aus dem Krankenhaus entlassen und 3 Monate lang medikamentfrei waren bei der Aufnahme in die Studie; alle ehemaligen Schizophrenen waren sozial und klinisch völlig unauffällig. 7 der ehemaligen Patienten wurden auch als akute Fälle in der Gruppe der akuten Schizophrenen untersucht. Diese Gruppe bestand aus 22 Personen (14 Männer und 8 Frauen mittleren Alters: 26,3 ± 4,2 Jahre).

Die Kontrollgruppe bestand aus gesunden Freiwilligen ohne Vorgeschichte einer psychischen Erkrankung, die dem Alter, Geschlecht, Beruf und der Ausbildung der ehemaligen Schizophrenen genau angeglichen waren. Diese Gruppe besteht aus 20 Personen (14 Männer und 6 Frauen mittleren Alters: 26,7 ± 3,8 Jahre).

Die Gruppe der Neurotiker besteht aus Personen, die wegen einer neurotischen Symptomatik hospitalisiert waren, jedoch in der Zeit der EEG-Registrie-

rung die Klinik seit länger als 3 Monaten verlassen hatten und medikamentfrei
waren. Diese Gruppe besteht aus 21 Personen (13 Männer und 8 Frauen mittleren Alters: $29,2 \pm 4,7$ Jahre).

EEG-Registrierung und Analyse

Der EEG-Teil der Studie ist so geplant, daß wir wiederholte EEG-Abschnitte
nach der Darbietung von Informationen (Konditionen) hatten, zu welcher die
Versuchsperson gebeten war, aufzupassen. Diese Informationen waren: 1) Die
Augen zu öffnen, um sie nach 20 s wieder zu schließen; 2) randomisiert dargebotene, unsinnige Sätze, die aus normalen Wörter zusammengesetzt waren (total 4 Sätze); 3) 10 randomisiert dargebotene kurze Töne (100 ms Dauer), auf
welche die Versuchspersonen mit einem Tastendruck zu reagieren hatten. Während der ganzen EEG-Registrierung saßen die Versuchspersonen mit geschlossenen Augen, außer wenn sie gebeten wurden, die Augen zu öffnen.

Das EEG wurde kontinuierlich auf Analogband registriert und als Hinter-
bandkontrolle auf Papier ausgeschrieben. Nach visueller Eliminierung von Ar-
tefaktstrecken, Anti-alia-Filterung und A/D-Wandlung (256 samples/s/Kanal)
wurde das EEG mit einem Programm für Fourier-Transformation (H. H. Stas-
sen) in Leistungsspektren mit 0,25-Hz-Auflösung gewandelt. Die Leistungsspektren wurden über die 20 s dauernden EEG-Abschnitte berechnet. Aus den
Spektren wurden Zentroidwerte [11] und mittlere Amplitudenwerte verschiedener Frequenzbänder berechnet. Der Zentroidwert (Mittelwert des Bandes der
Verteilung oder Schwerpunkt auf der X-Achse) ist ein Maß für die Verteilung
der Power (elektrische Leistung) innerhalb des Frequenzbandes und von der
absoluten Power unabhängig, was direkte Vergleiche zwischen Versuchspersonen erlaubt (für die Formel des Zentroids s. [7]).

Für jede Kondition und jede Variable eines jeden Frequenzbandes wurde
eine Varianzanalyse durchgeführt. Zusätzlich für jede Person und für jede Variable wurde pro Frequenzband die EEG-Reaktivität, d. h. die zentrale Komponente der Orientierungsreaktion, definiert als Differenz zwischen EEG-Aus-
gangslage und die EEG-Abschnitte, die zu den 5 Konditionen gehören,
berechnet. Für jede Reaktivität und jede Variable wurde pro Frequenzband
eine Varianzanalyse durchgeführt.

In der vorliegenden Arbeit präsentieren wir EEG-Daten von dem linken pa-
rietookzipitalen Kanal und folgenden Konditionen: 80 s Ruhe-EEG mit geschlossenen Augen (Kondition R = Ruhe), 20 s nach der Instruktion, die Augen
zu schließen (Kondition 1), 20 s sofort nach der Präsentation des ersten Satzes
(Kondition 2), 40 s nach Kondition 2 (Kondition 3), 20 s nach der Präsentation
des zweiten Satzes (Kondition 4), und 40 s nach Kondition 4 (Kondition 5). Für
die beiden Sätze berücksichtigen wir 2 verschiedene Zeitepochen nach der
Stimuluspräsentation mit dem Ziel, die Unterschiede der Dauer der EEG-Reaktivität zwischen den 4 Versuchspersonengruppen zu untersuchen. Es wird
nur das Frequenzband 8–13 Hz berücksichtigt. Eine ausführliche Beschreibung der Methode ist in den früheren Publikationen dieser Studien zu finden
[6, 7].

Ergebnisse

Zentroide und gemittelte Power während der Ruhe und nach der Stimuluspräsentation. Tabelle 1 gibt die Mittelwerte und Standardabweichungen der Zentroide und der gemittelten Power des 8-13-Hz-Frequenzbandes während Ruhe und während den 5 anderen Konditionen der 4 Versuchspersonengruppen wieder.

Tabelle 1. Zentroidwerte und Werte der gemittelten Power bei 4 Versuchspersonengruppen in Ruhe (R) und unter 5 Konditionen (s. Text)

EEG-Variable Kondition	Zentroid						Mittlere Power					
	R	1	2	3	4	5	R	1	2	3	4	5
Gruppe K X	10.31	10.54	10.44	10.41	10.42	10.41	174.3	145.8	130.0	154.0	143.9	151.9
SD	.38	.33	.26	.28	.31	.33	116	81	91	108	91	100
n	20	20	19	19	20	20	20	20	19	19	20	20
Gruppe E X	10.28	10.49	10.42	10.43	10.41	10.40	134.4	132.1	120.4	130.7	131.1	133.2
SD	.34	.40	.38	.39	.38	.38	69	67	68	66	76	69
n	22	22	21	19	20	22	22	22	21	19	20	22
Gruppe N X	10.21	10.34	10.34	10.30	10.30	10.30	147.7	125.9	114.8	128.1	113.7	123.3
SD	.43	.33	.42	.41	.40	.37	66	74	60	66	56	64
n	21	21	20	20	21	21	21	21	20	20	21	21
Gruppe A X	10.31	10.34	10.42	10.36	10.32	10.32	138.5	143.6	116.4	129.7	114.7	120.4
SD	.34	.30	.31	.30	.33	.35	68	74	60	62	64	61
n	22	19	22	19	21	19	22	19	22	19	21	19
p		.82	.17	.82	.67	.60	.67	.40	.33	.91	.68	.50	.55
η^2		0	6	1	1	2	2	1	1	0	1	3	2

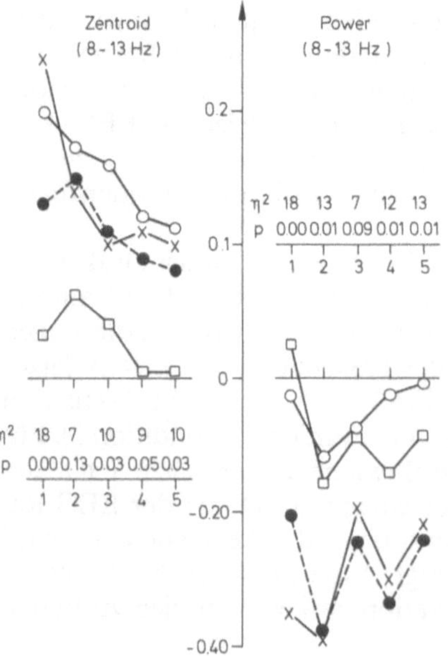

Abb. 1. Mittelwerte der EEG-Reaktivität (Zentroid- und mittlere Powerdifferenzen von der Ausgangslage, *vertikal*) des 8-13-Hz-Frequenzbandes von 4 Gruppen und 5 Konditionen *(horizontal)*. P- und η^2-Werte der ANOVA (Analysis of variance). □ = akute Schizophrene; ○ = ehemalige Schizophrene; ● = Neurotiker; x = psychisch Gesunde

Die Resultate der Varianzanalyse weisen darauf hin, daß keine signifikanten Unterschiede zwischen den 4 Gruppen bestehen.

EEG-Reaktivität. 1) Stimulusinduzierte Veränderung der Frequenzverteilung (Zentroid). Die Varianzanalyse (Abb. 1) zeigt signifikante Resultate für alle EEG-Reaktivitäten (p-Werte zwischen .03 und .001 und η^2-Werte zwischen 7 und 18%), außer bei der Reaktivität der ersten 20 s nach der Präsentation des ersten Satzes (Kondition 1; p = .13, $\eta^2 = 7\%$).

2) Stimulusinduzierte Veränderung der gemittelten Power. Die Varianzanalyse (Abb. 1) zeigt signifikante Resultate für alle EEG-Reaktivitäten (p-Werte zwischen .09 und .001 und η^2-Werte zwischen 7 und 18%).

Diskussion

Die Ergebnisse zeigen, daß die EEG-Reaktivität zu Stimuli, gemessen mit dem Zentroid der α-Wellen, akute schizophrene Patienten von ehemaligen schizophrenen Menschen (mit einer guten klinischen Remission, nach einer ersten schizophrenen Episode), Neurotikern und psychisch Gesunden trennt. Akute Schizophrene zeigen eine reduzierte bis fehlende informationsinduzierte Veränderung der elektrischen Hirnaktivität während der Phase der kognitiven Verarbeitung der Information. Hingegen zeigen die 3 anderen Gruppen eine deutliche und signifikante (s. auch [7]) Zunahme des α-Zentroids nach Informationsdarbietung. Dieser EEG-Befund unterstützt mit EEG-Daten die Hypothese einer Störung der Informationsverarbeitung in der Schizophrenie. Er hat Ähnlichkeiten mit einem älteren Befund von EEG-Studien in der Schizophrenie, nämlich dem der Hypovariabilität oder Hyperstabilität des EEG (s. z. B. [4]).

Ehemalige schizophrene Patienten reagieren auf die Informationsdarbietung, wenn mit dem Zentroid der α-Wellen gemessen wird, wie Neurotiker und normale Versuchspersonen. Hingegen zeigen ehemalige schizophrene Patienten wie auch akute Schizophrene eine reduzierte EEG-Reaktivität zu Informationen, wenn die EEG-Reaktivität des α-Bandes mit der Veränderung der Amplitude gemessen wird. Sie reagieren somit unterschiedlich zu normalen Versuchspersonen und Neurotikern.

Diese Resultate weisen darauf hin, daß wir mit der fehlenden Veränderung des Zentroids ein EEG-Korrelat der manifestierten, akuten schizophrenen Symptomatik messen, das mit der Rückbildung der Symptomatik, d. h. in einer guten klinischen Remission, normalisiert wird. Hingegen haben wir mit den Fällen der Veränderung der Amplitude des α-Bandes bei den akuten und ehemaligen Schizophrenen ein EEG-Korrelat der Prädisposition zu dieser Symptomatik oder ein EEG-Korrelat von klinisch nicht erkennbaren Symptomen.

Die Tatsache, daß ehemalige schizophrene Patienten mit dem α-Wellen-Zentroid wie normale Versuchspersonen, mit der α-Wellen-Power dagegen wie akute schizophrene Patienten reagieren, weist darauf hin, daß innerhalb des gleichen Frequenzbandes des EEG unterschiedliche Charakteristika eine unterschiedliche funktionelle Bedeutung haben.

Läßt sich der Befund einer unterschiedlichen EEG-Reaktivität während verschiedener psychopathologischer Zustände bei neuen Gruppen von Neurotikern, akuten und ehemaligen Schizophrenen bestätigen, so hätte man eine physiologische Messung, um die Wirksamkeit von verschiedenen Therapiemethoden zu erfassen und zusätzlich noch ihre Wirkungsart zu studieren.

Literatur

1. Bleuler E (1969) Lehrbuch der Psychiatrie. Springer, Berlin Heidelberg New York
2. Callaway E (1982) An information processing model for schizophrenia. Arch Gen Psychiatry 39: 339–347
3. Craik FIM (1979) Human memory. Annu Rev Psychol 30: 63–102
4. Goldstein L, Sugerman AA, Stolberg H, Murphree HB, Pfeiffer CC (1972) Electro-cerebral activity in schizophrenics and non-psychotic subjects: Quantitative EEG amplitude analysis. Electroencephalogr Clin Neurophysiol 19: 350–361
5. Itil TM (1977) Qualitative and quantitative EEG findings in schizophrenia. Schizophr Bull 3: 61–79
6. Koukkou M (1980) EEG reactivity in acute schizophrenics reflects deviant (ectropic) state changes during information processing. In: Koukkou M, Lehmann D, Angst J (eds) Functional states of the brain: Their determinants. Elsevier, Amsterdam, pp 265–290
7. Koukkou M (1982) EEG states of the brain, information processing and schizophrenic primary symptoms. Psychiatr Res 6: 235–244
8. Koukkou M, Lehmann D (1980) Psychophysiologie des Träumens und der Neurosentherapie: Das Zustands-Wechsel-Modell. Fortschr Neurol Psychiatry 48: 324–350
9. Koukkou M, Lehmann D (1983) Dreaming: The functional state-shift hypothesis: A neuropsychophysiological model. Br J Psychiatry 142: 221–231
10. Lehmann D (1980) Fluctuations of functional state: EEG patterns, and perceptual and cognitive strategies. In: Koukkou M, Lehmann D, Angst J (eds) Functional states of the brain: Their determinants. Elsevier, Amsterdam, pp 189–202
11. Lehmann D, Koukkou M (1974) Computer analysis of EEG wakefulness-sleep patterns during learning of novel and familiar sentences. Electroencephalogr Clin Neurophysiol 37: 73–84
12. Lehmann D, Brown WS, Matzener C (1979) Hirnpotentiale evoziert durch homophone Wörter: Topographische Unterschiede durch Verb- und Substantiv-Bedeutung. Nervenarzt 50: 147–153
13. McGhie A, Chapman J (1961) Disorders of attention and perception in early schizophrenia. Br J Med Psychol 34: 103–116
14. Neisser U (1976) Cognition and reality: Principles and implications of cognitive psychology. Freeman, San Francisco
15. Norman DA (1968) Toward a theory of memory and attention. Psychol Rev 75: 522–536
16. Öhman A (1979) The orienting response, attention, and learning: An information-processing perspective. In: Kimmel HD, van Olst EH, Orlebeke JF (eds) The orienting reflex in humans. Erlbaum, Hillsdale, pp 443–471
17. Rösler F (1982) Hirnelektrische Korrelate kognitiver Prozesse. Springer, Berlin Heidelberg New York
18. Rugg MD, Venables PH (1980) EEG correlates of the acquisition of high- and low-imagery words. Neurosci Lett 16: 67–72
19. Shagass C (1976) An electrophysiological view of schizophrenia. Biol Psychiatry 11: 3–30
20. Spohn HE, Patterson T (1979) Recent studies of psychophysiology in schizophrenia. Schizophr Bull 5: 581–611

Teil II
Die Bedeutung diagnostischer Kriterien für biologisch-psychiatrische Untersuchungen

Die Bedeutung diagnostischer Kriterien für biologisch-psychiatrische Untersuchungen
(Übersicht über bisherige Ansätze)

H. M. Emrich und H. Hippius

K. Jaspers unterscheidet in seiner *Allgemeinen Psychopathologie* zwei Methoden, durch die man dem Wesen psychischer Krankheiten näherzukommen vermag:

1. *Das einfühlende Verstehen* (Versuch, sich intuitiv den inneren psychischen Gegebenheiten des Kranken psychologisch zu nähern), und
2. *das kausale Erklären* (Versuch, durch Anwenden der Methoden der naturwissenschaftlichen Ursachenforschung die kausale Genese psychischer Normabweichungen aufzuklären).

Die biologische Psychiatrie hat sich die Aufgabe gestellt, diesen zweiten Weg zu gehen. Die biologische Psychiatrie hat das Ziel, mit Methoden der biologischen Wissenschaften die Voraussetzungen (Ätiologie und Pathogenese) psychischer Störungen (insbesondere der endogenen Psychosen) zu erforschen. Darüber hinaus hat die biologische Psychiatrie auch alle mit biologischen Methoden faßbaren Begleit- und Folgeerscheinungen psychischer Störungen und psychiatrischer Krankheiten zum Forschungsgegenstand.

Deswegen steht man in der biologisch-psychiatrischen Forschung immer vor der Aufgabe, dem psychopathologisch definierten klinischen Bild bestimmte Befunde von biologischen Variablen in geeigneter Weise so zuzuordnen, daß ein funktionales Wirkungsgefüge im pathologischen Bereich erkennbar wird.

Kendell [6] hat 1981 auf dem 3. Weltkongreß für Biologische Psychiatrie in Stockholm in seinem Einleitungsreferat als Beispiel für eine geglückte Aufklärung der Korrelation von klinischem Bild und einer korrespondierenden biologischen Variablen das Down-Syndrom, den Mongolismus, genannt, bei dem zuerst von Down das klinische Bild sehr genau beschrieben und dann von Lejeune die chromosomale Störung als Ursache des klinischen Syndroms aufgedeckt wurde.

Ein besonders wichtiges und seit jeher viele Forschungsaktivitäten auf sich ziehendes Feld der biologischen Psychiatrie sind die endogenen Psychosen. Trotz aller Anstrengungen ist es jedoch bisher nicht gelungen, bestimmte biologische Befunde mit den Querschnittsbefunden bzw. den Verlaufsgestalten der endogenen Psychosen eindeutig zu korrelieren.

Welche Schwierigkeiten stellen sich nun dem Forschungsansatz der biologischen Psychiatrie bei der Aufklärung der endogenen Psychosen in den Weg? Ist es die Schuld der Biochemiker und Physiologen, daß sie immer die „falschen" biologischen Variablen untersuchen? Oder liegt es womöglich daran, daß die von der beschreibenden Psychopathologie aufgezeigten Phänomene (Symptome, Syndrome und psychiatrische Diagnosen) nur begrenzt oder möglicherweise überhaupt nicht geeignet sind, mit biologischen Parametern korreliert zu werden?

Es ist richtig, daß klare, völlig eindeutige und reproduzierbare klinische Definitionen psychopathologischer Phänomene und psychiatrischer Diagnosen nichts nutzen, wenn man nicht – und da sind Glück und Zufall im Spiel – die richtige biologische Variable untersucht. So wäre die Ätiologie des Down-Syndroms nicht aufgeklärt worden, hätte man bei Patienten mit dieser Diagnose nur die Ausscheidung von Methoxyhydroxyphenylglycol (MHPG) oder nur das Tagesprofil der Serumkonzentrationen des Kortisols untersucht. Aus diesem Grunde ist z. B. die Erbkrankheit Mukoviszidose – obwohl sie genetisch klar definiert wurde – bisher biochemisch nicht aufgeklärt worden, weil man noch nicht das für diesen Krankheitsprozeß relevante Enzym gefunden hat.

Auf der anderen Seite muß man selbstverständlich auch berücksichtigen, daß die Trennschärfe der Diagnosen in der Psychiatrie zwangsläufig geringer ist als in vielen Disziplinen der Körpermedizin. Diese Erkenntnis hat folgerichtig dazu geführt, daß heute versucht wird, die psychiatrische Diagnostik möglichst weitgehend zu operationalisieren und zu standardisieren. Alle Bemühungen um die „Verbesserung" der psychiatrischen Diagnostik werden nur dann zu Fortschritten führen, wenn das Ziel nicht nur in der Beschreibung einer „besseren" Diagnosenklassifikation gesehen wird. In diesem Zusammenhang sollte man sich der vor 20 Jahren durch Conrad wieder populär gemachten Metapher von Hoche erinnern. Hoche hat sarkastisch angemerkt, daß die vielfältigen Bemühungen um die Erarbeitung neuer Diagnosenklassifikationen letztlich nur darauf hinauslaufen würden, eine auf verschiedene Töpfe verteilte „trübe Brühe" in andere Töpfe umzugießen; die „trübe Brühe" würde sicher nicht dadurch klarer werden, daß man sie ständig auf neue Töpfe in unterschiedlicher Weise verteile. Man wird einen Weg aus diesem Dilemma der psychiatrischen Diagnostik nur dann finden können, wenn man die psychiatrische Diagnostik standardisiert und operationalisiert, wenn also nicht nur *Diagnosen* und Diagnosenklassifikation, sondern v. a. der *diagnostische Prozeß* zum Forschungsgegenstand werden.

Um dieses Ziel zu erreichen, muß ein Repertoire von psychopathologischen Phänomenen und ein System von syndromatologischen und nosologischen Begriffen erarbeitet werden, die dann auf ihre reliable Anwendbarkeit überprüft werden können. Nosologische Systeme sind in den vergangenen 150 Jahren intuitiv aus klinischen Erfahrungen abgeleitet worden. Deswegen überrascht es nicht, daß die verschiedenen Diagnosenklassifikationssysteme nicht miteinander in Einklang gebracht werden können, ja, daß sie sich oft sogar widersprechen. Im deutschen Sprachraum ist die Entwicklung von nosologischen Klassifikationen mit den Namen von Griesinger, Kraepelin, Bleuler, Bonhoeffer, Kretschmer, K. Schneider und Leonhard verknüpft. Den größten Einfluß hatte Kraepelin, dessen Auffassungen dem heute weltweit angewandten Diagnosenschema der WHO (International Classification of Disease: ICD-Klassifikation) [2] zugrundeliegen, die letztlich aber auch in dem in den USA jetzt gebräuchlichen Diagnosenschema der American Psychiatric Association (Diagnostic and Statistical Manual of Mental Disorders: DSM III) klar erkennbar sind.

Trotz der seit Kraepelin bis heute fortbestehenden intensiven Bemühungen um eine zuverlässige und allgemein verbindliche Diagnostik sind viele Wünsche und Anforderungen an eine als „Bezugsraster" für biologische Parameter geeignete psychiatrische Diagnosenklassifikation bisher offengeblieben. Das liegt daran, daß z.B. beim selben Patienten im Verlauf der Krankheit verschiedene Diagnosen gestellt werden können. Ja, selbst wenn ein Patient zum gleichen Zeitpunkt von verschiedenen Psychiatern untersucht wird, kann es vorkommen, daß unterschiedliche Diagnosen gestellt werden. Die sehr begrenzte Zuverlässigkeit psychiatrischer Diagnosen kann zwar wesentlich verbessert werden, wenn – wie es in jüngerer Zeit geschieht – nur noch Diagnosenklassifikationen angewandt werden, bei denen das Diagnostizieren, der diagnostische Prozeß (z.B. durch die Anwendung eines auf das Klassifikationssystem bezogenen Glossars), operationalisiert worden ist. Aber selbst wenn so vorgegangen wird, sind psychiatrische Diagnosen immer noch nur begrenzt zuverlässig. Das kann verschiedene Ursachen haben. So kann es im Ablauf des diagnostischen Prozesses zu voneinander abweichenden Urteilen, aber auch zu Fehlern auf drei verschiedenen Ebenen kommen:

1. bei der Befunderhebung,
2. bei der Symptombenennung,
3. bei der Zuordnung zu syndromatologischen oder nosologischen Gruppen [8].

Um hier einen Wandel zu schaffen, hat die Weltgesundheitsorganisation seit Ende der 40er Jahre versucht, durch Ausarbeitung von Glossaren zu den Diagnosenklassifikationen und durch Veranstaltung von Schulungsseminaren die Reliabilität der psychiatrischen Diagnostik zu verbessern. Weitere Fortschritte auf diesem Gebiet waren die Einführung von standardisierten Befunddokumentationen (z.B. AMDP [1]) und von sog. Rating scales, wie der „Inpatient Multidimensional Psychiatric Scale" (IMPS) [7] und der „Brief Psychiatric Rating Scale" (BPRS) [9].
Besonders wichtig war dann v.a. noch die Einführung von Standardinterviews, z.B. von der Present State Examination (PSE) [16], und schließlich die Operationalisierung der diagnostischen Zuordnung.

Die Zuordnung einer Diagnose (z.B. nach der International Classification of Diseases: ICD) erfolgt im Grunde nach dem Schema der Mustererkennung. Bei einem bestimmten Fall wird die Diagnose gestellt, deren Beschreibung hinsichtlich Symptomatik und Verlauf im Glossar des ICD-Diagnosenschlüssels als „Muster" am besten auf die am Patienten gemachten Beobachtungen zutrifft („paßt"). Dieses Vorgehen kann man als „standardisierte Diagnostik" bezeichnen. Im Unterschied zu diesem Vorgehen ist bei der „operationalisierten Diagnostik" die Zuordnung vorgeschrieben. Vor allem die Arbeitsgruppe von Robbins in St. Louis hat sich mit dieser Operationalisierung der psychiatrischen Diagnostik befaßt und Zuordnungskriterien, die auf diesem Rezept basieren, entwickelt [3, 13, 14].

In jüngster Zeit sind auch noch Versuche gemacht worden, die operationale psychiatrische Diagnostik zu „computerisieren" (z.B. Diagno II [4], Catego [15], DiaSiKa [10, 11]). Durch die systematische Anwendung solcher Methoden kann die Reliabilität der psychiatrischen Diagnostik erheblich verbessert werden. Bei Anwendung dieser Methoden ist es möglich, auch Aussagen über die Interraterreliabilität zu machen (z. B. anhand der prozentualen Übereinstimmung von zwei unabhängigen Beurteilern). Dieses Maß enthält allerdings den Fehler, daß auch die zufallsbedingte Übereinstimmung miterfaßt wird. Der Reliabilitätsquotient eliminiert diese Fehlerquelle. Werte von über 0 (maximal 1) bedeuten, daß die Übereinstimmung größer ist als durch Zufall zu erwarten. Die Werte können in der Praxis (wie z. B. bei den organischen Psychosen) bis ca. 0,9 ansteigen. „Gute Werte" liegen in der Größenordnung von 0,45–0,7. Die Werte sind für verschiedene Diagnosen unterschiedlich und im Zuge der Entwicklung der Systeme ansteigend [5].

Alle diese methodischen Entwicklungen und Fortschritte auf dem Gebiet der psychiatrischen Diagnostik müssen von der biologisch-psychiatrischen Forschung beachtet und berücksichtigt werden. Standardisierung und in gewissem Umfang auch Operationalisierung der Diagnostik sind nämlich notwendige Voraussetzung für sinnvolles Arbeiten in der biologischen Psychiatrie. Die Zielsetzung des Symposions „Zur Beurteilung diagnostischer Kriterien für biologisch-psychiatrische Untersuchungen" ist es, einige biologische Variablen zu diskutieren vor dem Hintergrund der grundsätzlichen Frage nach der Bedeutung der diagnostischen Kriterien für die Interpretation und für die weitere wissenschaftliche Arbeit. In diesem Zusammenhang soll auch geprüft werden, ob es möglich ist, im deutschsprachigen Raum zu Übereinkünften und Empfehlungen zu kommen, mit welchen Untersuchungsinstrumenten in Zukunft bei biologisch-psychiatrischen Untersuchungen gearbeitet werden sollte. In den USA hat die Entwicklung in den letzten Jahren von der Anwendung der „Research Diagnostic Criteria (RDC)" [3, 13, 14] zur Diagnosenklassifikation DSM III [12] geführt.

Inzwischen versucht man in den USA durchzusetzen, daß alle wissenschaftlichen Arbeiten – und somit auch alle biologisch-psychiatrischen Forschungsergebnisse – nur dann in den psychiatrischen Fachzeitschriften zum Abdruck kommen, wenn es sichergestellt ist, daß die diagnostische Zuordnung nach den Richtlinien des 1980 erschienenen, fast 500 (!) Seiten umfassenden *Diagnostic and Statistical Manual of Mental Disorders (DSM)* der American Psychiatric Association erfolgt ist [12].

Mit Blick auf die Situation in den USA muß man die Frage aufwerfen, ob entsprechende Entwicklungen auch in der deutschsprachigen Psychiatrie sinnvoll und zweckmäßig wären und ob sie ggf. auch verwirklicht werden können. Um zu diesem Fragenkomplex Stellung nehmen zu können, muß man erst einmal Informationen darüber haben, welche Rolle die verschiedenen Untersuchungsinstrumente und Operationalisierungen des diagnostischen Prozesses in der deutschsprachigen Psychiatrie gespielt haben und in Zukunft spielen könnten. Für erste Anhaltspunkte ist bei psychiatrischen Kliniken des deutschen Sprachraums eine Umfrage durchgeführt worden. Die Antwortquote lag bei ca. 50%. Die Auswertung stützt sich auf Antworten aus 18 Universitäts- bzw. Forschungskliniken und aus 39 anderen psychiatrischen Behandlungseinrichtungen der Bundesrepublik Deutschland (s. Tabelle 1). Für die Schweiz und Österreich lagen Antworten aus insgesamt 6 Universitätskliniken und 7 weiteren psychiatrischen Versorgungskliniken vor.

Tabelle 1. Verwendung verschiedener Dokumentationssysteme in deutschen psychiatrischen Kliniken

Systeme	Forschungs- und Universitätskliniken (n = 18)		Psychiatrische Versorgungseinrichtungen (n = 39)	
	Routine [%]	Forschung [%]	Routine [%]	Forschung [%]
ICD-8/9	88,9	88,9	82,4	20,5[a]
DSM III		27,8	2,6	2,6
Feighner-Kriterien		44,4		2,6
RDC (Spitzer et al. [14])		50,0	2,6	5,2
Newcastle Scale		22,2		
Diagno II				
PSE/Catego		16,7		
PSE allein		27,8		2,6
AMDP	16,8	55,6	10,3	10,3
BPRS		61,1	2,6	10,3
IMPS (Lorr et al. [7])	5,6	44,4		

[a] Die niedrige Ziffer kommt dadurch zustande, daß nur etwa 20% der Versorgungseinrichtungen nebenbei auch Forschung betreiben

In der Bundesrepublik Deutschland wird in etwa 90% aller psychiatrischen Kliniken (Universitäts-, Forschungs- und Versorgungskrankenhäuser) sowohl in der Routinediagnostik als auch bei der Forschung die ICD-Klassifikation (ICD 8 bzw. ICD 9) benutzt. (Die niedrige Zahl von 20% bei den Versorgungskrankenhäusern – s. Tabelle 1 – ist dadurch erklärt, daß in nur etwa 20% dieser Krankenhäuser neben der Routineversorgung überhaupt Forschung betrieben werden kann.)

Das DSM III wird für Forschungszwecke immerhin in etwa einem Viertel der Forschungseinrichtungen verwendet. Wesentlich häufiger (in etwa der Hälfte aller Forschungskliniken) werden die Feighner-Kriterien und die RDC für Forschungszwecke eingesetzt. Hingegen wird die Newcastle Scale in 20% der Forschungseinrichtungen für Forschungszwecke benutzt. Das Diagno-II-Verfahren wir in Deutschland offensichtlich überhaupt nicht verwendet. Das auf dem PSE fußende Catego-Programm hat ebenfalls nur eine geringe Verbreitung und wird lediglich in einigen Forschungskliniken für die Forschung eingesetzt. Als Instrument der Operationalisierung des diagnostischen Prozesses wird das PSE allein allerdings etwas häufiger angewandt. Bemerkenswert ist die Feststellung, daß sich das AMDP-System für die Forschung sowohl in den Forschungskliniken als auch in den Versorgungseinrichtungen in einem erheblichen Umfang hat durchsetzen können. Das AMDP-System hat schließlich auch zu 10–15% in die Routine Eingang gefunden. Überraschend groß ist die Verbreitung der BPRS. Die von Lorr entwickelte IMPS wird etwas weniger häufig eingesetzt, aber dafür in einzelnen Kliniken routinemäßig angewandt.

Die Situation in der Schweiz und in Österreich gleicht der in der Bundesrepublik Deutschland. Die Diagnosenklassifikation wird in allen Universitätskliniken, die geantwortet haben, sowohl in der Routine als auch in der Forschung nach den Diagnosenschlüsseln ICD-8 bzw. ICD-9 vorgenommen. In diesen Kliniken werden für die Forschung aber auch das DSM III, die RDC und die Feighner-Kriterien sowie BPRS, AMDP und IMPS benutzt. Die Versorgungseinrichtungen verwenden in Österreich und in der Schweiz für die Routinediagnostik häufig die ICD-Klassifikation. In den wenigen Versorgungseinrichtungen, in denen auch Forschung betrieben werden kann, benutzt man die gleichen Instrumente wie die Universitätskliniken.

Bei unserer Umfrage wurde auch die Frage gestellt, ob geplant sei, in der Zukunft andere bzw. zusätzliche diagnostische Systeme und psychopathologische Dokumentationsverfahren zu benutzen. Bei den Antworten fiel auf, daß in wenigen Fällen sogar für die Routine in den Forschungs- und Universitätskliniken DSM III, RDC, PSE/Catego sowie AMDP und IMPS vorgesehen sind. Darüber hinaus zeichnen sich folgende Tendenzen ab: Für die in der Zukunft geplante Forschung in den Forschungs- und Universitätskliniken soll DSM III um 60% häufiger angewendet werden als bisher und die RDC um ca. 10%. Auch das PSE in Kombination mit dem Catego-Programm soll um 50% häufiger, das PSE allein um 40% häufiger angewandt werden. Bei dem im deutschsprachigen Raum ohnehin bereits weit verbreiteten AMDP-System ist in Zukunft noch mit einer Zunahme um 20% zu rechnen. Die weniger aufwendigen Beurteilungsinstrumente, wie die Newcastle Scale, die BPRS und die IMPS, zeigen dagegen Abnahmen: Im Falle der Newcastle Scale um 50%, im Falle der BPRS um 45% und bei der IMPS um ca. 10%.

Die Ergebnisse der Befragung zeigen, daß schon heute die Standardisierung und Operationalisierung der psychiatrischen Diagnostik im deutschsprachigen Raum in viel stärkerem Maße, als allgemein bekannt ist, in die psychiatrische Diagnostik Eingang gefunden haben. Das ist unserer Ansicht nach eine gute Basis dafür, die Deutsche Gesellschaft für Biologische Psychiatrie aufzufordern, Empfehlungen für die Vereinheitlichung der Befunderhebung und der Diagnostik bei der Durchführung biologisch-psychiatrischer Forschungsprojekte auszusprechen.

Literatur

1. Arbeitsgemeinschaft für Methodik und Dokumentation in der Psychiatrie (1981) Das AMDP-System, 4. Aufl. Springer, Berlin Heidelberg New York
2. Degwitz R, Helmchen H, Kockott G, Mombour W (1980) Diagnosenschlüssel und Glossar psychiatrischer Krankheiten. Deutsche Ausgabe der internationalen Klassifikation der Krankheiten der WHO (ICD), 9. Revision. Springer, Berlin Heidelberg New York
3. Feighner JP, Robins E, Guze SB, Woodruff RA Jr, Winokur G, Munoz R (1972) Diagnostic criteria for use in psychiatric research. Arch Gen Psychiatry 26: 57–63
4. Fleiss JL, Spitzer RL, Cohen J, Endicott J (1972) Three computer methods compared. Arch Gen Psychiatry 27: 643–649
5. Kendell RE (1978) Die Diagnose in der Psychiatrie. Enke, Stuttgart
6. Kendell RE (1981) The importance of diagnostic criteria for biological research. In: Perris C, Struwe G, Jansson B (eds) Biological psychiatry 1981. Elsevier/North-Holland Biomedical Press, Amsterdam, pp 3–13
7. Lorr M, Klett CJ, McNair DM, Lasky JJ (1963) Inpatient multidimensional psychiatric scale. Consulting Psychologists Press, Palo Alto

8. Möller HJ, von Zerssen D (1980) Probleme und Verbesserungsmöglichkeiten der psychiatrischen Diagnostik. In: Biefang S (Hrsg) Evaluationsforschung in der Psychiatrie: Fragestellungen und Methoden. Enke, Stuttgart, S 167–207
9. Overall JE, Gorham DR (1962) The brief psychiatric rating scale. Psychol Rep 10: 799–812
10. Schmid W, Castell R, Mombour W, Mittelsten-Scheid D, von Zerssen D (1974) Die diagnostische Übereinstimmung zwischen Klinikern und dem DIAL-Programm. Arch Psychiatr Nervenkr 218: 339–351
11. Schmid W, Bronisch T, von Zerssen D (1982) A comparative study of PSE-Catego und DiaSiKa: Two psychiatric computer diagnostic systems. Br J Psychiatry 141: 292–295
12. Spitzer RL (ed) (1980) Diagnostic and statistical manual of mental disorders, DSM III, 3rd edn. American Psychiatric Association, Washington
13. Spitzer RL, Endicott J, Robins E (1975) Reliability of clinical criteria for psychiatric diagnosis. Am J Psychiatry 132: 1187–1192
14. Spitzer RL, Endicott J, Robins E (1978) Research diagnostic criteria: Rational and reliability. Arch Gen Psychiatry 35: 773–782
15. Wing JK, Cooper JE, Sartorius N (1974) Measurement and classification of psychiatric symptoms. Cambridge University Press, Cambridge
16. Wing JK, Cooper JE, Sartorius N (1972) Instruction manual for the Present State Examination and Catego. Institute of Psychiatry, London

Zur Problematik diagnostischer Kriterien für biologisch-psychiatrische Untersuchungen

H. Helmchen

Die heute vorherrschende Strategie biologisch-psychiatrischer Forschung folgt immer noch fast ausschließlich dem klassisch nosologischen Konzept Kraepelins [5] von den natürlichen Krankheitseinheiten. Danach konstituieren – dem Modell der Infektionskrankheiten folgend – gleiche Ursache, gleiches Erscheinungsbild, gleicher Verlauf und gleicher Ausgang nosologische Einheiten. Die nun fast ein Jahrhundert währenden Bemühungen, aus klinisch beobachtbaren Zustands-Verlaufs-Einheiten auf deren Ursachen, die Ätiopathogenese, zu stoßen, waren allerdings bisher nicht übermäßig erfolgreich. Dies zeigt sich nicht zuletzt darin, daß es bis heute keine validen Außenkriterien für die meisten psychiatrischen Diagnosen, insbesondere die endogenen Psychosen, gibt.

Stattdessen hat sich das Konzept der multifaktoriellen Genese psychiatrischer Krankheitsbilder entwickelt. Dies ist allerdings bisher nur ein qualitatives Konstrukt möglicher Einflußgrößen, nicht aber schon ein quantitatives Konstrukt tatsächlicher Einflußgrößen, wie dies Birnbaum mit seiner Unterscheidung von pathogenetischen und pathoplastischen Faktoren bereits vorbereitet hatte. Das multifaktorielle Konzept bedeutet bei diesem Stande zunächst einmal und v. a. ätiologische Unspezifität psychopathologischer Syndrome. Die zudem – trotz unüberschaubarer Vielzahl ätiologisch möglicher Faktoren – hinsichtlich ihrer konstitutiven (obligatorischen, Achsen-, Kern- und Leit-) Symptome bzw. Symptomkonstellationen recht begrenzte Zahl psychopathologischer Syndrome ließ denn auch den späten Kraepelin [5] an das Ansprechen „vorgebildeter Einrichtungen" denken und Bonhoeffer [3] von einem „ätiologischen Zwischenglied" sprechen, das die pathogenetische Brücke zwischen der Vielfalt ätiologischer Faktoren und der begrenzten Monotonie weniger psychopathologischer „Reaktionstypen" oder „gemeinsamer Endstrecken" herstellen sollte. Diese Zwischenglieder sind bis heute nicht bekannt, nicht einmal bei den organischen Psychosen, deren Analyse Bonhoeffer zur Hypothese der Existenz der Zwischenglieder veranlaßte. Mit diesen Auffassungen verschoben sich die Akzente psychiatrischer Ursachenforschung von der Bedeutung äußerer Ätiologien wieder etwas mehr auf diejenige innerer, insbesondere disponierender Faktoren. Auswirkungen auf die nosologische Diagnostik wurden aber kaum deutlich.

Gleichwohl wäre zu prüfen, ob nicht zumindest für wissenschaftliche Zwecke auch eine Klassifikation nach Zwischengliedern und vorgebildeten Einrichtungen sinnvoll und möglich wäre. Nützlich könnte sie wohl sein, da sie weder in eine so unergründliche Tiefe greifen würde wie das Konzept natürlicher Krankheitseinheiten, noch bliebe sie oberflächlich auf einer phänomenalsyndromatologischen Ebene stehen, deren prognostische und therapeutische Relevanz unbefriedigend ist bzw. zur Beliebigkeit verführt. Wollte man sich um eine solche Klassifikation bemühen, dann könnte dies in praxi die vorherrschende Strategie biologisch-psychiatrischer Untersuchungen erheblich verändern. Während jetzt ganz überwiegend biologische Parameter bei Populationen untersucht werden, die durch nosologisch-psychiatrische Diagnosen definiert werden, sollten nach der neuen Strategie auch klinische Merkmale bei biologisch definierten Populationen untersucht werden. Das heißt, biologische Parameter sollten nicht mehr nur als abhängige, sondern auch als unabhängige Variablen untersucht werden.

Ein Beispiel für diese Forschungsstrategie ist das biochemische Risikoparadigma von Buchsbaum et al. [4]. Diese Autoren untersuchten die klinische Bedeutung von Extremwerten einer Verteilung von MAO-Aktivität in einer größeren Probandenpopulation und fanden sie mit Persönlichkeitscharakteristika bzw. niedrige MAO-Aktivität mit einer erhöhten psychiatrischen Morbidität korreliert. Asberg et al. [2] stellten bei Probanden mit niedrigen Werten von 5-Hydroxyindolessigsäure (HIES) im Liquor ein erhöhtes Risiko für aggressives Verhalten und Suizid fest. Damit zeichnet sich prinzipiell die Möglichkeit ab, Risikofaktoren für die Entwicklung pathologischer Verhaltensradikale biologisch zu definieren (s. auch [6]). Vor allem bleibt zu prüfen, inwieweit auf diese Weise pathogenetische Zwischenglieder oder vorgebildete Einrichtungen erfaßbar werden.

Eine Möglichkeit könnte sich entwickeln, wenn es gelänge, die spezifische Wirksamkeit einer definierten Therapie, d.h. deren mehr oder weniger ausschließliche Wirksamkeit auf ein definiertes Krankheitsbild, eindeutig auf einen bestimmten Wirkungsmechanismus zurückzuführen wie die sog. „antischizophrene" Wirksamkeit neuroleptischer Medikation auf die Blockade dopaminerger Neurone, oder die antidepressive Wirksamkeit antidepressiver Medikation auf eine Erhöhung postsynaptischer (α_1-Adrenozeptor-) Rezeptorempfindlichkeit. Dann erschiene die Frage nicht nur erlaubt, sondern heuristisch fruchtbar, ob man mit einem solchen therapeutisch spezifisch wirksamen Mechanismus nicht einen Zugang zum Zwischenglied Bonhoeffers in die Hand bekommt, oder sich wenigstens in dessen Nähe oder auf dessen Ebene bewegt. Wenn beispielsweise die Aktivierung noradrenerger bzw. serotonerger Neurone ein notwendiger Mechanismus der therapeutischen Wirksamkeit antidepressiver Therapie (AD = Antidepressiva, SE = Schlafenzug, EKT = Elektrokrampftherapie) sein sollte, dann wäre zu prüfen, ob dementsprechend Unteraktivität monaminerger Neurone eine pathogenetische Conditio sine qua non für das depressive Syndrom ist. Dies wäre dann ein pathogenetisches Zwischenglied für Depressionen verschiedener Ätiologie. So könnte bei sog. reaktiven Depressionen die streßbedingte Überlastung via Erschöpfung der präsynaptischen Speicher zu einem Noradrenalin- bzw. Serotoninmangel und damit zu einer Unteraktivität monaminerger Systeme führen, ebenso wie bei sog. endogenen Depressionen die Abnahme der Empfindlichkeit postsynaptischer Rezeptoren aus unbekannten Gründen. Vielleicht führt aber auch jede vermehrte Transmitterausschüttung genügender Intensität zu postsynaptischer Rezeptorunterempfindlichkeit [1], was im übrigen in besserer Übereinstimmung mit den Zeitkonstanten dieser vermutlich adaptiven Vorgänge stünde. Der Unterschied zwischen reaktiven und „spontanen", d. h. endogenen Depressionen läge dann darin, daß bei letzteren die postsynaptische Rezeptorunterempfindlichkeit ohne vorhergehende Stimulation, eben „spontan", auftritt.

Damit erscheint eine Klassifikation psychopathologischer Zustandsbilder, vielleicht sogar psychiatrischer Krankheitsbilder, ex juvantibus nicht mehr ausgeschlossen, sondern möglich in dem Sinne, daß sich in den spezifischen Wirkungsmechanismen der Reagibilität auf die therapeutische oder probatorische Anwendung von Pharmaka pathogenetische Zwischenglieder oder auch vorgebildete Einrichtungen erkennen lassen, die die nosologische Diagnostik nicht unbeeinflußt lassen werden.

Vorgezeichnet ist dieser Weg bereits in der klassischen nosologischen Diagnose. Da sie aus dem psychopathologischen Zustandsbild allein nicht sicher gestellt werden kann, werden Elemente des Längsschnittes, wie Verlaufsprofil der Krankheit, prämorbide Persönlichkeit, familiäre Belastungen u. a. m., in der empirisch begründeten Annahme herangezogen, daß sich in ihnen ätiopathogenetisch relevante Bedingungen widerspiegeln. Damit gewinnen prämorbid bereits vorhandene, das Individuum als „traits" dauerhaft charakterisierende Dispositionsvariablen einen wesentlichen Einfluß auf die Diagnose. Noch weitgehend unklar ist damit indessen das Verhältnis solcher Dispositions-(„trait"-)Variablen zu Zustands(„state"-)Variablen sowie deren Beziehungen zu pathogenetischen Zwischengliedern und vorgebildeten Einrichtungen.

Schlußfolgerung und Zusammenfassung

1. Biologisch-psychiatrische Untersuchungen in bezug auf die heute gültigen nosologisch-psychiatrischen Gruppierungen erscheinen wegen begründeter Zweifel an deren biologischer Homogenität weniger erfolgversprechend als solche, die sich auf gut definierbare Merkmale des klinischen Bildes beziehen.
2. Merkmale, wie beispielsweise Früherwachen oder Abendhoch, Akuität oder phasenhafter Verlauf, familiäre Belastung oder prämorbide Persönlichkeit, sollten nosologieunabhängig oder zumindest an sehr verschiedenen nosologischen Gruppen biologisch untersucht werden.
3. Vor allem sollten auch klinische Korrelate definierter biologischer Parameter im Sinne einer Umkehr der Variablenabhängigkeit gesucht werden.
4. Die für nosologische Diagnosen konstitutive Bedeutung von anamnestischen und Verlaufsdaten verweist auf die Notwendigkeit, im Längsschnitt und prospektiv zu untersuchen, um im intraindividuellen Vergleich Dispositions-(„trait"-)Variablen von Zustands-(„state"-)Variablen differenzieren zu können.
5. Die biologische Definition klinisch relevanter „Trait"-Variabler wäre höchst wünschenswert, sowohl zur Diagnostik von näher zu bestimmender Vulnerabilität und damit zur Prognostik von Erkrankungsrisiken, als auch zur näheren Analyse ihrer pathogenetischen Bedeutung. Speziellere Fragen dabei sind, ob „Vulnerabilität" nur eine verminderte Belastbarkeit bedeutet – sei es

eine spezifische gegen qualitativ definierte Belastungen, sei es eine unspezifische gegen quantitativ definierte Belastungen –, oder ob sie auch die Erscheinungsform der Erkrankung bestimmt.

6. Das Verhältnis von „State"-Variablen zu den Zwischengliedern Bonhoeffers sowie dasjenige von „Trait"-Variablen zu den vorgebildeten Einrichtungen Kraepelins, ebenso wie das gegenseitige Verhältnis von „State"- zu „Trait"-Variablen, bedarf weiterer Analyse und Aufklärung.

Literatur

1. Anisman H, Zacharko RM (1982) Depression: The predisposing influence of stress. Behav Br Sci 5: 89–137
2. Åsberg M, Träskman L, Thoren P (1976) 5 HIAA in the cerebrospinal fluid: a biochemical suicide predictor? Arch Gen Psychiatry 33: 1193–1197
3. Bonhoeffer K (1912) Die Psychosen im Gefolge von akuten Infektionen. In: Aschaffenburg G (Hrsg) Handbuch der Psychiatrie, Spez T III/1. Deuticke, Leipzig Wien
4. Buchsbaum MS, Coursey RD, Murphy DL (1976) The biochemical high-risk paradigm: Behavioral and familial correlates of low platelet monoamine oxidase activity. Science 194: 339–341
5. Kraepelin E (1920) Die Erscheinungsformen des Irreseins. Z Neurol 62: 1–29
6. Propping P, Rey ER, Friedl W, Beckmann H (1981) Platelet monoamine oxidase in healthy subjects: The „Biochemical High-Risk Paradigm" revisited. Arch Psychiatr Nervenkr 230: 209–219

Die Bedeutung diagnostischer Konzepte und Kriterien für die biologisch-psychiatrische Forschung bei schizophrenen und schizoaffektiven Psychosen

G. Gross und G. Huber

Beim heutigen Wissensstand ist jeder Schizophreniebegriff nicht mehr als eine „provisorische Konvention" [13]. Dabei gibt es nach wie vor sehr verschiedene Konventionen dessen, was Schizophrenie heißen soll. Unterscheidet man Zustands- und Verlaufsdiagnostik, wird im Konzept von Bleuler und Schneider die Diagnose nach dem Zustand, in den Konzepten von Kraepelin, Langfeldt oder Rümke nach dem Verlauf – richtiger: nach dem Ausgang – gestellt (s. in [13]). Bleuler und Schneider nehmen eine Schizophrenie auch dann an, wenn eine schizophrene Psychose vollständig ausheilt, was in der Zürich- und Bonn-Studie übereinstimmend in je 22% der Gesamtpopulation der Fall ist [7, 8, 13, 29]).

Auch wenn wir von der Krankheitshypothese ausgehen, nehmen wir nicht an, daß noch aufzufindende Somatosen solchen Einheiten entsprechen, die psychopathologisch oder mit Hilfe einer multiaxialen Diagnostik heraushebbar sind [24]. Solange charakteristische oder gar spezifische somatische Befunde fehlen, ist jedes diagnostische Konzept nur eine vorläufige Übereinkunft über Kriterien, an die wir uns bei der Diagnose halten. So definierte Schneider [36]: „Wenn Symptome 1. Ranges vorliegen und eine bekannte Grundkrankheit auszuschließen ist, heiße ich den Zustand Schizophrenie." Provisorische Konventionen sind u. E. auch alle anderen, voll operationalisierten Konzepte endogener Psychosen. Dies impliziert, daß man nicht von richtigen oder von Fehldiagnosen sprechen kann, sondern nur davon, daß bei Anwendung eines bestimmten Konzeptes diese oder jene Diagnose gerechtfertigt ist.

Die Frage der Auf- oder Unterteilung der endogenen Psychosen konnte bisher nicht befriedigend gelöst werden, weil wir noch keine pathognomonischen somatischen Befunde kennen und weil auch andere Kriterien, z. B. Verlauf und Ausgang, genetische Befunde oder Ansprechen auf eine bestimmte Behandlung, nur sehr bedingt geeignet sind, psychopathologisch vorgenommene Aufteilungen zu bestätigen. Zwar gibt es, wie die Bonn-Studie [29] zeigte, eine Reihe von statistisch signifikanten Beziehungen zwischen bestimmten anamnestischen, klinischen und psychopathologischen Daten und langfristigem Ausgang; doch sind diese Korrelationen u. E. nicht imstande, eine nosologische Trennung, z. B. zwischen Kernschizophrenien und schizoaffektiven oder schizophreniformen Psychosen zu begründen. Bleuler [7], Ciompi u. Müller [9] und wir [29] fanden, daß eine verläßliche individuelle Prognosestellung im Erkrankungsbeginn anhand prognostischer Einzelkriterien oder einer Kombination von solchen nicht möglich ist. Auch Sartorius et al. [35] finden, daß die als Anzeiger einer günstigen Prognose gewerteten Kriterien nur ein Viertel der Varianz erklären und daher keines dieser Kriterien ein guter Indikator ist.

Prognostische Indikatoren

Die Herausarbeitung von *prognostischen Indikatoren* ist in der Diskussion diagnostischer Konzepte von entscheidender Bedeutung, so bei der Frage, ob ein Teil der Schneider- oder Bleuler-Schizophrenien eigenständige Einheiten, etwa im Sinne schizoaffektiver oder zykloider Psychosen, sind oder den affektiven Psychosen zuzurechnen seien. Ist es möglich, mit der Diagnose zugleich eine Prognose zu geben? Existiert eine *„prognostische Diagnostik"* im Sinne von Leonhard [33]? Über den prognostischen Wert bestimmter Merkmale, z. B. depressive Symptome, prämorbide Persönlichkeit, Akuität des Einsetzens und Auslösungsfaktoren, besteht weitgehend Übereinstimmung; hinsichtlich anderer Merkmale (z. B. bestimmte Initialsymptome, Höhe der Belastung mit schizophrenen Psychosen, Schulbildung, Vorpostensyndrome und Prodrome) gibt es unterschiedliche und z. T. kontroverse Auffassungen. Wir zeigten, daß der in der Bonn-Studie erbrachte Nachweis statistisch prognostisch relevanter Indikatoren eine Aufgliederung in eigenständige Formen nicht rechtfertigen kann [29].

Unterschiedlich sind auch die Ansichten über die *hierarchische Wertigkeit von Symptomen.* Nach der Jaspersschen Schichtregel haben für Schneider und uns schizophrene Symptome diagnostischen Vorrang gegenüber einer gleichzeitig vorhandenen zyklothymen Symptomatik; dagegen vertreten andere, zumal angelsächsische Autoren einen genau gegensätzlichen Standpunkt: Zuordnung zu den affektiven Psychosen bei Auftreten depressiver und manischer Symptomatik, unbeschadet des Vorliegens schizophrener Symptome. Andere sprechen von schizoaffektiven Psychosen, wenn schizophrene und affektive Symptome simultan oder sukzessiv im Verlauf auftreten.

Die Verwendung Schneiderscher oder Bleulerscher Kriterien führt zweifellos nicht zur Bildung homogener Gruppen, wie gerade auch die Bonn- und Zürich-Studie zeigen. In der Bonn-Studie ließen sich 12 prognostisch völlig heterogene Verlaufstypen herausheben, bei denen die langfristige soziale Heilungsrate von 100 bis 2% reicht. Neben psychopathologischen wurden daher *nicht-symptomatologische* Indikatoren in die diagnostischen Konzepte eingebaut. Auch sie können als prognostische Indikatoren versagen, weil statistisch gesehen günstige Indikatoren in vielen Fällen mit ungünstigem Ausgang verbunden sind (s. [26, 27, 29]).

So fanden wir einen statistisch langzeitprognostisch signifikant günstigen Einfluß einer Auslösung psychotischer Manifestationen, eines akuten Psychosebeginns oder einer prämorbid syntonen Persönlichkeitsstruktur. Doch findet man in allen Untergruppen mit prognostisch günstigen Indikatoren auch zahlreiche Patienten ohne vollständige Remission mit Ausgang in uncharakteristische oder charakteristische Residualzustände. Andererseits sieht man bei Patienten mit langzeitprognostisch ungünstigen Indikatoren, z. B. abnorme Primärpersönlichkeit, Fehlen von auslösenden Faktoren, chronisches Einsetzen der Psychose oder hebephrenes Initialsyndrom, auch Verläufe mit günstigem Ausgang, wenn auch seltener als in der Gesamtpopulation. Die Unterschiede sind durchgehend zu gering, um eine Abtrennung als eigene Psychoseformen zu rechtfertigen. Was an Besonderheiten zur Kennzeichnung herangezogen wird, erlaubt keine Differenzierung gegenüber der Gesamtgruppe.

So finden sich z. B. bei Schizophrenien mit akutem Psychosebeginn bzw. Auslösung durch „life-events" dennoch in je etwa 25%, bei depressiven Initialsyndromen in 17% ungünstige Ausgänge.

Polydiagnostischer Ansatz

In einem *polydiagnostischen Ansatz* analysierten wir Teilgruppen mit denjenigen Probanden der Bonn-Studie, die nach den Kriterien von Kasanin, Spitzer et al. (RDC) und Angst als *schizoaffektive Psychosen* und nach Leonhard sowie Perris als *zykloide Psychosen* zu bezeichnen sind (s. in [4, 5]). In allen 4 Untergruppen ist die Rate der ungünstigsten Ausgänge signifikant niedriger, die der Vollremissionen mit 31–45% signifikant höher als im Gesamtkollektiv. Bei diesen Psychosen des „schizoaffektiven Zwischenbereiches" [32] verläuft also immer noch die überwiegende Mehrzahl nicht phasisch zur Restitutio ad integrum, sondern zu mehr oder weniger ausgeprägten Residualzuständen. Dabei zeigen die zykloiden Psychosen die relativ höchste, die schizoaffektiven Psychosen nach Kasanin mit nur 5% die niedrigste Rate ungünstiger Ausgänge. Bei den schizoaffektiven Psychosen nach Kasanin und nach Angst werden bei der Mehrzahl (in 55 bzw. 59%) uncharakteristische, ganz überwiegend reine Residuen beobachtet. Reine Residuen und die sie konstituierenden kognitiven und dynamischen Basisdefizienzen finden sich demnach hier noch häufiger als in der Gesamtpopulation Schizophrener (40%) – ein Befund, der auch angesichts der Neigung, schizoaffektive Psychosen den Zyklothymien zuzurechnen, von Interesse ist.

Mit Hilfe psychopathologischer und anderer, nichtsymptomatologischer Kriterien kann man der ätiologischen Forschung kaum vorarbeiten und eine – noch unbekannte – Krankheit finden und abgrenzen. In Anspruch genommene Merkmale versagen, sobald der gesamte Verlauf berücksichtigt wird. Die mehr statischen traditionellen Schizophreniekonzepte und u. E. auch die modernen, voll operationalisierten angloamerikanischen Systeme können der *Wandelbarkeit der Verlaufsgestalt* nicht gerecht werden [20, 29, 31]. Auch die *Unterformen*, die nur eine typologische Querschnittsbeschreibung aus einer fließenden Mannigfaltigkeit von Verlaufsgestaltungen darstellen, ermöglichen keine Aufgliederung in – im Gesamtverlauf konstante – Einzeltypen.

Ein Vergleich 6 neuerer, etwa gleich reliabler Schizophreniekonzepte ergab, daß die Raten der Häufigkeit einer Schizophreniediagnose um das 7fache variierten. Mit dem New Haven Schizophrenia Index (NHSI) wurden 26%, mittels der Kriterien von Taylor u. Abrams bzw. Feighner nur 3,6 bzw. 5% Schizophrene gefunden; bei Benutzung von RDC, DSM-III und Carpenter-Strauss-Bartko-Kriterien lagen die Raten zwischen 11 und 14% (s. in [12]). Bei diesen Disparitäten können, wie Endicott et al. [12] bemerken, die unterschiedlichen Ergebnisse von Studien, die verschiedene Konzepte benutzen, nicht überraschen. Auch die Empfehlung, zunächst die engeren, dann die weiteren Konzepte zu benutzen, und die Annahme, die Low-rate-Systeme würden homogenere, die High-rate-Systeme vergleichsweise heterogene Stichproben erfassen, sind problematisch. Ähnliches gilt auch für die Versuche, zwischen *negativen und positiven Schizophrenien* [1], Typ-I- und Typ-II-Syndromen [11] zu unterscheiden

– Konzepte, wie sie ähnlich früher von Conrad [10], Janzarik [30, 31] und uns
[18, 19, 28] vorgelegt und im Basisstörungskonzept [21, 22, 25, 29, 39] weiterent-
wickelt wurden. Wir hatten seinerzeit versucht, die produktive, reversible Komponente gegenüber irreversiblen Aspekten, nämlich der *Potentialreduktion* des
„reinen Defektes" und der nicht unmittelbar krankheitsabhängigen residuären
Strukturverformung, abzugrenzen.

Konzept der negativen und positiven Schizophrenie

Zunächst wurde versucht, durch Einengung des Schizophreniekonzeptes auf
chronische Schizophrenien ohne affektive Symptome und durch Eliminierung
von schizoaffektiven Psychosen mit guter Prognose die Variabilität der untersuchten Gruppen zu reduzieren und so die biologisch-psychiatrische Forschung zu erleichtern. Weil aber auch bei chronischen Schizophrenien entsprechend DSM-III (d. h. mit einer Dauer von zumindest 6 Monaten) eine
erhebliche Variabilität anzunehmen ist und so die Suche nach biologischen
Korrelaten, Markern und ätiologischen Faktoren ergebnislos bleiben müsse,
wurde die DSM-III-Schizophrenie von der Iowa-Gruppe weiter in eine positive, negative und gemischte Schizophrenie aufgegliedert (s. [1, 2, 11, 38]). Das
vorgeschlagene Konzept ist u. E. aber auch so noch nicht erfolgversprechend,
weil 1) die Variabilität im Längsschnitt, die Wandelbarkeit im Verlauf unberücksichtigt bleibt und 2) sowohl die sog. negative wie die sog. positive Schizophrenie sicher auch querschnittmäßig heterogene Gruppen sind.

Ad 1: Negative Schizophrenien können in positive übergehen, z. B. wenn sich
auf dem Boden eines reinen Defizienzsyndroms prozeßaktive Phasen entwik-
keln; umgekehrt sind auch positive Schizophrenien keineswegs konstant und
gehen häufig und oft noch nach monate- und jahrelanger Persistenz (z. B. beim
zweiten, positiven Knick) in negative Schizophrenien über, wie es bei den
Bonner Verlaufstypen IV, V, VI und IX beschrieben wurde [29]. Es hängt ganz
vom Zeitpunkt der Untersuchung ab, ob man einen Patienten im Stadium der
positiven, negativen oder gemischten Schizophrenie antrifft.

Ad 2: Auch wenn man nur das Querschnittsyndrom berücksichtigt, sind negative und positive Schizophrenie in sich heterogen; z. B. sind reine Residuen ganz
überwiegend *nicht* durch die beiden ersten Kriterien der Iowa-Gruppe für die
negative Schizophrenie, nämlich Sprachverarmung und affektive Verflachung,
gekennzeichnet.

Die Kriterien für die sog. negative Schizophrenie erfassen vermutlich undifferenziert leichte und
mäßige, reine und gemischte Residuen, manche typisch schizophrenen Defektzustände und auch
Fälle von Institutionalismus (Hospitalismus). Andererseits kann die Kategorie „positive Schizophrenie" so unterschiedliche Zustände wie typisch schizophrene Defektpsychosen und floride
psychotische Schübe enthalten.

Für viele Autoren sind Vorliegen oder Fehlen *affektiver Symptome* oder *formaler Denkstörungen* diagnostische Kriterien. Die Konzepte berücksichtigen zu

wenig, daß bei Beachtung der langen Verläufe die meisten Kriterien zur Abgrenzung von unabhängigen Formen unhaltbar werden. Wir zeigten dies für die *formalen Denkstörungen,* die im gesamten Verlauf bei den Schneider-Schizophrenien der Bonn-Studie in 82% beobachtet werden; ihr Auftreten bei Erkrankungsbeginn oder im Gesamtverlauf ist ohne signifikante Valenz für die langfristige Prognose [29]. Fehlen oder Vorhandensein formaler Denkstörungen oder auch depressiver Symptome (60% der Schizophrenien der Bonn-Studie) kann u. E. nicht ohne weiteres als Kriterium für eine nosologische Differenzierung, z. B. echte Schizophrenie versus schizoaffektive Psychosen, verwendet werden.

Wichtig scheint es auch uns, möglichst viele und unterschiedliche diagnostische Konzepte, soweit die Kriterien ausreichend definiert sind, in einem „polydiagnostischen Ansatz" [6] auf das gleiche Krankengut anzuwenden, wie wir es für die Bonn-Studie versuchten.

Die Suche nach *biologischen Korrelaten* und im nächsten Schritt auch nach *ätiologischen Faktoren* ist u. E. sinnvoll, weil zahlreiche Indizien auf eine somatisch-zerebrale Grundlage und vorwiegende Erbbedingtheit schizophrener Erkrankungen hinweisen und weil u. a. neuere psychiatrische und psychologische Befunde auch zu einer Revision der Lehre von der durchgehenden radikalen Andersartigkeit schizophrener gegenüber organischen Psychosyndromen führten. Die prä-, intra- und postpsychotischen Basisstadien sind durch dynamische und kognitive Basissymptome gekennzeichnet, die verschiedene Grade von „Prozeßaktivität" aufweisen können. Durch systematische Nutzung der erhaltenen Fähigkeit zur Selbstwahrnehmung und Verbalisierung der Basisdefizienzen können Beschwerdefragebogen, wie der von Süllwold [39], und Fremdbeurteilungsskalen, wie wir sie z. Z. für die Basisstadien erstellen [14, 37], entwickelt werden. Die Gesamtheit der Befunde stützt die Hypothese, daß sog. Schizophrenien auf zerebralen Stoffwechselstörungen beruhen, die über eine Störung der Informationsverarbeitung, substratnahe Basissymptome und vielfältige Vorgänge sekundärer Verarbeitung, Anpassung und Umformung zu den schizophrenen End- und Überbauphänomenen der ausgeformten Psychosen führen. Das Basisstörungskonzept [25] ist gut vereinbar mit einer multifaktoriellen Betrachtungsweise.

Schlußbetrachtung

Die genannten und andere diagnostische Konzepte sind nur in begrenztem Umfang bei der Bildung von Gruppen für die biologische Forschung geeignet, u. E. besonders dann, wenn es um zustandsunabhängige Merkmale, sog. „traits", geht, wie sie z. B. bei diskordanten Zwillingspartnern von an Schizophrenie Erkrankten vermutet werden. Hier könnte es sinnvoll sein, mehr oder weniger weite und enge diagnostische Konzepte anzuwenden: solche für schizoaffektive Psychosen und/oder für schizophrene Psychosen mit einer Häufung von langzeitprognostisch günstigen bzw. ungünstigen Indikatoren. Weil ausgeformte Phänomene, auf denen diagnostische Konzepte überwiegend beruhen , das Ergebnis von Interaktionen zwischen Basisstörungen und interindividuell variablen sekundären Vorgängen der Bewältigung und Verar-

58

beitung sind, scheint die traditionell zur Klassifikation benutzte Symptomatik wenig geeignet zu sein, für die Untersuchung zustandsabhängiger biologischer, z. B. biochemischer Parameter hinreichend homogene Gruppen zu gewinnen. Die traditionelle Symptomatik sollte jedenfalls nicht allein und ausschließlich für die Zusammenstellung von Stichproben benutzt werden (s. [40]).

Schizophrene Erkrankungen sind nur auf kurze Verlaufsstrecken Psychosen, überwiegend jedoch Syndrome reversibler oder irreversibler reiner Defizienz oder fixierte Strukturverformung. In jahrzehntelangen Verläufen treten durchschnittlich nur 5–6 psychotische Manifestationen mit einer mittleren Dauer von 3 Monaten auf [3, 29]; alle anderen sind, abgesehen von nicht unmittelbar morbogenen Strukturverformungen und autonom gewordenen Persönlichkeitsabwandlungen, im Sinne der traditionellen Konzepte uncharakteristische Stadien. Auch dies ist ein Hinweis, daß gerade für die biologische Forschung eine neue Symptomlehre zu entwickeln ist, was u. E. am ehesten durch Differenzierung des noch sehr groben Ansatzes einer Aufteilung in positive und negative Symptome auf der Grundlage des Basisstörungskonzeptes möglich ist. Dies heißt z. B., daß in zeitlicher Koinzidenz mit der EEG-Ableitung oder biochemischen Untersuchung das psychopathologische Syndrom phänomenologisch beschrieben und hinsichtlich seiner Prozeßaktivität bestimmt werden muß. Dies gilt für alle funktional-dynamischen Verfahren, bei denen, in gleicher Weise wie hinsichtlich der phänomenologisch eruierbaren Basissymptomatik, mit einer ausgeprägten intraindividuellen *Fluktuation* der Parameter, z. B. des neurochemischen oder EEG-Befundes, zu rechnen ist. Wie wir mit Penin am Beispiel klinisch-elektroenzephalographischer Untersuchungen zeigten, kommt es darauf an, das Querschnittssyndrom zum Zeitpunkt der Untersuchung mit bestimmten, in unseren Arbeiten definierten Kriterien auch hinsichtlich des Grades der *Prozeßaktivität* einzuschätzen [28, 34]. Bestimmte zustandsabhängige Veränderungen sind wahrscheinlich nur in passageren, kurzdauernden, stärker prozeßaktiven Stadien der Erkrankung faßbar [17, 23]. Die somatischen Befunde müssen daher in diesen prozeßaktiven Stadien erhoben und mit dem Befund in anderen, mehr oder weniger inaktiven Stadien verglichen werden. Deswegen sind klinisch-somatische *Longitudinalstudien* am gleichen Patienten in möglichst kurzen zeitlichen Intervallen unerläßlich.

Hinweise auf prozeßaktive Stadien, die mit EEG-Veränderungen, in erster Linie mit Alpha-, Theta- oder Delta-Parenrhythmien und nach unserer Hypothese auch mit neurochemischen Befunden korreliert werden können, sind z. B. cönästhetische und sensorische Symptomgruppen, kognitive Denkstörungen oder aktuelle Wahnwahrnehmungen der Stufe 2 mit der Grundkonstellation der „dynamischen Unstetigkeit" im Sinne von Conrad, Janzarik und unserer Arbeitsgruppe.

Demgegenüber lassen ältere und neuere diagnostische Konzepte eine starke Tendenz erkennen, aus Sorge um ausreichende Reliabilität ausgeformte schizophrene Endsymptomatik ausschließlich zu berücksichtigen und die *Basissymptomatik* zu vernachlässigen, obschon alles dafür spricht, daß diese für die Forschung, aber auch für Praxis und Rehabilitation bedeutsamer ist als jene.

Während mit funktional-dynamischen und chemisch-analytischen Verfahren nachweisbare zustandsabhängige fluktuierende Veränderungen in ausreichend prozeßaktiven, *reversiblen* Basisstadien am ehesten faßbar sind, erfordert die

Anwendung *statisch-morphologischer* Verfahren, wie Pneum- oder Echoenzephalographie oder CT, die Berücksichtigung des Kriteriums einer wahrscheinlichen Irreversibilität. So zeigt nur eine Teilgruppe schizophrener Kranker mit zumindest 3 Jahre kontinuierlich persistierenden Zeichen einer reinen Defizienz Veränderungen, z. B. gegenüber voll remittierten Schizophrenien einen signifikant höheren Mittelwert des Transversaldurchmessers des 3. Ventrikels, nicht dagegen Schizophrenien mit reversiblen Basisstadien oder mit irreversiblen Strukturverformungen. Alle bisher mittels CT oder EEG oder auch testpsychologisch erhobenen Befunde sind nicht spezifisch für Schizophrenie oder eine Untergruppe von Schizophrenie [15, 16, 25]. Eine wichtige Aufgabe wird es sein, ein befriedigendes Meßinstrument für die Erfassung der reversiblen und irreversiblen, aktiven und inaktiven Basisstadien zu konstruieren.

Eine *verlaufsdynamische Korrelation* von phänomenologischen und biologischen Befunden verdient mehr Beachtung als bisher. Biologische Korrelate sind am ehesten in der flüchtigen Verlaufsphase starker Prozeßaktivität, z. B. in Form des EEG-Musters einer Parenrhythmie, zu erwarten, während inaktive Stadien keine Abweichungen aufweisen. Die verlaufsdynamische Vorgehensweise bei den klinisch-elektroenzephalographischen Untersuchungen mit der Definition des jeweiligen Basisstadiums in bezug auf das psychopathologische Syndrom und den Grad der Prozeßaktivität könnte ein Modell auch für neurochemische Untersuchungen bei schizophrenen Kranken sein.

Literatur

1. Andreasen NC, Olsen S (1982) Negative v. positive schizophrenia. Definition and validation. Arch Gen Psychiatry 39: 789–794
2. Angrist B, Rotrosen J, Gershon S (1980) Differential effects of neuroleptics on negative versus positive symptoms in schizophrenia. Psychopharmacology 72: 17–19
3. Angst J, Baastrup P, Grof P (1973) Statistische Aspekte des Beginns und Verlaufs schizophrener Psychosen. In: Huber G (Hrsg) Verlauf und Ausgang schizophrener Erkrankungen. Schattauer, Stutgart New York, S 67–78
4. Armbruster B, Gross G, Schüttler R, Huber G (1982) Konzepte und Kriterien der Diagnose der Schizophrenie und der atypischen schizoaffektiven, schizophreniformen und reaktiven Psychosen. In: Huber G (Hrsg) Endogene Psychosen: Diagnostik, Basissymptome und biologische Parameter. Schattauer, Stutgart New York, S 113–125
5. Armbruster B, Gross G, Huber G (1983) Long-term prognosis and course of schizoaffective, schizophreniform and cycloid psychoses. Psychiatr Clin 16: 156–168
6. Berner P, Katschnig H (1983) Principles of „multiaxial" classification in psychiatry as a basis of modern methodology. In: Helgasson T (ed) Methods of Evaluation of Psychiatric Treatment. Cambridge University Press, London
7. Bleuler M (1972) Die schizophrenen Geistesstörungen im Lichte langjähriger Kranken- und Familiengeschichten. Thieme, Stuttgart
8. Bleuler M, Huber G, Gross G, Schüttler R (1976) Der langfristige Verlauf schizophrener Psychosen. Gemeinsame Ergebnisse zweier Untersuchungen. Nervenarzt 47: 477–481
9. Ciompi L, Müller C (1976) Lebensweg und Alter der Schizophrenen. Eine katamnestische Langzeitstudie bis ins Senium. Springer, Berlin Heidelberg New York (Monographien aus dem Gesamtgebiete der Psychiatrie Bd 12)
10. Conrad K (1958) Die beginnende Schizophrenie. Versuch einer Gestaltanalyse des Wahns. Thieme, Stuttgart
11. Crow TJ (1980) Molecular pathology of schizophrenia: More than one disease process? Br Med J 280: 1–9

12. Endicott J, Nee J, Fleiss J, Cohen J, Williams JRW, Simon R (1982) Diagnostic criteria for schizophrenia. Reliabilities and agreement between systems. Arch Gen Psychiatry 39: 884–889
13. Gross G, Huber G (1978) Schizophrenie – eine provisorische Konvention. Zur Problematik einer Nosographie der Schizophrenien. Psychiatr Prax 5: 93–105
14. Gross G, Huber G, Schüttler R (1982) Phänomenologie und operationalisierte Dokumentation von Basissymptomen: kognitive Störungen. In: Huber G (Hrsg) Endogene Psychosen: Diagnostik, Basissymptome und biologische Parameter. Schattauer, Stuttgart New York, S 189–199
15. Gross G, Huber G, Schüttler R (1982) Computerized tomography studies on schizophrenic diseases. Arch Psychiatr Nervenkr 231: 519–526
16. Hasse-Sander I, Gross G, Huber G, Peters S, Schüttler R (1982) Testpsychologische Untersuchungen in Basisstadien und reinen Residualzuständen schizophrener Erkrankungen. Arch Psychiatr Nervenkr 231: 235–249
17. Huber G (1955) Zur nosologischen Differenzierung lebensbedrohlicher katatoner Psychosen. Schweiz Arch Neurol Psychiatrie 74: 216–244
18. Huber G (1957) Pneumencephalographische und psychopathologische Bilder bei endogenen Psychosen. Springer, Berlin Göttingen Heidelberg (Monographien aus dem Gesamtgebiete der Psychiatrie und Neurologie, H 79)
19. Huber G (1961) Chronische Schizophrenie. Synopsis klinischer und neuroradiologischer Untersuchungen an defektschizophrenen Anstaltspatienten. Einzeldarstellungen aus der theoretischen und klinischen Medizin. Hüthig, Heidelberg Frankfurt
20. Huber G (1966) Reine Defektsyndrome und Basisstadien endogener Psychosen. Fortschr Neurol Psychiatrie 34: 409–426
21. Huber G (Hrsg) (1971) Ätiologie der Schizophrenien. Bestandsaufnahme und Zukunftsperspektiven. Schattauer, Stuttgart New York
22. Huber G (Hrsg) (1973) Verlauf und Ausgang schizophrener Erkrankungen. Schattauer, Stuttgart New York
23. Huber G (1976) Indizien für die Somatosehypothese bei den Schizophrenien. Fortschr Neurol Psychiatrie 44: 77–94
24. Huber G (1980) Hauptströme der gegenwärtigen ätiologischen Diskussion der Schizophrenie. In: Peters UH (Hrsg) Die Psychologie des 20. Jahrhunderts, Bd X. Kindler, Zürich, S 397–420
25. Huber G (1983) Das Konzept substratnaher Basissymptome und seine Bedeutung für Theorie und Therapie schizophrener Erkrankungen. Nervenarzt 54: 23–32
26. Huber G, Gross G (1981) Problems of classification of endogenous psychoses matching biological findings. In: Perris C, Struwe G, Jansson B (eds) Biological Psychiatry 1981. Proceedings of the IIIrd World Congress of Biological Psychiatry. Elsevier, Amsterdam New York Oxford, pp 750–754
27. Huber G, Gross G (1981) Diagnostic concepts, psychopathological syndromes and somatic changes in schizophrenic diseases. In: Perris C, Struwe G, Jansson B (eds) Biological Psychiatry 1981. Proceedings of the IIIrd World Congress of Biological Psychiatry. Elsevier, Amsterdam New York Oxford, pp 801–804
28. Huber G, Penin H (1968) Klinisch-elektroenzephalographische Korrelationsuntersuchungen bei Schizophrenen. Fortschr Neurol Psychiatrie 36: 641–659
29. Huber G, Gross G, Schüttler R (1979) Schizophrenie. Verlaufs- und sozialpsychiatrische Langzeituntersuchungen an den 1945 bis 1959 in Bonn hospitalisierten schizophrenen Kranken. Springer, Berlin Heidelberg New York (Monographien aus dem Gesamtgebiete der Psychiatrie, Bd 21)
30. Janzarik W (1959) Dynamische Grundkonstellationen in endogenen Psychosen. Ein Beitrag zur Differentialtypologie der Wahnphänomene. Springer, Berlin Göttingen Heidelberg
31. Janzarik W (1968) Schizophrene Verläufe. Eine strukturdynamische Interpretation. Springer, Berlin Heidelberg New York
32. Janzarik W (1980) Der schizoaffektive Zwischenbereich. Nervenarzt 51: 272–279
33. Leonhard K (1964) Prognostische Diagnose der endogenen Psychosen. Fischer, Stuttgart
34. Penin H, Gross G, Huber G (1982) Elektroenzephalographisch-psychopathologische Untersuchungen in Basisstadien endogener Psychosen. In: Huber G (Hrsg) Endogene Psychosen: Diagnostik, Basissymptome und biologische Parameter. Schattauer, Stuttgart New York, 247–264
35. Sartorius N, Jablensky A, Shapiro P (1977) Two years follow up of the patients included in the WHO international pilot study of schizophrenia. Psychol Med 7: 529–541

36. Schneider K (1980) Klinische Psychopathologie, 12. Aufl. Thieme, Stuttgart
37. Schüttler R, Gross G, Huber G (1982) Zum Problem der operationalisierten Dokumentation der Potentialeinbuße bei reinen Defizienzsyndromen. In: Huber G (Hrsg) Endogene Psychosen: Diagnostik, Basissymptome und biologische Parameter. Schattauer, Stuttgart New York, S 271–284
38. Strauss JS, Carpenter WT, Bartko JJ (1974) An approach to the diagnosis and understanding of schizophrenia. III. Speculations on the processes that underlie schizophrenic symptoms and signs. Schizophr Bull 11: 61–75
39. Süllwold L (1977) Symptome schizophrener Erkrankungen. Uncharakteristische Basisstörungen. Springer, Berlin Heidelberg New York (Monographien aus dem Gesamtgebiete der Psychiatrie, Bd 13)
40. Süllwold L (1982) Zum Einfluß von Sekundärreaktionen auf die Langzeitentwicklung schizophrener Psychosen. In: Beckmann H (Hrsg) Biologische Psychiatrie. Fortschritte psychiatrischer Forschung. Thieme, Stuttgart New York, S 98–101

Der „polydiagnostische Ansatz" in der psychiatrischen Forschung

H. Katschnig

Einleitung

Die 70er Jahre werden von zukünftigen psychiatrischen Geschichtsschreibern als der Beginn einer Periode gesteigerten Methodenbewußtseins in der psychiatrischen Forschung angesehen werden. Auf allen Gebieten der Datenerhebung, im biologischen, psychologischen und sozialen Bereich, hat die Psychiatrie zunehmend Grundlagenwissen anderer Disziplinen in ihr Methodenarsenal aufgenommen und so z. B. gelernt, Blutspiegelmessungen von Hormonen oder Psychopharmaka durchzuführen, die familiäre Situation psychiatrischer Patienten präziser zu charakterisieren und die Streßbelastung von lebensverändernden Ereignissen zu messen. Auch in der Erfassung ihres Forschungsgegenstandes selbst, also in der Erfassung psychischer Störungen und psychischer Krankheiten, hat die Psychiatrie wesentliche Fortschritte erzielt. Immer häufiger werden untersuchte Patientenpopulationen nach operationalen Kriterien definiert, so daß die Patientenauswahl durch andere Forscher prinzipiell nachvollziehbar wird. Immer öfter werden die wissenschaftlichen Regeln der Epidemiologie bzw. des klinischen Versuches angewandt.

Daß trotz dieser unbezweifelbaren Fortschritte in vielen Einzelfragen immer noch widersprüchliche Ergebnisse vorliegen, dürfte nicht nur damit zusammenhängen, daß die wissenschaftliche Methodik noch nicht vollkommen ist, sondern in erster Linie damit, daß die zur gleichen Fragestellung von verschiedenen Forschern untersuchten Patienten in jeweils unterschiedlicher Weise definiert werden und deshalb nicht miteinander vergleichbar sind. Wenn in einer Studie die „endogene Depression" nach der „Internationalen Klassifikation der Krankheiten" [31] definiert wird, in einer anderen nach den Research Diagnostic Criteria [26], in einer dritten wieder nach der Newcastle Scale [10], dann ist es z. B. nicht verwunderlich, daß etwa im Vergleich mit ebenfalls jeweils unterschiedlich definierten neurotisch depressiven Patienten die Anwendung des Dexamethasonsuppressionstests die unterschiedlichsten Resultate erbringt. Der Begriff „endogene Depression" wird in diesen verschiedenen Studien offenbar einfach als Worthülse benützt, die als solche von Studie zu Studie beibehalten wird, hinter der sich aber jeweils Verschiedenes verbirgt.

Paradoxerweise hat gerade das zunehmende Methodenbewußtsein der Psychiatrie diese Situation noch dadurch verschlimmert, daß (beginnend mit Feighner et al. [15]) eine Reihe von neuen „operationalisierten" diagnostischen Formulierungsvorschlägen gemacht wurden, die im einzelnen zur Präzisierung des diagnostischen Prozesses beigetragen haben mögen, durch ihre große Zahl aber insgesamt das Bild einer „babylonischen Sprachenverwirrung" [8] erzeugt haben. Die Versuche, durch Kompromißklassifikationsschemata, wie die ICD [31] oder das DSM-III [1] dieser Entwicklung entgegenzusteuern, also viele verschiedene diagnostische Ansätze in ein einziges Prokrustesbett zu zwingen, müssen als problematisch, wenn nicht gar als gescheitert angesehen werden. Berner u. Katschnig [4, 19] haben – in bewußter Abhebung von den unbefriedigenden Vereinheitlichungstendenzen der Kompromißklassifikationsschemata – vorgeschlagen, in psychiatrischen Forschungsprojekten jeweils eine größere Zahl von diagnostischen Formulierungen simultan anzuwenden. Sie haben dieses Vorgehen den „polydiagnostischen Ansatz" genannt.

Aufgabe dieses Beitrages ist es, diesen polydiagnostischen Ansatz in seinen Anwendungsmöglichkeiten vorzustellen und seine Praktikabilität in der psychiatrischen Forschung zu belegen. Zu diesem Zweck erschien es nützlich, die „traditionellen" Versuche der Qualitätsverbesserung der psychiatrischen Diagnostik kurz zu skizzieren, um auf diesem Hintergrund das Neuartige des polydiagnostischen Ansatzes, aber auch seine Grenzen, besser verstehen zu können. Im Anschluß daran werden die beiden hauptsächlichen Anwendungsfelder des polydiagnostischen Ansatzes erläutert und mit zwei praktischen Beispielen aus Forschungsprojekten der Wiener Psychiatrischen Universitätsklinik illustriert.

Traditionelle Ansätze zur Verbesserung der psychiatrischen Diagnostik

Die wichtigsten bisherigen Ansätze einer Verbesserung der psychiatrischen Diagnostik konzentrierten sich – im Gegensatz zum polydiagnostischen Ansatz – jeweils auf ein einzelnes Diagnosenschema bzw. eine einzelne diagnostische Formulierung, die den jeweiligen Autoren vertraut war oder mit der sie einen bestimmten Zweck verfolgten. So gibt es Autorengruppen, die sich um die Erhöhung der Reliabilität des von ihnen verwendeten Diagnosensystems bemühen, andere, die ein „multiaxiales" Klassifikationsschema entwickelt haben, und schließlich haben zwei große Organisationen, die Weltgesundheitsorganisation und die American Psychiatric Association, Kompromißvorschläge für ein einheitliches, international gültiges Diagnosensystem ausgearbeitet. Diese Ansätze sollen hier im Hinblick auf ihre Beziehungen zum polydiagnostischen Ansatz kurz skizziert werden.

Reliabilitätsverbesserung

Weitblickende Psychiater haben in den 60er Jahren damit begonnen, den diagnostischen Prozeß zu untersuchen, um mit Hilfe der dabei gewonnenen Erkenntnisse zu einer Erhöhung der Reliabilität der Zuordnung von psychisch Kranken zu diagnostischen Kategorien zu gelangen. Am konsequentesten wurden diese Bemühungen von der Gruppe um Wing am Institute of Psychiatry in London vorangetrieben [30].

Aus den Untersuchungen dieser Forscher wurde deutlich, daß sich das Problem der reliablen Zuordnung zu diagnostischen Klassen auf das Problem einer reliablen Befunderhebung reduziert, wenn es eindeutige Regeln – sog. Algorithmen – dafür gibt, welche Einschluß- und Ausschlußkriterien für die einzelnen definierten diagnostischen Klassen gelten. Da Wing et al. [30] offenbar in keinem der vorhandenen diagnostischen Systeme einen solchen klaren Algorithmus fanden, stellten sie selbst derartige Regeln für die Bildung „klinischer Klassen" auf und konzentrierten ihre Bemühungen um eine reliable psychiatrische Diagnostik auf die reliable Erhebung der Basisinformationen, die die von ihnen definierten diagnostischen Algorithmen benötigen. Sie entwickkelten zu diesem Zweck ein halbstandardisiertes klinisches Interview, die sog. Present State Examination (PSE) zur Erfassung des psychopathologischen Querschnittsbefundes und eine Reihe weiterer Skalen zur Erhebung von anamnestischen, ätiologischen und anderen Merkmalen (vgl. auch [29]). Es konnte gezeigt werden, daß durch ein entsprechendes Training die Reliabilität der Befunderhebung wesentlich verbessert werden kann. Sind die grundlegenden Informationen erhoben, dann wird die „Diagnose" selbst mit Hilfe eines Computerprogrammes (CATEGO) automatisch erstellt, wodurch schon per definitionem die maximal mögliche Reliabilität gewährleistet ist.

Das PSE/CATEGO-System ist Vorbild für die praktische Vorgangsweise geworden, die wir in unserem eigenen „polydiagnostischen Ansatz" gewählt haben – eine möglichst standardisierte und damit reliable Datenerhebung und eine völlig eindeutige diagnostische Zuordnung mittels eines Computerprogramms, aber eben nicht nur für *eine* diagnostische Formulierung, sondern für viele. Es ist selbstverständlich, daß die Grenzen der reliablen diagnostischen Zuordnung auch beim polydiagnostischen Ansatz dort liegen, wo die einzelnen vorgegebenen diagnostischen Formulierungen ihre Reliabilitätsgrenzen haben, sei es durch mangelnde Operationalisierung der Erfassung der Einzelinformation, sei es durch mangelhafte Zuordnungsregeln.

Multiaxiale Diagnostik

Ein weiterer Ansatz zur Verbesserung der Qualität der psychiatrischen Diagnostik besteht im Aufgeben eines rein kategorialen und im Hinwenden zu einem „multiaxialen" Denken (vgl. [23]). Der multiaxiale Ansatz geht davon aus, daß das psychopathologische Querschnittsbild, die potentiellen kausalen Faktoren (wie z. B. organische Beeinträchtigungen der Gehirnfunktion, lebensverändernde Ereignisse oder genetische Belastungen), die soziale Anpassung, der zeitliche Verlauf der Störung, daß diese und andere Merkmalsbereiche nicht immer in der Art und Weise kovariieren, wie dies in den klassischen kategorialen diagnostischen Formulierungen angenommen wird.

Die Frage etwa, ob ein psychopathologisch als „endogen" zu kennzeichnendes depressives Bild tatsächlich ohne einfühlbare Belastung entsteht und ob, im Gegensatz dazu, einem psychopathologisch als „neurotisch" definierten depressiven Zustandsbild eine solche Belastung vorangeht, läßt sich nur überprüfen, wenn diese angeblich charakteristische Kombination nicht bereits in der Diagnostik untrennbar vorhanden ist, sondern wenn psychopathologische Querschnittssymptomatik und evtl. vorhandene psychosoziale Belastung getrennt auf verschiedenen „Achsen" erhoben werden (der Ausdruck „Achse" ist sprachlich nicht ganz günstig und sollte eher durch den Begriff „Bereich" ersetzt werden; vgl. [4]).

Multiaxiale Diagnostik ist noch nicht sehr weit verbreitet, obwohl multiaxiale Diagnosenschemata immer wieder vorgeschlagen wurden. Am erfolgreichsten waren die Kinderpsychiater, die einem derartigen multiaxialen Diagnosenschema zu einer gewissen Verbreitung verholfen haben [25]. Das Diagnostic and Statistic Manual-III (DSM-III) [1] erhebt zwar den Anspruch, multiaxial zu sein, ist aber letztlich in dieser Hinsicht nicht wirklich befriedigend [6].

Ein multiaxialer diagnostischer Ansatz schafft durch den Zwang, schon bei der Datenerhebung sachlich verschiedene Merkmalsbereiche auch getrennt zu erheben, auf jeden Fall größere Klarheit und damit auch die Voraussetzungen für eine höhere Reliabilität einer diagnostischen Zuordnung. Darüber hinaus ermöglicht er eine größere Flexibilität in der Forschung und der eventuellen Neuformulierung von psychiatrischen Krankheitseinheiten.

Begrifflich ist „multiaxial" die Eigenschaft *eines* konkreten Diagnosenschemas und sollte mit dem Begriff „polydiagnostisch" nicht verwechselt werden. „Polydiagnostisch" bedeutet die simultane Anwendung mehrerer Diagnosenschemata, von denen manche „multiaxial" sein können, andere wieder nicht. In unserem polydiagnostischen Ansatz gehen wir insofern auch „multiaxial" vor, als wir gezwungen waren, für die Datenerhebung die vielen Einzelinformationen, die für die Erstellung der verschiedensten Diagnosen nötig sind, zunächst zu sichten und für die Erhebung in Gruppen zusammenzufassen. Zum Teil werden dabei verschiedene Informationsbereiche sogar von verschiedenen Erheberteams abgedeckt (z.B. Psychopathologie einerseits, soziale Streßbelastung andererseits), wobei man natürlich sehr bald an Durchführbarkeitsgrenzen stößt.

Terminologische und definitorische Kompromisse

Während die Erhöhung der Reliabilität und die Einführung einer multiaxialen Diagnostik einen unbestrittenen Fortschritt darstellen, auf den auch ein polydiagnostischer Ansatz nicht verzichten kann, gilt dies für die Versuche der Weltgesundheitsorganisation und neuerdings auch der American Psychiatric Association, eine weltweite terminologische und definitorische Vereinheitlichung auf diagnostischem Gebiet zu erreichen, nicht ohne Vorbehalte. Zwar ist es sicher verdienstvoll, verschiedene Psychiatrieschulen und Psychiater aus verschiedenen Kulturen an einen Tisch und miteinander ins Gespräch zu bringen, doch sind die oft unter Zeitdruck entstandenen „Kompromißprodukte" derartiger internationaler und nationaler Arbeitsgruppen weder theoretisch noch logisch, noch im Hinblick auf die Operationalisierung der Datenerhebung befriedigend. Dies gilt sowohl für das Psychiatriekapitel der 9. Revision der „Internationalen Klassifikation der Krankheiten" der Weltgesundheitsorganisation [13, 31], als auch, in etwas geringerem Ausmaß, für das „Diagnostic and Statistical Manual III" (DSM-III) der American Psychiatric Association [1]. Der – oft auch politisch motivierte – Zwang, zu einem Kompromiß gelangen zu müssen, hat hier vielfach zur Vernachlässigung der logischen Struktur und der theoretischen Begründung der vorgeschlagenen Klassifikation geführt.

Wenngleich diese Kompromißklassifikationsschemata für den klinischen Alltag oder eine global vergleichende Gesundheitsstatistik genügen mögen, so sind sie für die psychiatrische Forschung auf Grund der genannten Mängel nicht nur insuffizient, sondern in gewisser Weise auch bedenklich, da sie zu einer beruhigenden Pseudoexaktheit führen. So bekommt man in Forschungsberichten immer häufiger mitgeteilt, daß die Schizophrenie nach der ICD (No. 295) diagnostiziert worden sei; daß aber die Schizophreniedefinition der ICD in keiner Weise als eine operationale Definition bezeichnet werden kann, wird dabei geflissentlich übersehen. Es ist nicht unwahrscheinlich, daß in verschiedenen Studien, die für sich beanspruchen, die Schizophrenie nach der ICD (No. 295) diagnostiziert zu haben, jeweils andere Arten von Patienten untersucht worden sind, was auf die Vergleichbarkeit der Ergebnisse naturgemäß einen negativen Einfluß haben muß. Gleiches gilt für die sich operational gebende Schizophreniedefinition des DSM-III, die letztlich ein Sammelsurium verschiedenster klassischer Schizophreniekriterien darstellt [5], das zwar eine Reihe von Psychiatrieschulen befriedigen mag, weil auch „ihr" Kriterium dabei ist, aber nicht sicherstellt, daß jeweils vergleichbare Patientenpopulationen definiert werden.

Etwas pointiert könnte man sagen, daß die großen Kompromißklassifikationsschemata der Weltgesundheitsorganisation und der der American Psychiatric Association nicht viel mehr als ein psychiatrisches „Esperanto" einführen, das aus Worthülsen besteht, die eine Vergleichbarkeit von Studie zu Studie suggerieren, aber nicht garantieren [6, 19].

Wenn man die genannten Kompromißversuche als Reaktion auf die verwirrende Vielfalt heute existierender psychiatrischer Diagnosenschemata versteht, dann läßt sich der polydiagnostische Ansatz als eine alternative Reaktion auf eben diese „babylonische Sprachenverwirrung" in der psychiatrischen Diagnostik verstehen. Nicht die kompromißbereite Vereinheitlichung, sondern die Koexistenz verschiedener diagnostischer Formulierungen, zu denen sich durchaus auch neue gesellen können, ist die Grundidee des polydiagnostischen Ansatzes in der psychiatrischen Forschung. Er ist damit der Kompromißprozedur diametral entgegengesetzt.

Begründung und Anwendungsfelder des polydiagnostischen Ansatzes in der psychiatrischen Forschung

Die simultane Anwendung verschiedener diagnostischer Formulierungen für denselben diagnostischen Begriff läßt sich für die psychiatrische Forschung in mehrfacher Weise begründen. Zunächst ist festzustellen, daß diagnostische Formulierungen beim heutigen Stand der psychiatrischen Forschung nur als Hypothesen über die Existenz psychiatrischer Krankheitseinheiten angesehen werden müssen, die noch der Überprüfung bzw. der Validierung harren.

An der Wiener Psychiatrischen Universitätsklinik wurden kürzlich 15 derartige Definitionen für die Schizophrenie und 9 für affektive Psychosen zusammengestellt und im Hinblick auf ihre inhaltlichen, logischen und theoretischen Unterschiede kommentiert [6]. Diese vielen verschiedenen Versuche, jeweils mit verschiedenem theoretischem oder praxisorientiertem Hintergrund zu spezifischen diagnostischen Formulierungen zu gelangen, einfach zu ignorieren und durch einen Kompromiß in eine verschwommene Einheit zu zwängen, also auf die vielen Erfahrungen und Denkanstrengungen, die sich in den spezifischen diagnostischen Formulierungen niedergeschlagen haben, zu verzichten, erscheint zumindest nicht sehr weise. Der polydiagnostische Ansatz ist ein Versuch, die Spannung zwischen den verschiedenen Ansätzen zunächst bestehen zu lassen und gerade dadurch zu einer empirischen Bestätigung oder Verwerfung einzelner dieser „diagnostischen Hypothesen" zu gelangen. Es ist eben noch nicht erwiesen, welche Schizophreniekonzeption „nützlicher" ist: etwa die von Bleuler, die auf theoretischen Annahmen beruht, die aus der Assoziationspsychologie stammen; Kurt Schneiders Symptome ersten Ranges, die einen pragmatischen und bewußt atheoretischen Versuch darstellen, die Schizophrenie klinisch abzugrenzen; oder etwa die in den 70er Jahren entstandenen neuen Forschungskriterien für die Schizophrenie, die in erster Linie mit dem Zweck einer Erhöhung der Reliabilität der diagnostischen Zuordnung geschaffen wurden.

Darüber hinaus ermöglicht aber der polydiagnostische Ansatz auch die Einführung neuer diagnostischer Formulierungen, also neuer diagnostischer Hypothesen, die ebenso wie die schon traditionell eingeführten überprüft werden können. Er bietet damit die Möglichkeit, aus den eingefahrenen traditionellen und möglicherweise sterilen diagnostischen Bahnen auszubrechen und neue Wege zu gehen.

Neben dieser mehr wissenschaftstheoretischen und gesamtstrategischen Begründung eines polydiagnostischen Ansatzes in der psychiatrischen Forschung gibt es eine Reihe recht konkreter und auf der Hand liegender Vorteile für ein solches Vorgehen. Einerseits sollte es durch den polydiagnostischen Ansatz möglich sein, in der „üblichen" psychiatrischen Forschung rascher zu einem kumulativen Wissen zu gelangen. Diese „übliche" psychiatrische Forschung, in der biologische, psychologische und soziale „Faktoren", die von ätiologischer, präventiver oder therapeutischer Wirkung sein können, mit bestimmten diagnostischen Gruppierungen in Zusammenhang gebracht werden, soll im folgenden „Faktorenforschung" genannt werden. Dieses Anwendungsfeld des polydiagnostischen Ansatzes wird im nächsten Abschnitt erläutert. Daneben kann der polydiagnostische Ansatz zu einer „vergleichenden Nosologie" wertvolle Beiträge liefern, in der Nutzen und Grenzen verschiedener diagnostischer Formulierungen und Systeme mit empirischen Mitteln gegeneinander abgewogen werden (s. S.72ff.). Beide Anwendungsfelder werden durch eigene Daten aus Forschungsprojekten, die an der Psychiatrischen Universitätsklinik in Wien mit Hilfe des polydiagnostischen Ansatzes durchgeführt wurden bzw. werden, illustriert.

Anwendungsfeld 1: „Faktorenforschung"

Welche Merkmale auch immer Gegenstand einer wissenschaftlichen psychiatrischen Untersuchung sind – biologische, psychologische oder soziale Variable, ätiologische, pathogenetische, präventive oder therapeutische Faktoren –, um zu einem kumulativen Wissen in der Psychiatrie zu gelangen, ist es notwendig, daß diese Studien miteinander vergleichbar sind. Neben der Standardisierung der Erfassung der genannten „Faktoren" ist dabei auch sicherzustellen, daß es eine genügend große Anzahl von Studien gibt, deren Ergebnisse tatsächlich miteinander verglichen bzw. zusammengefaßt werden können. Da aber bisher sehr viele unterschiedliche diagnostische Formulierungen für ein und dasselbe Wort – etwa für „Schizophrenie" oder „endogene Depression" – gebraucht wurden und in einer gegebenen Studie nur jeweils *eine* spezifische Definition eingesetzt wurde, ist diese Vergleichbarkeit vielfach nicht gegeben. Es ist bemerkenswert, welcher Aufwand bei der Standardisierung von „Faktoren" – etwa beim Dexamethasonsuppressionstest [11]-betrieben wurde und wie wenig man sich um eine Vergleichbarkeit der untersuchten Patientenpopulationen kümmerte.

Um die bisher durchgeführten Untersuchungen, die jeweils nur *eine* bestimmte diagnostische Formulierung verwendet haben, für einen Vergleich nicht nutzlos bleiben zu lassen, erscheint es bei neuerlichen Untersuchungen der gleichen Fragestellung angezeigt, alle üblicherweise verwendeten diagnostischen Formulierungen einzusetzen, um die Vergleichbarkeit mit bereits durchgeführten Studien zu gewährleisten [28]. Dieser unmittelbare praktische Nutzen für den Vergleich der Ergebnisse verschiedener Forschungsprojekte soll am Beispiel einer eigenen Studie auf dem Gebiet der Life-event-Forschung [17] illustriert werden.

Beispiel 1: Depression und „Faktorenforschung"

In einer Untersuchung zur Frage der Subklassifikation der Depression in einen „endogenen" und einen „neurotischen" Typ [20], die seit 1977 an der Psychiatrischen Universitätsklinik in Wien und am Niederösterreichischen Landeskrankenhaus für Psychiatrie und Neurologie in Klosterneuburg durchgeführt wurde[1], wurde der Frage nachgegangen, ob eine psychopathologisch als „endogen" definierte Depression tatsächlich – wie es die übliche Lehrbuchmeinung ist – anlaßlos ist, während eine psychopathologisch als „neurotisch" definierte Depression gerade als durch einen psychosozialen Faktor ausgelöst charakterisierbar ist.

Mit Hilfe eines umfassenden Erhebungsinstrumentariums, das sämtliche psychopathologische, anamnestische, psychosoziale und sonstige Merkmale enthält, die zur Subklassifikation der Depression in die beiden genannten Typen in den verschiedensten diagnostischen Formulierungen verwendet werden, wurden stationär aufgenommene depressive Patienten mit einem Computerprogramm jeweils einem der beiden klassischen depressiven Subtypen zu-

---

1 Gefördert durch die Deutsche Forschungsgemeinschaft, Projekt Si 236

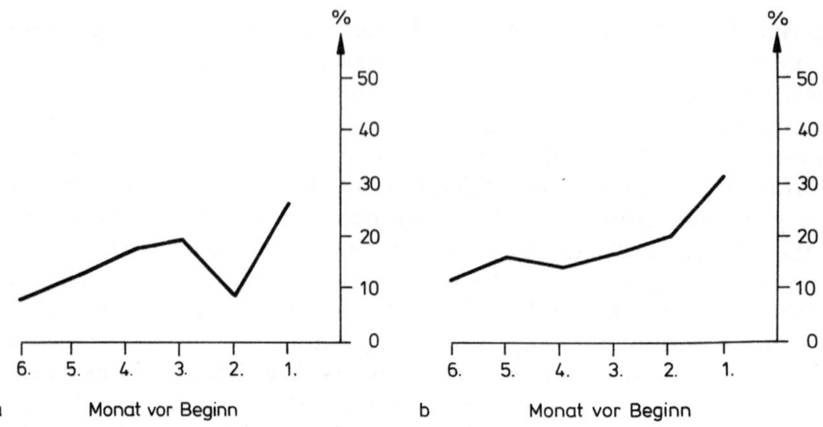

Abb. 1a, b. Clusteranalyse: **a** endogen (n = 117), **b** nicht endogen (n = 90)

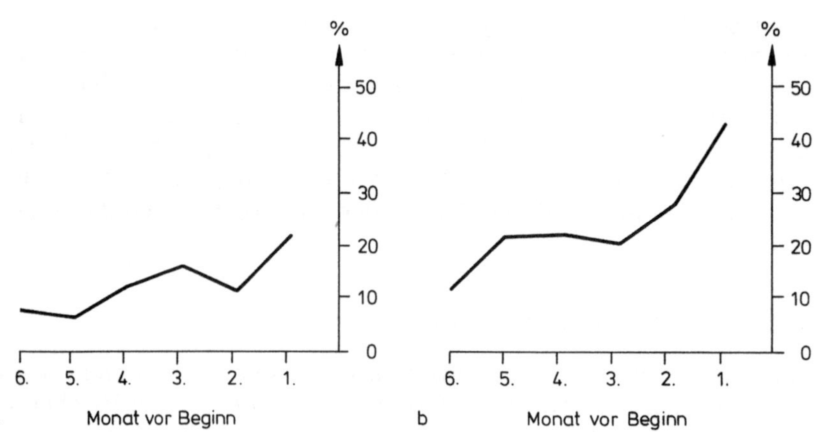

Abb. 2a, b. Klinische Diagnose: **a** endogene Depression (n = 132): ICD 8 = 296,2; **b** nicht endogene Depression (n = 56): ICD 8 = 300,4

Tabelle 1. Patienten mit Streßbelastung (mindestens ein unabhängiges Life Event, Schweregrad 1 oder 2, oder mindestens eine chronische Schwierigkeit, Schweregrad 1, 2 oder 3) in den 3 Monaten vor Beginn der letzten depressiven Episode für „endogene" und „nicht-endogene" Depression (polydiagnostisch)

	„Nicht-endogen"	„Endogen"	
	(in %)	(in %)	
ICD-8	12/32 = 37,5	10/63 = 15,9	$p < 0,05$
Wiener Forschungskriterien	6/38 = 15,8	17/64 = 26,6	n.s.
RDC	4/32 = 12,5	19/70 = 27,1	n.s.
Clusteranalyse	5/40 = 12,5	18/62 = 29,0	n.s.

70

geordnet. Da die psychopathologische Querschnittssymptomatik einerseits, die Belastungen durch lebensverändernde Ereignisse andererseits [9], durch zwei getrennte Erheberteams erfaßt wurden, war es möglich, die üblichen Kontaminierungseffekte, die bei einem klinischen Interview auftreten, zu vermeiden. Die Erheber der psychopathologischen Symptomatik erfuhren nichts über mögliche Auslöser, die Erheber von lebensverändernden Ereignissen waren nicht über die potentielle Zugehörigkeit zu einem Subtypus der Depression orientiert. Die Frage einer möglichen psychosozialen Auslösung von depressiven Episoden der beiden Subtypen konnte so durch eine spätere Kombination der beiden getrennt erhobenen Datensätze überprüft werden.

In Abb. 1 sind die Ergebnisse über den Zusammenhang zwischen (mittels einer Clusteranalyse) psychopathologisch definierten Subtypen der Depression und der Belastung durch lebensverändernde Ereignisse dargestellt. Obwohl die „Belastungsmuster" durch lebensverändernde Ereignisse jeweils etwas unterschiedlich aussehen, wird doch deutlich, daß die Streßbelastung vor dem Ausbruch beider Depressionstypen gleich intensiv ist, daß also die klassische Hypothese hier nicht aufrecht zu erhalten ist.

Wenn man sich jedoch auf die von den Stationsärzten nach ICD-8 gestellte klinische Diagnose verläßt und die im Projekt erhobene Belastung durch lebensverändernde Ereignisse auf diese von außen vorgegebene Subklassifikation anwendet, dann findet sich die klassische „Reaktionslosigkeit" der endogenen Depression und die „Reaktivität" der nicht-endogenen Depression (vgl. Abb. 2).

Bei einer etwas anderen Art der Datenanalyse (vgl. Tabelle 1), bei der wir auch die Research Diagnostic Criteria von Spitzer et al. [26] und die von Berner formulierten Wiener Forschungskriterien des „Endogenomorphen Zyklothymen Achsensyndroms" (enthalten in [5]) verwendet haben, wiederholt sich dieses Ergebnis: Kein Unterschied in der Streßbelastung zwischen psychopathologisch definierten Subtypen der Depression, der erwartete Unterschied aber bei den nach ICD-8 gestellten Stationsdiagnosen.

Diese unterschiedlichen Muster bei den Projektdiagnosen und den Stationsdiagnosen lassen vermuten, daß im Alltag der klinischen Routine die klassischen Lehrbucheinheiten dadurch „reproduziert" werden, daß der „Datenerhebungsprozeß" schon auf die Zuordnung zu bestimmten diagnostischen Einheiten abzielt und im Falle der Depression vermutlich mehr von berichteten belastenden Ereignissen als von der Psychopathologie abhängt. Dieser Aspekt kann hier nicht weiter verfolgt werden, jedoch sollte deutlich geworden sein, daß die simultane Anwendung verschiedener diagnostischer Systeme zu unterschiedlichen Assoziationen mit sog. „Faktoren" – hier mit psychosozialer Streßbelastung – führen kann. Es ist leicht vorstellbar, daß ähnliches für die „Faktoren" Dexamethasonsuppressionstest, genetische Belastung oder Ansprechen auf Amitriptylin gilt. Sollten auch für diese „Faktoren" unterschiedliche Assoziationen gefunden werden, je nachdem, welche Subklassifikation gewählt wird, dann würden sich weitreichende Konsequenzen für den Aufbau eines kumulativen psychiatrischen Wissens ergeben.

Der unmittelbare Nutzen des polydiagnostischen Ansatzes für die Vergleichbarkeit verschiedener Studien läßt sich anhand einer von Bebbington et al. [3]

Tabelle 2. Patienten mit mindestens einem unabhängigen Life Event (Schweregrad 1 oder 2) oder einer unabhängigen Schwierigkeit (Schweregrad 1, 2 oder 3) in den 3 Monaten vor Beginn der depressiven Episode für die CATEGO-Klassen D/R und N

	D oder R „Endogen"	N „Nicht-endogen"	
	(in %)	(in %)	
Bebbington et al. [3]	$2/13 = 14{,}4$	$20/36 = 55{,}6$	$p < 0.05$
Katschnig [18, 20]	$18/75 = 24{,}0$	$4/22 = 18{,}2$	n. s.

publizierten Studie über die Belastung durch psychosozialen Streß bei den beiden genannten Depressionstypen demonstrieren (vgl. Tabelle 2). Diese Autoren verwendeten einerseits die gleiche Life-Event-Methode wie wir [9], andererseits wählten sie aber eine Form der Subklassifikation der Depression, die wir selbst in unserem ursprünglichen Forschungsbericht nicht publiziert hatten, nämlich die Aufteilung der Depression mit Hilfe des CATEGO-Programms [29] in eine Klasse N (neurotische Depression) und in eine weitere Gruppe, die aus den beiden CATEGO-Klassen D („psychotic depression") bzw. R („retarded depression") besteht.

In Bebbingtons Studie unterscheiden sich die beiden genannten psychopathologisch definierten Gruppen im Hinblick auf die Streßbelastung signifikant voneinander: Die Klasse N weist in einem wesentlich höheren Prozentsatz eine vorangehende Streßbelastung auf als die beiden anderen Klassen. Da in unserer eigenen Studie im Rahmen des polydiagnostischen Vorgehens sämtliche für das CATEGO-Programm notwendigen Einzelinformationen vorlagen, konnten wir genau die gleiche Klassifikations- und Auswertungsform wie Bebbington wählen. Erst dadurch wurden unsere Ergebnisse mit denen der Londoner Studie im strengen Sinn vergleichbar. In Tabelle 2 sind die beiden Resultate einander gegenübergestellt, und es zeigt sich, daß sich der von Bebbington gefundene Unterschied in unserer Studie nicht replizieren läßt. Warum dies so ist, kann hier nicht näher diskutiert werden (vgl. [2, 18]), dürfte aber z. T. damit zusammenhängen, daß in der Londoner Studie ambulante Patienten und „Fälle in der Gemeinde" untersucht wurden, in unserer Untersuchung aber stationär behandelte Patienten.

Anwendungsfeld 2: Vergleichende Nosologie

Neben diesem unmittelbaren Nutzen für die psychiatrische Forschung sollte sich der polydiagnostische Ansatz auch als Instrument für den Aufbau einer „vergleichenden psychiatrischen Nosologie" eignen.

Der Zwang, sich mit den verschiedensten diagnostischen Formulierungen im Detail, d. h. auf der Ebene der Datenerhebung und der diagnostischen Algorithmen, zu befassen, führt unserer Erfahrung nach dazu, daß die Aufmerksamkeit auf die theoretischen, logischen und inhaltlichen Unterschiede zwischen den verschiedenen diagnostischen Systemen und Formulierungen gelenkt wird.

Man ist dabei sofort mit der Frage konfrontiert, welche Diagnosensysteme einen klassischen kategorialen Ansatz vertreten, welche hierarchische Regeln enthalten, welche Diagnosensysteme einen Kombinierbarkeit von Diagnosen zulassen und welche multiaxial organisiert sind. Es tritt deutlicher ins Bewußtsein, welche diagnostischen Formulierungen sich lediglich auf psychopathologische Merkmale stützen – wie etwa die CATEGO-Klassen [30], die Definition der endogenen Depression in den Research Diagnostic Criteria [26] oder die Wiener Depressionskriterien [6]; welche diagnostischen Formulierungen zusätzlich andere Informationen heranziehen und um welche Merkmale es sich dabei handelt (z. B. ICD, DSM-III, Newcastle Scale); welche diagnostischen Formulierungen auf Grund von theoretischen Überlegungen aufgestellt wurden; welche wie die üblichen Kompromißformulierungen von ICD-9 und DSM-III atheoretisch und eklektisch sind. Bei diesem Vergleichen und Abwägen wird zwangsläufig offenkundig, welche diagnostischen Formulierungen und Systeme wegen ihrer unklaren Logik, mangelhaften Definition von Ausschlußkriterien und fehlenden oder fehlerhaften Operationalisierung von Einzelmerkmalen eher problematisch sind.

Durch das nähere Kennenlernen verschiedener diagnostischer Systeme auf der theoretischen, logischen und inhaltlichen Definitionsebene wird aber auch das Verständnis für andere als die eigenen Konzeptionen gefördert, wodurch zumindest in der nächsten Psychiatergeneration die Voraussetzungen für eine Vereinheitlichung der Diagnostik geschaffen sein könnten.

Derartige vergleichende Gegenüberstellungen verschiedener diagnostischer Formulierungen sind in den letzten Jahren bereits vereinzelt publiziert worden [8, 12, 14, 16, 21, 24, 27, 32]. Auch das Anwendungsfeld einer vergleichenden Nosologie soll mit Hilfe von Daten aus einem eigenen Forschungsprojekt anscheulich gemacht werden.

Beispiel 2: Schizophrenie und vergleichende Nosologie

Die zweite Illustration der Anwendung des polydiagnostischen Ansatzes entstammt einem seit einigen Jahren an der Psychiatrischen Universitätsklinik in Wien durchgeführten Forschungsprojekt über den Verlauf endogener Psychosen (Berner, Gabriel, Katschnig, Küfferle, Lenz). In dieses Projekt wurden 200 erstmals wegen einer endogenen Psychose stationär behandelte psychiatrische Patienten aufgenommen. Mit Hilfe des schon erwähnten Erhebungsinstrumentariums wurden sämtliche, für verschiedenste diagnostische Formulierungen der Schizophrenie relevanten Einzelinformationen erfaßt.

Das hier ausgewählte Beispiel ist einem Artikel von Berner et al. [6] entnommen, in dem das Schizophreniekonzept des DSM-III der American Psychiatric Association [1] mit verschiedenen, im deutschen Sprachraum entstandenen diagnostischen Formulierungen der Schizophrenie verglichen wird.

Die Anzahl der unter ein bestimmtes Schizophreniekonzept fallenden Patienten ist sehr unterschiedlich (Abb. 3): Wird lediglich das Vorliegen von mindestens einem Symptom ersten Ranges von Kurt Schneider verlangt, dann sind 121 der 200 endogen psychotischen Patienten als schizophren zu diagnostizie-

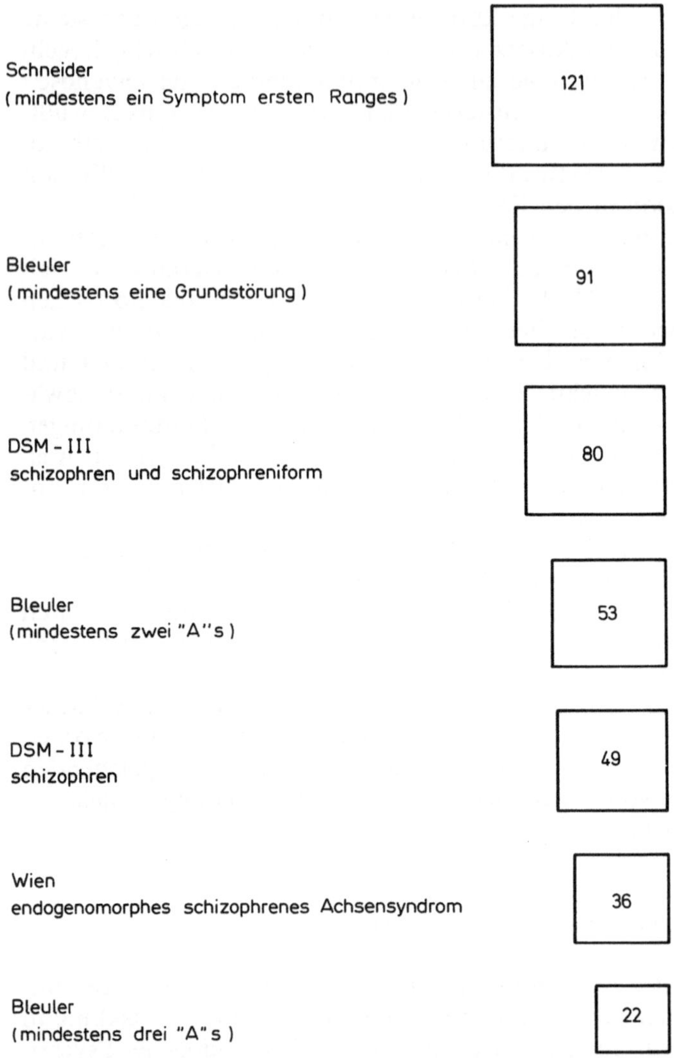

Abb. 3. Schizophreniediagnosen bei 200 Patienten, die wegen einer funktionellen Psychose zum ersten Mal stationär behandelt wurden (nach Kurt Schneider, Bleuler, DSM-III und den Wiener Forschungskriterien). (Aus: [6])

* Im angloamerikanischen Bereich werden die Symptome Assoziationsstörung, Affektstörung, Ambivalenz und Autismus gern als die 4 „A"s bezeichnet)

ren; werden auf der anderen Seite mindestens 3 von den 4 „A"s Eugen Bleulers verlangt (Assoziationsstörung, Affektstörung, Ambivalenz, Autismus; vgl. [7, 22]), dann erhalten nur 22 Patienten die Diagnose Schizophrenie. Werden nur 2 der 4 „A"s verlangt, dann werden es immerhin schon 53 Patienten; wenn nur eines der ursprünglich 6 Grundsymptome Bleulers notwendig ist, dann erhalten 91 Patienten die Diagnose Schizophrenie. Ähnliches läßt sich bei DSM-III

74

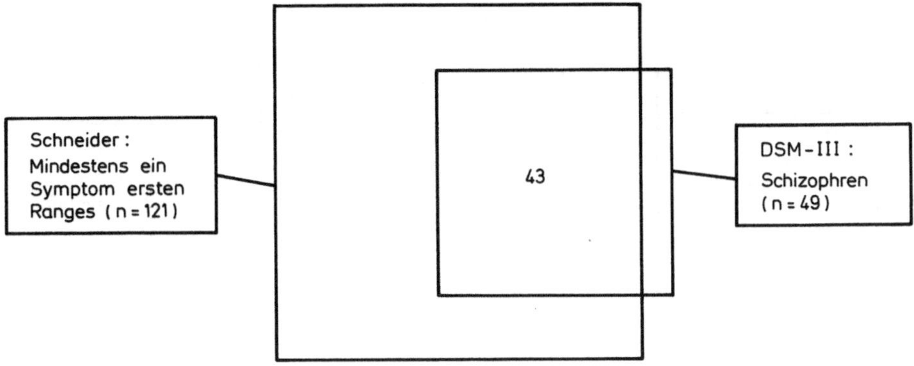

Abb. 4. Überschneidung zwischen dem Schizophreniekonzept von Kurt Schneider und dem Schizophreniekonzept von DSM-III. (Aus: [6])

beobachten: Wird das enge Zeitkriterium der DSM-III-Definition beachtet – die Krankheit muß mindestens 6 Monate gedauert haben –, dann sind nur 49 Patienten schizophren; läßt man dieses Kriterium fallen (werden die als „schizophreniform" bezeichneten Syndrome, die sich nur dadurch von den schizophrenen Syndromen unterscheiden, daß sie weniger als 6 Monate gedauert haben, in die Definition miteinbezogen), so steigt die Fallzahl auf 80. Die Wiener Forschungskriterien für das „endogenomorphe schizophrene Achsensyndrom", die sich in erster Linie auf Denkstörungen stützen, ergeben 36 Fälle von Schizophrenie.

Es ist klar, daß derartig unterschiedliche Fallzahlen zu unterschiedlichen Assoziationen mit „Faktoren" jeder Art führen müssen. Mögliche unterschiedliche Verläufe unserer unterschiedlich definierten Gruppen schizophrener Patienten sind aber z. Z. noch nicht bekannt und das Beispiel der Schizophrenie soll deshalb zur Illustration des zweiten Anwendungsfeldes des polydiagnostischen Ansatzes, einer vergleichen Nosologie, herangezogen werden.

Für diesen Zweck sind in den Abb. 4 u. 5 die Überschneidungen zwischen Kurt Schneiders Konzept der Schizophrenie und den Konzepten von DSM-III dargestellt. Nur 43 Patienten würden sowohl nach Schneider, als auch nach den Kriterien von DSM-III die Diagnose Schizophrenie erhalten, d. h., daß 88% aller Patienten, die nach DSM-III als schizophren diagnostiziert werden, auch nach Schneiders Kriterien die gleiche Diagnose erhalten würden, daß aber nur 36% aller nach Schneider als schizophren diagnostizierten Patienten auch nach DSM-III so bezeichnet würden. Der Grund für diese Diskrepanz liegt zum Teil darin, daß Schneiders Definition einer reinen psychopathologischen Querschnittsdiagnostik entspricht und daß das DSM-III-Konzept auch andere Kriterien (Verschlechterung des sozialen Funktionierens; Mindestdauer von 6 Monaten) beinhaltet. Wenn das Verlaufskriterium der DSM-III-Definition fallengelassen wird (im DSM-III wird dann von „schizophreniform" gesprochen), dann wird die Überlappung auch prompt größer: Über 60% aller Patienten, die nach Schneider schizophren wären, würden auch im DSM-III diese Diagnose erhalten (Abb. 5).

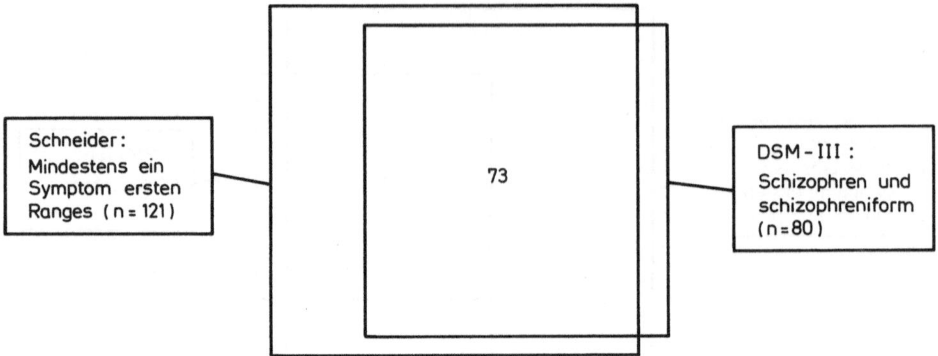

Abb. 5. Überschneidung zwischen dem Schizophreniekonzept von Kurt Schneider und dem Konzept „schizophren" und „schizophreniform" von DSM-III. (Aus: [6])

Mit Hilfe des polydiagnostischen Ansatzes können also sowohl quantitative als auch qualitative Unterschiede zwischen verschiedenen psychiatrischen Krankheitsdefinitionen veranschaulicht und analysiert werden. Der hier vorgenommene Vergleich zwischen DSM-III und der Schneiderschen Schizophreniedefinition ist relativ trivial und wurde aus Gründen der Kürze und Einfachheit der Darstellung ausgewählt. Die Überlappung zwischen schizophrenen und affektiven Psychosen innerhalb eines diagnostischen Systems und zwischen verschiedenen diagnostischen Formulierungen zu analysieren, wäre bereits eine anspruchsvollere und interessantere Aufgabe, an die ebenfalls mit dem Instrumentarium des polydiagnostischen Ansatzes herangegangen werden kann.

Schlußbemerkung

Der polydiagnostische Ansatz hat sich im Forschungsalltag als durchaus praktikabel erwiesen. Der gegenüber „traditionellen" Forschungsprojekten zusätzlich notwendige Aufwand hält sich bei den an der Wiener Psychiatrischen Universitätsklinik durchgeführten Forschungsprojekten in Grenzen. Zwar muß bei „polydiagnostisch" durchgeführten Projekten (wegen der nur teilweisen Überlappungen) mit einer größeren Fallzahl gerechnet werden, und die Selektionskriterien für den Einschluß bzw. Ausschluß von Patienten können zu einem größeren Arbeitsaufwand als üblich Anlaß geben. Die Datenerhebung selbst aber ist nur unwesentlich aufwendiger als in sorgfältig durchgeführten „traditionellen" Projekten, in denen die Befunderhebung in einer standardisierten Weise erfolgt: Wir haben zu diesem Zweck eine erweiterte Form der Present State Examination [30] und entsprechende andere Erhebungsinstrumente für anamnestische, psychosoziale und andere diagnostisch relevante Merkmale entwickelt. Die diagnostische Zuordnung selbst erfolgt auf Basis dieser Information mit eigens entwickelten oder bereits vorhandenen (z. B. CATEGO) Computerprogrammen. Die eigentlichen Grenzen des polydiagnostischen Ansatzes ergeben sich durch die Reliabilitätsgrenzen jeder einzelnen zur Verwendung vorgesehenen diagnostischen Formulierung. Auch bei einem „polydiagnostischen" Vorgehen kann die Qualität der einzelnen Diagnosen nicht besser sein, als es die ursprünglichen Formulierungen zulassen. Diesen Sachverhalt bewußt zu machen und dadurch letztlich zu einer Trennung der diagnostischen Spreu vom diagnostischen Weizen zu führen, könnte aber gerade eine wichtige Funktion des polydiagnostischen Ansatzes sein.

Literatur

1. American Psychiatric Association (1980) Diagnostic and statistical manual of mental disorders III. American Psychiatric Association, Washington
2. Bebbington PE (im Druck) Some constraints in the social psychiatry of depression. Integrative Psychiatry 2
3. Bebbington PE, Tennant C, Jurry J (1981) Adversity and the nature of psychiatric disorder in the community. J Affective Disord 3: 345–366
4. Berner P, Katschnig H (1983) Principles of „multiaxial" classification in psychiatry as a basis of modern methodology. In: Helgason T (ed) Methods in evaluation of psychiatric treatment. Cambridge University Press, Cambridge pp.71–79
5. Berner P, Gabriel E, Katschnig H, Kieffer W, Koehler K, Lenz G, Simhandl C (1983) Diagnosekriterien für schizophrene und affektive Psychosen. American Psychiatric Press, Washington
6. Berner P, Katschnig H, Lenz G (1983) DSM-III in German-speaking countries. In: Spitzer RL, Williams JBW, Skodol AE (eds) International perspectives on DSM-III. American Psychiatric Press, Washington pp 109–125
7. Bleuler M (1971) Schizophrenia. In: Cancro R (ed) The schizophrenic syndrome. Butterworth, London
8. Brockington IF, Kendell RE, Leff JP (1978) Definitions of schizophrenia: Concordance and prediction of outcome. Psychol Med 8: 387–398
9. Brown GW (1974) Meaning, measurement and stress of life events. In: Dohrenwend BS, Dohrenwend BP (eds) Stressful life events: Their nature and effects. Wiley, New York, pp 217–243
10. Carney MWP, Roth M, Garside RF (1965) The diagnosis of depressive syndromes and the prediction of ECT response. Br J Psychiatry 111: 659–674
11. Carroll BJ, Feinberg M, Greden JF et al. (1981) A specific laboratory test for the diagnosis of melancholia. Arch Gen psychiatry 38: 15–23
12. Dean C, Surtees PG, Sashidaran SP (1983) Comparison of research diagnostic systems in an Edinburgh community sample. Br J Psychiatry 142: 247–256
13. Degkwitz R, Helmchen H, Kockott G, Mombour W (1980) Diagnosenschlüssel und Glossar psychiatrischer Krankheiten. 5. Auflage korrigiert nach der 9. Revision der ICD. Springer, Berlin Heidelberg New York
14. Endicott J, Nee J, Fleiss J, Cohen J, Williams JBW, Simon R (1982) Diagnostic criteria for schizophrenia. Reliabilities and agreement between systems. Arch Gen Psychiatry 39: 884–889
15. Feighner JP, Robins E, Guze SB, Woodruff RA, Winokur G, Munoz R (1972) Diagnostic criteria for use in psychiatric research. Arch Gen Psychiatry 26: 57–63
16. Helzer JE, Brockington IF, Kendell RE (1981) Predictive validity of DSM-III and Feighner definitions of schizophrenia. A comparison with Research Diagnostic Criteria and CATEGO. Arch Gen Psychiatry 38: 791–798
17. Katschnig H (Hrsg) (1980) Sozialer Streß und psychische Erkrankung – Lebensverändernde Ereignisse als Ursache seelischer Störungen. Urban & Schwarzenberg, München Wien Baltimore
18. Katschnig H (im Druck) The independence of syndrome types from life events in depression. Integrative Psychiatry
19. Katschnig H, Berner P (1984) The poly-diagnostic approach in psychiatric research. World Health Organization, Geneva

20. Katschnig H, Brandl-Nebehay A, Fuchs-Robetin G, Seelig P, Eichberger G, Strobl R, Sint PP (1981) Lebensverändernde Ereignisse, psychosoziale Dispositionen und depressive Verstimmungszustände. Forschungsbericht. Psychiatrische Universitätsklinik, Wien
21. Kendell RE (1982) The choice of diagnostic criteria for biological research. Arch Gen Psychiatry 39: 1334–1339
22. Landmark I (1982) A manual for the assessment of schizophrenia. Acta Psychiatr Scand [Suppl 298] 65
23. Mezzich JE (1979) Patterns and issues in multiaxial psychiatric diagnosis. Psychol Med 9: 125–137
24. Overall JE, Hollister LE (1979) Comparative evaluation of research diagnostic criteria for schizophrenia. Arch Gen Psychiatry 36: 1198–1205
25. Rutter M, Shaffer D, Shepherd M (1975) multiaxial classification of child psychiatric disorders. World Health Organization, Geneva
26. Spitzer RL, Endicott J, Robins E (1978) Research diagnostic criteria: Rationale and reliability. Arch Gen Psychiatry 35: 773–782
27. Stephens JH, Astrup C, Carpenter WT Jr, Shaffer JW, Goldberg J (1982) A comparison of nine systems to diagnose schizophrenia. Psychiatry Res 6: 127–143
28. Surtees PG, Dean C, Ingham JG, Kreitman NB, Miller PMcC, Sashidaran SP (1983) Psychiatric disorder in women from an Edinburgh community: Associations with demographic factors. Br J Psychiatry 142: 238–246
29. Wing JK, Sturt E (1978) The PSE-ID-CATEGO system, supplementary manual. Medical Research Council, London
30. Wing JK, Cooper JE, Sartorius N (1974) Measurement and classification of psychiatric syndromes. Cambridge University Press, Cambridge
31. World Health Organization (1978) ICD 9th revision: Mental disorders: Glossary and guide to their classification in accordance with the ninth revision of the international classification of diseases. World Health Organisation
32. Young MA, Tanner MA, Meltzer HY (1982) Operational definitions of schizophrenia. What do they identify? J Nerv Ment Dis 170: 443–447

Nonverbale Indikatoren psychischen Befindens

H. Ellgring

Ausdrucksverhalten gilt, v. a. bei Affektstörungen, als wichtige Informationsquelle für die klinische Urteilsbildung [5]. Bereits Kraepelin [7] hob die Bedeutung nonverbaler Merkmale für die Diagnostik hervor:

„Eine der wichtigsten Quellen für die Erkennung krankhafter Seelenzustände bilden die Ausdrucksbewegungen im weitesten Sinne des Wortes, da wir aus ihnen vor allem unsere Schlüsse auf die psychischen Vorgänge zu ziehen haben, welche sich in unseren Kranken abspielen. Vielfach lassen uns schon der einfache Anblick der Kranken, sein Benehmen, seine Gesichtszüge ein ungefähres Urteil über die seelischen Bewegungen gewinnen, die sein Innerstes bewegen" (S. 197–198).

Trotz der praktischen Bedeutung existieren im Vergleich zu der großen Zahl von Fragebogenverfahren nur wenig Ansätze zur systematischen Erfassung nonverbalen Verhaltens. Klinische Hinweise beziehen sich meist auf spezielle Zeichen, wie die „Veraguth-Falte", oder qualitative Beschreibungen, wie die kraftlose Gestik usw. Systematische Untersuchungen zur Beurteilung des psychischen Zustands aufgrund des sichtbaren Verhaltens oder Messungen des Verhaltens selber zeigen jedoch, daß das Ausdrucksverhalten valide Informationen liefern kann [4, 6, 10, 11, 12].

Empirische Befunde

Anhand von Verlaufsuntersuchungen[1] an endogen und neurotisch depressiven Patienten soll im folgenden erläutert werden, wie sich Veränderungen psychischen Befindens im Verhalten manifestieren. Nonverbale Verhaltensweisen, wie Mimik, Gestik, Blickzuwendung und – als inhaltsunabhängiger Teil von Äußerungen – die Muster der Sprechaktivität wurden anhand von Videoaufzeichnungen mit entsprechenden Beobachtungsverfahren gemessen, d. h. nicht nur beurteilt.

In den individuellen Verläufen der depressiven Erkrankung zeigen sich sehr enge Beziehungen zwischen Befinden und Verhalten im Einzelfall. Ein solcher Verlauf ist für eine 56jährige Patientin mit phasisch verlaufender Depression dargestellt (s. Abb. 1).

---

1 Die Untersuchungen sind auch Teil eines interdisziplinären Projekts über biologische Grundlagen endogener Depression am Max-Planck-Institut für Psychiatrie, München. Teile wurden gefördert durch die DFG (EL 67/2)

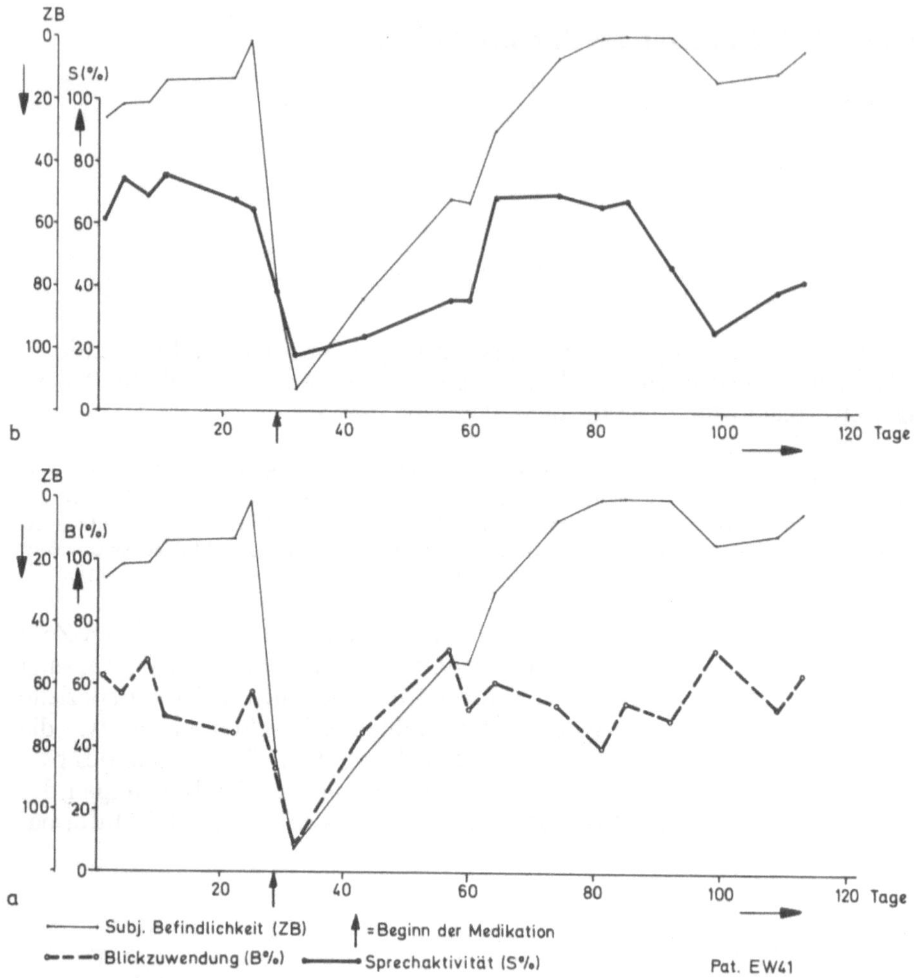

Abb. 1a, b. Verlauf von subjektiver Befindlichkeit (*ZB* = „Zustandsbarometer") und relativer Zeitdauer von **a** Blickzuwendung *(B%)* und **b** Sprechaktivität *(S%)* bei einer endogen depressiven Patientin (56 Jahre). Die Werte beziehen sich auf 5 min eines standardisierten klinischen Interviews. Hohe Zahlenwerte im „Zustandsbarometer" geben schlechtes subjektives Befinden an

In dem dargestellten Beispiel tritt im Verlauf des Klinikaufenthaltes dieser Patientin eine plötzliche Depression auf. Unter medikamentöser Therapie bessert sich das Befinden und mündet nach einer depressiven Nachschwankung, deren Form sich hier als eine „gedämpfte Schwingung" darstellt, in einen stabil guten Zustand. Auffällig ist hier, daß nur bei extremer Befindlichkeitsänderung das Blickverhalten reagiert, während die Sprechaktivität deutlicher und sensibler die Stimmungsänderungen abbildet.

In dem nächsten Fall einer endogenen Depression zeigt sich eine Reaktion auf Änderungen des subjektiven Befindens nur im Blickverhalten, nicht dagegen in der Sprechaktivität (s. Abb. 2). Das Ausmaß der Blickzuwendung folgt

80

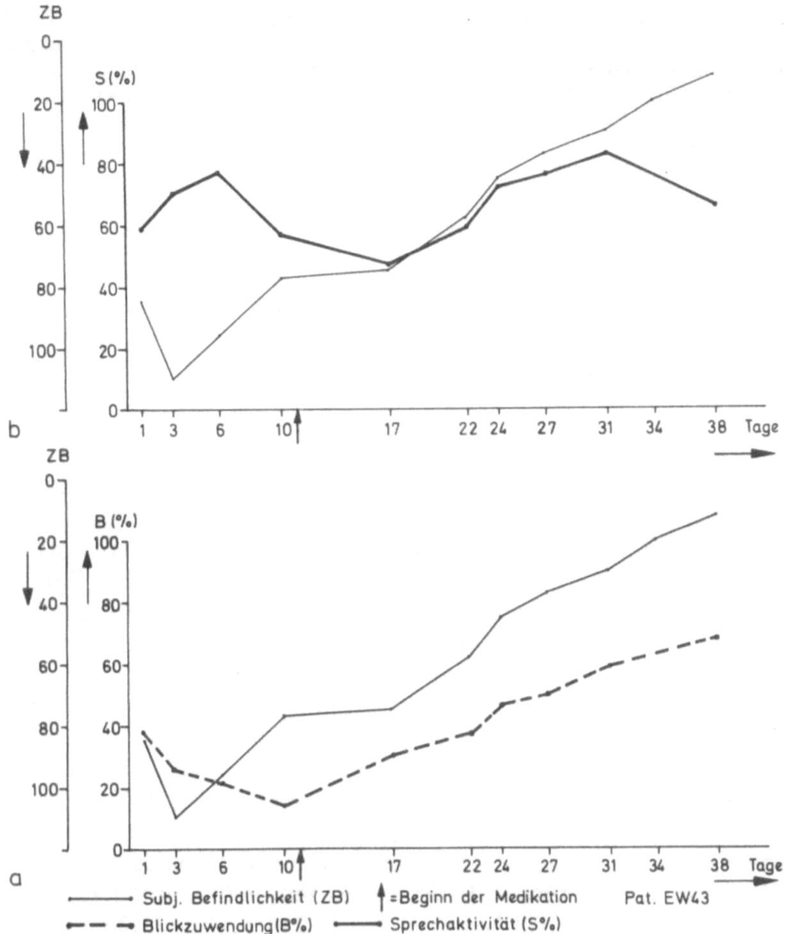

Abb. 2a, b. Verlauf von subjektiver Befindlichkeit *(ZB)* und relativer Zeitdauer von **a** Blickzuwendung *(B%)* und **b** Sprechaktivität *(S%)* (Erläuterung s. Abb. 1).

der stetigen Besserung des subjektiven Befindens, während das Ausmaß der Sprechaktivität unabhängig von den Befindlichkeitsänderungen variiert.

Die generellen Zusammenhänge zwischen Verhaltensmaßen, subjektivem Befinden und klinischem Eindruck lassen sich anhand von 120 Interviews mit depressiven Patienten und Kontrollpersonen folgendermaßen kennzeichnen (s. Tabelle 1).

Bis auf die Gestik bestehen allgemein hochsignifikante ($p < 0.01$) Korrelationen zwischen Verhaltensmaßen einerseits und subjektivem Befinden bzw. klinischem Eindruck andererseits. Folgende Punkte sind dennoch zu bedenken:

1. Im Durchschnitt liegt die gemeinsame Varianz, ausgedrückt im Determinationskoeffizienten, von Verhalten und Befinden zwischen 16 und 30%. Dies erscheint für eine valide Inferenz des Befindens im Einzelfall kaum hinreichend.

Tabelle 1. Korrelationen von subjektivem Befinden *(ZB)*, klinischem Eindruck *(KLIN)* und Verhalten. *LA* = Anzahl der Lächelreaktionen, *B%* = relative Dauer der Blickzuwendung, *S%* = relative Dauer der Sprechaktivität, *GEFA* = Anzahl der Gesten bezogen auf die Sprechmenge. *n* = 120 Interviews von jeweils 5 min Dauer, bei 20 endogen, 16 neurotisch-depressiven Patienten und 9 Kontrollpersonen. (Es gehen jeweils 2–3 Interviews pro Person in die Berechnung ein)

	LA	B%	S%	GEFA
ZB	.47	.55	.42	.10
KLIN	.57	.44	.42	.03

2. Betrachtet man die Einzelfälle, so reagieren einige Personen stark, einige gar nicht, andere entgegen der Erwartung. Das Resultat ist ein schwacher bis mittlerer durchschnittlicher Zuwachs in den Verhaltensmaßen bei Besserung des Befindens. Diese individuell unterschiedlichen Verhaltensänderungen zusammen mit der Besserung des Befindens weisen auf eine Personenspezifität der Reaktionen hin.

3. Personen, die in einem Merkmal reagieren, reagieren nicht notwendigerweise in anderen. Änderungen nonverbalen Verhaltens in Abhängigkeit vom Befinden erfolgen offensichtlich als logische „Oder-Verbindungen". Danach verbietet sich ein additives Modell, in dem unterschiedliche Verhaltensmaße zu einem Summenscore verbunden werden könnten.

4. Einige Merkmale verändern sich häufiger zustandskonkordant als andere. Die Depression ist danach durch vermindertes Lächeln, verminderte Blickzuwendung und vermindertes Sprechen (dies wird als einziges Merkmal im DSM III [1] genannt) gekennzeichnet, weniger durch eine verminderte Gestik. Die Korrelationen als Gruppenkennzeichen weisen also auf Unterschiede der Verhaltensaspekte hinsichtlich ihrer Merkmalsgeneralität hin.

5. Bei extremen Zuständen kann das System vollkommen zusammenbrechen. Bei extrem schlechtem Befinden in der äußerst tiefen Depression findet sich auffälliges nonverbales Verhalten in sämtlichen Merkmalen.

Klinische Urteile

Betrachtet man die Befunde – die geringe gemeinsame Varianz von Verhalten und Erleben für die Gesamtgruppe, die „Personenspezifität" der Reaktionen, deren logische „Oder-Verbindung", die unterschiedliche Merkmalsgeneralität und den nur in extremen psychischen Zuständen beobachtbaren Zusammenbruch des gesamten Kommunikationssystems –, so stellt sich notwendigerweise die Frage, woher die subjektive Sicherheit des klinischen Urteils aufgrund des aus dem Verhalten gewonnenen Eindrucks kommt. Beruht er auf Prozessen wie selektiver Wahrnehmung, Halo-Effekt usw? Ist er letztlich fehlerhaft? Wird nonverbales Verhalten nur so wahrgenommen und interpretiert, wie es die verbalen Informationen zulassen?

Tatsächlich existiert eine hohe Urteilsgenauigkeit aufgrund des sichtbaren Verhaltens. Nicht nur die intraindividuelle Veränderung des subjektiven Befin-

82

dens wird im unmittelbaren Vergleich aufgrund kurzer Videosegmente mit hoher Genauigkeit beurteilt [11]. Selbst aus dem sichtbaren Verhalten des Therapeuten ist dies bei kurzer Darbietung von 10 s dauernden Videosegmenten möglich [2, 8]. Die Details der letztgenannten Untersuchungen können aus Platzgründen hier nicht diskutiert werden. Es läßt sich daraus jedoch schließen, daß Verhaltensinformationen valide genutzt werden. Die jeweiligen Verhaltenseffektoren, die von Person zu Person verschieden sein können, sind offensichtlich brauchbare Informationsquellen für valide Urteile über Befindlichkeitsänderungen, sofern sie in einer Form dargeboten werden, die einen unmittelbaren Vergleich erlaubt.

Folgerungen

Ähnlich wie bei psychophysiologischen Maßen finden wir im Ausdrucksverhalten eine Personenspezifität in deren zustandsabhängigen Veränderungen. Nicht jedes Merkmal nonverbalen Verhaltens ist für jede Person relevant. Es gilt also, die Merkmale personenspezifisch zu bestimmen, die dann allerdings effizient und differenziert Veränderungen des Befindens widerspiegeln.

Ein nomothetischer Ansatz, in dem bei einem Verhaltensmerkmal eine allgemeine indikative Valenz angenommen wird, vermittelt für die Population das Bild mittlerer bis schwacher Zusammenhänge von Verhalten und Befinden [3]. Er trifft für die Population zu, die sich aus „Reagierern" und „Nicht-Reagierern" zusammensetzt.

Berücksichtigt man die Personenspezifität, so wird in einer Art von ideographischem Ansatz der individuelle Zusammenhang deutlich. Die individuell manifesten Zusammenhänge lassen sich wiederum auf der Grundlage allgemeiner Gesetzmäßigkeiten beschreiben. Der intraindividuell starke Zusammenhang von Verhalten und Befinden bildet wahrscheinlich auch im täglichen Umgang mit derselben Person die Basis für unsere Inferenzen. Anzunehmen ist, daß wir in der Regel nicht bewußt die Verhaltenseffektoren analysieren, auf die wir unsere Urteile stützen.

Schließlich ist herauszustellen, daß nonverbales Verhalten psychische Vorgänge widerspiegeln kann, die nicht spezifisch für ein nosologisches Krankheitsbild sein müssen. Da die gedrückte Stimmung bei endogen wie neurotisch depressiven Patienten eine Rolle spielt, wird man bei beiden entsprechendes Ausdrucksverhalten finden. Im nonverbalen Verhalten werden psychische Vorgänge wie Stimmungen und Affekte reflektiert, zusammen mit der Kontrolle des Verhaltens anderer Personen gegenüber [9]. Zwar gibt es unterscheidbare Reaktionstypen im nonverbalen Verhalten. Eine eindeutige Zuordnung dieser Typen zu den bisher existierenden nosologischen Krankheitsbildern scheint bisher kaum möglich und ist vielleicht auch nicht erreichbar. Lohnend erscheint es, unabhängig von vorgegebenen nosologischen Einheiten nach Verbindungen von Reaktionsweisen im nonverbalen Verhalten zu biologischen Reaktionstypen zu suchen.

Literatur

1. American Psychiatric Association (1980) Diagnostic and statistical manual of mental disorders DSM-III. American Psychiatric Association, Washington
2. Avarello M (1982) Zum klinisch-diagnostischen Eindruck. Arbeitsbericht über Eindrucksexperimente zum nonverbalen Verhalten in klinisch-diagnostischen Gesprächssituationen (Mimeo). Max-Planck-Institut für Psychiatrie, München
3. Bem DJ, Allen A (1974) On predicting some of the people some of the time: The search for cross-situational consistencies in behavior. Psychol Rev 81: 506–520
4. Ellgring JH, Clarke AH (1978) Verlaufsbeobachtungen anhand standardisierter Videoaufzeichnungen bei depressiven Patienten. In: Helmchen H, Renfordt E (Hrsg) Fernsehen in der Psychiatrie. Thieme, Stuttgart, S 68–77
5. Hill D (1974) Non-verbal behavior in mental illness. Br J Psychiatry 124: 221–230
6. Jones JH, Pansa M (1979) Some nonverbal aspects of depression and schizophrenia occurring during the interview. J Nerv Ment Dis 167: 402–409
7. Kraepelin E (1896) Psychiatrie – Ein Lehrbuch für Studierende und Ärzte. Barth, Leipzig
8. Pattay S (1982) Stimmungsbeeinflussung und Stimmausdruck. – Läßt sich die Befindlichkeit des Patienten aus der Stimme des Therapeuten erkennen? Diplom-Arbeit, Universität München
9. Ploog D (1980) Der Ausdruck der Gemütsbewegungen bei Mensch und Tieren. In: Max-Planck-Gesellschaft (Hrsg) Jahrbuch 1980. Vandenhoeck & Ruprecht, Göttingen, S 66–97
10. Renfordt E, Busch H (1976) Neue Strategien psychiatrischer Urteilsbildung durch Anwendung audiovisueller Techniken. Pharmakopsychiatr Neuropsychopharmakol 9: 67–75
11. Renfordt E, Busch H (1978) Quantifizierende Beurteilung des psychopathologischen Längsschnittprofils mit Hilfe audiovisueller Aufzeichnungen. Arzneimittelforsch 28: 1286–1288
12. Ulrich G, Harms K, Fleischhauer J (1976) Untersuchungen mit einer verhaltensorientierten Schätzskala für depressive Hemmung und Agitation. Arzneimittelforsch 26: 1117–1119

Güteeigenschaften gerontopsychiatrischer Skalen

E. Lehmann, K. Heinrich, H. Quadbeck und J. Tegeler

Aufgrund des Gesetzes zur Neuordnung des Arzneimittelrechtes wurde durch den Bundesminister für Jugend, Familie und Gesundheit eine Kommission „Alterskrankheiten und Schwächezustände" berufen. Diese Kommission hat ein Projekt initiiert, in dem es um die Erfassung und kritische Bewertung von Methoden für die Gerontopharmakologie geht. Absicht dieses Vorhabens sollte es sein, der forschenden Pharmaindustrie Empfehlungen für die Durchführung von klinischen Prüfungen mit sog. Gerontopharmaka zu geben, und dem BGA sollte es Maßstäbe für die Bewertung solcher Studien liefern. Neben Leistungsmaßen, biochemischen und EEG-Methoden ging es um gerontopsychiatrische Skalen, von denen wir hier nur die Fremdratings behandeln. Bezogen auf das Thema nehmen wir noch eine weitere Beschränkung vor, indem wir aus dem Feld möglicher Gültigkeiten die Gerontopharmakologie besonders gewichten.

Um eine repräsentative Literaturübersicht zu gewinnen, haben wir 3 Computerrecherchen in Auftrag gegeben. Es wurden die Datenbasen Medlars, Biosis, Social Scisearch, Scisearch, Embase, Excerpta Medica und Ringdoc abgefragt.

Gefragt wurde, welche klinischen und psychologischen Selbst- und Fremdratingskalen, inkl. Skalen zur Messung des subjektiven Befindens, zur Prüfung der Wirksamkeit von Arzneimitteln und deren Nebenwirkungen bei der Behandlung von älteren Patienten mit Hirnleistungsstörungen verwandt wurden.

Es wurde nach Therapiestudien, bei denen diese Skalen verwandt wurden, und nach Literatur zur Entwicklung und Testkonstruktion gerontopsychiatrischer Skalen gefragt.

Ergänzend zu den Computeranfragen wurden alle Arzneimittelanbieter angeschrieben, von denen in der *Roten Liste 1978* Arteriosklerosemittel, durchblutungsfördernde Mittel, Geriatrika oder Psychopharmaka mit der Indikation „Zerebrale Insuffizienzerscheinungen" aufgeführt sind.

Es wurden alle Publikationen, die zwischen 1970 und 1980 erschienen sind, gesichtet, sofern sie spezifische Skalen für den Bereich der Gerontopsychiatrie behandelten oder solche Skalen beinhalteten, die zwischen 1970 und 1980 zur Beurteilung von sog. Gerontopharmakawirkungen eingesetzt worden sind.

Es ergab sich eine Vielzahl voneinander nicht unabhängiger, namenloser Skalen oder Itemsammlungen, für die niemals testanalytische Ergebnisse mitgeteilt worden waren.

Es fanden sich auch vom Namen her anspruchsvolle Skalen, für die testanalytische Daten spärlich vorlagen oder die in der Gerontopharmakologie niemals Anwendung fanden, wie z.B. das Dokumentationssystem der Arbeitsgemeinschaft für Gerontopsychiatrie, das AGP-System oder das Geriatric Mental

Status Interview. In den 1981 von CIPS herausgegebenen internationalen Skalen für Psychiatrie schreiben Ciompi u. Kanowski [14] für das AGP unter den Überschriften „Reliabilität" und „Validität", daß spätere Untersuchungen vorgesehen seien, wobei sie ansonsten auf Publikationen aus dem Jahre 1973 verweisen.

Skalen, die in diesem Feld mehrfach eingesetzt wurden, waren sehr selten.

Salzman et al. [52, 53, 54] haben schon 1972 eine umfangreiche Darstellung von Rating-Scales für die geriatrische Psychopharmakologie gegeben. Die Zusammenstellung enthält zahlreiche Skalen und es wurden Kriterien entwickelt, unter ihnen zu wählen. Ungeachtet des bis ins Einzelne gehenden Überblicks finden sich in der Literatur der letzten 10 Jahre sehr wenige Skalen in der Anwendung auf geriatrische und im besonderen gerontopharmakologische Fragen wieder.

Goga u. Hambacher [31] gaben 1977 einen Überblick über psychologische und Verhaltensbeurteilungsskalen für geriatrische Patienten. Sie konstatierten eine große Zahl von „check-lists" und Verhaltensbeurteilungsskalen, die sie für relevant und anwendbar beurteilten, und wählten 5 aus, die sie im Sinne einer Empfehlung näher beschrieben. Aber auch diese Publikation zeigte wenig Wirkung. Nur die unter den 5 herausgestellten Skalen befindliche Sandoz Clinical Assessment Geriatric Scale (SCAG) hat von der Häufigkeit der Anwendung her eine herausragende Stellung gewonnen. Dabei ist dies wohl nicht der Publikation von Goga u. Hambacher [31] als Folge zuzuschreiben, sondern der Forschungsstrategie im Zusammenhang mit der Untersuchung von Hydergin.

1980 hat sich die Zahl der publizierten Skalen weiter vermehrt, früher beschriebene sind in Vergessenheit geraten, aber die Erfahrungen mit einzelnen Skalen wurden kaum vermehrt. Die Computeranfragen bewirkten den Ausstoß zahlreicher Publikationen zu einzelnen Skalen. Es wurden aber kaum Untersuchungen von Gerontopharmaka mit Skalen erfaßt. Auch das Anschreiben von 120 Arzneimittelherstellern mit einschlägigem Präparateangebot änderte an diesem unerwartetem Verhältnis nichts. Innerhalb der Gerontopharmakastudien überwog die Zahl der Untersuchungen mit speziell oder willkürlich konstruierten Skalen gegenüber solchen Untersuchungen, die publizierte Skalen einsetzten, insbesondere wenn man berücksichtigte, daß die publizierten Skalen häufig für spezielle Untersuchungen modifiziert wurden. Da die willkürlichen Itemzusammenstellungen augenscheinlich nicht überlegen sein konnten über existente Verfahren, kommen als Gründe Eigenwilligkeit, Uninformiertheit, Ignoranz, Eitelkeit oder Bequemlichkeit neben anderen Gründen in Frage.

Es hat auch den Anschein, als gäbe es auf der einen Seite eher theoretisch orientierte Forscher, die anspruchsvolle Skalen entwickeln – d. h. Skalen mit dem Anspruch, das gesamte Gebiet der Gerontopsychiatrie repräsentativ zu erfassen, ohne darüber hinaus Zeit zu finden, diese Skalen auch praktisch zu nutzen –, während es auf der anderen Seite Praktiker gibt, die mit den anspruchsvollen Verfahren der Theoretiker nicht umgehen wollen oder können, wenn sie sie überhaupt kennen.

Bezogen auf die Frage nach den Güteeigenschaften gerontopsychiatrischer Skalen bedeutet alles bisher Gesagte, daß es äußerst schwierig ist, diese abzuschätzen.

Betrachtet man die Angaben zur Testgüte naiv, d.h. nimmt man die numerischen Beträge der publizierten Retestzuverlässigkeiten, inneren Konsistenzen oder prädiktiven Validitäten, so finden sich einige hervorragend zuverlässige Verfahren mit hohen Gültigkeitsindizes für bestimmte Gültigkeiten. So wurden innere Konsistenzen bis zu $r = 0{,}97$ (Geriatric Resident Goals Scale: GRGS [16]), Retestkoeffizienten bis zu $r = 0{,}96$ (Activities of Daily Living: ADL [38]) und Interraterreliabilitäten bis 0,95 (Ward Function Inventory: WFI [46]) publiziert.

Es wurden Korrelationen zu anderen Skalen von 0,88 (Parachek Geriatric Behavior Rating Scale, PGBRS [43]), 0,82 (Geriatric Resident Goals Scale: GRGS [16]) oder 0,72 (Affect Balance Scale: ABS [26]) berichtet, die die Frage provozieren, ob es überhaupt nötig war, eine neue Skala zu entwickeln und was denn ihr Nutzen ist, wenn sie doch dasselbe mißt.

Hinzu kommt die kritische Beobachtung, daß die Testgüteindizes augenscheinlich dann am höchsten sind, wenn die Skalen offenkundiges Verhalten erfassen, etwa ob ein Patient ohne Hilfe Treppen steigen kann. Entsprechend sind die mitgeteilten Gültigkeiten trivial, wenn sinngemäß bezogen auf dieses Item im Sinne prädiktiver Gültigkeit vorhergesagt wird, ob ein Patient in einer Institution mit oder ohne Fahrstuhl zurechtkommt. Von ähnlicher Trivialität sind die meisten prädiktiven Validitäten von der Art, daß gesagt wird, es sei mit der Skala möglich, Patienten von Nicht-Patienten, oder organische von funktionellen Psychosen zu unterscheiden. Man bekommt das heraus, was man hineinsteckt. Im Grunde ist das nicht mehr als eine standardisierte Vorgehensweise zur Grobklassifikation. Will man das über die Grobklassifikation hinausgehende Differenzierungsvermögen der Skalen, ihre Sensibilität für pharmakobedingte Veränderungen der Merkmale, die sie abbilden, beurteilen, so fällt auf, daß die bisher genannten Skalen für die Erfassung von Gerontopharmakawirkungen nahezu nicht benutzt wurden und mit ihnen in keinem Fall unter kontrollierten Bedingungen Präparatwirkungen nachzuweisen waren.

In unserer Literatur fanden sich überhaupt nur 3 Skalen, die in nennenswerter Häufigkeit unter kontrollierten Bedingungen zwischen Präparatbedingungen differenzierten. Am häufigsten verwendet wurde die Skala zur Beurteilung des globalen Behandlungserfolges [1, 2, 3, 7, 9, 10, 11, 17–23, 27, 33–37, 39, 42, 45, 47, 48, 51, 57, 58], die unter modifizierten Namen 26mal Anwendung fand und 17mal differenzierte. Die Sandoz Clinical Assessment-Geriatric (SCAG) [7, 8, 9, 13, 19, 21, 25, 27, 29, 30, 32, 37, 41, 45, 47, 48, 50, 51, 55, 56, 57], differenzierte mit irgendeinem Item oder einer Subskala in 15 kontrollierten Studien 10mal und die Crichton Geriatric Behavioural Rating Scale (CGBRS) [4, 5, 6, 12, 15, 24, 28, 40, 42, 44, 49] unterschied in 10 Studien 6mal zwischen unterschiedlichen Präparatbedingungen.

Während die SCAG und die CGBRS mit inhaltlicher Überschneidung beider Skalen sehr komplexe psychopathologische Merkmale der Alterspsychiatrie erfassen, wird im Globalurteil der therapeutischen Veränderungen ein noch komplexeres Urteil abgegeben, das über verschiedenste Merkmalsbereiche hinweg integriert. Für das offenkundig am besten relativ geringe Differenzen – denn um solche handelt es sich wohl bei den Gerontopharmaka – erfassende Globalurteil gibt es keine Angaben zur Zuverlässigkeit. Die Zuverlässigkeit für die SCAG und die CGBRS – wie für alle namhaften Skalen oder willkürlichen Itemzusammenstellungen – variiert um so mehr, je komplexer und verborgener das zu beurteilende Merkmal ist. Sie hängt ab von der Berufserfahrung, dem speziellen Training mit dem Verfahren, dem Kontakt zum Beurteilten usw.

Didaktisch überspitzt formuliert kann man – die Beurteilung der Güteeigenschaften zusammenfassend – sagen, daß Fremdbeurteilungsskalen überhaupt keine Güteeigenschaften haben. Die Güteeigenschaften haben die Rater. Wollte man sinnvolle statistische Güteindizes für Fremdratings angeben, müßte man nicht nur Patientenstichproben, sondern auch Raterstichproben untersuchen. In der Hand eines unwissenden oder falsch motivierten Raters ist jede Fremdbeurteilungsskala wertlos. Was bedeutet es denn schon für einen unter dem Druck der Routine stehenden Praktiker und die Zuverlässigkeit seiner Urteile, wenn an einer Universitätsklinik mit kontinuierlichem Training der Rater befriedigende Interraterreliabilitäten erreicht werden? Die inneren Konsistenzen geben gleichfalls keine befriedigende Schätzung der Zuverlässigkeit. Der kompetente Untersucher kennt in aller Regel die Zugehörigkeit der Items zu den Skalen und der naive Rater ist aus Gründen des Nichtwissens zum Rating ungeeignet, jedenfalls, wenn es nicht um offen zu Tage liegendes banales Verhalten, sondern um komplexe Merkmale geht.

Die Grundprobleme der Bewertung von Güteeigenschaften gerontopsychiatrischer Skalen sind experimental-methodischer Natur und noch nicht einmal ansatzweise gelöst. Man müßte Stichproben von Ratern unter experimentell sichergestellter Blindheit gegenüber der jeweils relevanten Bedingung untersuchen. Die Hoffnung des BGA oder auch der forschenden Pharmakaindustrie trog, wenn man glaubte, es genüge, die Skalen mit den besten Güteeigenschaften zu verwenden, um schlüssige Ergebnisse zu bekommen.

Bezogen auf die Frage, wie man unter Verwendung von Skalen im gerontopharmakologischen Experiment zu gültigen Aussagen kommt – die Verwendung von Skalen halten wir auf diesem Gebiet für unverzichtbar –, fassen wir die Probleme zusammen und machen den folgenden Behandlungsvorschlag:

Die Grundprobleme im Zusammenhang mit dem Nachweis von Gerontopharmaka sind experimenteller Natur. Sie sind durch die Verbesserung von Testeigenschaften klinischer und psychologischer Skalen nicht zu beheben.

Es existiert seit langem eine Vielzahl wenig benutzter Skalen, für die nachgewiesen wurde, daß sie unter den Umständen der Erprobung geeignet waren, zuverlässige und gültige Daten zu erheben, ohne daß dieses Wissen dazu benutzt werden könnte, Nullhypothesen zu beweisen. Wenn eine Skala bei einer Gelegenheit, weil zuverlässig und gültig, differenziert hat, bedeutet dies nicht, daß eine fehlende Differenzierungsfähigkeit bei nächster Gelegenheit fehlende Differenzen nachweist.

Experimente müssen von der Planung her mit Rücksicht auf die unabhängigen Variablen, Fehlervariablen und abhängigen Variablen intern gültig angelegt sein. Dann sind nach den Regeln der statistischen Entscheidungslogik wahrscheinlich gemachte Bedingungsdifferenzen zwischen Placebo und Verum oder verschiedenen Verumbedingungen sogar um so relevanter, wenn zu ihrem Nachweis kein hoch zuverlässiges Maß (keine Mikrometerschraube) mit sehr begrenztem Gültigkeitsbereich notwendig war.

Nach der experimental-statistischen Entscheidungslogik vorgehen heißt, daß man die Irrtumswahrscheinlichkeit für den Fehler α auch mit Rücksicht auf die Zahl der Entscheidungen über Bedingungsdifferenzen festlegt, was heißt, daß man bei mehreren unabhängigen Entscheidungen das α adjustieren muß.

Da dies nun bei multiplen Mittelwertsvergleichen bewirkt, daß nur relativ große Differenzen bei relativ großen Patientenstichproben als überzufällig nachweisbar sind, empfiehlt sich ein hierarchisches Vorgehen. Analog zum Umgang mit der Varianzanalyse oder komplexen Kontingenztafeln fällt man zuerst die Entscheidung, ob insgesamt Bedingungsdifferenzen vorliegen und lokalisiert die Effekte, sofern Gesamtdifferenzen gefunden wurden, bei Bedarf anschließend.

Sind für den Gesamtplan keine Wirkungen wahrscheinlich gemacht, so erübrigt sich ein anschließender multipler Mittelwertsvergleich.

Auf unseren Fall des Nachweises von Gerontopharmakawirkungen mit Hilfe klinischer Skalen angewendet, könnte die hierarchische Entscheidungsstrategie so aussehen, daß man zuerst mit dem „Globalen Rating des Behandlungserfolges" allein entscheidet, ob Bedingungsdifferenzen vorliegen. Im zweiten Schritt könnte man bei mehr als zwei untersuchten Bedingungen lokalisieren, welche paarweisen Differenzen zu der Gesamtdifferenz einen Beitrag geleistet haben. Drittens könnte man mit differenzierteren abhängigen Variablen, d. h. mit klinischen Skalen, illustrieren – nicht beweisen oder entscheiden –, welche Einzelwirkungen am Gesamterfolg beteiligt waren.

Alternativ könnte man drittens auch bei vorliegenden globalen Differenzen einige wenige entscheidungsstatistische Gruppenvergleiche mit im Planungsstadium besonders ausgewählten Variablen und adjustierter Irrtumswahrscheinlichkeit anschließen.

Diese besondere Stellung des globalen Ratings scheint aufgrund seiner zahlreichen Verwendung in ganz unterschiedlichen Formen mit durchweg guter Differenzierung gerechtfertigt. Aufgrund dieser Stellung wäre es aber geboten, ihm mehr Geltung im Bewußtsein der Rater zu geben. Es wäre dem Untersucher etwa anzuraten, sein globales Rating auf der Basis aller sonstigen, auch skalenmäßig erfaßten Variablen vor dem Hintergrund seiner gesamten klinischen Erfahrung gewissenhaft abzugeben. Bei dieser Vorgehensweise käme den in der Wichtigkeit nachgeordneten Skalen die Funktion zu, Entscheidungsfundament zu sein und Kommunikationsmittel für den Rater, wenn er sein Bezugssystem für das globale Rating verbalisiert.

Das Entscheidungsfundament wäre so breit zu wünschen, wie es die Forschungsökonomie zuläßt. Es könnte eine möglichst repräsentative Erfassung der Psychopathologie, der subjektiven Befindlichkeit, der körperlichen Verfassung, des Verhaltens im Krankenhaus und der sozialen Bezüge beinhalten. Für alle Bereiche gibt es publizierte Skalen zur Auswahl. Die Wahl der Variablen würde mit Salzman et al. [52, 53, 54] dem Urteil des Raters mit Blick auf seine Möglichkeiten und Absichten vorbehalten sein. Er könnte dabei forschungsökonomisch die Erfahrungen mit vorhandenen Skalen vermehren oder sich mit neuen Kreationen zu schmücken versuchen. Er dürfte nicht bei fehlendem globalem Effekt unter vielen Variablen eine oder einige suchen, die vielleicht zufällig Werte aufweisen, die scheinbar präparatbeeinflußt sind.

Aus methodischer Sicht bestehen grundsätzlich Bedenken dagegen, den Fortschritt der Gerontopharmakologie in besseren Skalen zu suchen. Dieser liegt in besseren Experimenten.

Literatur

1. Amery WK, Oosterveld WJ (1975) An evaluation of cinnarizine in aged patients with vertiginous complaints – a multicentre trial. Acta Ther 1: 39–48
2. Arrigo A, Braun P, Kauchtschischwili GM, Moglia A, Tartara A (1973) Influence of treatment on symptomatology and correlated electroencephalographic (EEG) changes in the aged. Curr Ther Res 15: 417–426
3. Banen DM (1972) An ergot preparation (hydergine) for relief of symptoms of cerebrovascular insufficiency. J Am Geriatr Soc 20 1: 22–24
4. Bargheon J (1973) Etude en double insu de l'hydergine chez le sujet âgé. Nouv Presse Méd 2/31
5. Bargheon J (1975) Doppelblindversuch mit Praxilene in der Geriatrie. Gaz Med Fr 82/40
6. Bargheon J (1975) Essai en double aveugle du praxilène en gériatrie. Gaz Med Fr 82/40: 4755–4758
7. Bazo AJ (1973) An ergot alkaloid preparation (hydergine) versus papaverine in treating common complaints of the aged: Double-blind study. J Am Geriatr Soc 21/2: 63–71
8. Bente D, Glatthaar G, Ulrich G, Lewinsky M (1979) Nicergolin Arzneimittelforsch 29/11
9. Berde B, Schild HO (1980) Pharmakologie und klinische Pharmakologie von Hydergin. Springer, Berlin Heidelberg New York
10. Bernard A, Goffart JM (1968) A double-blind cross-over clinical evaluation of cinnarizine. Clin Trials J (London) 5/1: 945–948
11. Biel M-L, Seus R, Struppler A (1976) Medikamentöse Therapie des hirnorganischen Psychosyndroms im Alter. Med Klin 71: 2177–2184
12. Caird FI (1977) Computerized tomography (EMISCAN) in brain failure in old age. Age Ageing [Suppl] 6: 50–55
13. Capote B, Parikh N (1978) Cyclandelate in the treatment of senility: A controlled study. J Am Geriatr Soc 26/8: 360–362
14. Ciompi L, Kanowski S (1981) Dokumentationssystem der Arbeitsgemeinschaft für Geronto Psychiatrie (AGP). In: CIPS (Hrsg) Internationale Skalen für die Psychiatrie. Beltz, Weinheim
15. Cooper AJ, Magnus RV (1980) Eine plazebokontrollierte Untersuchung mit Pyritinol („Encephabol") bei Demenz. Pharmatherapeutica 2: 317–322
16. Cornbleth T (1978) Evaluation of goal attainment in geriatric settings. J Am Geriatr Soc 26/9: 404–407
17. Dorn M (1977) Zur Behandlung der zerebralen Insuffizienz in der Praxis. Therapiewoche 27: 2565–2573
18. Eckmann F (1976) Klinische Untersuchungen mit Piracetam. MMW 29/30: 957–958
19. Einspruch BC (1976) Helping to make the final years meaningful for the elderly residents of nursing homes. Dis Nerv Syst 37: 439–442
20. Engelmann GA (1975) Klinische Prüfung von Danaden retard bei Funktionspsychosen im Sinne leichter bis mittelschwerer Durchgangssyndrome. Med Welt 26: 1380–1384
21. Fanchamps A (1979) Controlled studies with dihydroergotoxine in senile cerebral insufficiency. In: Nandy U (ed) Geriatric psychopharmacology. Elsevier North Holland, New York Oxford, pp 195–211
22. Ferreira AB, Ferreira AB, Souza TB (1973) Pharmakologische Behandlung der zerebralen Arteriosklerose mit einer neuen medikamentösen Kombination. Rev Bras Med 30/2: 1–12
23. Freeman H, Murray P (1966) Treatment of aged psychotic patients with hydergine. Gerontol Clin 8: 279–284
24. Gabrynowicz JW, Dumbrill M (1968) A clinical trial of leptazole with nicotinic acid in the management of psycho-geriatric patients. Med J Aust 55/1: 799–802
25. Gaitz CM, Hartford JT (1979) Ergot alkoloids in treatment of geriatric patients with dementia. In: Nandy (ed) Geriatric psychopharmacology. Elsevier North Holland, New York Oxford, pp 213–223

26. Gaitz CM, Scott J (1972) Age and the measurement of mental health. J Health Soc Behav 13: 55–67
27. Gaitz CM, Varner RV, Overall JE (1977) Pharmacotherapy for organic brain syndrome in late life evaluation of an ergot derivative va placebo. Arch Gen Psychiatry 34: 5–11
28. Gedye JL, Ibrahimi GS, McDonald C (1978) A double-blind controlled trial of piracetam (2-pyrrolidone acetamide) on two groups of psychogeriatric patients. IRCS Med Sci Clin Med 6/5: 202
29. Georges D, Lallemand A, Coustenoble J, Loria Y (1977) Validation by factor analysis of a rating scale in cerebral insufficiency in the elderly. Therapie 32/2: 173–180
30. Gerin J (1969) Symptomatic treatment of cerebrovascular insufficiency with hydergine. Curr Ther Res 11: 539–546
31. Goga JA, Hambacher WO (1977) Psychologic and behavioral assessment of geriatric patients: A review. J Am Geriatr Soc 25/5: 232–237
32. Goldstein SE, Birnbom F (1979) Nylidrin HCL in the treatment of symptoms of the aged: A double-blind placebo controlled study. J Clin Psychiatry 40/12: 520–524
33. Harwart D (1979) The treatment of chronic cerebrovascular insufficiency. A double-blind study with pentoxyifylline. („TRENTAL" 400). Curr Med Res Opin 6/2: 73–84
34. Haskovec L, Jirak R, Srutova L (1977) Organisches Psychosyndrom im Alter. Ergebnisse einer klinischen Doppelblindprüfung. Ärztl Prax 3959: 3–13
35. Lino K, Abe K, Kariya S et al. (1977) A controlled, double-blind study of dl-alpha-tocopheryl nicotinate (juvela-nicotinate) for treatment of symptoms in hypertension and cerebral arteriosklerosis. Jpn Heart J 17: 277–286
36. Jacobs M, Trommel J, Gips CH (1978) A rating scale for geriatric patients; need of care, age groups and one-year survival of psychogeriatric patients. Ned Tijdschr Gerontol 9/1: 27–34
37. Jennings WG (1972) An ergot alkaloid preparation (hydergine) versus placebo for treatment of symptoms of cerebrovascular insufficiency: Double-blind study. J Am Geriatr Soc 20/8: 407–412
38. Katz S, Ford AB, Moskowitz RW, Jackson BA, Jaffe MW (1963) Studies of illness in the aged. The index of ADL: A standardized measure of biological and psychosocial function. JAMA 185: 914–919
39. Kretschmar JH, Kretschmar C (1976) Zur Dosis-Wirkungs-Relation bei der Behandlung mit Piracetam (Sonderdruck). Arzneimittelforsch 26/6: 1158–1159
40. Magnus RV (1978) A controlled trial of chlormethiazole in the management of symptoms of the organic dementias in the elderly. Clin Ther 1/6/387–396
41. Matejcek M, Knor K, Piguet P-V, Weil C (1979) Electroencephalographic and clinical changes as correlated in geriatric patients treated three month with an ergot alkaloid preparation. J Am Geriatr Soc 27: 198–202
42. McConnachie RW (1973) A clinical trial comparing „hydergine" with placebo in the treatment of cerebrovascular insufficiency in elderly patients. Curr Med Res Opin 1/8: 463–468
43. Miller ER, Parachek JF (1974) Validation and standardization of a goal-oriented, quick-screening geriatric scale. J Am Geriatr Soc 22/6: 278–283
44. Misurec J, Slama B, Nahunek K (1976) Pyrithioxin/Encephabol/bei der Behandlung von Patienten mit organischem Psychosyndrom in der Involution. CS Psychiatrie 72/1: 14–23
45. Nelson JJ (1975) Relieving select symptoms of the elderly. Geriatrics 30: 133
46. Norton JC, Romano PO, Sandifer MG (1977) The ward function inventory (WFI): A scale for use with geriatric and demented inpatients. Dis Nerv Syst 38/1: 20–23
47. Rao DB, Norris JR (1972) A double-blind investigation of hydergine in the treatment of cerebrovascular insufficiency in the elderly. John Hopkins Med J 130: 317–323
48. Rao DB, Georgiev EL, Paul PD, Guzman AB (1977) Cyclandelate in the treatment of senile mental changes: A double-blind evaluation. J Am Geriatr Soc 25: 548–551
49. Rehman SA (1973) Two trials comparing ‚hydergine' with placebo in the treatment of patients suffering from cerebrovascular insufficiency. Curr Med Res Opin 1/8: 456–462
50. Rosen HJ (1972) Chronic cerebrovascular insufficiency in the elderly (Perspectives on treatment). J Med Soc NJ 69/5: 445–448
51. Rosen HJ (1975) Mental decline in the elderly: Pharmacotherapy (Ergot alkaloids versus papaverine). J Am Geriatr Soc 23/4: 169–174

52. Salzman C, Shader RI, Kochansky GE, Cronin DM (1972) Rating scales for psychotropic drug research with geriatric patients: I. Behavior ratings. J Am Geriatr Soc 20/5: 209–214
53. Salzman C, Kochansky GE, Shader RI, Cronin DM (1972) Rating scales for psychotropic drug research with geriatric patients: II. Mood ratings. J Am Geriatr Soc 20/5: 215–221
54. Salzman C, Kochansky GE, Shader RI (1972) Rating scales for geriatric psychopharmacology: A review. Psychopharmacol Bull 8/3: 3–50
55. Schubert H, Fleischhacker W (1979) Therapeutische Ansätze bei dementiellen Syndromen. Ärztl Prax 46: 2157–2160 (Sonderdruck)
56. Shader RI, Harmatz JS, Salzman C (1974) A new scale for clinical assessment in geriatric populations: Sandoz Clinical Assessment-Geriatric (SCAG). J Am Geriatr Soc 22/3: 107–113
57. Triboletti F, Ferri H (1969) Hydergine for treatment of symptoms of cerebrovascular insufficiency. Curr Ther Res 11/10: 609–620
58. Wilde M, Angleitner A, Rönn C, Kieburg H (1978) Psychologische Testverfahren im Doppelblindversuch bei geriatrischen Patienten. Therapiewoche 28: 6577–6588

Längsschnittstudien und das Problem der Variabilität

B. Müller-Oerlinghausen

Patientenselektion

Die Frage nach den diagnostischen Kriterien in der biologischen Psychiatrie erscheint nur sinnvoll, wenn zuvor klar ist, von welcher biologisch-psychiatrischen Forschung die Rede ist. Will man wissen, wie ein Pharmakon qualitativ und quantitativ wirkt, so sollte dies unter möglichst praxisnahen Bedingungen erfolgen, d.h. nicht in hochselektierten Patientengruppen, wie sie in der Praxis gar nicht vorkommen, da sich im Endeffekt daraus gar keine sinnvolle Verallgemeinerung, z.B. bezüglich Prädiktion von Response, ergeben kann. Unsere theoretischen Konstrukte sind auch so wenig valide, daß wir für die praktische Therapie darauf ohnehin nicht rekurrieren können. (Möglicherweise sollte man aber gewisse empirisch-statistische Ergebnisse für die Selektion benützen, um zu hohe Placeboeffekte zu vermeiden).

Intraindividuelle Variabilität bei Longitudinalstudien

Bei pharmakotherapeutischen Langzeitstudien als einem Spezialfall gibt es u.a. zwei ungelöste Probleme:

1. Die Frage der Definition von prophylaktischer oder therapeutischer Response.
2. Der Umgang mit intraindividuell mehrfach wechselnden Diagnosen.

Beide Probleme konfrontieren uns mit dem Phänomen der intraindividuellen Variabilität. Dieses Phänomen ist real, es kann nicht durch ideal-typologische Vorannahmen oder statistische Berechnungen zum Verschwinden gebracht werden, sondern verlangt intensivere Untersuchung in Längsschnittstudien.

Ätiogenetische Studien

Eine ganz andere Situation besteht bei ätiogenetischen, d.h. meist korrelativen biologisch-psychiatrischen Untersuchungen. Hier versuchen wir möglichst homogene Gruppen zu bilden, die so beschrieben sein müssen, daß diese Beschreibung für andere Untersucher nachvollziehbar ist. Diese Gruppen werden deshalb notwendigerweise immer klein sein. Ob ihre Homogenität durch Anwendung der RDC oder DSM III wesentlich zunimmt, ist zu bezweifeln. Die

Anwendung dieser Kriterien kann *nur ganz pragmatisch* unter dem Gesichtspunkt der internationalen Kommunikation gesehen werden.

Reduktionistischer Ansatz bei korrelativen Studien: Biologische Psychologie vor biologischer Psychiatrie

Die Homogenität wird gesucht in der Hoffnung, damit zu besseren Korrelationen zu kommen. Dahinter steckt doch wohl häufig trotz aller gegenteiligen Beteuerungen ein reduktionistischer Ansatz (Reduktion von Psyche auf Biologie), dessen Berechtigung aus wissenschaftslogischen Gründen aber durchaus fragwürdig erscheint. Die Korrelation ideal-typologischer Diagnosen mit empirisch-numerischen biologischen Variablen, für die ein Normbereich meist nicht vorgegeben ist, erscheint arbiträr, selektiv. Es gibt jeweils viele Menschen, die *auch* eine statistische Abweichung bezüglich der gerade untersuchten biologischen Variable zeigen, ohne jedoch psychiatrisch außerhalb der Norm zu liegen. Theoretisch plausibler wäre es, zunächst den Normbereich einer hypothesenabhängigen *biologischen* Variable festzustellen, und dann zu untersuchen, ob Menschen, deren Wert davon abweicht, auch Abweichungen in ihrem Erleben und Verhalten zeigen. Es gibt bislang nur wenige empirische Beispiele etwa im Bereich der MAO-Forschung für diesen Ansatzpunkt (s. Demisch, S. 203–210). Was wir bräuchten, wäre zunächst eine biologische Psychologie, bevor wir biologische Psychiatrie beschreiben können.

Vergleichbarkeit empirischer Ergebnisse

Wenn wir schon korrelative Forschung der ersten Art betreiben, wie kann die Vergleichbarkeit der Ergebnisse dann verbessert werden? Es ergeben sich zwei Möglichkeiten:
a) Bessere Querschnittsbeschreibung der Patienten (und der Kontrollen!) z. B. bezüglich Psychomotorik, psychometrischer Leistungen, Intelligenz, Reagibilität in standardisierten Tests, „Organizität", Menstrualzyklus usw.
b) Bessere retrospektive Longitudinalbeschreibung (Response auf therapeutische Interventionen, Abfolge der bisherigen Phasen usw.).

Untersuchung biologischer Variabilität anstatt „Fehlerrechnung"

Prospektive Longitudinalstudien mit intraindividuellen Mehrfachmessungen an derartigen kleinen selektierten Stichproben mit Erfassung der individuellen Variabilität bestimmter Parameter sowohl an Patienten als *gesunden Kontrollen* besitzen Vorteile gegenüber Querschnittsuntersuchungen: Die Untersuchung der Variabilität biologischer *und* psychologischer Parameter im Längsschnitt vermeidet die notwendige Zufälligkeit von Querschnittsuntersuchungen an kleinen Gruppen und kann wesentlich zur Konstruktvalidität z. B. einer biologischen Variable beitragen. Wir werden in dieser Meinung bestärkt, nachdem wir in den letzten Jahren gesehen haben, daß sowohl im psychologischen, psychopathologischen als auch im biochemischen Bereich diese intraindividuelle Variabilität bei weitem größer ist, als wir angenommen hatten. Das gilt für Enzymaktivitäten der MAO, COMT ebenso wie für Testleistungen von Lithiumpatienten; oder die Response auf mehrfachen Schlafentzug; oder für die psychopathologische Struktur aufeinanderfolgender Phasen bei einer manisch-depressiven Erkrankung.

Indem wir diese Variabilität als reinen Fehler abtun, begeben wir uns vielleicht gerade des wichtigsten und interessantesten Aspektes, den wir eigentlich untersuchen könnten. Es stellt sich dann auch weniger die *Frage* nach der *nosologisch-diagnostischen* Standardisierung der untersuchten Patienten, als *vielmehr* nach einer klaren, nachvollziehbaren Beschreibung des jeweiligen *Zustandes,* in dem sich die Patienten befinden, d.h. also des Epiphänomens innerhalb eines biologisch-reduktionistischen Ansatzes.

Vergleich klinischer Diagnostik und operationalisierter Diagnostikverfahren bei depressiven Erkrankungen im Hinblick auf neuere biologisch-psychiatrische Untersuchungsergebnisse

M. Berger

In den letzten Jahren konnten Reliabilität und Validität der psychiatrischen Diagnostik deutlich verbessert werden. Dies wurde möglich durch die Einführung standardisierter Interviewverfahren, durch die Verbesserungen der ICD in der 8. und 9. Revision und durch die Anwendung operationalisierter Diagnostikkriterien, wie Newcastle Scale [8], Research Diagnostic Criteria (RDC, [36]) oder DSM III [2] (Übersicht bei [24]). Jedoch blieben die grundsätzlichen Probleme einer Diagnostik bestehen, die rein auf der subjektiven Einschätzung von klinischen Symptomen, bisherigem Verlauf und familiärer Belastung basiert und sich nicht auf gesicherte Kenntnisse über Pathophysiologie und Ätiologie stützen kann. Besonders problematisch wirkt sich diese Klassifikationsschwierigkeit im Bereich depressiver Erkrankungen aus. Die steigende Zahl depressiver Kategorien, die bei jeder Revision der ICD auf Druck unterschiedlicher Schulen hinzugefügt wurde, spiegelt diese Unsicherheit wider. Kendell [24] bemerkte hierzu, daß es nur dem Namen nach eine internationale Klassifikation depressiver Störungen gäbe. Dies erklärt die forcierten Bemühungen, gerade auf dem Gebiet der Depressionen die Diagnostik auf den am naturwissenschaftlichen Modell orientierten festen Boden biologischer Marker zu stellen. Dies würde die psychiatrische Diagnostik, z.B. einer endogenen Depression, dem üblichen Procedere bei somatischen Erkrankungen angleichen, wie etwa die Diagnose einer Myasthenia gravis nicht nur aufgrund des klinischen Syndroms, sondern auch über den Tensilontest und den Nachweis von Antikörpern gegen Acetylcholinrezeptoren gestellt wird.

Neuroendokrinologische und schlafphysiologische Studien der letzten Jahre bei depressiven Erkrankungen zeigten nun die Möglichkeit auf, endogene Depressionen mittels einer Labordiagnostik hochspezifisch zu identifizieren, wobei folgende Ansätze auf besonderes Interesse stießen:

1. Carroll et al. [9, 12], beschrieben, daß es bei endogenen Depressionen in Abgrenzung zu nicht-endogenen Depressionen und anderen psychiatrischen Erkrankungen in etwa 50% der Fälle nicht zu einer 24 h anhaltenden Kortisolsuppression im Dexamethason-Suppressionstest (DST) komme. Die Spezifität dieses Tests für endogene Depressionen wurde mit 90% angegeben.
2. Von Müller et al. [30] u. Czernik et al. [16] wurde bei endogenen Depressionen mit vergleichbarer Spezifität ein fehlender Anstieg von Wachstumshormon (STH) im Insulin-Hypoglykämietest beschrieben.
3. Kupfer et al. [26, 27] fanden bei diesen Patienten im Schlaf eine deutlich verkürzte REM-Latenz, was als spezifisches Charakteristikum gesehen wurde.

96

Aufgrund dieser Ergebnisse wurde erhofft, daß die Krankheitsgruppe endogener Depressionen durch diese spezifischen Befunde zur Pathophysiologie und vermuteten Ätiologie verläßlicher und valider zu identifizieren sei und der Nachweis somatischer Funktionsstörungen bei der endogenen Subgruppe die Indikation einer somatischen Therapie untermauere.

Diese mit allgemein sehr großem Interesse aufgenommenen Befunde forderten eine Überprüfung in zweifacher Hinsicht heraus:

1. In Replikationsstudien mußte die Spezifität und Sensibilität von biologischen Markern für die Subgruppe endogener Depressionen überprüft werden.
2. Es mußte untersucht werden, inwieweit die biologischen Tests auch unabhängig von der traditionellen Diagnostik eine valide Klassifikation depressiver Patienten, etwa im Hinblick auf therapeutische Reaktivität oder genetische Belastung, ergeben.

Zu der Frage der Spezifität und Sensibilität von biologischen Tests für endogene Depressionen wurde in einer eigenen, an anderer Stelle ausführlicher dargestellten Studie [4], folgendes Vorgehen gewählt: Als erster Schritt erfolgte durch zwei unabhängig voneinander urteilende Psychiater die Syndromdiagnose einer depressiven Erkrankung. Zur Aufnahme des Patienten in die Studie mußten die RDC [36] für „major depressive disorder" erfüllt sein. In den depressionsrelevanten Subskalen der IMPS („anxious depression, retardation and apathy, impaired functioning") [28, 29] mußte ein Mindestscore von 15% des theoretischen Maximalscores vorliegen. Nach Sammlung aller notwendigen Daten erfolgte in der Abteilungskonferenz nach nochmaliger gemeinsamer Erörterung der Krankengeschichte und Exploration des Patienten durch den Abteilungsleiter bzw. seinen Stellvertreter die diagnostische Zuordnung zu einer endogenen oder nicht-endogenen, und zwar im Falle dieser Studie einer neurotischen Depression. Wies der Patient Charakteristika sowohl einer endogenen als auch neurotischen Depression auf oder war die Meinung der Beurteiler uneinheitlich, wurde der Patient einer dritten, nicht klassifizierbaren Gruppe zugeordnet. Unabhängig davon füllte der behandelnde Therapeut die RDC für den endogenen Subtyp und die 10-Item-Version der Newcastle Scale [8] aus. Neben diesem diagnostischen Procedere erfolgte eine biologische Charakterisierung des Patienten mittels des DST, des Insulin-Hypoglykämietests in bezug auf die Wachstumshormonausschüttung und polygraphischer Schlafableitungen. Die Daten dieser Untersuchungen wurden den Klinikern nicht mitgeteilt.

Wie Abb. 1 zeigt, ergab sich eine gute Übereinstimmung der klinischen Diagnostik von 20 endogen Depressiven mit den unter Verwendung der RDC als sicher endogen diagnostizierten Fällen. Bei Einbeziehung der auch als wahrscheinlich endogen diagnostizierten Patienten waren die Grenzen der RDC-Diagnostik weiter als bei der klinischen Diagnostik. Bei Anwendung der Newcastle Scale hatten nur 14 Patienten einen Score von ≥ 6, d.h. per definitionem eine endogene Depression. Hier war die Grenzziehung also enger. Wenn man die Patienten mit einem Score von 5, wie es die Arbeitsgruppe von Coppen [31] aufgrund einer Validierungsstudie mit Amitryptilin vorschlug, den endogen Depressiven zurechnet, war jedoch auch hier die Übereinstimmung mit der kli-

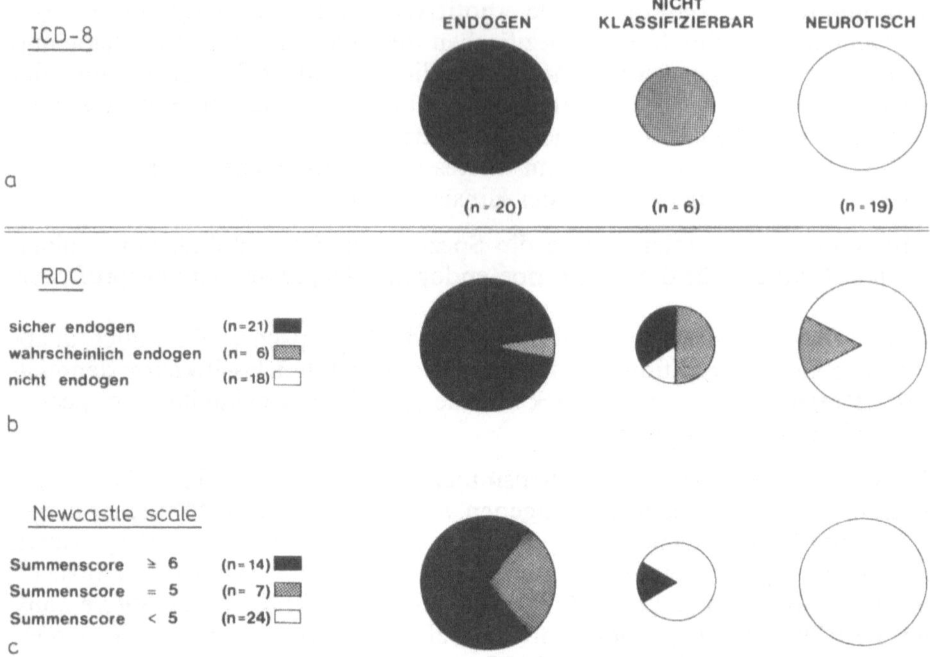

Abb. 1a–c. Typisierung von 45 Patienten nach **a** ICD-8, **b** Research Diagnostic Criteria (RDC) [36] und **c** Newcastle-Scale [4]

nischen Diagnostik sehr hoch. Die von uns gefundenen Übereinstimmungen entsprechen in etwa den Befunden von Carroll et al. [11] bezüglich des Vergleichs der klinischen Diagnostik mit den RDC, und von Holsboer et al. [19] bezüglich klinischer Diagnostik und Newcastle Scale.

Entgegen allen Hypothesen ergab sich keinerlei verwertbare Korrelation zwischen den klinischen und operationalisierten diagnostischen Gruppierungen einerseits und den biologischen Daten andererseits. Zwar fand sich bei kombinierter Durchführung des DST, des Insulin-Hypoglykämietests bezüglich der STH-Ausschüttung und polygraphischer Schlafableitungen in mehr als ⅔ der Patienten in mindestens einer Untersuchung ein abnormer Befund, doch unterschied dies nicht signifikant endogene von neurotischen Depressionen [3, 4].

Die Diskrepanz dieser Resultate zu den erwähnten Befunden in der Literatur warf natürlich die Frage auf, ob grobe Fehlbeurteilungen auf der Symptomebene diese negativen Ergebnisse trotz Anwendung operationalisierter Diagnostikverfahren bewirkt haben könnten. Diese Zweifel wurden insofern weitgehend ausgeräumt, als auch andere Arbeitsgruppen inzwischen Ergebnisse publizierten, die gegen die diagnostische Wertigkeit der genannten biologischen Tests sprechen. Dazu zeigt Tabelle 1 einige Ergebnisse des DST bei nicht-depressiven Erkrankungen, die für die fehlende Spezifität dieses Tests selbst für ein depressives Syndrom im weiteren Sinne sprechen [18, 22, 35, 37]. In zwei eigenen Nachfolgestudien zum DST mit insgesamt annähernd 200 Patienten konnte gezeigt werden, daß je nach angewandter Dosis von Dexamethason auch bei

98

Tabelle 1. Ergebnisse aus der Literatur zum Dexamethasonsuppressionstest (DST) bei nicht-depressiven, psychiatrischen Erkrankungen. Ein positiver DST bedeutet eine fehlende oder vorzeitig aufgehobene Kortisolsuppression innerhalb von 24 h nach Einnahme der Dexamethasondosis

	mg Dexamethason	n	Diagnose	Positiver DST [%]
Stokes et al. [36]	1	29	Schizophrenie	17
Graham et al. [18]	2	50	Manie	46
Insel et al. [21]	1	16	Zwangsneurose	38
Spar et al. [34]	1	17	Demenz	53

nicht-depressiven Patienten der Test in einem Anteil von 15–50% abnorm ist. Es ergab sich auch hier kein verwertbarer Unterschied zwischen endogenen und neurotischen Depressionen [38] (Berger et al., s. S. 173–182).

Bezüglich des STH-Anstiegs auf eine insulininduzierte Hypoglykämie fand sich im Rahmen einer umfangreichen, vom National Institute of Mental Health initiierten Multicenterstudie ebenfalls kein Hinweis auf eine differentialdiagnostische Wertigkeit dieses Tests [25].

Zur Frage der Schlafvariablen berichteten kürzlich Jusel et al. [21], eine der Arbeitsgruppen, die REM-Latenz-Verkürzungen bei depressiven Patienten systematisch untersucht und beschrieben hatten, daß auch nicht-depressive Patienten mit einer Zwangsneurose vergleichbare Veränderungen aufweisen.

Die Ursache all dieser Diskrepanzen kann an dieser Stelle nicht diskutiert werden, doch machen die gezeigten Daten, insbesondere von Studien mit nicht-depressiven Patienten, deutlich, daß die Ursache wohl kaum eine Frage der Diagnostik sein kann. Dafür spricht auch, daß annähernd alle Autoren operationalisierte Diagnostikverfahren angewandt haben. Es sei jedoch schlaglichtartig erwähnt, daß auf der Suche nach möglichen Ursachen für die Diskrepanzen der Ergebnisse des DST eigene Untersuchungen erbrachten, daß bei normalgewichtigen Gesunden bereits eine Gewichtsabnahme von 1,5 kg/ Woche bei 38% der Probanden zu einem abnormen Testergebnis führte [5]. Außerdem zeigte sich sowohl bei psychiatrischen Patienten als auch bei Gesunden, daß der DST ein sensibler Streßindikator ist, der z. B. die Belastung der Krankenhausaufnahme empfindlich widerspiegelt [38] (Berger et al., s. S. 173–182).

Nun könnten jedoch diese biologischen Tests trotz des massiven Zweifels an ihrer Spezifität für endogene Depressionen eine diagnostische Wertigkeit haben, wenn die Testergebnisse selbst hohe Validität im Hinblick auf therapeutische Reaktivität und/oder genetische Belastung aufwiesen. Hierfür konnte jedoch bislang kein überzeugender Hinweis gefunden werden [9, 10, 26, 33].

Aufgrund der eigenen Untersuchungsergebnisse und der vorliegenden Literatur kann zusammenfassend festgestellt werden:

1. Bezüglich der Abgrenzung von endogenen und nicht-endogenen Depressionen besteht eine gute Übereinstimmung zwischen der an der ICD orientierter klinischer Diagnostik und den operationalisierten Diagnostikverfahren der Newcastle Scale und den RDC.

2. Es gibt bisher keine allgemein akzeptierten biologischen Marker für die Subgruppe endogener Depressionen. Auch gibt es bisher keinen ausreichend replizierten biologischen Test, der eine von der üblichen klinischen Diagnostik
abweichende Einteilung depressiver Syndrome rechtfertigt, da er valide Daten zur Vorhersage etwa der Therapieansprechbarkeit, des Krankheitsverlaufs oder der genetischen Zusammenhänge liefert.
3. Jegliche Tendenzen, bisherige diagnostische Kategorisierungen im Hinblick
auf biologische Charakteristika zu ändern, müssen z. Z. abgelehnt werden.
Patienten mit einer Zwangsneurose [22], einem Borderline-Syndrom [13], einer Persönlichkeitsstörung [1, 15] oder einer Drogenabhängigkeit [15] als lar-
viert endogen-depressiv zu betrachten, wenn die Patienten einen abnormen
DST oder eine verkürzte REM-Latenz aufweisen, erscheint nicht gerechtfertigt.
4. Biologische Befunde sollten nicht ausschließlich im Zusammenhang mit klinischer Nosologie gesehen werden. So scheint etwa der DST ein sensibler
Streßindikator zu sein [6, 23, 38] (Berger et al., s. S. 173–182). Die bisherigen
Ergebnisse lassen vermuten, daß der Test in dieser Hinsicht ein Baustein in
der ganzheitlichen Beurteilung eines psychiatrischen Patienten sein kann,
etwa bei der Frage des Ausmaßes innerpsychischer Konflikte, der Notwendigkeit einer sedierenden Medikation, der Einschätzung von Suizidalität, als
Verlaufskriterium oder bei der Beurteilung der Rückfallgefahr vor geplanter
Entlassung [6, 9, 14, 17, 20, 32].
Es bleibt jedoch zu klären, ob die Methoden wiederholter Kortisolbestimmungen im Plasma zu einer geeigneten Tageszeit oder der Bestimmung des
freien Kortisols im 24-h-Urin nicht doch dem DST überlegen sind, den Akti-
vierungsgrad des Hypothalamus-Hypophysen-Nebennierenrinden-Systems
wiederzugeben.
5. Werden biologisch-psychiatrische Studien bei klinischen Subgruppen etwa
im Hinblick auf therapeutische Reaktivität oder biologische Marker durchgeführt, dann sollte die Diagnostik zur besseren Vergleichbarkeit mit anderen Studien polydiagnostisch erfolgen (Katschnig, s. S. 63–78). Neben der
ICD-Diagnose sollten operationalisierte Diagnostikverfahren wie die RDC
verwendet werden. Letztere bietet bei depressiven Syndromen die Möglichkeit, neben der Dichotomie endogen/nicht-endogen auch andere Eintei-
lungsmodi, wie reaktiv/nicht-reaktiv oder psychotisch/nicht-psychotisch, zu
benutzen.

Nach eigenen Erfahrungen hat sich die Einführung von Videoaufnahmen standardisierter Patienteninterviews sehr bewährt. Sie eröffnen die Möglichkeit, die
Diagnostik durch andere Beurteiler nachträglich überprüfen zu lassen. Dies
stellt einen Weg zur besseren Vergleichbarkeit von Studien unterschiedlicher
Arbeitsgruppen dar.

Unter diesen Bedingungen durchgeführte Validitätsprüfungen mit über-
schaubaren Stichproben von Patienten, die für eine diagnostische Kategorie
weitgehend idealtypisch sind, würden raschere wissenschaftliche Fortschritte
ermöglichen und unnötigen Replikationsleerlauf verhindern.

Literatur

1. Akiskal HS, Rosenthal TL, Haykal RF, Lemmi H, Rosenthal RH, Scott-Strauss A (1980) Characterological depressions. Arch Gen Psychiatry 37: 777–783
2. American psychiatric association (1980) Diagnostic and statistical manual of mental disorders, 3rd edn. (DSM-III). American Psychiatric Association, Washington
3. Berger M, Doerr P, Lund R, Bronisch T, von Zerssen D (1982) Neuroendokrinologische Befunde und polygraphische Schlafuntersuchungen bei Patienten mit depressiven Syndromen. In: Beckmann H (Hrsg) Fortschritte psychiatrischer Forschung. Thieme, Stuttgart, New York, S 205–210
4. Berger M, Doerr P, Lund R, Bronisch T, von Zerssen D (1982) Neuroendocrinological and neurophysiological studies in major depressive disorders: Are there biological markers for the endogenous subtype? Biol Psychiatry 17: 1217–1242 (1982)
5. Berger M, Krieg C, Pirke KM (1982) Is the positive dexamethasone test in depressed patients a consequence of weight loss? Neuroendocrinol Lett 4: 177
6. Blumenfield M, Rose LI, Richmond LH, Beering SC (1970) Dexamethasone suppression in basic trainees under stress. Arch Gen Psychiatry 23: 299–304
7. Bunney WE Jr, Mason JW, Hamburg DA (1965) Correlations between behavioral variables and urinary 17-hydroxycorticosteroids in depressed patients. Psychosom Med 27: 299–308
8. Carney MWP, Roth M, Garside RF (1965) The diagnosis of depressive syndromes and the prediction of E.C.T. response. Br J Psychiatry 111: 659–674
9. Carroll BJ (1982) The dexamethasone suppression test for melancholia. Br J Psychiatry 140: 292–304
10. Carroll BJ, Greden JF, Feinberg M, James NM, Haskett RF, Steiner M, Tarika J (1980) Neuroendocrine dysfunction in genetic subtypes of primary unipolar depression. Psychiatr Res 2: 251–258
11. Carroll BJ, Feinberg M, Greden JF, Haskett RF, James NM, Steiner M, Tarika J (1980) Diagnosis of endogenous depression. J Affective Disord 2: 177–194
12. Carroll BJ, Feinberg M, Greden JF et al. (1981) A specific laboratory test for the diagnosis of melancholia. Arch Gen Psychiatry 38: 15–22
13. Carroll BJ, Greden JF, Feinberg M (1981) Neuroendocrine evaluations of depression in borderline patients. Psychiatr Clin North Am 4: 89–99
14. Coryell W, Schlesser MA (1981) Suicide and the dexamethasone suppression test in unipolar depression. Am J Psychiatry 138: 1120–1121
15. Crumley FE, Clevenger J, Steinfink D, Oldham D (1982) Preliminary report on the dexamethasone suppression test for psychiatrically disturbed adolscents. Am J Psychiatry 139: 1062–1064
16. Czernik A, Kleesiek K, Steinmeyer EM (1980) Änderungen neuroendokrinologischer Parameter im Verlauf von Depressionen. Nervenarzt 51: 662–667
17. Goldberg IK (1980) Dexamethasone suppression tests in depression and response to treatment. Lancet II: 92
18. Graham PM, Booth J, Boranga G, Galhenage S, Myers CM, Teoh CL, Cox IS (1981) The dexamethasone suppression test in mania. J Affective Disord 4: 201–221
19. Holsboer F, Bender W, Benkert O, Klein HE, Schmauss M (1980) Diagnostic value of dexamethasone suppression test in depression. Lancet II: 706
20. Holsboer F, Liebl R, Hofschuster E (1982) Repeated dexamethasone suppression test during depressive illness. J Affective Disord 4: 93–101
21. Insel TR, Gillin JC, Moore A, Mendelson WB, Loewenstein RJ, Murphy DL (1982) The sleep of patients with obsessive-compulsive disorder. Arch Gen Psychiatry 39: 1372–1377
22. Insel TR, Kalin NH, Guttmacher LB, Cohen RM, Murphy DL (1982) The dexamethasone suppression test in patients with primary obsessive-compulsive disorder. Psychiatry Res 6: 153–160
23. Kalin NH, Cohen RM, Kraemer GW et al. (1981) The dexamethasone suppression test as a measure of hypothalamic-pituitary feedback sensitivity and its relationship to behavioral arousal. Neuroendocrinology 32: 92–95
24. Kendell RE (1978) Die Diagnose in der Psychiatrie. Enke, Stuttgart
25. Koslow SH, Stokes PE, Mendels J, Ramsey A, Casper R (1982) Insulin tolerance test: Human

growth hormone response and insulin resistance in primary unipolar depressed, bipolar depressed and control subjects. Psychol Med 12: 45–55
26. Kupfer DJ (1978) Application of EEG sleep for the differential diagnosis and treatment of affective disorders. Pharmakopsychiatria 11: 17–26
27. Kupfer DJ, Spiker DG, Neil JF, Coble PA (1980) REM sleep abnormalities in depression: specific or nonspecific? vorgetragen auf dem Jahrestreffen der Amerikanischen Gesellschaft für Biologische Psychiatrie, Boston
28. Lorr M (1974) Assessing psychotic behavior by the IMPS. In: Pichot P, Olivier-Martin R (eds) Psychological measurements in psychopharmacology, vol 7. Karger, Basel, pp 50–63
29. Lorr M, Klett CJ (1967) Inpatient multidimensional psychiatric scale (IMPS), rev. edn. Consulting Psychologists, Palo Alto
30. Mueller PS, Heninger GR, McDonald RK (1969) Insulin tolerance test in depression. Arch Gen Psychiatry 21: 587–594
31. Rama Rao VA, Coppen A (1979) Classification of depression and response to amitriptyline therapy. Psychol Med 9: 321–325
32. Rothschild AJ, Schatzberg AF (1982) Fluctuating postdexamethasone cortisol levels in a patient with melancholia. Am J Psychiatry 139: 129–130
33. Rudorfer MV, Hwu H-G, Clayton PJ (1982) Dexamethasone suppression test in primary depression: Significance of family history and psychosis. Biol Psychiatry 17: 41–48
34. Sachar EJ, Mackenzie JM, Binstock WA, Mack JE (1967) Corticosteroid response to psychotherapy of depressions. Arch Gen Psychiatry 16: 461–470
35. Spar JE, Gerner R (1982) Does the dexamethasone suppression test distinguish dementia from depression? Am J Psychiatry 139: 238–240
36. Spitzer RL, Endicott JE, Robins E (1977) Research diagnostic criteria for a selected group of functional disorders, 3rd edn. New York State Psychiatric Institute, Biometric Research, New York
37. Stokes PE, Stoll PM, Mattson MR, Sollod RN (1976) Diagnosis and psychopathology in psychiatric patients resistant to dexamethasone. In: Sachar EJ (ed) Hormones, behavior, and psychopathology. Raven, New York, pp 225–229
38. Zerssen D von, Berger M, Doerr P 1984 Neuroendocrine dysfunction in subtypes of depression. In: Shah NS, Donald AG (eds) Psychoneuroendocrine dysfunction in psychiatric and neurological illnesses: Influence of physopharmacological agents. Plenum, New York pp 357–382

Neurotische Depression – Ein nosologisches Problem

H. Beckmann

Die neurotische Depression (ND) wird häufig diagnostiziert. Trotzdem besteht bis heute keine einheitliche Auffassung über ihre nosologische Abgrenzung auf symptomatologischer oder syndromatischer Ebene. Ihre diagnostische Reliabilität ist selbst unter erfahrenen Klinikern niedrig. Spitzer u. Wilson [11] fanden einen Interraterreliabilitätskoeffizienten für die Diagnose ND von 0,37, der weit unter denen für die Diagnosen Schizophrenie, Minderbegabung und organisches Psychosyndrom blieb, die hierbei stets über 0,5 lagen.

Nach Untersuchungen von Klerman et al. [6] befinden sich derzeit folgende 6 Definitionen nebeneinander im klinischen und wissenschaftlichen Gebrauch:

1. ND beeinträchtigen die soziale Funktion weniger als andere Depressionsformen.

2. ND sind nicht psychotisch, d.h. sie weisen weder Halluzinationen, Wahn, Verwirrtheit, Erinnerungsstörungen noch andere Zeichen von Realitätsverlust auf.

3. ND zeigen keine „endogenen" Symptome wie, frühmorgendliches Erwachen, Gewichtsverlust, Hemmung, Schuldgefühl u.a. Vielmehr haben sie öfter die als hierfür charakteristisch angesehenen Symptomkonstellationen von Selbstmitleid, Reizbarkeit und unberechenbarer Fluktuation der psychopathologischen Phänomene.

4. ND entstehen durch ein traumatisierendes Erlebnis, das gewöhnlich – aber nicht ausschließlich – psychosozialer Natur ist (hier trifft sich die Definition am ehesten mit der der reaktiven Depression). Es wird gefordert, daß das Trauma der unmittelbare Vorläufer oder die Ursache dafür ist, daß die Fähigkeit des Individuums zur innerpsychischen Verarbeitung überstiegen wird. Die Depressionen werden betrachtet als Auslenkungen normaler Befindlichkeit, die sich eher quantitativ als qualitativ von alltäglichen Verlustreaktionen, Enttäuschungen u.a. abheben.

5. ND sind die Folge langdauernder Persönlichkeitsentwicklungen mit mißglückter Anpassung, wobei diese lediglich das letzte Glied in einer Kette maladaptiver Situationen sind. Dieser Typ von Depression deckt sich teilweise mit dem Konzept „charakterologische" Depression oder „depressive, abnorme Persönlichkeit". Hierbei wird eine Prädisposition vorausgesetzt, die langdauernd und persönlichkeitsgebunden ist.

6. ND sind die Folge unbewußter Konflikte, wie sie die psychoanalytische Theorie postuliert. Sie beruhen nach Nemiah [10] auf 4 Grundfaktoren:

a) Stimmungswechsel nach persönlichem Verlust, Enttäuschung oder Deprivation,
b) Abnahme der Selbstachtung,
c) Konflikte durch den Aggressionstrieb,
d) Eine prämorbide Persönlichkeitsstruktur, die Narzißmus, Abhängigkeit und Ambivalenz umfaßt.

Diese diagnostische Unklarheit hat in den USA neuerdings dazu geführt, daß die DSM III den Begriff neurotische Depression eliminiert und statt dessen Klassifikationen wie „major depressive disorder", „chronic depressive disorder", „atypical depressive disorder" oder „adjustment disorder with depressed mood" eingeführt hat.

Für die deutsche Psychiatrie war zunächst die Auffassung Kraepelins [7] beherrschend, der in der 8. Auflage seines Lehrbuchs schrieb:

Das manisch-depressive Irresein umfaßt einerseits das ganze Gebiet des sogenannten periodischen und zirkulären Irreseins, andererseits die einfache Manie, den größten Teil der als ‚Melancholie' bezeichneten Krankheitsbilder und auch eine nicht unerhebliche Anzahl von Amentiafällen. Endlich rechnen wir hierher gewisse leichte und leichteste, teils periodische, teils dauernde krankhafte Stimmungsfärbungen, die einerseits als Vorstufe schwerer Störungen anzusehen sind, andererseits ohne scharfe Grenze in das Gebiet der persönlichen Veranlagungen übergehen. Im Laufe der Jahre habe ich mich mehr und mehr davon überzeugt, daß alle die genannten Bilder nur Erscheinungsformen eines einzigen Krankheitsvorganges darstellen. Möglich ist es freilich, daß sich späterhin eine Reihe von Unterformen bilden und auch einzelne kleine Gruppen wieder ganz abspalten lassen werden; wenn dies aber geschieht, so werden dabei nach meiner Ansicht ganz gewiß nicht diejenigen Zeichen maßgebend sein dürfen, die man bis dahin in den Vordergrund zu stellen pflegte.

Die starke Beeinflussung der Psychiatrie der Bundesrepublik Deutschland durch die angloamerikanische, die ihrerseits sehr weitgehend psychoanalytische Theorien Freudscher Prägung übernommen hatte, sowie der Gebrauch der International Classification of Disorder (ICD) [2] führte in den letzten zwei Jahrzehnten zu einer starken Verbreitung der Diagnose „neurotische Depression" in diesem Land, ohne daß wesentliche eigenständige Forschungsarbeiten zu diesem vielschichtigen Problem vorgelegt worden wären.

In Großbritannien hat Kendell [5] die nosologische Unterteilung in neurotische und endogene Depression entschieden abgelehnt und stattdessen ein Kontinuum einer einzigen affektiven Erkrankungsform postuliert. Damit schließt er sich den bisher in England weithin herrschenden Auffassungen, die vornehmlich auf Mapother [9] und Lewis [8] zurückgehen, an.

Die Arbeitsgruppe um Roth in Newcastle hat sich während der letzten zwei Jahrzehnte besonders bemüht, eine nosologische Typologie für die neurotische und die endogene Depression zu erarbeiten und hierfür den sog. Newcastle Index errechnet. Dabei sind 10 bzw. 18 verschiedene Symptome aus einer Liste von 35 extrahiert, die diagnostische Wertigkeit für die Abgrenzung der beiden Depressionsformen besitzen sollen [1].

Im Verlauf mehrerer Forschungsprojekte überprüften wir die Validität dieses Konzepts in bezug auf einige biochemisch-therapeutische Kriterien.

In einer ersten Studie über den prädiktiven Wert des Dexamethasonsuppressionstests (DST) für das Ansprechen auf therapeutischen Schlafentzug fand sich in der Gruppe der Newcastle „Neurotisch-Depressiven" (0–5) kein Patient mit einem positiven Dexamethasontest, während in der Gruppe der Newcastle „Endogen-Depressiven" (6–11) 8 von 11 Patienten einen solchen aufwiesen. Während letztere Gruppe überwiegend günstig auf therapeutischen Schlafentzug ansprach, war der Effekt in der Gruppe 0–5 eher negativ [4].

Die hierdurch gewonnenen positiven Erfahrungen versuchten wir in einer größeren Studie in einem pluridiagnostischen Ansatz unter Verwendung der ICD Nr. 8 (1975), der RDC [12] und der Newcastle Scale zu erweitern [3]. Hierbei erwies sich nun, daß 23% der Newcastle „Neurotisch-Depressiven" (0–5) einen positiven DST hatten. 5% der Neurotisch-Depressiven nach ICD und 9% der „minor depressive disorder" gemäß RDC hatten ebenfalls einen positiven DST.

Neben der Feststellung, daß sich der DST zur Unterscheidung zwischen zwei Depressionsformen nicht eignet, ist hieraus zu schließen, daß die hier verwendeten drei Definitionen der neurotischen Depression unterschiedliche nosologische Einheiten – falls überhaupt – bezeichnen.

Die Unterscheidung in neurotische und endogene Depression erscheint weiterhin so wenig substanziert, daß sie zugunsten anderer, evtl. der RDC, die das Leonhard-Konzept der uni- und bipolaren Depressionsformen übernommen hat, verlassen werden sollte. Der Ersatz einer nosologischen Unterteilung nach psychopathologischen Kriterien durch biochemische, neurophysiologische und genetische Kriterien, wie schon von Kraepelin [7] angestrebt, ist dringend nötig und auch schon in Umrissen sichtbar.

Literatur

1. Carney MWP, Roth M, Garside RF (1965) The diagnosis of depressive syndromes and the prediction of ECT response. Br J Psychiatry 111: 659–674
2. ICD (1975) International classification of diseases, 8th revision. Springer, Berlin Heidelberg New York
3. Kasper S, Beckmann H (im Druck) Dexamethasone suppression test in a pluridiagnostic approach: Its relationship to psychopathological and clinical variables. Acta Psychiatr Scand
4. Kasper S, Moises HW, Beckmann H (1983) Dexamenthasone suppression test combined with total sleep deprivation in depressed patients. Psychiatr Clin (Basel) 16: 17–25
5. Kendell RE (1968) The problem of classification. Br J Psychiatry 2: 15–26 (Special publication)
6. Klerman GL, Endicott J, Spitzer R, Hirschfeld RMA (1979) Neurotic depressions: A systematic analysis of multiple criteria and meanings. Am J Psychiatry 136: 57–61
7. Kraepelin E (1913) Psychiatrie. Ein Lehrbuch für Studierende und Ärzte, 8. Aufl: Bd 3/II, Klinische Psychiatrie. Barth, Leipzig
8. Lewis A (1934) Melancholia: A clinical survey of depressive states. J Ment Sci 80: 277–378
9. Mapother E (1926) Manic depressive psychosis. Br Med J II: 872–879
10. Nemiah JC (1975) Depressive neurosis. In: Freedman AM, Kaplan HJ, Sadock BJ (eds) Comprehensive textbook of psychiatry, vol 1. Williams & Wilkins, Baltimore, pp 422–441
11. Spitzer RL, Wilson PT (1975) Nosology and the official psychiatric nomenclature. In: Freedman AM, Kaplan HJ, Sadock BJ (eds) Comprehensive textbook of psychiatry, vol 1. Williams & Wilkins, Baltimore
12. Spitzer RL, Endicott J, Robins E (1975) Research diagnostic criteria for selected groups of functional disorders. Biometric research. New York State Psychiatric Institut, New York

Endokrinologische Typisierung depressiver Patienten durch den Dexamethason-Suppressionstest

F. Holsboer

Die Hypophysen-Nebennierenrinden-Achse ist das bis heute in der Psychiatrie am intensivsten untersuchte endokrine System [45, 53]. Bei einer Vielzahl psychiatrisch erkrankter Patienten findet sich erhöhte Kortisolsekretion und eine Nivellierung der physiologischen zirkadianen Rhythmik. Vor allem bei depressiven Patienten beobachteten Sachar et al. [47] deutlich erhöhte Nebennierenrindenaktivität, die sich nach klinischer Remission wieder normalisierte. Bei Gesunden kann nach oraler Gabe des synthetischen Glukokortikoids Dexamethason die endogene Kortisolsekretion für die Dauer von etwa 24 h unterdrückt werden. Bei etwa der Hälfte der Patienten mit erhöhter Hypophysen-Nebennierenrinden-Aktivität reicht die üblicherweise angewandte Testdosis von 1–2 mg Dexamethason nicht aus, um eine 24stündige Unterdrückung der Kortisol-Plasma-Konzentration unterhalb eines willkürlich festgelegten Grenzwertes von 40–60 ng/ml aufrechtzuerhalten. Diese Nichtsupprimierbarkeit von Kortisol durch Dexamethason bei psychiatrisch erkrankten Patienten wurde v. a. von Carroll et al. [6, 9] hinsichtlich seiner Spezifität für die Diagnose endogene Depression ausgearbeitet. Die meisten der heute vorliegenden Arbeiten replizierten die hohe diagnostische Spezifität des DST [5]. In den letzten Jahren sind allerdings zahlreiche Befunde bekannt geworden, die ältere Berichte über die nur mäßige diagnostische Zuverlässigkeit des DST [3, 27, 48, 50] bei Patienten mit einem depressiven Syndrom bestätigten. Darüberhinaus finden sich pathologische DST-Ergebnisse auch bei Schizophrenie [11], bei Manie [17], Zwangskrankheit [36], Anorexia nervosa [12] schizoaffektiver Psychose [20], Alkoholismus [51] und bei gesunden Kontrollpersonen [1]. Es muß bei dieser Sachlage also davon ausgegangen werden, daß der DST als Laborindex für die Diagnose endogene Depression nicht geeignet ist. Die moderne Diagnostik ist zumindest im Bereich der Forschung darum bemüht, zur Erhöhung der Reliabilität und Validität psychiatrischer Diagnosen multiaxiale Schemata zu entwickeln. Dies wäre von Interesse, etwa in der Evaluation der therapeutischen Wirksamkeit neuer Psychopharmaka. Hier können wir bis heute nicht ausschließen, daß die unterschiedlichen Erfahrungen mit einzelnen Substanzen auf die Heterogenität der Vergleichspopulationen an verschiedenen Zentren zurückzuführen sind. Diese Heterogenität wird aber mit groben, dichotomisierenden Diagnoseschemata, z. B. endogen/nichtendogen, nicht mehr sichtbar. Es gilt also zu prüfen, inwieweit es derzeit sinnvoll ist, das Ergebnis eines endokrinologischen Funktionstests – hier des DST – in ein multiaxiales Diagnoseschema, etwa DSM III [13] (in der Achse „physical condition"), zu integrieren.

106

Klinische Validität des DST

Der DST als Verlaufsparameter

Ebenso wie sich erhöhte Plasmakortisolsekretion und Harnsteroidausscheidung nach klinischer Remission normalisieren [47], ist bei denjenigen Patienten, die initial pathologische DST-Werte hatten, nach klinischer Besserung eine Suppression durch Dexamethason zu beobachten [6, 18]. Wöchentliche Wiederholung initial pathologischer Tests an größeren Kollektiven depressiver Patienten haben gezeigt, daß die Normalisierung der Nebennierenrindenaktivität der vollständigen klinischen Remission vorausgeht [21, 28] (Gerken et al., in Vorbereitung). Bei einigen Patienten (n = 8) wurde beobachtet, daß einem klinischen Rückfall in die Depression eine erneute Überaktivität (positiver DST) der Kortisolsekretion vorausging [28, 34]. Hinsichtlich der Koinzidenz von endokrinologischer Auffälligkeit und psychopathologischem Zustandsbild ergibt sich eine Zeitverschiebung, bei der die biologische Variable – DST – der klinischen Variablen – Schweregrad der Depression – vorauszueilen scheint. Mit dieser Einschränkung ist ein pathologischer DST trotzdem als zustandsabhängige Variable anzusehen.

Der DST als prognostisches Hilfsmittel

Verschiedene Untersucher [4, 19] haben berichtet, daß die Wahrscheinlichkeit für ein gutes therapeutisches Ansprechen nach somatischer Therapie (trizyklische Antidepressiva, Elektrokrampftherapie) bei Patienten mit positivem DST größer sei als bei negativem DST. Die Vergleichsgruppen (DST-positiv, DST-negativ) unterschieden sich hierbei nicht hinsichtlich des Schweregrades der Depression (Hamilton-Score). Nelson et al. [40] stellten fest, daß DST-positive Patienten mit endogener Depression auf Imipramin oder Amitriptylin nach 4 Wochen besser ansprechen als Patienten mit normalem DST-Ergebnis. Diese Untersuchungen stützen die Hypothese, wonach einem pathologischen DST eine Störung derjenigen Neurotransmitterprozesse im limbischen System und supralimbischen Arealen zugrundeliegt, die mit antidepressiv wirkenden Psychopharmaka recht spezifisch beeinflußt werden können. Diesen Untersuchungen müssen allerdings die DST-Verlaufsstudien [21, 18] (Gerken et al., in Vorbereitung) gegenübergestellt werden, die einheitlich berichten, daß sich ein initial pathologisches DST-Ergebnis *vor* der vollständigen klinischen Remission normalisiert. Ein bereits normalisierter (negativer) DST würde demnach eher mit einer baldigen Remission assoziiert sein als ein pathologischer. Welchen prognostischen Wert hinsichtlich des Ansprechens auf somatische Therapie ein einmalig im Querschnitt durchgeführter DST letztlich hat, kann aus den bis jetzt vorliegenden Daten nicht abgeleitet werden. Auch Versuche, den DST als Entscheidungshilfe bei der Auswahl eines spezifischen Antidepressivums heranzuziehen, waren bislang erfolglos [19].

Reus [43] hat anhand von 118 konsekutiv untersuchten Patienten, unabhängig von ihrer diagnostischen Zuordnung, die durch Fremd- und Selbstbeurteilung erfaßbaren psychopathologischen Daten dem Verhalten im DST gegenübergestellt. Hierbei wurde die Nichtsupprimierbarkeit von Kortisol nach Dexamethason als unabhängige Variable betrachtet. Die Daten zeigten, daß bei der Aufnahme Patienten mit positivem DST eine höhere Punktzahl auf der Hamilton-Skala [22] (Schweregrad der Depression), Brief Psychiatric Rating Scale [41] und auf der Symptomchecklist (SCL 90) [10] hatten. Bei der Entlassung waren diese Unterschiede nicht mehr feststellbar, was als Hinweis für besseres therapeutisches Ansprechen bei Patienten mit initial positivem DST gedeutet wurde. In ähnlicher Weise wurde auch von Feinberg u. Carroll [15] versucht, eine Diskriminanzfunktion aufgrund klinischer Symptome abzuleiten, die es gestatten soll, zwischen endogener und nicht-endogener Depression zu unterscheiden. Diese Diskriminanzfunktion wurde zu einem Diskriminanzindex verkürzt, der mit vergleichbarer Genauigkeit unipolar endogene von nicht-endogenen Depressiven separiert. Der Diskriminanzindex wurde gegen den DST validiert und es wurde gezeigt, daß dieser Index das DST-Ergebnis mit der gleichen Genauigkeit vorhersagt wie die klinische Diagnose.

Ein grundsätzliches Problem haftet allen Untersuchungen an, die ein psychopathologisches Korrelat zum DST-Ergebnis finden wollen: Die biologische Normabweichung besteht in der beschriebenen Hypersekretion von hypophysärem Kortikotropin (ACTH) und adrenalen Kortikosteroiden. Es gibt viele Hinweise, daß diese Hormone im zentralen Nervensystem effektvolle Modulatoren derjenigen neuronalen Übertragungsprozesse sind, die für die Ätiologie der Depression eine Rolle zu spielen scheinen [31]. Wegen dieser Eigenschaft als mögliche Neuromodulatoren und aufgrund von neueren psychopathologischen Untersuchungen an Cushing-Patienten [49] ist es denkbar, daß adrenale Kortikosteroidhypersekretion auch spezifische Verhaltenskorrelate hat. Durch den DST werden Patienten mit adrenaler Überaktivität von solchen mit normaler Nebennierenrindenaktivität aber *nicht* getrennt [2]. Hierin besteht ein ganz wesentlicher Nachteil des DST in seiner jetzigen Form. Dies äußert sich auch in der Empfindlichkeit des Tests, die je nach Testdurchführung (s. Tabelle 1) und Auswahlkriterien zwischen 25 und 65% liegt.

Ausschlußkriterien für die Anwendung des DST

Ältere Studien zum DST gingen von der Annahme aus, daß das Testergebnis relativ robust gegenüber Störfaktoren sei. Diese Annahme ließ sich nach der Reduktion der applizierten Testdosis auf 1 mg nicht mehr aufrecht erhalten und es mehrten sich die Berichte, die auf pharmakogen bedingte falsch-positive Testergebnisse hinwiesen (s. Tabelle 2).

Einen besonders wichtigen Aspekt haben Berger et al. [3] herausgearbeitet. Diese Autoren beobachteten bei gesunden Versuchspersonen unter Gewichtsverlust häufig pathologische Dexamethasontestergebnisse, die sich nach Nah-

Tabelle 1. Durchführung und Eigenschaften des DST nach Carroll [5]. Der prädiktive Wert, der im positiven Test die Diagnose endogene Depression *(ED)* vorhersagt, setzt ein Prävalenz von 50% der ED voraus. 1 mg Dexamethason p. o. um 23 Uhr Blutabnahme am darauffolgenden Tag um 16 Uhr und 23 Uhr. Plasmakonzentration von Kortisol: 5 µg/dl in einer oder beiden Proben = pathologisch, $\triangleq$ + DST

Empfindlichkeit	$\dfrac{(ED)^{DST+} \cdot 100}{(ED)^{DST+} + (ED)^{DST-}}$	66%
Spezifität	$\dfrac{(non\text{-}ED)^{DST-} \cdot 100}{(non\text{-}ED)^{DST-} + (non\text{-}ED)^{DST+}}$	96%
Prädiktiver Wert eines positiven DST-Ergebnisses PV$^+$	$\dfrac{(ED)^{DST+} \cdot 100}{(ED)^{DST+} + (non\text{-}ED)^{DST+}}$	94,3%

Tabelle 2. Körperliche und medikamentöse Faktoren, die zu falsch-positiven DST-Ergebnissen führen können

Endokrinologische Erkrankungen (Schilddrüse, Gonaden, Nebennierenrinde, Pankreas)
Hormontherapien (Kortikosteroide, Östrogene in der Postmenopause und als Kontrazeptivum, Gestagene, Diethylstilbestrol, Insulin)
Schwangerschaft
Akuter Alkoholentzug
Akuter Gewichtsverlust
Insulinpflichtiger Diabetes
Körperliche Erkrankungen (Nierenversagen, Malignom, Infektion, M. Cushing, M. Addison, Hypophyseninsuffizienz, Fieber, Dehydratation, Zerebrale Atrophie)
Medikamenteneinnahme (Barbiturate, Phenytoin, Meprobamat, Indometacin, Cyproheptadin, Glutethimid, Methaqualon, DOPA)

rungsaufnahme wieder normalisierten. Da Gewichtsverlust infolge verminderter Nahrungsaufnahme auch bei Depressiven ein häufiges Symptom ist, wurde gefolgert, daß ein pathologischer Dexamethasontest bei Depressiven eher ein Korrelat des akuten Gewichtsverlustes sein könnte, und weniger mit der affektiven Symptomatik in Beziehung stünde. Am Beispiel von 4 Einzelfalluntersuchungen, bei denen der wöchentliche DST-Verlauf mit den Schwankungen von Körpergewicht und Schweregrad der Depression (Hamilton-Score) in Beziehung gesetzt wurde, zeigte sich allerdings, daß ein pathologisches DST-Ergebnis nicht in jedem Falle ein Epiphänomen des Gewichtsverlustes ist [34].

Physiologische Konstruktvalidität des DST

Limbisch-hypothalamisch-hypophysär-adrenale (LHPA) Überaktivität

Das Interesse für den DST in der biologischen Psychiatrie basiert auf der Annahme, daß durch relativ zuverlässige Kortisolmessungen nach einer Testdosis von Dexamethason Rückschlüsse auf die Aktivität der Hypothalamus-Hypophysen-Achse oder sogar noch höherer Zentren möglich sind.

Besonders die im Tierversuch gemachte Beobachtung, wonach Noradrenalin inhibierend am Kortikotropin-Releasing-Faktor (CRF-)-sezernierenden Neuron wirkt, hat die adrenale Überaktivität als periphere Konsequenz zentralen Katecholaminmangels plausibel erscheinen lassen. Verminderte noradrenerge Hemmung am CRF-Neuron führt zu vermehrter CRF-Sekretion und damit zu erhöhter ACTH- und Kortikosteroidsekretion, die durch pathologische DST-Ergebnisse leicht labortechnisch zugänglich ist. Von Fang et al. [14] wurde gerade dieser Zusammenhang ernsthaft in Frage gestellt. Diese Autoren konnten zwischen ACTH-Plasma-Konzentration und Kortisolsekretion keine Korrelation finden. Sie postulierten einen bei Depressiven vorkommenden adrenalen Faktor, der die Empfindlichkeit der Nebennierenrinde für normale ACTH-Konzentration steigert und somit eine erhöhte Kortisolsekretion bewirkt. Neueren Untersuchungen von Reus et al. [44] zufolge waren bei 6 Patienten mit positivem DST höhere Plasma-ACTH-Konzentrationen festzustellen als bei solchen mit supprimierten Werten. Auch Ergebnisse von Kalin et al. [37] deuten in diese Richtung. Allerdings konnten diese Autoren bei der Messung um 16 Uhr nach Dexamethasongabe zwischen der Gruppe mit supprimierten und der mit nicht-supprimierten Kortisolwerten hinsichtlich der ACTH-Konzentration nicht unterscheiden. In einer neueren Studie wurde der Zusammenhang Hypophyse-Nebennierenrinde sowohl durch Bestimmung der absoluten Konzentration von ACTH und Kortisol als auch durch Abschätzung der biologischen Wirksamkeit von ACTH weiter untersucht [33].

Die biologische Wirksamkeit von ACTH läßt sich durch gleichzeitige Bestimmung von 11-Desoxykortisol und Kortisol ermitteln. 11-Desoxykortisol ist die biosynthetische Vorstufe von Kortisol, und das für diesen Syntheseschritt erforderliche Enzym ist die 11-β-Hydroxylase. Die Aktivität dieses Enzyms (Quotient·Kortisol/11-Desoxykortisol) hängt von der Konzentration von biologisch aktivem Kortikotropin (ACTH) ab [16]. Ein Vergleich, der nach Dexamethason (16 Uhr) bestimmten Serumkonzentrationen von Kortisol, 11-Desoxykortisol und ACTH erbrachte, daß erhöhtes Kortisol signifikant mit erhöhtem ACTH und erhöhtem Kortisol/11-Desoxykortisolquotienten korreliert ist. Neuere Befunde, wonach die durch synthetisiertes ACTH induzierte Kortisolsekretion bei positivem und negativem DST gleich ist (Gerken und Holsboer, in Vorbereitung) stützen die Hypothese gesteigerter Hypophysen-Nebennierenrinden-Aktivität bei pathologischem DST.

Es fehlen allerdings bislang Experimentalbefunde, die prüfen, ob nicht die Hypophyse gegenüber endogenem CRF erhöhte Empfindlichkeit aufweist, so daß die exogen zugeführte Dexamethasondosis nicht zur Suppression ausreichend ist. Pharmakologische Untersuchungen haben gezeigt, daß neben Noradrenalin auch andere Neurotransmitter das CRF-sezernierende Neuron beeinflussen können. So gibt es Hinweise, wonach durch Physostigmin eine Kortisolsuppression nach Dexamethason wieder aufgehoben werden kann [7]. Nach Gabe von Zimelidin, einem im Akutversuch selektiv als Serotoninwiederaufnahmehemmer wirkenden monozyklischen Antidepressivum, ist der durch Metyrapon induzierte ACTH-Anstieg größer als ohne Zimelidinapplikation [35]. Diese Untersuchungen deuten darauf hin, daß neben Noradrenalin als inhibitorischem Transmitter, zumindest noch Acetylcholin und Serotonin als exzitatorische Transmitter eine Rolle spielen. Alle diese Ergebnisse müssen jedoch noch besser experimentell abgesichert werden. Solange dies nicht möglich ist, muß es Spekulation bleiben, ob die Lokalisation der Störung auf hypophysärer oder hypothalamischer Ebene, im limbischen System oder in supralimbischen Arealen zu suchen ist.

Methodische Verbesserungen des DST

Die geringe Empfindlichkeit, mit der durch einen positiven DST das Merkmal adrenale Überaktivität erfaßt wird, und die weitgehende Unkenntnis über die Bioverfügbarkeit der Dexamethasonetestdosis sind zwei wichtige technische Probleme, die gelöst sein müßten, bevor ein DST-Ergebnis in die klinische Routine übernommen werden kann.

Multisteroidanalyse nach Dexamethasongabe

Wie schon kurz erwähnt, wird durch eine oder zwei (16 und 23 Uhr) Kortisolmessungen nach Dexamethasongabe nicht mit ausreichender Genauigkeit zwischen Patienten mit und ohne Nebennierenrindenüberaktivität unterschieden [2]. Es ist daher versucht worden, anstelle globaler Bestimmungsmethoden von Kortisol wie der kompetitiven Proteinbindungstechnik oder Radioimmunoassays ohne vorherige Kortisolextraktion spezifischere Bestimmungsmethoden einzusetzen [29, 31, 36]. Dabei wurde beobachtet, daß durch gleichzeitige Messung von Kortikosteron (B) und 11-Desoxykortikosteron (DOC) die Empfindlichkeit des Tests gesteigert werden kann [28]. Der Quotient B/DOC gestattet es nämlich, die Aktivität der 11-β-Hydroxylase abzuschätzen. Diese Enzymaktivität hängt von der Konzentration des biologisch wirksamen ACTH ab [16]. Vorläufige Daten deuten darauf hin, daß durch Zugrundelegung des B/DOC-Quotienten die Empfindlichkeit des Tests zur Unterscheidung zwischen depressiven Patienten und gesunden Kontrollpersonen schärfer möglich ist als mit einem Kortisol-DST. Auch die Aldosteron-Plasma-Konzentrationen nach nächtlicher Dexamethasongabe sind bei Patienten mit endogener Depression und normalen Vergleichspersonen unterschiedlich. Während bei Gesunden die morgendliche Post-DST-Aldosteron-Konzentration zunimmt, fehlt dieser Anstieg bei Patienten mit endogener Depression [30]. Dies wurde als Hinweis auf eine ACTH-unabhängige zentrale, möglicherweise dopaminerge, Störung der adrenalen Aldosteronsekretion gedeutet. Dieser Steuerungsmechanismus ist bei Patienten mit endogener Depression anscheinend gestört. Dies trägt u. U., ebenso wie die Störung der Sekretion des neben Aldosteron wichtigsten Mineralkortikoids 11-Desoxykortikosteron (DOC), zur häufig bei Depressionen anzutreffenden verminderten Fähigkeit der Harnkonzentrierung bei [52]. Inwieweit die hohe Prävalenz von Nierenschäden bei Depressiven, die gewöhnlich der Lithiumtherapie angelastet wird, zumindest teilweise aus dem gestörten Mineralokortikoidhaushalt erklärbar ist, bleibt noch offen. Neben den Multisteroid-DST-Untersuchungen der Mineralokortikoide wurde auch die

Glukokortikoidachse untersucht. Hier wurde beobachtet, daß ein dem Quotienten Kortisol(F)-11-Desoxykortisol (S) zugrundeliegender DST eine höhere Testempfindlichkeit besitzt als ein Kortisol-DST [33]. Der Quotient F/S ist analog dem B/DOC-Quotienten ein Maß für die adrenale 11-β-Hydroxylase-Aktivität und mithin für die biologische Aktivität von ACTH [33].

Dexamethasonbioverfügbarkeit

Rubin et al. [46] haben auf der Grundlage von Dexamethason-Radioimmunoassay-Messungen dessen Halbwertszeit bei Patienten mit positivem und negativem DST verglichen. Dabei wurde festgestellt, daß sich die mittleren Dexamethasonhalbwertszeiten bei beiden Patientengruppen nicht signifikant voneinander unterscheiden (positiver DST: 151 ± 17 min, negativer DST 166 ± 33 min). Auch Carroll et al. [8] kamen zu dem Ergebnis, daß ein pathologischer DST nicht durch eine erhöhte Dexamethasonclearance erklärbar ist. Beachtenswert ist in diesem Zusammenhang die Untersuchung von Meikle [39], der die Kortisol- und Dexamethason-Plasma-Konzentration bei 175 Patienten mit Verdacht auf M. Cushing untersuchte. Dabei fand sich eine erhebliche Variabilität der Plasma-Dexamethason-Konzentration (3,3–19,6 nmol/l) nach Einnahme von 1 mg Dexamethason. Sofern keine Post-Dexamethason-Kortisol-Profile vorliegen, erscheint es zumindest bei Patienten mit DST-Ergebnissen im Grenzbereich (Post-DST-Kortisol 35–55 ng/ml) sinnvoll, eine gleichzeitige Bestimmung von Dexamethason im Plasma durchzuführen. Sofern die Möglichkeit, Dexamethason zu messen, nicht zur Verfügung steht, ist das auf einer einzigen Kortisolbestimmung (16 Uhr Post-DST) basierende Testergebnis mit Unsicherheit behaftet. So läßt sich im Falle der Nichtsuppression nicht mit Sicherheit ausschließen, daß die Testdosis nicht eingenommen wurde. Die Bestimmung der Kortisol-Plasma-Konzentrationen alle 8 h nach Dexamethasoneinnahme kann zumeist Aufschluß über die Wahrscheinlichkeit ausreichender Bioverfügbarkeit der Testsubstanz geben. Während nach Dexamethasongabe ein graduelles Ansteigen des Kortisols von 8 Uhr über 16 Uhr bis 23 Uhr zu erwarten ist, fehlt dieses Profil bei Patienten, die Dexamethason nicht eingenommen haben oder an einer körperlichen Erkrankung leiden. Poland u. Rubin [42] haben vorgeschlagen, dem DST die Messung von Kortisol im Speichel zugrundezulegen. Diese nichtinvasive Methode läßt die Bestimmung von Post-DST-Kortisol-Profilen zu, wobei der Patient selbst auch zu Hause die Proben gewinnen kann. Inwieweit die Methode dem gegenwärtigen DST-Protokoll überlegen ist, wird noch geprüft werden müssen.

Schlußfolgerungen

Es besteht Einigkeit darüber, daß in der biologisch-psychiatrischen Forschung operationalisierte Definitionen zur Erfassung psychiatrischer Symptome wünschenswert sind [38]. Die Komplexität psychiatrischer Diagnosen ist derzeit am geeignetsten durch multiaxiale Klassifikationssysteme darstellbar [23].

112

Die bekannten Normvarianten oder Normabweichungen der basalen endokrinologischen Sekretionsmuster oder der neuroendokrinologischen Funktionstests bei psychiatrischen Patienten können mit Sicherheit eine klinische Diagnose nicht ersetzen [26]. Die Anwendung multiaxialer Klassifikationsschemata gestattet es aber, ein pathologisches oder im Grenzbereich liegendes Laborergebnis zu berücksichtigen, ohne daß hierdurch eine ätiologische Festlegung erfolgen würde.

Es ist zu prüfen, inwieweit es sinnvoll ist, das Ergebnis eines endokrinologischen Funktionstests – hier des DST – in ein solches multiaxiales Diagnoseschema einzubauen. Hierbei muß berücksichtigt werden, daß folgende methodologischen Probleme des DST noch nicht befriedigend gelöst sind:

a) Bei einem endokrinologischen Funktionstest nach pharmakologischer Intervention mit einer körperfremden Substanz (Dexamethason) wird nicht die physiologische Kortisolübersekretion erfaßt, sondern die Reagibilität der adrenokortikalen Achse auf ein Pharmakon.

b) Eine Dichotomisierung in DST-positive und DST-negative Patienten trennt nicht zwischen zwei hinsichtlich des Merkmals Nebennierenrindenaktivität homogenen Populationen. Dies wäre v. a. dann zu fordern, wenn psychopathologische Korrelate zu DST-Ergebnissen gesucht werden. Ein negativer DST, in der jetzt üblichen Weise durchgeführt, schließt adrenale Überaktivität nicht aus.

c) Die Bioverfügbarkeit einer oralen Dexamethasondosis sowie der Einfluß gleichzeitig applizierter Psychopharmaka oder anderer Substanzen auf die Kortisolsekretion sowie auf das Verhalten im DST sind noch nicht geklärt.

Der DST beginnt als Forschungsvariable sich zu etablieren. Um variante Ergebnisse zumindest auf der Seite der Testmethodologie einzuschränken, ist von künftigen DST-Studien zu fordern, daß anhand von 3-Punkt-Profilen (8, 16 und 23 Uhr) die Bioverfügbarkeit von Dexamethason überprüft wird und in den Fällen, in denen um 8 Uhr höhere Werte als an den darauffolgenden Meßpunkten gefunden werden, die Dexamethason-Plasma-Konzentration überprüft wird. Weiterhin ist zu fordern, daß der Test nicht am 1. oder 2. Tag nach Aufnahme durchgeführt wird, sondern daß erst einige Tage die Gewichtskonstanz überprüft wird. Auch wenn derzeit keine klaren Hinweise für den Einfluß von psychoaktiven Substanzen auf das DST-Ergebnis existieren, sollten sowohl die vor dem Test als auch zum Testzeitpunkt applizierten Medikamente angegeben werden. Erst wenn die oben genannten Probleme auf der Grundlage von DST-Studien der „zweiten Generation", die alle Störfaktoren berücksichtigen, erfaßt und gelöst sind, ist es gerechtfertigt, den DST als validen und reliablen Laborparameter in einem diagnostischen Schema zu berücksichtigen.

Unser derzeitiger Kenntnisstand über den DST ist zu unvollständig, um seinen klinischen oder wissenschaftlichen Nutzen abschließend zu beurteilen. Ebenso wie es vor der Zeit gewesen sein mag, den DST als validen und spezifischen Labortest für die endogene Depression zu propagieren, wäre es jetzt vorschnell, ihn als völlig wertlos zu beurteilen.

Literatur

1. Amsterdam JD, Winokur A, Caroff SN, Conn J (1982) The dexamethasone suppression test in outpatients with primary affective disorder and healthy control subjects. Am J Psychiatry 139: 287–291
2. Asnis GM, Sachar EJ, Halbreich U, Nathan RS, Ostrow L, Halpern FS (1981) Cortisol secretion and dexamethasone response in depression. Am J Psychiatry 138: 1218–1221
3. Berger M, Doerr P, Lund R, Bronisch T, Zerssen D von (1982) Neuroendocrinological and neurophysiological studies in major depressive disorders: Are there biological markers for the endogenous subtype? Biol Psychiatry 17: 1217–1242
4. Brown WA, Qualls CB (1981) Pituitary-adrenal disinhibition in depression: Marker of a subtype with characteristic clinical features and response to treatment? Psychiatr Res 4: 115–128
5. Carroll BJ (1982) The dexamethasone suppression for melancholia. Br J Psychiatry 140: 292–304
6. Carroll BJ, Curtis GC, Mendels J (1976) Neuroendocrine regulation in depression. II. Discrimination of depressed and non-depressed patients. Arch Gen Psychiatry 33: 1039–1044
7. Carroll BJ, Greden JF, Rubin RT, Haskett R, Feinberg M, Scheingart D (1978) Neurotransmitter mechanism of neuroendocrine disturbance in depression. Acta Endocrinol (Copenh) 89: 14
8. Carroll BJ, Schroeder K, Mukhopadhyay S, Greden JF, Feinberg M, Ritchie J, Tarika J (1980) Plasma dexamethasone concentrations and cortisol suppression response in patients with endogenous depression. J Clin Endocrinol Metab 51: 433–437
9. Carroll BJ, Feinberg M, Greden JF (1981) A specific laboratory test for the diagnosis of melancholia. Arch Gen Psychiatry 38: 15–22
10. Derogatis L, Lipman R, Rickels K (1973) The Hopkins symptom checklist: A measure of primary symptom dimensions in psychological measurement. In: Pichot P (ed) Modern problems, in psychopharmacopsychiatry. Karger, Basel
11. Dewan MJ, Pandurangi AK, Boucher ML, Levy BF, Major LF (1982) Abnormal dexamethasone suppression test results in chronic schizophrenic patients. Am J Psychiatry 139: 1501–1503
12. Doerr P, Fichter M, Pirke KM, Lund R (1980) Relationship between weight gain and hypothalamic pituitary adrenal function in patients with anorexia nervosa. J Steroid Biochem 13: 529–537
13. Diagnostic and Statistical Manual of Mental Disorders (1980) American Psychiatric Association, Washington, pp 261–281
14. Fang VS, Tricou BJ, Robertson A, Meltzer HY (1981) Plasma ACTH and cortisol levels in depressed patients: Relation to dexamethasone suppression test. Life Sci 29: 931–938
15. Feinberg M, Carroll BJ (1982) Separation of subtypes of depression using discriminant analysis. I. Separation of unipolar endogenous depression from non-endogenous depression. Br J Psychiatry 140: 384–391
16. Ganguly A, Meikle AW, Tyler FH, West CD (1977) Assessment of 11β-hydroxylase activity with plasma corticosterone, deoxycorticosterone, cortisol and deoxycortisol: Role of ACTH and angiotensin. J Clin Endocrinol Metab 44: 560–568
17. Graham PM, Booth H, Boranga G, Galhenage S, Myers CM, Teoh CL, Cox LS (1982) The dexamethasone suppression test in mania. J Affect Dis 4: 201–211
18. Greden JF, Albala AA, Haskett RF, James N, Goodman L, Steiner M, Carroll BJ (1980) Normalization of dexamethasone suppression test: A laboratory index of recovery from endogenous depression. Biol Psychiatry 15: 449–458
19. Greden JF, Kronfol Z, Gardner R, Feinberg M, Mukhopadhyay S, Albala AA, Carroll BJ (1981) Dexamethasone suppression test and selection of antidepressant medications. J Affect Dis 3: 389–396
20. Greden JF, Kronfol Z, Gardner R, Feinberg M, Carroll BJ (1981) Neuroendocrine evaluation of schizoaffectives with the dexamethasone suppression test. Biol Psychiatry 16: 461–464
21. Greden JF, Gardner R, King D, Grunhaus L, Kronfol Z, Carroll BJ (1983) The process of normalization and test-retest reproducibility. Arch Gen Psychiatry, Dexamethasone suppression-tests in antidepressant treatment of melancholia 40: 493–500
22. Hamilton M (1960) A rating scale for depression. J Neurol Neurosurg Psychiatry 23: 56–62
23. Helmchen H (1980) Multiaxial systems of classification. Types of axes. Acta Psychiatr Scand 61: 43–55

24. Holsboer F (1982) Hormones. In: Hippius H, Winokur G (eds) Clinical psychopharmacology. Excerpta Medica, Amsterdam Oxford Princeton (Psychopharmacology, vol 1, part 2, pp 144–161)
25. Holsboer F (1983) The dexamethasone suppression test in depressed patients: Clinical and biochemical aspects. J Steroid Biochem 19: 251–257
26. Holsboer F, Benkert O (im Druck) Neuroendokrinologische und endokrinologische Forschung bei depressiven Patienten. Nervenarzt
26a. Holsboer F, Benkert O (im Druck) Klinischer und wissenschaftlicher Nutzen neuroendokrinologischer Untersuchungen bei depressiven Patienten. Nervenarzt
27. Holsboer F, Bender W, Benkert O, Klein HE, Schmauss M (1980) Diagnostic value of dexamethasone suppression test in depression. Lancet I: 706
28. Holsboer F, Liebl R, Hofschuster E (1982) Repeated dexamethasone suppression test during depressive illness. J Affect Dis 4: 93–101
29. Holsboer F, Doerr HG, Sippell WG (1982) Dexamethasone suppression test of 11-deoxycorticosterone, corticosterone and cortisol in depressed female patients and normal controls. Acta Psychiatr Scand 66: 18–25
30. Holsboer F, Doerr HG, Sippell WG (1982) Blunted aldosterone response to dexamethasone in female patients with endogenous depression. Psychoneuroendocrinology 7: 155–162
31. Holsboer F, Winter K, Doerr HG, Sippell WG (1983) Dexamethasone suppression test in female patients with endogenous depression: Determination of plasma corticosterone, 11-deoxycorticosterone, 11-deoxycortisol, cortisol and cortisone. Psychoneuroendocrinology 7: 329–338
32. Holsboer F, Müller OA, Winter K, Doerr HG, Sippell WG (1983) Effect of serotonin-uptake inhibition by zimelidine on hypothalamic-pituitary-adrenal activity. Psychopharmacology 80: 85–87
33. Holsboer F, Doerr HG, Gerken A, Müller OA, Sippell WG (im Druck) Cortisol, 11-deoxycortisol and ACTH-concentrations after dexamethasone in depressed patients and healthy volunteers. Psychiatry Res
34. Holsboer F, Steiger A, Maier W (1983) Reversion to abnormal dexamethasone suppression test. Four cases of response, a preliminary report. Biol Psychiatry 18: 911–916
35. Holsboer F, Doerr HG, Sippell WG (1983) Increased sensitivity of the dexamethasone suppression test in depressed female patients based on multisteroid analysis. Psychiatry Res 8: 49–57
36. Insel TR, Kalin NH, Guttmacher LB, Cohen RM, Murphy DL (1982) The dexamethasone suppression test in patients with primary obsessive-compulsive disorder. Psychiatry Res 153–160
37. Kalin NH, Weiler SJ, Shelton SE (1982) Plasma ACTH and cortisol concentrations before and after dexamethasone. Psychiatry Res 7: 87–92
38. Kendell RE (1982) The choice of diagnostic criteria for biological research. Arch Gen Psychiatry 39: 1334–1339
39. Meikle AW (1982) Dexamethasone suppression tests: Usefulness of simultaneous measurement of plasma cortisol and dexamethasone. Clin Endocrinol (Oxf) 16: 401–408
40. Nelson WH, Orr WW, Stevenson JM, Shane SR (1982) Hypothalamic-pituitary-adrenal axis activity and tricyclic response in major depression. Arch Gen Psychiatry 39: 1033–1036
41. Overall J, Gorham D (1972) The brief psychiatric rating scale. Psychol Rep 10: 799
42. Poland RE, Rubin RT (1982) Saliva cortisol levels following dexamethasone administration in endogenously depressed patients. Life Sci 30: 177–181
43. Reus VI (1982) Pituitary-adrenal disinhibition as the independent variable in the assessment of behavioral symptoms. Biol Psychiatry 17: 317–326
44. Reus VI, Joseph MS, Dallman MF (1982) ACTH levels after the dexamethasone suppression test in depression. N Engl J Med 306: 238–239
45. Rubin RT, Mandell AJ (1966) Adrenal cortical activity in pathological emotional states: A review. Am J Psychiatry 123: 387–400
46. Rubin RT, Poland RE, Blodgett ALN, Winston RA, Forster B, Carroll BJ (1980) Cortisol dynamics and dexamethasone pharmacokinetics in primary endogenous depression: Preliminary findings. Prog Psychoneuroendocrinol 223–234
47. Sachar EJ, Hellman L, Roffwarg HP (1975) Disrupted 24-hour patterns of cortisol secretion in psychotic depression. Arch Gen Psychiatry 28: 19–24
48. Shulman R, Diewold P (1977) A two dose dexamethasone suppression test in patients with psychiatric illness. Can Psychiat Assoc J 22: 417–422

49. Starkman MN, Schteingart DE, Schork MA (1981) Depressed mood and other psychiatric manifestations of Cushing's syndrome: Relationship to hormone levels. Psychosom Med 43: 3–18
50. Stokes PE, Stoll PM, Mattson MR, Sollod RN (1976) Diagnosis and psychopathology in psychiatric patients resistant to dexamethasone. In: Sachar EJ (ed) Hormones, behavior and psychopathology. Raven, New York, pp 225–229
51. Swartz GM, Dunner FJ (1982) Dexamethasone suppression test of alcoholics. Arch Gen Psychiatry 39: 1309–1312
52. Wahlin A, Bucht G, Knorring L von, Smigan L (1980) Kidney function in patients with affective disorders with and without lithium therapy. Int Pharmacopsychiatry 15: 253–259
53. Zerssen D von, Doerr P (1980) The role of hypothalamo-pituitary-adrenocortical system in psychiatric disorders. Adv Biol Psychiatry 5: 85–108

Wachstumshormonstimulation und Depressionsforschung: Möglichkeiten und Grenzen

G. Laakmann

Die Untersuchung der Wachstumshormon-(GH-)Stimulation bei der biologisch-psychiatrischen Erforschung depressiver Erkrankungen nimmt einen zunehmenden Raum ein, nachdem Mueller et al. [20] mitteilten, daß bei endogendepressiven und psychotisch-depressiven Patienten mit dem Insulinhypoglykämietest (IHT) eine geringere GH-Stimulation auftrat als bei neurotisch-depressiven Patienten. Dieser Untersuchungsbefund war Ausgang für weitere Untersuchungen mit der Frage, ob sich bei verschieden diagnostizierten Patientengruppen eine unterschiedliche GH-Stimulation zeigt. Des weiteren zeichnete sich in diesem Zusammenhang die Möglichkeit ab, mit Hilfe der GH-Sekretion Hinweise auf das pathologische Geschehen im ZNS bei depressiven Erkrankungen zu erarbeiten.

Betrachtet man unter den beiden genannten Aspekten die in den letzten Jahren publizierten Studien, werden einerseits Möglichkeiten, andererseits aber auch Grenzen derartiger Untersuchungsansätze deutlich, wovon einige Aspekte in diesem Beitrag diskutiert werden sollen, ohne detailliert auf die einzelnen Untersuchungen einzugehen (s. zusammenfassende Artikel [4, 13, 17].

Der Frage, inwieweit es gelang, mit Hilfe der GH-Stimulationstests bei unterschiedlichen depressiven Patientengruppen eine unterschiedliche GH-Stimulierbarkeit untereinander oder im Vergleich zu gesunden Probandengruppen nachzuweisen, soll im folgenden kurz zusammengefaßt werden.

Ähnlich wie in der Untersuchung von Mueller et al. [20] gelang es Sachar et al. [21], bei endogen-depressiven und psychotisch-depressiven Patienten im Vergleich zu neurotisch-depressiven mit dem IHT eine verringerte GH-Stimulation zu zeigen. Die Untersuchungen, in denen die Patienten nach den RDC diagnostiziert wurden, erbrachten unterschiedliche Ergebnisse.

In einem Teil der Untersuchungen konnte gezeigt werden, daß unipolar depressive im Vergleich zu bipolar depressiven Patienten oder auch Kontrollen eine geringere GH-Stimulation aufwiesen [1, 9, 23], wohingegen Koslow et al. [11] keine signifikanten Unterschiede zwischen unipolar, bipolar depressiven Patienten und gesunden Kontrollgruppen finden konnten. Czernik et al. [7] führten eine Untersuchung durch, wobei die Patienten nach der ICD diagnostiziert wurden [10]. Hierbei zeigte sich, daß mit dem IHT bei endogen-depressiven Frauen im Vergleich zu neurotisch-depressiven und gesunden Frauen eine geringere GH-Stimulation vorlag. Ähnlich wie Mueller et al. [20] und Sachar et al. [21] fanden Czernik et al. [7], daß sich diese Unterschiede nach der Genesung der Patienten nicht mehr nachweisen ließen.

Die anfänglich gefundene unterschiedliche GH-Stimulation nach L-Dopa bei unipolar depressiven Patienten im Vergleich zu Gesunden [22] konnte von Sachar et al. [24] später nicht mehr gezeigt werden, da der anfängliche Befund auf die Altersabhängigkeit der L-Dopa-bedingten GH-Stimulation zurückgeführt werden mußte. Ähnliche Untersuchungsergebnisse wurden von Gold et al. [8], Mendlewicz et al. [19] und Maany et al. [16] mit dem L-Dopa-Test erarbeitet. Die Patienten waren in allen Untersuchungen nach RDC diagnostiziert worden.

Mit Amphetamin fanden Langer et al. [15] bei den nach ICD diagnostizierten endogen-depressiven Patienten im Vergleich zu neurotisch-depressiven und Kontrollen eine geringere GH-Stimulation. Checkley u. Crammer [5] und Checkley [3] konnten mit Methylamphetamin ebenfalls bei endogen-depressiven Patienten im Vergleich zu Kontrollen eine unterschiedliche GH-Stimulation zeigen.

Mit Apomorphin untersuchten Casper et al. [1] und Maany et al. [16] nach RDC diagnostizierte Patientengruppen; sie fanden keine unterschiedliche GH-Stimulation zwischen unipolar depressiven und bipolar depressiven Patientengruppen sowie Kontrollen.

Mit Hilfe des Clonidintests gelang es Matussek et al. [18], bei endogen-depressiven Patienten (ICD) im Vergleich zu neurotisch-depressiven und Gesunden ebenfalls eine geringere GH-Stimulation nachzuweisen. Dieses Untersuchungsergebnis wurde von Checkley et al. [6], Siever et al. [26] und Charney et al. [2] bei Patienten, die nach den RDC diagnostiziert worden waren, bestätigt.

Des weiteren gelang es, in eigenen Arbeiten [12] mit Desimipramin bei endogen-depressiven (ICD) im Vergleich zu neurotisch-depressiven Patienten und Gesunden eine geringere GH-Stimulation nachzuweisen, wobei dieses Untersuchungsergebnis durch Sawa et al. [25] bei ebenfalls nach ICD diagnostizierten Patienten bestätigt wurde.

Betrachtet man zusammenfassend die Untersuchungsergebnisse, so wird deutlich, daß mit Amphetamin, Clonidin und Desimipramin übereinstimmend bei depressiven Patienten (endogen bzw. „major depressive disorder") im Vergleich zu gesunden Probanden eine geringere GH-Stimulation erfolgte. Dieses Ergebnis ist insbesondere darauf zurückzuführen, daß bei diesen Gruppen depressiver Patienten (endogen bzw. „major depressive disorder") eine größere Zahl von Patienten keine oder nur eine geringfügige GH-Stimulation zeigte als die Patienten oder Probanden in den Vergleichsgruppen. Ohne jetzt detailliert auf die Problematik der Vergleichbarkeit und Reproduzierbarkeit klinisch gestellter Diagnosen – besonders unter Berücksichtigung der verschiedenen diagnostischen Verfahren (z. B. ICD, RDC) – eingehen zu wollen, stellt sich hier neben der Frage, wie weit eine gestörte GH-Stimulation bei depressiven Patienten mit deren Zuteilung in eine bestimmte diagnostische Gruppe korreliert, die Frage, ob eine gestörte GH-Stimulation nicht z. B. mit der chemotherapeutischen Ansprechbarkeit des Patienten auf ein bestimmtes Psychopharmakon korreliert.

Konstatiert man auf Grund der zitierten Untersuchungsergebnisse, daß bei einem Teil depressiver Patienten eine gestörte GH-Stimulation vorliegt, so stellt sich die Frage, worauf diese zurückzuführen ist. Verschiedene Untersuchungen lassen annehmen, daß die hypothalamisch gesteuerte hypophysäre GH-Sekretion durch aminerge Neuronensysteme (noradrenerge, serotonerge, dopaminerge) beeinflußt werden kann. Die IHT-bedingte GH-Stimulation könnte auf eine Störung im Bereich noradrenerger oder serotonerger Neuronen hinweisen, da die IHT-bedingte GH-Stimulation sowohl durch Phentolamin (α-Rezeptoren-Blocker) wie auch durch Methysergid (Serotoninrezeptorenblocker) gehemmt werden kann.

Die amphetaminbedingte GH-Stimulation könnte auf eine Störung dopaminerger und noradrenerger Neuronen hinweisen, da die Substanz zu einer Freisetzung der genannten Transmitter führt. Unter Berücksichtigung des Ergebnisses, daß mit L-Dopa und Apomorphin keine verringerte GH-Stimulation bei depressiven Patienten beobachtet wurde, weist die gestörte GH-Stimulation nach Amphetamin bei depressiven Patienten eher auf eine Störung noradrenerger Neuronen hin.

Die Untersuchungsergebnisse hinsichtlich des Clonidinstimulationstests können dahingehend interpretiert werden, daß hier eine Störung im Bereich der α-adrenergen Neuronen vorliegt, da Clonidin ein α-2-Agonist ist.

Betrachtet man das Ergebnis der mit Desimipramin durchgeführten Studien, so läßt sich am ehesten eine Störung im Bereich noradrenerger Neuronen annehmen, da diese Substanz als primärer Noradrenalin-„reuptake"-Hemmer anzusehen ist, wobei es wohl offenbleibt, ob hier eine Störung im Bereich des Transmitterangebots oder im Bereich postsynaptischer Neuronen vorliegt. Bedenkt man in diesem Zusammenhang, daß es bei gesunden Probanden gelang, den desimipraminbedingten GH-Anstieg mit Hilfe von Phentolamin, einem α-Rezeptoren-Blocker, zu unterdrücken, und mit Propranolol, einem β-Rezeptoren-Blocker, zu erhöhen (Abb. 1) [14] so läßt sich eine Balance zwischen α- und β-Rezeptoren postulieren, wobei mit Hilfe von α-Rezeptoren der GH-Stimulus vermittelt wird, der mit Hilfe von β-Rezeptoren unterdrückt werden kann. Dieses Untersuchungsergebnis zeigt beim Menschen eindrucksvoll eine Balance zwischen zentralnervösen α- und β-adrenergen Mechanismen, die sowohl eine Störung der desimipraminbedingten GH-Stimulation durch eine Unterfunktion von α-Rezeptoren, aber auch durch eine Überfunktion von β-Rezeptoren verständlich macht. Ohne im Detail auf die Untersuchungsergebnisse von Sulser [27] und anderen hier eingehen zu wollen, sei darauf hingewiesen, daß es gelang, im Tierexperiment nachzuweisen, daß eine längerfristige Gabe von Antidepressiva zu einer β-down- und α-up-Regulation führt. Somit wird die Möglichkeit aufgezeigt, auf Grund völlig unterschiedlicher Untersuchungsansätze zu sich ergänzenden Resultaten zu gelangen. Erweitert man den oben skizzierten Gedanken einer Balance zwischen Rezeptor- oder Neuronensystemen, so scheint es möglich, eine Störung dieser Balance von verschiedenen Seiten aus zu beeinflussen. Unterschiedlich wirkende Psychopharmaka können so gesehen möglicherweise zu einem ähnlichen antidepressiven Effekt führen.

Es soll an dieser Stelle betont werden, daß die genannten Vorstellungen primär als Arbeitshypothesen zu verstehen sind, die einerseits die Kompliziertheit endokriner Regelmechanismen und andererseits die Komplexität interneuronaler Funktionsabläufe deutlich machen.

Bei künftigen Untersuchungen erscheint es sinnvoll, zuverlässige GH-Stimu-

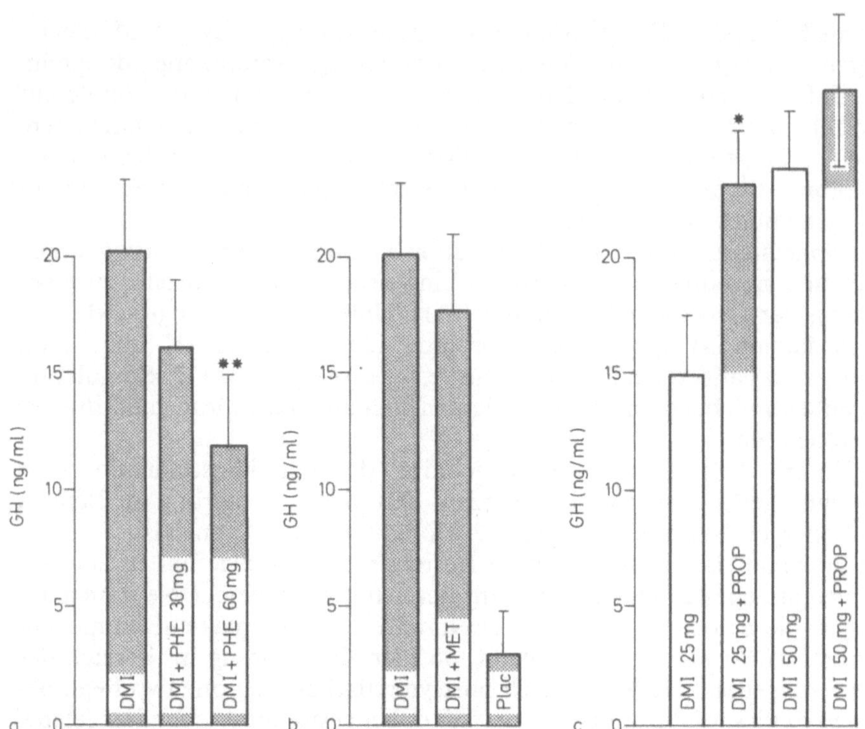

Abb. 1 a–c. Maximale GH-Anstiege nach Gabe von Desimipramin *(DMI)* 50 mg i.v. allein sowie DMI 50 mg i.v. plus 30 bzw. 60 mg Phentolamin **(a)**, 12 mg Methysergid **(b)** und 15 mg Propranolol **(c)**

lationstests bei vergleichbar beschriebenen und diagnostizierten Patientengruppen unter standardisierten Behandlungsbedingungen wiederholt durchzuführen, um so vergleichbare Untersuchungsergebnisse zu erarbeiten, die auch evtl. Aussagen über die Beziehung zwischen einer gestörten GH-Stimulation und dem klinischen Ansprechen des Patienten auf ein bestimmtes Psychopharmakon erlauben.

Literatur

1. Casper RC, Davis JM, Pandey GN, Garver DL, Dekirmenjian H (1977) Neuroendocrine and amine studies in affective illness. Psychoneuroendocrinology 2: 105–113
2. Charney DS, Heninger GR, Sternberg DE (1982) Failure of chronic antidepressant treatment to alter hormone response to clonidine. Psychiatry Res 7: 135–138
3. Checkley SA (1979) Corticosteroid and growth hormone response to methylamphetamin in depressive illness. Psychol Med 9: 107–116
4. Checkley SA (1980) Neuroendocrine tests of monoamine function in man: A review of basic theory and its application to the study of depressive illness. Psychol Med 10: 35–53
5. Checkley SA, Crammer JL (1977) Hormone responses to methylamphetamine in depression: A new approach to the noradrenaline depletion hypothesis. Br J Psychiatry 131: 582–586

120

 6. Checkley SA, Slade AP, Shur E (1981) Growth hormone and other responses to clonidine in patients with endogenous depression. Br J Psychiatry 138: 51–55
 7. Czernik A, Kleesiek K, Steinmeyer EM (1980) Änderungen neuroendokrinologischer Parameter im Verlauf von Depressionen. Nervenarzt 51: 662–667
 8. Gold PW, Goodwin FK, Wehr T, Rebar R, Sack R (1976) Growth hormone and prolactin response to levodopa in affective illness. Lancet II: 1308
 9. Gruen PH, Sachar EJ, Altman N, Sassin J (1975) Growth hormone responses to hypoglycemia in postmenopausal depressed women. Arch Gen Psychiatry 32: 31–33
10. ICD (1972) International classification of diseases, 8th edn. World Health Organization, Geneva
11. Koslow SH, Stokes PE, Mendels J, Ramsey A, Casper R (1982) Insulin tolerance test: Human growth hormone response and insulin resistance in primary unipolar depressed, bipolar depressed and control subjects. Psychol Med 12: 45–55
12. Laakmann G (1980) Beeinflussung der Hypophysenvorderlappen-Hormonsekretion durch Antidepressiva bei gesunden Probanden, neurotisch und endogen depressiven Patienten. Nervenarzt 51: 725–732
13. Laakmann G (1982) Depression und Wachstumshormonstimulation. In: Beckmann H (Hrsg) Biologische Psychiatrie. Thieme, Stuttgart New York, S 155–161
14. Laakmann G, Schön HW, Wittmann M, Zygan K (1983) Effect of receptor blockers on the desimipramine-induced stimulation of growth hormone and prolactin in man. In: Endröczi E, de Wied D, Angelucci L, Scapagnini U (eds) Integrative neurohumoral mechanisms. Elsevier/North-Holland Biomedical Press. Amsterdam pp 479–486
15. Langer G, Heinze G, Reim B, Matussek N (1976) Reduced growth hormone responses to amphetamine in „endogenous" depressive patients. Studies in normal „reactive" and „endogenous" depressive, schizophrenic, and chronic alcoholic subjects. Arch Gen Psychiatry 33: 1471–1475
16. Maany I, Mendels J, Frazer A, Brunswick D (1979) A study of growth hormone release in depression. Neuropsychobiology 5: 282–289
17. Matussek N, Laakmann G (1984) Drugs, hormones and depression. In: Burrows GD (ed) Advances in human psychopharmacology, vol III. JAI Press, Greenwich
18. Matussek N, Ackenheil M, Hippius H, Müller F, Schröder H-T, Schultes H, Wasilewski B (1980) Effect of clonidine on growth hormone release in psychiatric patients and controls. Psychiatry Res 2: 25–36
19. Mendlewicz J, Linkowski P, van Cauter E (1979) Some neuroendocrine parameters in bipolar and unipolar depression. J Affective Disord 1: 25–32
20. Mueller PS, Heninger GR, McDonald RK (1969) Insulin tolerance test in depression. Arch Gen Psychiatry 24: 587–594
21. Sachar EJ, Finkelstein J, Hellman L (1971) Growth hormone responses in depressive illness. Arch Gen Psychiatry 25: 263–270
22. Sachar EJ, Mushrush G, Perlow M, Weitzmann ED, Sassin J (1972) Growth hormone responses to L-dopa in depressed patients. Science 178: 1304–1305
23. Sachar EJ, Frantz A, Altman N (1973) Growth hormone and prolactin in unipolar and bipolar depressed patients: Responses to hypoglycemia and L-dopa. Am J Psychiatry 130: 1362–1367
24. Sachar EJ, Altman N, Gruen PH, Glassman A, Halpern FS, Sassin J (1975) Human growth hormone response to levodopa. Arch Gen Psychiatry 32: 502–503
25. Sawa Y, Odo S, Nakazawa T (1982) Growth hormone secretion by tricyclic and non-tricyclic antidepressants in healthy volunteers and depressives. In: Langer SZ, Takahashi R, Segawa T, Briley M (eds) New vistas in depression. Raven, New York, pp 309–315
26. Siever LJ, Uhde TW, Silberman EK, Jimerson DC, Aloi JA, Post R, Murphy DL (1982) The growth hormone response to clonidine as a probe of noradrenergic receptor responsiveness in affective disorder patients and controls. Psychiatry Res 6: 171–183
27. Sulser F (1982) Antidepressant drug research: Its impact on neurobiology and psychobiology. In: Costa E, Racagni G (eds) Typical and atypical antidepressants molecular mechanisms. Raven, New York, pp 1–20

Pathophysiologische Befunde bei Depressionen: Korrelat oder Ursache?

H. Feer

Kendell [3] bemerkt zur Vorgeschichte der Einteilung depressiver Erkrankungen in der ICD-9: „Jedes Land oder jedes Komiteemitglied hat es fertig gebracht, seine eigenen, bevorzugten Kategorien einzuführen oder beizubehalten ... Daraus folgt, daß es nur dem Namen nach eine einzige internationale Klassifikation der Depressionen geben wird. Dies ist ein trauriger Kommentar ...". Die klinischen diagnostischen Systeme sind heute noch weit von der Einheitlichkeit entfernt. Man ist sich nicht einig, ob die Diagnostik kategorial oder dimensional sein soll [4], wo die Grenzen zwischen den diagnostischen Klassen zu ziehen sind und welche Untergruppen man einführen soll.

Der biologischen Psychiatrie stehen objektive Meßmethoden zur Verfügung. Wir erhoffen uns deshalb von der biologischen Forschung u. a. einen wesentlichen Beitrag zu allgemeingültigen Definitionen diagnostischer Begriffe. Die biologische Forschung soll Kriterien liefern, die eine operationale Kennzeichnung und Abgrenzung klinischer Krankheitseinheiten oder – im Fall einer dimensionalen Diagnostik – die Lokalisation auf der diagnostischen Dimension ermöglichen.

Allerdings hat der Versuch, eine Klassifikation oder eine Dimension biologisch zu begründen, auch seine Tücken. Besondere Schwierigkeiten bereitet oft die konsequente Unterscheidung einer Korrelation von einer kausalen Verknüpfung. In der Theorie ist diese Unterscheidung klar: Korrelation ist ein Begriff der Statistik. Eine Korrelation sagt über die Ursache eines Sachverhaltes nichts aus. Eine Korrelation ist deskriptiv, die kausale Verbindung ist hypothetisch. Korrelierte Daten können zufällig miteinander verbunden sein, Ursache und Wirkung hingegen sind notwendigerweise gesetzmäßig verknüpft. Das Prädikat „zufällig" ist allerdings nicht ganz richtig. Auch korrelierte Daten sind irgendwie kausal miteinander verknüpft, wir wissen nur nicht, wie. Oft erfolgt diese Verknüpfung über zahlreiche Zwischenglieder, die aufzufinden nicht möglich oder nicht sinnvoll ist. Eine biologische Untersuchung an einem nichtzufällig ausgewählten Kollektiv kann zu einer scheinbaren Korrelation von Diagnose und gemessener Größe führen. Grund dieser Korrelation ist das fehlerhafte Vorgehen des Untersuchers. Doch interessiert dieser Grund nicht. Die Abb. 1 zeigt die Strukturen kausaler Verknüpfung, die einer Korrelation zugrundeliegen können.

Die nosologische Klassifikation in der Psychiatrie ist hauptsächlich ätiologisch begründet: einheitliche Krankheiten haben eine einheitliche Ursache. Die Prädikate „endogen", „psychogen", „organisch" bezeichnen abgegrenzte nosologische Gruppen und zugleich eine bekannte oder supponierte Ursache. Die

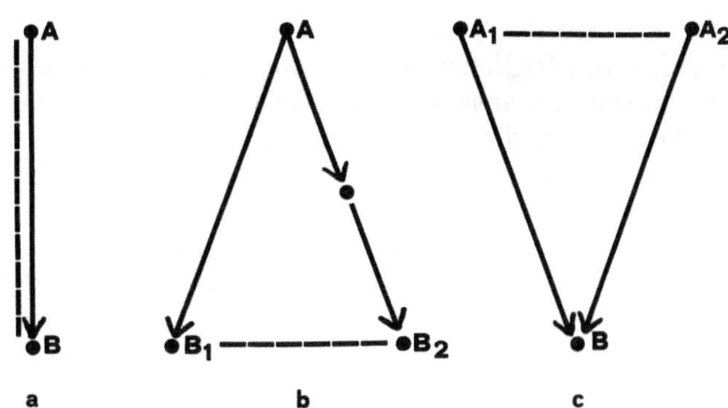

Abb. 1. a A und B sind korreliert und kausal verbunden; **b** B_1 und B_2 haben die gleiche Ursache, z. B. Parkinson-Syndrom und antipsychotische Wirkung der Neuroleptika; **c** A_1 und A_2 haben die gleiche Wirkung, z. B. Korrelation von Lebensalter und Neuroleptikadosis bei Spätdyskinesien (——— = kausale Verbindung; – – – = Korrelation)

nosologische Einteilung wird deshalb aus der Ätiologie abgeleitet, weil damit gleichzeitig eine Erklärung der Krankheiten, Erklärung von Zustand und Verlauf entsprechend der von Hempel und Oppenheim aufgestellten Grundsätze wissenschaftlichen Erklärens [6] möglich ist.

Obschon Korrelation und Kausalität in der Theorie eindeutig unterschieden werden können und verschiedenen Ebenen der Krankheitsforschung zugehören (Deskription und Hypothesenbildung), werden sie im konkreten Fall oft verwechselt. So kann man aus dem günstigen Erfolg einer Lithiumtherapie bei gewissen Formen der Schizophrenie nicht ableiten, es handle sich dabei gar nicht um Schizophrenien, sondern um manisch-depressive Erkrankungen [2]. Denn wir kennen weder die Ursache der Schizophrenie noch die der manisch-depressiven Erkrankung, noch wissen wir, ob Lithium eine kausale Therapie ist. Auch geht es nicht an, manisch-depressive Erkrankungen operational als lithiumempfindlich zu definieren. Die Beziehung „erfolgreiche Lithiumtherapie – bipolare Psychosen" ist nur eine Korrelation und erlaubt deshalb keine nosologische Korrektur bei anderen Erkrankungen.

Es ist ferner nicht möglich, mit der unterschiedlichen Ausscheidung von Katecholaminmetaboliten im Urin eine biochemische Klassifikation der Depressionen mit z. B. 3 Untergruppen zu begründen [5]. Noch ist die Noradrenalinhypothese bloß eine Arbeitshypothese und eine Störung des noradrenergen Systems als Ursache der Depression ist überhaupt nicht gesichert. Die erniedrigte Ausscheidung von Aminmetaboliten kann deshalb mit depressiver Erkrankung nur korreliert sein. Zudem ist der Schluß von der MHPG-Ausscheidung im Urin auf die Funktion zentraler noradrenerger Systeme unsicher. In eine ganz andere Richtung geht hingegen die Feststellung, daß klinisch unterscheidbare Gruppen depressiver Patienten auch eine unterschiedliche MHPG-Ausscheidung haben [1]. Hier wird die Korrelation nicht in Kausalität umgedeutet.

Besondere Vorsicht verlangt die Rückführung einer nosologischen Abgrenzung auf eine unterschiedliche Heredität. Es ist völlig offen, ob eine Depression mit der Heredität A eine andere Erkrankung ist als die Depression mit der Heredität B. Möglicherweise ist das, was wir klinisch als Depression bezeichnen, nur die gemeinsame Endstrecke verschiedener Störungen, analog etwa einer Pneumonie, die auch durch verschiedene Erreger hervorgerufen werden kann. In diesem Fall wäre die Depression als klinisches Bild von der Heredität nosologisch unabhängig.

Man kann auch nicht auf Grund der Heredität allein die schizoaffektiven Psychosen von der Gruppe der Schizophrenien oder der Affektpsychosen zweifelsfrei abtrennen [7]. Denn wir wissen nicht, ob Depressionen und Schizophrenien Erbkrankheiten im Sinn einer Hämophilie oder der tuberösen Hirnsklerose sind. Es kann sich auch nur um hereditäre Dispositionen handeln. Die eigentliche Ursache (oder die Ursachen) läge dann anderswo, und die Klassifikation der Psychosen hätte sich nach dieser Ursache zu richten und nicht nach der Heredität. Bis die Krankheitsforschung weiter fortgeschritten ist, müssen die Unterscheidungskriterien der klinischen Phänomenologie entnommen werden.

Literatur

1. Beckmann H (1980) Noradrenalinstoffwechsel und endogene Depressionen. Fortschr Neurol Psychiatry 48: 415–437
2. Hirschowitz J, Casper R, Garver DL, Chang S (1980) Lithium response in good prognosis schizophrenia. Am J Psychiatry 137: 916–920
3. Kendell RE (1978) Die Diagnose in der Psychiatrie. Enke, Stuttgart
4. Roth M, Barnes TRE (1981) The classification of affective disorders: A synthesis of old and new concepts. Compr Psychiatry 22: 54–77
5. Schildkraut JJ, Orsulak PJ, Labrie RA, Schatzberg AF, Gudeman JE, Cole JO, Rohde WA (1978) Toward a biochemical classification of depressive disorders. Arch Gen Psychiatry 35: 1436–1439
6. Stegmueller W (1976) Hauptströmungen der Gegenwartsphilosophie, Bd I, Kröner, Stuttgart, S 449–461
7. Tsuang MT, Dempsey GM, Dvoredsky A, Struss A (1977) A family history study of schizo-affective disorder. Biol Psychiatry 12: 331–338

Schlußwort

H. M. Emrich und H. Hippius

Das Symposion wurde veranstaltet mit dem Ziel, die derzeit (v. a. in den USA) zu registrierenden Bemühungen um Standardisierung und Operationalisierung der psychiatrischen Diagnostik im Hinblick auf biologisch-psychiatrische Untersuchungen stärker ins Blickfeld der deutschsprachigen psychiatrischen Forschung zu rücken. Hierbei kam es uns darauf an, eine kritische Wertung dieser Bemühungen vorzunehmen. Zu diesem Zweck haben die Referenten einzelne Teilgebiete der biologisch-psychiatrischen Forschung dargestellt. Dabei hat sich gezeigt, daß viel mehr Ansatzpunkte für die Vereinheitlichung der Methoden der Erhebung und Dokumentation psychopathologischer Befunde sowie der psychiatrischen Diagnostik vorhanden sind, als man bisher annehmen konnte. Um auf diesem Gebiet weitere Fortschritte zu erzielen, hat die Deutsche Gesellschaft für Biologische Psychiatrie eine Kommission gebildet, mit dem Auftrag, die entsprechenden Vorschläge auszuarbeiten.

Teil III
Biochemie und Morphologie

Dopamin und Noradrenalin im Liquor cerebrospinalis Schizophrener

W. F. Gattaz, P. Riederer, G. Reynolds, D. Gattaz und H. Beckmann

Einleitung

Häufig wurde ein Zusammenhang zwischen der Ätiologie endogener Psychosen und den Katecholaminen Dopamin (DA) und Noradrenalin (NA) angenommen.

Folgende pharmakologische Daten führten zu der Vorstellung, daß bei der Schizophrenie eine Überaktivität des dopaminergen Systems vorliegen müsse:

a) Praktisch alle antipsychotisch wirkenden Medikamente blockieren die DA-Rezeptoren im Gehirn [7].
b) Amphetamine, welche eine DA-Freisetzung im Gehirn bewirken, können bei gesunden Menschen Psychosen hervorrufen, welche klinisch kaum von einer paranoiden Schizophrenie zu unterscheiden sind [1, 8, 12].

Zusammenhänge zwischen NA und der Ätiologie endogener Psychosen wurden wiederholt angenommen. Stein u. Wise [17] vermuteten, daß das psychologische Defizit bei der Schizophrenie auf eine Degeneration zentraler noradrenerger Bahnen zurückzuführen ist, welche dem sog. „reward-pathway" angehören. Diese Autoren berichteten [19] über eine verminderte Enzymaktivität der Dopamin-β-Hydroxylase im Gehirngewebe von verstorbenen schizophrenen Patienten. Dieser Befund konnte jedoch in einer nachfolgenden Studie nicht bestätigt werden [20].

Neuere Studien berichten darüber, daß NA im Liquor schizophrener Patienten erhöht ist [11, 13, 18], was durchaus in Übereinstimmung mit früheren Befunden, nämlich einer Erhöhung von NA im Gehirn verstorbener Schizophrener, steht [4, 9].

In der vorliegenden Studie haben wir die Konzentrationen des DA und des NA im Liquor schizophrener Patienten und normaler Kontrollpersonen bestimmt, um weitere Aufschlüsse bezüglich ihrer Rolle bei dieser Erkrankung, ihre Wechselbeziehung und die Wirkung der Neuroleptika auf ihre Konzentrationen zu untersuchen.

Unseres Wissens ist dies die erste Untersuchung von Dopaminkonzentrationen im Liquor schizophrener Patienten.

Methodik

Es wurden in dieser Studie 28 schizophrene Patienten und 16 psychiatrisch unauffällige Kontrollpersonen untersucht. Alle Probanden waren männlich.

Alle Patienten dieser Untersuchung erfüllen die Kriterien der Diagnose „sichere Schizophrenie" gemäß den RDC von Spitzer et al. [15].

Die 28 schizophrenen Patienten hatten ein Durchschnittsalter von 30,6 ± 8,0 Jahren, aus denen 2 Untergruppen, bestimmt durch die Neuroleptikaeinnahme, gebildet wurden:

- 13 Patienten waren mindestens 4 Wochen vor Beginn der Studie ohne Medikamente;
- 15 Patienten standen für mindestens 3 Wochen vor Beginn der Studie unter neuroleptischer Medikation (Buthyrophenonen und Phenothiazinen; mittlere Dosis in Chlorpromazinäquivalenten = 585 ± 755 mg/Tag).

Es bestehen keine signifikanten Unterschiede zwischen diesen beiden Untergruppen hinsichtlich des Alters, Alters bei Beginn der Erkrankung und der Krankheitsdauer.

Bei den Patienten mit Neuroleptika vs. ohne Neuroleptika ergab sich ein signifikant niedrigerer Aktivierungsscore der BPRS ($p < 0,05$), was auch zu erwarten war. Der sedative Einfluß der Neuroleptika ist sicherlich für diesen Unterschied verantwortlich.

Die Kontrollgruppe bestand aus Personen mit unspezifischen neurologischen Symptomen (Kopfschmerzen, Schwindel usw.), bei denen eine Lumbalpunktion zur diagnostischen Abklärung notwendig war. Personen mit gleichzeitig bestehenden körperlichen Krankheiten oder Alkohol- bzw. Drogenmißbrauch, Medikamenteneinnahme und neurologischen oder psychiatrischen Diagnosen wurden ausgeschlossen.

Die 16 gesunden Probanden hatten ein Durchschnittsalter von 35,0 ± 15,7 Jahren. Zwischen den einzelnen Gruppen (Kontroll- vs. gesamte Patientengruppe, Kontroll- vs. Untergruppen) ergaben sich keine statistisch signifikanten Unterschiede bezüglich des Alters.

Probengewinnung. Die Lumbalpunktion wurde in sitzender Stellung zwischen 9 und 10 Uhr morgens durchgeführt, die Probanden waren nüchtern und hatten 10 h Bettruhe eingehalten.

Es wurden 16 ml Nativliquor entnommen. Zur Vermeidung von Konzentrationsgradienten wurden die Proben vorsichtig geschüttelt, sofort in Trockeneis aufbewahrt und anschließend bei $-70\,°C$ tiefgefroren und bis zur Untersuchung gelagert.

Biochemische Bestimmungen. Die Bestimmung der Dopamin- und Noradrenalinkonzentrationen wurden durch Flüssigkeitschromatographie, blind bezüglich der Herkunft der jeweiligen Proben, durchgeführt [10].

Statistische Auswertung. Die statistische Auswertung erfolgte mit non-parametrischen Verfahren mit zweiseitiger Fragestellung [14].

130

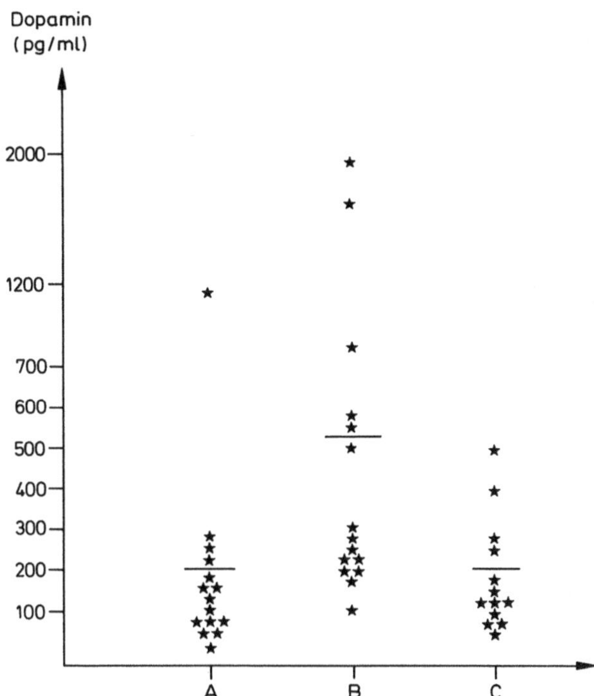

Abb. 1. Ergebnisse der Dopaminbestimmungen. *A* Kontrollgruppe (207 ± 263), *B* Patienten mit Neuroleptika (524 ± 549), *C* Patienten ohne Neuroleptika (200 ± 124)

Ergebnisse

Dopamin (Abb. 1)

Zwischen den DA-Konzentrationen schizophrener Patienten *ohne* Neuroleptika und Kontrollpersonen fanden sich keine signifikanten Unterschiede. Im Gegensatz dazu zeigten jedoch Patienten *mit* Neuroleptika eine deutliche Erhöhung der DA-Konzentrationen gegenüber Kontrollpersonen (p < 0,001) sowie gegenüber Patienten ohne Neuroleptika (p < 0,01).

Noradrenalin (Abb. 2)

Im Vergleich zu Kontrollpersonen zeigte sich eine Tendenz zu erhöhten NA-Konzentrationen bei Patienten ohne Neuroleptika, was statistisch jedoch nicht abgesichert werden konnte (p > 0,10). Bei Patienten *mit* Neuroleptika war jedoch die Erhöhung von NA-Konzentrationen statistisch signifikant gegenüber Kontrollpersonen (p < 0,01).

Es fanden sich keine signifikanten Korrelationen zwischen den Liquorkonzentrationen der Monoamine und dem Alter, Dauer der Erkrankung, Anzahl

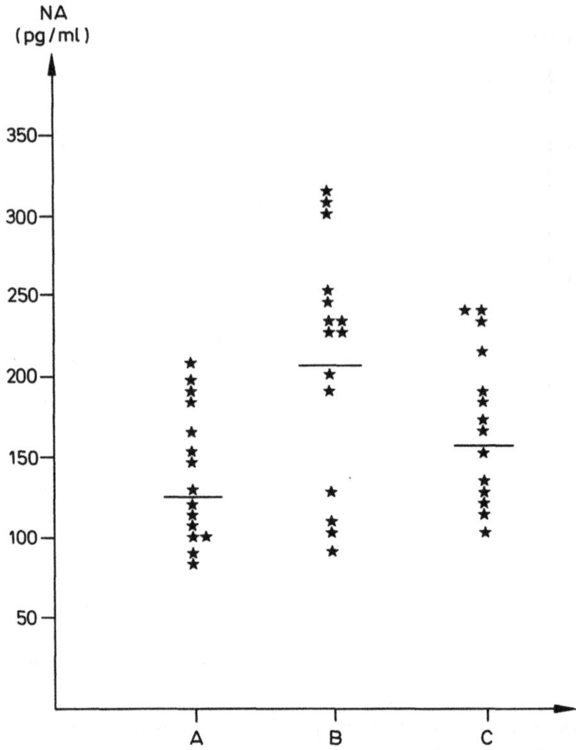

Abb. 2. Ergebnisse der Noradrenalinbestimmungen. *A* Kontrollgruppe (133 ± 37), *B* Patienten mit Neuroleptika (210 ± 73), *C* Patienten ohne Neuroleptika (163 ± 44)

psychiatrischer Behandlungen, Dosierung der Neuroleptika und den psychopathologischen Items der BPRS.

Die Konzentrationen von DA und NA im Liquor korrelierten signifikant ($r_s = 0{,}43$, $p < 0{,}01$).

Diskussion

Es konnte experimentell gezeigt werden, daß die Liquorkonzentrationen von NA zu einem erheblichen Anteil die noradrenerge Aktivität im Gehirn widerspiegeln [21]. Basierend auf der anatomischen Nachbarschaft der Nucleus caudatus und den zerebralen Ventrikeln, darf vermutet werden, daß das gleiche für die Liquorkonzentrationen von Dopamin gilt. Von daher scheint es gerechtfertigt, die Konzentrationen beider Katecholamine im Liquor schizophrener Patienten und gesunder Kontrollpersonen zu bestimmen, um Einblick in die monoaminerge Aktivität des Zentralnervensystems zu erhalten.

Die vorliegenden Ergebnisse, nämlich ähnlich den Konzentrationen von DA im Liquor schizophrener Patienten *ohne* Neuroleptika und Kontrollpersonen, stützen die DA-Hypothese der Schizophrenie nicht.

Unsere Ergebnisse deuten vielmehr darauf hin, daß Neuroleptika möglicherweise die Konzentrationen von DA und NA im Liquor erhöhen. Dies deckt sich mit Tierexperimenten, bei denen eine erhöhte Konzentration der Monoamine in verschiedenen Gehirnregionen nach Neuroleptikabehandlung gefunden wurde [2, 3, 16]. Die Ursache für diese Erhöhung ist vermutlich eine positive Feedbackschleife nach Blockade der prä- oder postsynaptischen Rezeptoren [6, 7]. Diese Daten lassen vermuten, daß die Befunde erhöhter DA und NA in bestimmten Hirnregionen von verstorbenen, chronisch-schizophrenen Patienten [4, 5, 9] zumindest teilweise durch die langfristige Neuroleptikaeinnahme verursacht sein könnten.

In der Gruppe der Patienten ohne Neuroleptika konnten wir die Ergebnisse von erhöhten NA-Konzentrationen im Liquor schizophrener Patienten, wie es in der Literatur berichtet wurde, nicht replizieren. Gomes et al. [11] berichteten über erhöhte NA-Konzentrationen im Liquor von 11 schizophrenen Patienten, alle unter neuroleptischer Behandlung. In 2 weiteren Studien [13, 18] wurden ähnliche Ergebnisse erzielt und zwar bei schirophrenen Patienten, die 2 oder 3 Wochen medikamentfrei waren. Bei unseren Patienten, die mindestens 4 Wochen medikamentfrei waren, fanden wir einen Trend zu erhöhten NA-Konzentrationen. Allerdings weist unser Befund einer deutlichen Erhöhung von NA bei Patienten *mit* Neuroleptika darauf hin, daß erhöhte NA-Konzentrationen bei Patienten, die für relativ kurze Zeit medikamentfrei waren, eine Spätwirkung von Neuroleptika darstellen. Allerdings stehen wir mit unserer Vermutung im Widerspruch zu den Ergebnissen von Sternberg et al. [18], die eher eine Verringerung des NA im Liquor nach neuroleptischer Behandlung feststellten.

Zusätzlich zu den bereits in der Literatur zitierten Studien lassen sich unsere Ergebnisse dahingehend zusammenfassen, daß die Konzentrationen von DA und NA im Liquor durch Neuroleptikaeinnahme erhöht werden. Dies könnte auch Befunde erklären, welche von erhöhten Konzentrationen der Katecholamine im Gehirn und Liquor schizophrener Patienten berichten.

Literatur

1. Angrist BM, Gershon S (1970) The phenomenology of experimentally induced amphetamine psychosis: Preliminary observations. Biol Psychiatry 2: 95–107
2. Bartholini G, Stadler H, Gadea-Ciria M, Lloyd KG (1976) The use of the push-pull cannula to estimate the dynamics of acetylcholine and catecholamines within various brain areas. Neuropharmacology 15: 515–519
3. Bartholini G, Stadler H, Gadea-Ciria M, Lloyd KG (1976) The effect of antipsychotic drugs on the release of neurotransmitters in various brain areas. In: Sedvall G (ed) Antipsychotic drugs: Pharmacodynamics and pharmacokinetics. Pergamon, Oxford, pp 515–522
4. Bird ED, Barnes J, Iversen LL, Spokes EG, Mackay AVP, Shepherd M (1977) Increased brain dopamine and reduced glutamic acid decarboxilase and choline acetyltransferase activity in schizophrenia and related psychoses. Lancet II: 1157–1159
5. Bird ED, Spokes EG, Iversen LL (1979) Brain norepinephrine and dopamine in schizophrenia. Science 204: 93–94
6. Carlsson A (1974) Some aspects of dopamine in the central nervous system. In: McDowell FA, Barbeau A (eds) Advances in neurology, vol 5. Raven, New York, pp 59–68
7. Carlsson A, Lindquist M (1963) Effect of chlorpromazine or haloperidol on formation of 3-methoxytyramine and normetanephrine in mouse brain. Acta Pharm Int 20: 140–144

8. Connell PH (1958) Amphetamine psychosis. Chapman & Hall, London
9. Farley IF, Price KS, McCullough E, Deck JHN, Hordynski W, Hornykiewicz O (1978) Nor-epinephrine in chronic paranoid schizophrenia: Above-normal levels in limbic forebrain. Science 200: 456–458
10. Felice LJ, Felice JD, Kissinger PT (1978) Determination of catecholamines in rat brain parts by reverse-phase ion-pair liquid chromatography. J Neurochem 31: 1461
11. Gomes UCR, Shanley BC, Potgieter L, Roux JT (1980) Noradrenergic overactivity in chronic schizophrenia: Evidence based on cerebrospinal fluid noradrenaline and cyclic nucleotide concentrations. Br J Psychiatry 137: 346–351
12. Janowsky DS, Risch C (1979) Amphetamine psychosis and psychotic symptoms. Psychopharmacology 65: 73–77
13. Lake CR, Sternberg DE, van Kammen DP et al. (1980) Schizophrenia: Elevated cerebrospinal fluid norepinephrine. Science 207: 331–333
14. Siegel S (1975) Nonparametric statistics for the behavioral sciences. McGraw-Hill, New York
15. Spitzer RL, Endicott J, Robins E (1975) Research diagnostic criteria. New York State Psychiatric Institute, New York (Instrument No 58)
16. Stadler H, Gadea-Ciria M, Bartholini G (1975) In vivo release of endogenous neurotransmitters in cat limbic regions: Effect of chlorpromazine and of electrical stimulation. Naunyn-Schmiedebergs Arch Pharmacol 288: 1–6
17. Stein L, Wise CD (1971) Possible etiology of schizophrenia: Progressive damage to the noradrenergic reward system by 6-hydroxydopamine. Science 171: 1032–1036
18. Sternberg DE, van Kammen DP, Lake CR, Ballenger JC, Marder SR, Bunney WE (1981) The effect of pimozide on CSF norepinephrine in schizophrenia. Am J Psychiatry 138: 1045–1051
19. Wise CD, Stein L (1973) Dopamine-β-hydroxylase deficits in the brains of schizophrenic patients. Science 181: 344–347
20. Wyatt RJ, Schwartz MA, Erdelyi E, Barchas JD (1975) Dopamine-β-hydroxylase activity in brains of chronic schizophrenic patients. Science 187: 368–370
21. Ziegler MG, Lake CR, Wood JH, Brooks BR, Ebert MH (1977) Relationship between norepinephrine in blood and cerebrospinal fluid in the presence of a blood-cerebrospinal fluid barrier for norepinephrine. J Neurochem 28: 677–682

Der Gehalt von Leucinenkephalin und Methioninenkephalin im Lumballiquor von psychiatrischen und neurologischen Patienten*

T. O. Kleine, K. Klempel und E. W. Fünfgeld

Einleitung

Die Rolle der endogenen Opiatneuropeptide bei Psychosen ist nach wie vor unklar [4, 11, 13, 16, 19]. Diese Neuropeptide werden mit dem Stimmungswechsel bei affektiven Psychosen [10, 17, 18] in Zusammenhang gebracht und bei der Entwicklung von Wahn und Halluzinationen bei Schizophrenen [3, 5] diskutiert. Erhöhte Konzentrationen von Endorphinen im Liquor, und nur dieser kommt zur Untersuchung des ZNS beim Menschen in Frage, wurden sowohl von manisch-depressiven Patienten in der manischen Phase [10, 17], als auch bei Schizophrenen [10, 17] besonders im akuten Stadium [3] gefunden, während bei Chronisch-schizophrenen [3] und depressiven Patienten [15] eher erniedrigte Konzentrationen ermittelt wurden. Diese Befunde konnten nicht bestätigt werden [5].

Da die elektrische Stimulation der periaquäduktalen grauen Substanz im dritten Ventrikel von Menschen zu erhöhten Konzentrationen von β-Endorphin-ähnlichem [2, 14] und enkephalinähnlichem [1] Material im Liquor und gleichzeitig zu Analgesie führt, werden diese Neuropeptide mit Schmerzbahnen in Beziehung gebracht. Pharmakologische und biochemische Untersuchungen indizieren mindestens 2 verschiedenartige Opiatrezeptoren im Gehirn, die mit Methioninenkephalin und Leucinenkephalin interagieren und unterschiedlich im ZNS verteilt sind (Übersicht bei [15]); ihre größte Dichte wird im limbischen System gefunden, das an der emotionalen Erregung beteiligt ist.

Diese Befunde legen es nahe, die Konzentrationen beider Enkephaline im Liquor von Patienten mit Psychosen zu messen und mit solchen von neurologisch erkrankten Patienten zu vergleichen.

Methodik – Patienten und Kontrollpersonen

Es wurden 13 Chronisch-Schizophrene beiderlei Geschlechts überwiegend mit paranoider Residualsymptomatik, weniger mit der hebephrenen Form (s. Tabelle 1), sowie eine organische Psychose und eine schizoide Persönlichkeit untersucht. Bei den Schizophrenen wurde der Brief Psychiatric Rating Scale durchgeführt [12]. Alle Patienten standen unter Neuroleptikatherapie.

Als Kontrollen wurden 24 Patienten etwa gleichen Alters mit gering ausge-

---

*Herrn Prof. Dr. G. Hildebrand zum 60. Geburtstag gewidmet

Tabelle 1. Patienten und Kontrollpersonen

	Schizophrene mit Neuroleptikatherapie	Neurologische Patienten ohne Therapie (Kontrollen)
Geschlecht	5 Frauen 8 Männer	9 Frauen 15 Männer
Durchschnittliches Alter (x ± s)	42 ± 10 Jahre	39 ± 18 Jahre
ICD-Nr.	295,3, 295,6 (8 Patienten) 295,1　　(3 Patienten) 295,7　　(1 Patient) 295,9　　(1 Patient)	

Tabelle 2. Die Konzentration von Methionin- und Leucinenkephalin in Lumballiquorproben von neurologischen Patienten

Diagnose der Patienten mit Alter (Jahre)	Methioninenkephalin (ng/l)		Leucinenkephalin (ng/l)	
	Median	10- bis 90%-Bereich	Median	10- bis 90%-Bereich
Kontrollgruppe (n = 24) (39 ± 18)	38	17–73	114	52–187
Chronischer Alkoholismus				
(40)	55		86	
(63)	63		67	
Syringomyelie (43)	36		81	
Hirninfarkt (49)	56		258	
Lymphogranulomatose (73)	29		28	
Subakute Bleivergiftung (31)	23		48	

prägten neurologischen Erkrankungen herangezogen (Tabelle 1). Außerdem wurden 6 Patienten mit z. T. schweren neurologischen und psychischen Ausfallerscheinungen untersucht (s. Tabelle 2).

Liquor (ca. 8 ml) wurde durch Lumbalpunktion zwischen 9 und 11 Uhr am Vormittag gewonnen. Etwa 15 min nach Gewinnung wurde der überwiegende Teil der Liquorprobe bei $\geq -20\,°C$ eingefroren, der kleinere Teil wurde für die Routinediagnostik verwendet, und Leukozyten- und Erythrozytenzellzahl, Gesamteiweiß und IgG bestimmt sowie die Eiweißelektrophorese durchgeführt (vgl. [6]).

Methionin- und Leucinenkephalin wurden mit Radioimmunoassays (RIA) (bezogen von Immuno Nuclear Corporation, Stillwater, USA) bestimmt, die auf Liquor adaptiert worden waren [8, 9]. Durch Hinzufügen von internen Standards wurde die intraserielle Präzision auf $\leq 10\%$ Variationskoeffizient gesenkt. Beide Tests zeigten keine Kreuzreaktivität mit menschlichem β-Endorphin (10–50 ng/l), α-Melanozyten stimulierendem Hormon (10 ng/l), Vaso-

136

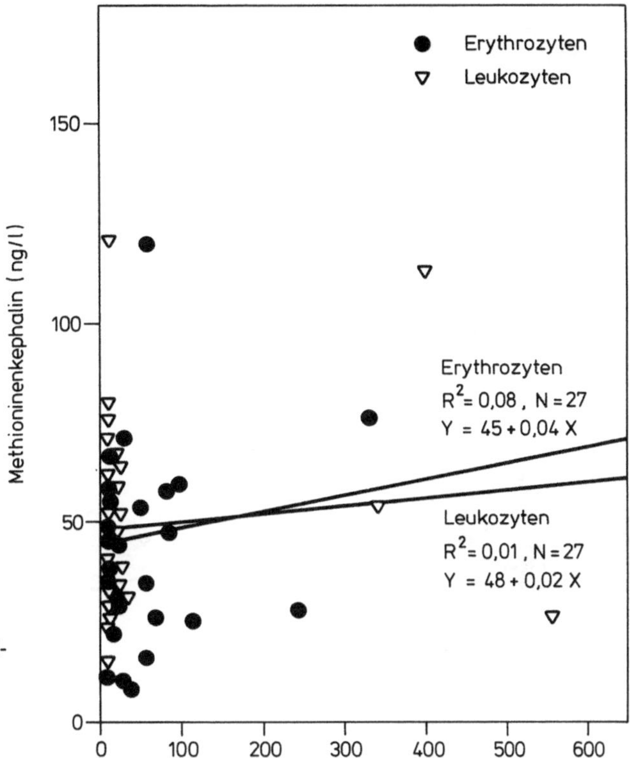

Abb. 1. Der Gehalt an Methioninenkephalin in Abhängigkeit von der Leukozyten- und Erythrozytenzahl in 27 Lumballiquorproben

pressin (0,01–100 µg/l), Substanz P (10 µg/l), Neurotensin (0,01–100 µg/l) oder Physalaemin (0,01–100 µg/l). Methioninenkephalin wurde mit 3,2% Interferenz im Leucinenkephalin-RIA gemessen, Leucinenkephalin mit 34,8% Interferenz im Methionenkephalin-RIA. Die Interferenz beider Enkephaline wurde bei den Ergebnissen rechnerisch korrigiert [9]. Die statistischen Berechnungen wurden mit dem Hewlett-Packard-Rechner 9815 A durchgeführt.

Ergebnisse

Obwohl die Konzentrationen von Methioninenkephalin und Leucinenkephalin im Lumballiquor weder mit der Erythrozyten- und Leukozytenzahl der Proben (Abb. 1 u. 2) noch mit ihrem Gesamtproteingehalt [9] korrelieren, wurde der Referenzbereich für beide Enkephaline im Lumballiquor (Tabelle 2) nach folgenden Kriterien erstellt: Leukozyten ≤ 5/µl, Erythrozyten ≤ 200/µl, Gesamtprotein 200–400 mg/l; es wurden die Proben von neurologischen Patienten überwiegend mit geringem lumbosakralen Reizsyndrom verwendet.

Die Leucin-Enkephalin-Konzentration hatte durchschnittlich in Lumballiquorproben 3mal höhere Werte als die Methionin-Enkephalin-Konzentration (Tabelle 2 u. 3).

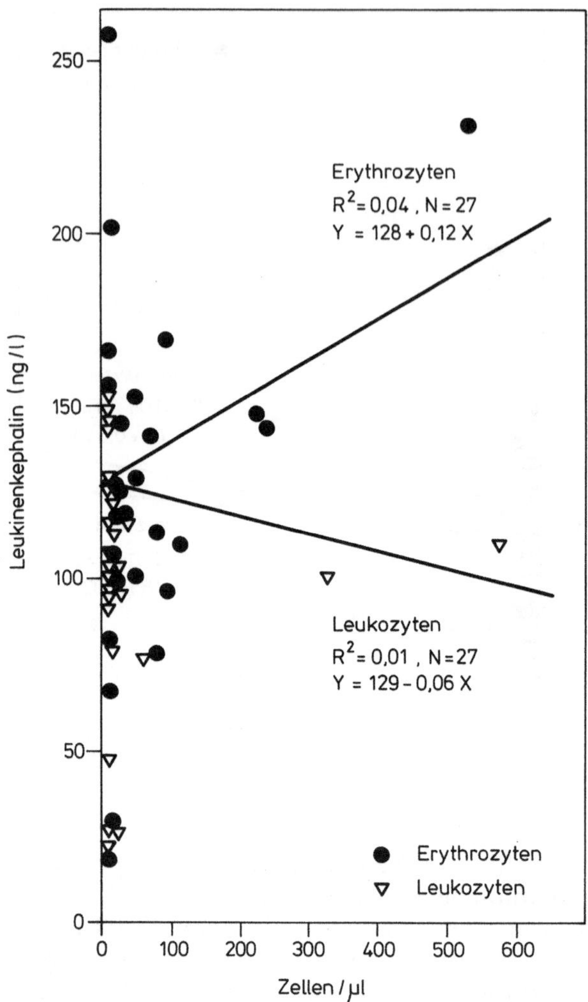

Abb. 2. Der Gehalt an Leucinenkephalin in Abhängigkeit von der Leukozyten- und Erythrozytenzahl in 27 Lumballiquorproben

Bei 6, z. T. schwer erkrankten Patienten war der Gehalt an Leucinenkephalin im Lumballiquor bei einer Lymphogranulomatose und einer subakuten Bleivergiftung erniedrigt und bei einem Hirninfarkt erhöht, der Methioninenkephalingehalt lag im Referenzbereich (Tabelle 2).

Der Methioninenkephalingehalt von 13 Chronisch-Schizophrenen (Tabelle 3) lag im Mittel etwas höher (Median: +26%, x̄: +15%) als der Referenzbereich; der Unterschied war nicht statistisch signifikant (t-Test, Tabelle 3). Die 10%- und 90%-Perzentile waren niedriger bzw. höher als beim Referenzbereich (Tabelle 3). Dies zeigt eine Inhomogenität der Methionin-Enkephalin-Konzentration in Lumballiquorproben von diesen Schizophrenen mit höheren und niedrigeren Werten an als beim Referenzbereich.

Die Leucin-Enkephalin-Konzentration lag bei diesen Schizophrenen im Lumballiquor höher als der Referenzbereich (Median: +34%, x̄: +45%); der

138

Tabelle 3. Die Konzentration von Methionin- und Leucinenkephalin in Lumballiquorproben von Patienten mit Psychosen

Diagnose der Patienten mit Anzahl (n)	Alter (Jahre)	Methioninenkephalin (ng/l)		Leucinenkephalin (ng/l)	
		Median	10- bis 90%-Bereich	Median	10- bis 90%-Bereich
Kontrollgruppe (n = 24)	39 ± 18[a]	38 39 ± 17[a]	17–73	114 118 ± 47[a]	52–187
Schizophrene Psychose (n = 13)	42 ± 10[a]	48 45 ± 28[a]	10–90 $p < 0,5$[b]	153 171 ± 89[a]	69–289 $p < 0,02$[b]
Organische Psychose (n = 1)	61	23		289	
Schizoide Persönlichkeit (n = 1)	33	49		176	

[a] $\bar{x} \pm s$
[b] t-Test nach Student

Unterschied war statistisch signifikant (t-Test: $p < 0,02$) (Tabelle 3). Auch bei einer organischen Psychose war der Leucinenkephalingehalt erhöht (Tabelle 3). Die Konzentration beider Enkephaline im Lumballiquor von einer schizoiden Persönlichkeit lag im Referenzbereich (Tabelle 3). Die Konzentrationen beider Enkephaline im Lumballiquor von Schizophrenen wurden mit den Werten des Brief Psychiatric Rating Scale [12] in Beziehung gesetzt und eine lineare Regression inkl. Korrelationskoeffizient berechnet.

Diskussion

Das im Lumballiquor gemessene Methioninenkephalin und Leucinenkephalin dürfte nicht aus dem Blutplasma stammen, sondern im ZNS gebildet und in den Liquor cerebrospinalis abgegeben werden, da sich weder eine signifikante Korrelation zwischen Leukozyten- und Erythrozytenzellzahl (Abb. 1 u. 2), noch dem Proteingehalt [9] und dem Gehalt beider Enkephaline in Lumballiquorproben nachweisen läßt. Für eine Biosynthese beider Enkephaline im Gehirn, weniger im Rückenmark, spricht ein ventrikular-lumbaler Konzentrationsgradient [7], der für Methioninenkephalin stärker ausgeprägt ist als für Leucinenkephalin.

Damit kann der verminderte Gehalt an Leucinenkephalin im Lumballiquor bei 2 Patienten mit subakuter Bleivergiftung und Lymphogranulomatose (Tabelle 2) auf eine Zerstörung solcher Neurone zurückgeführt werden, die dieses Neuropeptid synthetisieren. Auch die erhöhte Leucin-Enkephalin-Konzentration im Lumballiquor bei einem Patienten mit Hirninfarkt (Tabelle 2) läßt sich durch vermehrte Abgabe dieses Neuropeptides aus zugrundegehenden Neuronen erklären.

Dagegen ist die Ursache des erhöhten Gehalts an Leucinenkephalin, weniger von Methioninenkephalin (Tabelle 3), in Lumballiquorproben von chronisch

Schizophrenen unklar: Er kann weder mit einer (vermehrten) Entstehung aus möglichen endogenen Precursorpeptiden wie die Endorphine, deren Konzentration im Lumballiquor etwa 10- bis 30mal niedriger liegt als diejenige der Enkephaline, erklärt werden, noch durch einen vermehrten Liquorfluß aus dem zephalen in den lumbalen Liquorraum infolge vermehrter körperlicher Bewegung, da sich eine Korrelation zwischen dem Verhalten der untersuchten Patienten (Gespanntheit, Erregung, erhöhte motorische Aktivität) und der Konzentration beider Enkephaline in Lumballiquorproben nicht nachweisen ließ ($R^2 < 0,05$). Es ließ sich auch keine Beziehung zwischen der Neuroleptikadosis und der Konzentration beider Enkephaline in den Liquorproben ableiten ($R^2 < 0,05$). Damit kommen als Ursachen für die teilweise erhöhten Konzentrationen von Leucinenkephalin und teilweise erniedrigten und erhöhten Konzentrationen von Methioninenkephalin im Lumballiquor von chronisch Schizophrenen nur unbekannte endogene Mechanismen in Frage, die Gegenstand weiterer Untersuchungen sind. Es bestehen erste Hinweise für einen möglichen Zusammenhang zwischen gestörten Denkprozessen bzw. Halluzinationen und der Konzentration von Methioninenkephalin im Liquor, für das u.a. in den Neuronen der Großhirnrinde Rezeptoren gefunden worden sind (vgl. [15]), die mit diesen Prozessen in Beziehung gebracht werden können.

Literatur

1. Akil H, Richardson DE, Hughes J, Brachas JD (1978) Enkephalin-like material elevated in ventricular cerebrospinal fluid of pain patients after analytic focal stimulation. Science 201: 463–465
2. Akil H, Richardson DE, Barchas JD, Li CH (1978) Appearance of β-endorphin-like immunoreactivity in human ventricular cerebrospinal fluid upon analgesic electrical stimulation. Proc Natl Acad Sci USA 75: 5170–5172
3. Domschke W, Dickschas A, Mitznegg P (1979) C.S.F. β-endorphin in schizophrenia. Lancet I: 1024
4. Emrich HM (1978) Über eine mögliche Rolle von Endorphinen bei psychischen Krankheiten. Arzneimittelforsch 28/II: 1270–1273
5. Emrich HM, Höllt V, Kissling W et al. (1979) β-Endorphin-like immunoreactivity in cerebrospinal fluid and plasma of patients with schizophrenia and other neuropsychiatric disorders. Pharmacopsychiatria 12: 269–276
6. Kleine TO (1980) Neue Labormethoden für die Liquordiagnostik. Thieme, Stuttgart
7. Kleine TO (1982) Indication for a ventricular-lumbal concentration gradient for enkephalins in human cerebrospinal fluid. Hoppe Seylers Z Physiol Chem 363: 1307
8. Kleine TO, Merten B, Singh A (1981) Measurement of leucine-enkephalin and methionine-enkephalin in human cerebrospinal fluid with commercially available radioimmunoassay (RIA) kits. J Clin Chem Clin Biochem 19: 1091–1092
9. Kleine TO, Merten B, Singh A (1983) Determination of methionine-enkephalin and leucine-enkephalin in human cerebrospinal fluid (CSF). In: Peeters H (ed) Protides of the biological fluids. XXX Colloquium. Pergamon, Oxford, pp 243–246
10. Lindström LH, Widerlöv E, Gunne LM, Wahlström A, Terenius L (1978) Endorphin in human cerebrospinal fluid: Clinical correlations to some psychotic states. Acta Psychiatr Scand 57: 153–164
11. Naber D, Pickar D, Post RM et al. (1981) Endogenous opioid activity and β-endorphin immunoreactivity in CSF of psychiatric patients and normal volunteers. Am J Psychiatry 138: 1457–1462
12. Overall JE, Gorham DR (1962) The brief psychiatric rating scale. Psychol Rep 10: 799–812

13. Pickar D, Vartanian F, Bunney WE et al. (1982) Short-term naloxone administration in schizophrenic and manic patients. Arch Gen Psychiatry 39: 313–319
14. Rossier J, Bloom FE, Guillemin R (1979) Stimulation of human periaqueductal gray for pain relief increases immunoreactive β-endorphine in ventricular fluid. Science 203: 279–281
15. Snyder SH (1980) Brain peptides as neurotransmitters. Science 209: 976–983
16. Snyder SH (1982) Schizophrenia. Lancet II: 970–974
17. Terenius L, Wahlström A, Lindström L, Widerlöv E (1976) Increased CSF levels of endorphines in chronic psychosis. Neurosci Lett 3: 157–162
18. Terenius L, Wahlström A, Agren H (1977) Naloxone (Narcan®) treatment in depression: Clinical observations and effects on CSF endorphins and monoamine metabolites. Psychopharmacology 54: 31–33
19. Vereby K, Volavka J, Clonet D (1978) Endorphin in psychiatry. Arch Gen Psychiatry 35: 877–888

Kortisol im Liquor cerebrospinalis schizophrener Patienten

W. F. Gattaz, D. Hannak, B. Holzmüller und H. Beckmann

Einleitung

Eine Störung der zentralnervösen Regulation der Kortisolsekretion bei depressiven Patienten wurde in der Literatur wiederholt beschrieben [4, 5]. So ließ sich zeigen, daß bei einem Teil der depressiven Patienten eine erhöhte Kortisolproduktion vorliegt mit einem zirkadianen Sekretionsprofil, welches dem der Cushing-Krankheit ähnlich ist. Als Folge dieser vermehrten Kortisolsekretion finden sich bei diesen Patienten erhöhte Konzentrationen an freiem und totalem Kortisol im Plasma, hohe Kortisolwerte im Liquor sowie eine erhöhte Ausscheidung von Kortisol und seinen Metaboliten im Urin.

Häufig beschrieben wurde außerdem die fehlende Suppression von Kortisol im Plasma beim Dexamethasonhemmtest. Dexamethason ist ein synthetisches Steroid, welches durch Wirkung auf den Hypophysenvorderlappen die ACTH-Sekretion unterdrückt. So fanden sich bei einem Teil der depressiven Patienten nach Gabe dieses Steroids abnorm hohe Plasma-Kortisol-Konzentrationen in den folgenden 24 h.

Die Sekretion von Kortisol wird durch das Hormon ACTH aus dem Hypophysenvorderlappen kontrolliert [10]. Die Mechanismen, welche die Sekretion des Hypophysenvorderlappens regulieren, werden derzeit noch kontrovers diskutiert. Die katecholaminergen Systeme scheinen bei Säugetieren die ACTH-Sekretion zu inhibieren, wohingegen serotonerge und cholinerge Systeme stimulierend auf die Sekretion von ACTH zu wirken scheinen. Pharmakologische Daten lassen vermuten, daß Noradrenalin und Dopamin die Freisetzung des ACTH unterdrücken [9].

Einige wenige Studien in der Literatur berichten über normale Kortisolkonzentrationen bei schizophrenen Patienten, was auf eine ungestörte Funktion der HPA-Achse bei diesen Patienten hinweist [3, 14].

Um weiteren Einblick in die Funktionen der HPA-Achse und die Wirkung der Neuroleptika auf diese bei schizophrenen Patienten zu gewinnen, haben wir die Kortisolkonzentrationen im Liquor schizophrener Patienten mit und ohne Neuroleptika im Vergleich zu gesunden Kontrollen untersucht. Die Studie ist Teil einer breiteren biologischen Untersuchung an schizophrenen Patienten.

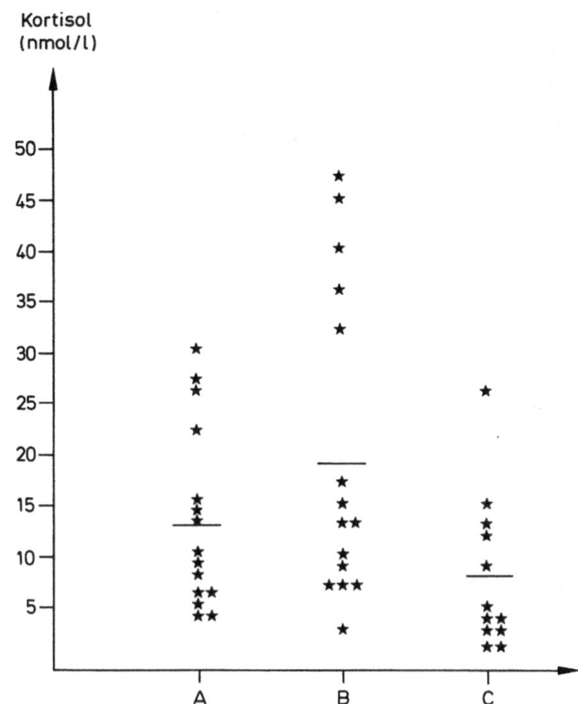

Abb. 1. Ergebnisse der Kortisolbestimmungen. *A:* Kontrollgruppe (14,0 ± 9,0), *B:* Patienten mit Neuroleptika (19,8 ± 15,1), *C:* Patienten ohne Neuroleptika (8,3 ± 7,1)

Methodik

Bezüglich der Stichprobenbeschreibung, der Probengewinnung und der statistischen Auswertung darf auf den Beitrag von Gattaz et al. (s. S. 129–134) verwiesen werden.

Die biochemische Bestimmung des Kortisols erfolgte durch einen Doppelantikörperradioimmunoassay (Amerlex, Amersham & Buchler).

In einer ersten Untersuchung wurden die Kortisolspiegel im Liquor von 28 schizophrenen Patienten und 15 Kontrollpersonen untersucht. Hiervon standen 15 Patienten unter neuroleptischer Medikation, 13 waren unbehandelt.

Ergebnisse

Die Ergebnisse sind in Abb. 1 zusammengefaßt. Patienten mit Neuroleptika zeigten signifikant höhere Kortisolkonzentrationen im Vergleich zu den Patienten ohne Neuroleptika ($p < 0{,}05$). Die unbehandelten Patienten und die Kontrollgruppen zeigten dagegen keinen signifikanten Unterschied der Kortisolwerte. Die Kortisolkonzentration korrelierte in der gesamten Patientenpopulation signifikant positiv mit dem Item „Angst" der BPRS ($r_s = 0{,}32$; $p < 0{,}05$).

Kein Zusammenhang wurde gefunden zwischen dem Kortisol und dem Alter der Patienten, der Dauer der Erkrankung, dem Alter bei der Ersterkran-

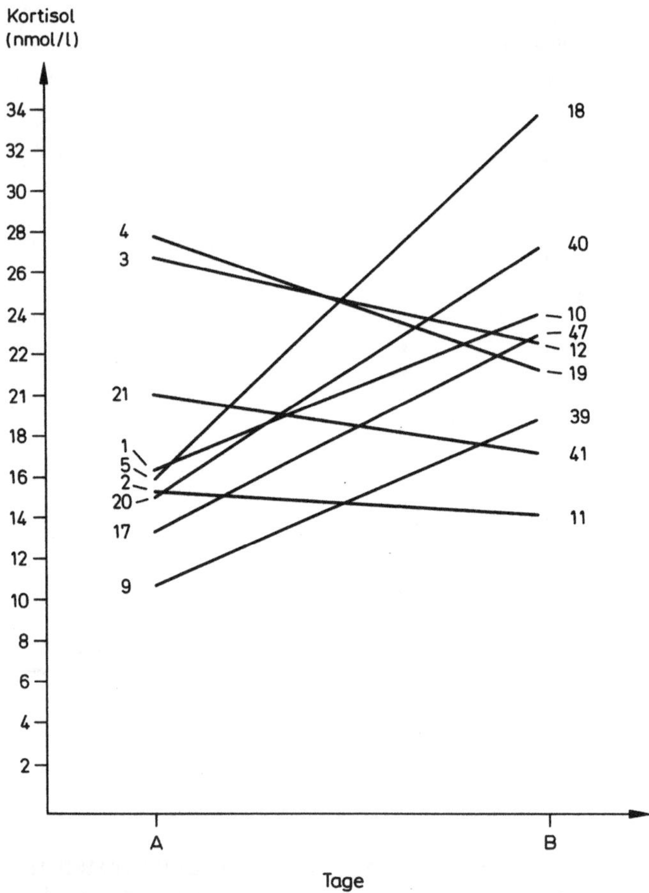

Abb. 2. Das Verhalten von Kortisol unter neuroleptischer Behandlung. A = Tag 0, B = Tag 21

kung, der Anzahl stationärer Behandlungen sowie der Dosierung der Neuroleptika.

In einer zweiten, derzeit noch laufenden Untersuchung wurde das Verhalten des Kortisols im Liquor von schizophrenen Patienten im Verlauf einer 3wöchigen Behandlung mit durchschnittlich 35 mg Haldol/Tag untersucht. Die Methoden sind identisch mit denen der vorherigen Stichproben, auch sind die beiden Proben vergleichbar bezüglich der individuellen und der psychopathologischen Variablen. Es wurden Liquorproben vor und am Ende der Behandlung mit Neuroleptika gewonnen.

Die vorläufigen Ergebnisse der ersten 9 Patienten sind aus Abb. 2 zu ersehen. 3 Wochen neuroleptischer Behandlung führten zu einer Erhöhung der mittleren Kortisolkonzentration von 25%. Bei isolierter Betrachtung jedes einzelnen dieser Fälle zeigt sich, daß diese mittlere Zunahme um 25% in der gesamten Stichprobe auf Kosten einer massiven Erhöhung bei 5 Patienten zustandekommt. Bei jedem einzelnen dieser 5 Patienten beträgt die Erhöhung mehr als 2 Standardabweichungen.

144

Tabelle 1. Verhalten des Kortisols und therapeutische Ansprechbarkeit auf Neuroleptika. ANDP = Angst, Depression

	Patienten mit unverändertem Kortisol (n = 4) [in %]	Patienten mit erhöhtem Kortisol (n = 5) [in %]
Abnahme ANDP	39 ± 24	17 ± 16
Abnahme Angst	54 ± 36	18 ± 15
Abnahme Total	46 ± 17	23 ± 16

Die übrigen 4 Patienten dagegen zeigten keine Veränderung ihrer Cortisolwerte.

Wie aus Tabelle 1 zu ersehen ist, war bei den 5 Patienten mit einer Erhöhung der Kortisolkonzentrationen die therapeutische Ansprechbarkeit auf Neuroleptika gegenüber den Patienten mit unverändertem Kortisol deutlich geringer. Dies ergibt sich sowohl bei Betrachtung des Gesamtscores, als auch besonders stark bei dem Item „Angst" und entsprechend auch dem Score „Angst-Depression".

Die Kortisolerhöhungen in dieser Stichprobe korrelierten negativ mit der Abnahme der Scores „Angst-Depression" (p = 0,06) und signifikant negativ mit der Abnahme des Items „Angst" (p < 0,001).

Diskussion

Zwischen Patienten ohne Neuroleptika und gesunden Kontrollpersonen wurden keine signifikanten Unterschiede der Kortisolkonzentrationen gefunden. Dieser Befund stimmt mit den Ergebnissen anderer Autoren überein, welche über eine ungestörte Funktion der HPA-Achse bei schizophrenen Patienten berichtet haben [3, 14].

Die Ergebnisse unserer beiden Untersuchungen deuten darauf hin, daß Neuroleptika zu einem Anstieg von Kortisol im Liquor schizophrener Patienten führen. Angenommen wird, daß die Katecholamine Noradrenalin und Dopamin die ACTH-Freisetzung tonisch unterdrücken [9]. Da Neuroleptika offensichtlich auf beide Transmittersysteme wirken [1, 2], erscheint es deshalb möglich, daß hierbei die Blockade von Noradrenalin und Dopaminrezeptoren durch die Neuroleptika eine wichtige Rolle für die Kortisolerhöhung unter der Behandlung spielen könnte.

Das zirkulierende Kortisol ist großenteils an Plasmaproteine gebunden [6], weniger als 10% sind ungebunden und wirken in dieser freien Form auf das Gewebe [13]. Das Gesamtkortisol im Liquor, wie es in der vorliegenden Studie untersucht wurde, korreliert hoch mit dem freien Kortisol im Plasma [5, 12]. Die hohen Kortisolwerte wurden immer wieder mit der Depression in Zusammenhang gebracht [5]. Als ursächlich für diesen Zusammenhang wurde angenommen, daß das Gewebe depressiver Patienten einer erhöhten Konzentration physiologisch aktiver Glukokortikoide ausgesetzt ist [3]. Andererseits wurde das

Auftreten depressiver Symptome bei schizophrenen Patienten wiederholt in der Literatur beschrieben [7, 8] und vor kurzem von McGlashan u. Carpenter [11] referiert. Diese Autoren verweisen besonders auf die Möglichkeit, daß zumindest ein Teil der postpsychotischen Depressionen oder sog. postremissiven Erschöpfungssyndrome durch die Anwendung von Neuroleptika im Sinne einer pharmakogenen Depression bedingt sein könnte.

Vor dem Hintergrund des Zusammenhangs zwischen Kortisol und Depression könnten unsere Befunde einer Erhöhung des Kortisols nach Neuroleptikabehandlung als ein mögliches biologisches Korrelat der sog. pharmakogenen Depression bei schizophrenen Patienten angesehen werden. Bedeutsam erscheint in diesem Zusammenhang die positive Korrelation zwischen Kortisolkonzentration im Liquor und dem Item „Angst" der BPRS, wie wir sie in unserer Studie gefunden haben. Der Faktor „Angst" der BPRS könnte vielleicht der Symptomatologie eines depressiven Zustandsbildes zugeordnet werden.

Sollten sich diese Ergebnisse bestätigen lassen, so bestünde die Möglichkeit, anhand der Bestimmung des Kortisols Hinweise für das Vorliegen einer pharmakogenen Depression zu erhalten, als auch die therapeutische Ansprechbarkeit auf ein Neuroleptikum abzuschätzen.

Literatur

1. Bartholini G, Stadler H, Gadea-Ciria M, Lloyd KG (1976) The effect of antipsychotic drugs on the release of neurotransmitter in various brain areas. In: Sedvall G (ed) Antipsychotic drugs: Pharmacodynamics and pharmacokinetics. Pergamon, Oxford, pp 515–522
2. Blumberg JB, Vetulani J, Stawarz RJ, Sulser F (1976) The noradrenergic cyclic AMP-generating system in the limbic forebrain: Pharmacological characterization in vitro and possible role of limbic noradrenergic mechanisms in the mode of action of antipsychotics. Eur J Pharmacol 37: 357–361
3. Carroll BJ (1976) Limbic system-adrenal cortex regulation in depression and schizophrenia. Psychosom Med 38: 106–121
4. Carroll BJ, Mendels J (1976) Neuroendocrine regulation in affective disorders. In: Sachar EJ (ed) Hormones, behavior and psychopathology. Raven, New York, pp 193–224
5. Carroll BJ, Curtis GC, Mendels J (1976) Cerebrospinal fluid and plasma free cortisol concentrations in depression. Psychol Med 6: 235–244
6. Daughaday WH (1958) Binding of corticosteroids by plasma proteins. IV. The elctrophoretic demonstration of corticosteroid binding globulin. J Clin Invest 37: 519–523
7. Heinrich K (1976) Psychopharmaka in Klinik und Praxis. Thieme, Stuttgart
8. Helmchen H, Hippius H (1967) Depressive Syndrome im Verlauf neuroleptischer Therapie. Nervenarzt 38: 455–458
9. Kizer JS, Youngblood WW (1978) Neurotransmitter systems and central neuroendocrine regulation. In: Lipton MA, DiMascio A, Killam KF (eds) Psychopharmacology: A generation of progress. Raven, New York, pp 465–486
10. Krieger DT (1979) Plasma ACTH and corticosteroids. In: DeGroot. Endocrinology. Grune & Stratton, New York, pp 1139–1156
11. McGlashan TH, Carpenter WT (1976) Postpsychotic depression in schizophrenia. Arch Gen Psychiatry 33: 231–239
12. Murphy BEP, Cosgrove JB, McIlguham MC, Pattee CJ (1967) Adrenal corticoid levels in human cerebrospinal fluid. Can Med Assoc J 97: 13–17
13. Slaunwhite WR, Lockie GN, Back N, Sandberg AA (1962) Inactivity in vivo of transcortin-bound cortisol. Science 135: 1062–1063
14. Uete T, Nishimura S, Ohya H, Shimomura T, Tatebayashi Y (1970) Corticosteroid levels in blood and cerebrospinal fluid in various diseases. J Clin Endocrinol Metab 30: 208–214

Spezifische transmitterantagonistische Aktivität im Serum akut erkrankter, pharmakologisch unbehandelter Schizophreniepatienten

M. Halbach, U. Wick, H. Lange, J. Tegeler und E. Klieser

Auf der Suche nach einer molekularbiologisch faßbaren Ätiologie der Schizophrenie hat sich in den letzten Jahren – ausgehend vom Studium der Wirkmechanismen antipsychotisch wirksamer Pharmaka – das Interesse vieler Untersucher zunehmend auf die Analyse von Transmitter-Rezeptor-Interaktionen im Zentralnervensystem gerichtet. Die dabei beobachteten, sehr komplexen Phänomene, die auf eine mögliche Beteiligung dopaminerger Transmittersysteme an dieser Erkrankung schließen lassen, gaben Anlaß zur Formulierung einer „Dopaminhypothese" [1]. Zahlreiche Beobachtungen in jüngster Zeit über Auffälligkeiten des endogenen Opiat-(Endorphin-)Systems bei Schizophrenen sind dagegen in eine „Endorphinhypothese" [3] der Schizophrenie eingemündet.

Die in diesem Zusammenhang durchgeführten experimentellen Untersuchungen stützen sich fast ausschließlich auf die Messung von Transmitterkonzentrationen in Liquor und Serum, auf die biochemische Analyse von Transmittersynthese und -abbau in post mortem entnommenem Hirngewebe von Schizophrenen und das Studium therapeutischer Effekte nach Gabe transmitteragonistischer oder antagonistischer Pharmaka mit in vitro definiertem molekularem Wirkmechanismus.

Unter der Arbeitshypothese einer möglichen Dysregulation transmittervermittelter Zell-/Zellkommunikation durch endogene, mit Neurotransmittern interferierende funktionelle Antagonisten haben wir einen neuen experimentellen Ansatz entwickelt, der es gestattet, rezeptorantagonistische Aktivität im Serum – und Liquor – schizophrener Patienten in einem allogenen neuronalen Zellkulturmodellsystem nachzuweisen.

Als Zellmodell wurde eine Neuroblastomzellinie menschlichen Ursprungs verwendet, die neben anderen Eigenschaften über eine Reihe ZNS-typischer Membranrezeptoren (u. a. für Prostaglandine, Katecholamine, Opiate) verfügt, deren Aktivierung durch Bindung spezifischer pharmakologischer Agonisten eine funktionelle Kopplung mit dem ebenfalls vorhandenen, membranständigen Adenylatzyklasesystem bewirkt. Als zelluläre Reaktion auf die Rezeptoraktivierung wurde die enzymatische Aktivität der Adenylatzyklase benutzt, deren Aktivierung oder Inaktivierung unter dem Einfluß der Transmitter-Rezeptor-Bindung sich in charakteristischen Änderungen der intrazellulären Konzentration von zyklischem Adenosinmonophosphat spiegelt.

Die Abb. 1 gibt einen schematischen Überblick über das komplex regulierte Membranrezeptor-Adenylatzyklase-System. Unterschiedliche – mit Bezug auf die Adenylatzyklase aktivierende oder inaktivierende – Membranrezeptoren

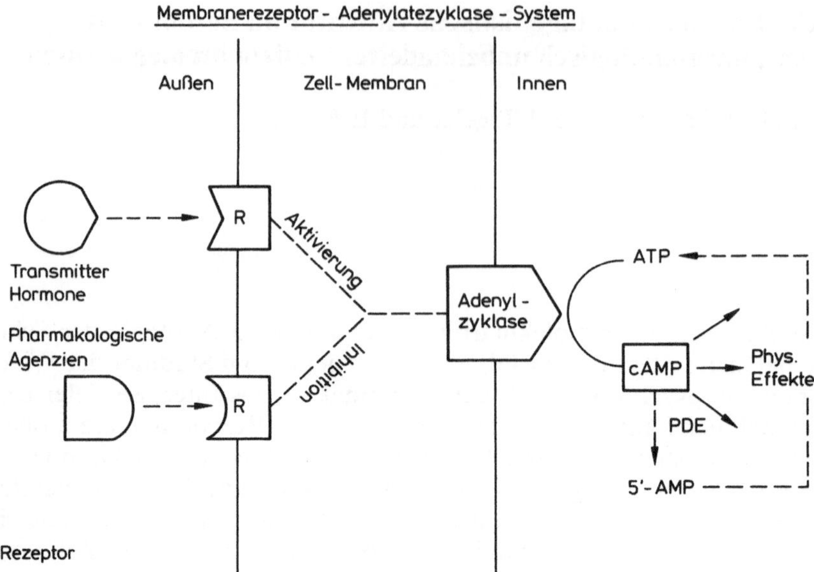

Abb. 1. Schematische Darstellung des Membranrezeptor-Adenylatzyklase-Systems in der Zellmembran

modulieren nach Bindung ihrer spezifischen agonistischen Liganden über eine GTP-abhängige Regulatoreinheit (nicht dargestellt) die Enzymaktivität der Adenylatzyklase, die je nach Aktivität aus ATP unterschiedliche Mengen cAMP synthetisiert, das selbst in der Zelle vielfältige Funktionen erfüllt.

Die Stimulation des Prostaglandinrezeptors durch Bindung von Prostaglandin E_1 (PGE_1) führt in unserem Zellsystem durch Aktivierung der Adenylatzyklase zu einem Anstieg der intrazellulären cAMP-Konzentration auf etwa das Doppelte der Ausgangswerte (Abb. 2, Säulen 1 und 2). Dieser Konzentrationsanstieg erreicht in Gegenwart von 3-Isobutyl-1-Methylxanthin (IBMX), das das cAMP abbauende Enzym, die zyklische Nukleotidphosphodiesterase, in geeigneter Konzentration zu blockieren vermag, mehr als das 5fache der cAMP-Ausgangskonzentration (Abb. 2, Säule 4). Die Bindung von Methadon an den Opiatrezeptor, die in unserem Zellsystem allein keine faßbare Änderung der intrazellulären cAMP-Spiegel zur Folge hat (Abb. 2, Säule 5), führt bei simultaner Aktivierung des Prostaglandinrezeptors mit PGE_1 über eine opiatrezeptorabhängige Inaktivierung der Adenylatzyklase (s. Abb. 1) zu einer deutlichen Einschränkung des unter PGE1 allein (in Gegenwart von IBMX) zu erwartenden cAMP-akkumulierenden Effekts. Diese opiatabhängige Reduktion des intrazellulären cAMP-Konzentrationsanstiegs beträgt bis zu etwa 50% der unter PGE_1-Inkubation in Gegenwart von IBMX erreichbaren maximalen Konzentrationssteigerung (Abb. 2, Säulen 6 und 4).

Die Spezifität der Rezeptorwirkung läßt sich durch die Aufhebung des opiatrezeptorabhängigen Hemmeffekts auf die intrazelluläre cAMP-Akkumulation durch einen opiatrezeptorspezifischen pharmakologischen Antagonisten wie Levallorphan belegen.

148

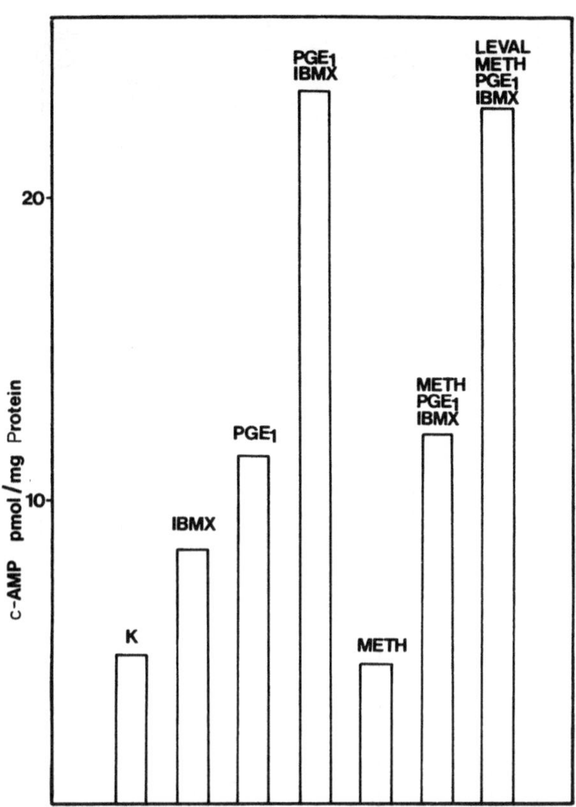

Abb. 2. Auswirkung der Inkubation mit Prostaglandin E 1, Methadon und Levallorphan auf die intrazelluläre Konzentration von zyklischem Adenosinmonophosphat. Prostaglandin E_1 (PGE_1): 10^{-5} M; Methadon *(Meth):* 10^{-5} M; Levallorphan *(Leval):* 10^{-4} M; 3-Isobutyl-1-Methylxanthin *(IBMX):* $5 \cdot 10^{-4}$ M

Zur Untersuchung unserer Arbeitshypothese einer möglichen Dysregulation der Transmitter-Membranrezeptor-Interaktion durch endogene Transmitterantagonisten wurde diesem System Serum von bisher insgesamt 10 Personen, die akut an einer Schizophrenie erkrankt und bis zum Zeitpunkt der Serumentnahme nicht mit antipsychotisch wirksamen Pharmaka behandelt worden waren, zugesetzt. In parallel durchgeführten Kontrollexperimenten wurde dem Ansatz gepooltes Serum gesunder Normalpersonen zugegeben.

Die Abb. 3 zeigt, daß unter Zusatz von Serum schizophrener Patienten zum Inkubationsansatz das Ausmaß der prostaglandinrezeptorabhängigen Akkumulation von intrazellulärem cAMP in Gegenwart von IBMX gegenüber den Kontrollen mit Normalserum nicht signifikant verändert ist; der Anstieg der cAMP-Konzentration erreicht jeweils etwa das 5fache der Ausgangswerte (Abb. 3, Säulen 2 und 5).

Beim Vergleich des opiatrezeptorabhängigen Inhibitionseffekts auf die cAMP-Akkumulation unter Zusatz von Schizophreniepatientenserum und Serum gesunder Normalpersonen fällt allerdings auf, daß diese opiatspezifische

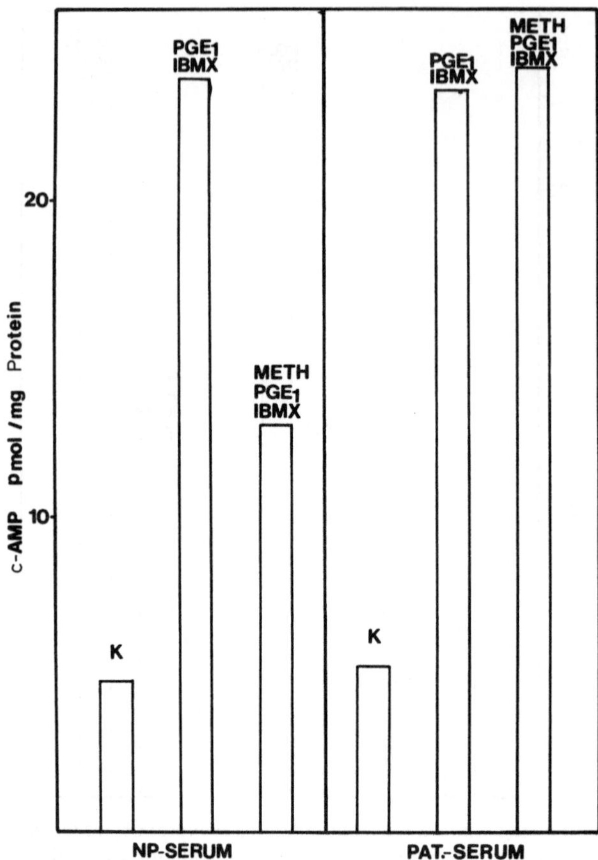

Abb. 3. Auswirkung der Inkubation mit PGE_1, IBMX und Methadon auf die intrazelluläre Akkumulation von zyklischem Adenosinmonophosphat unter Zusatz von Normalpersonen*(NP-)* und Schizophreniepatienten-*(Pat-)*Serum. PGE 1: 10^{-5} M; IBMX $5 \cdot 10^{-4}$ M; Methadon: 10^{-5} M; Serum 1%, K = Kontrolle

zelluläre Reaktion unter dem Einfluß des Serums Schizophrener nicht mehr zu beobachten ist: Die intrazelluläre cAMP-Konzentration entspricht trotz Stimulation mit Methadon in Gegenwart von Serum Schizophrener im Inkubationsansatz den in Abwesenheit von Methadon mit PGE1 erreichbaren Spiegeln (Abb. 3, Säulen 6, 3 und 5).

Die Zellantwort auf die Stimulation des Katecholaminrezeptors mit geeigneten Agonisten war unter dem Einfluß von Serum Schizophrener gegenüber Kontrollen unverändert.

Die Untersuchung der Seren von bisher 10 akut erkrankten, pharmakologisch unbehandelten Schizophrenen ergab in allen Fällen einen deutlichen Hemmeffekt für die opiatrezeptorabhängige Zellantwort, gemessen als Änderung der intrazellulären cAMP-Konzentration. Die Abb. 4 zeigt die unter Zusatz der Seren verschiedener Patienten unterschiedliche Ausprägung der Inhibition des PGE_1-induzierten Anstiegs der intrazellulären cAMP-Konzentration

150

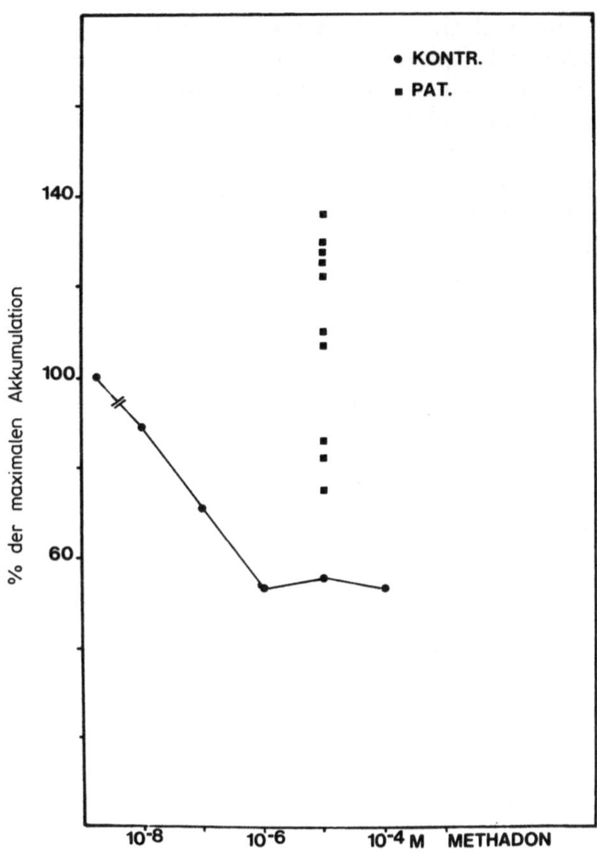

Abb. 4. Auswirkung der Inkubation mit 10 verschiedenen Schizophreniepatientenseren auf die opiatabhängige Hemmung der cAMP-Akkumulation unter PGE 1 und IBMX. ●———● Abhängigkeit des Hemmeffektes (in % der maximalen Akkumulation unter 10^{-5} M PGE$_1$ und $5 \cdot 10^{-4}$ M IBMX) von der Methadonkonzentration in Gegenwart von Normalpatientenserum. ■ Prozentualer Hemmeffekt der einzelnen Schizophreniepatientenseren bei 10^{-5} M Methadon

durch das Opiat Methadon, verglichen mit einer als 100% gesetzten mittleren cAMP-Akkumulation bei Inkubation mit PGE$_1$ (10–5 M) und IBMX ($5 \cdot 10^{-4}$ M) und einer maximalen Inhibition der cAMP-Akkumulation durch Methadon (10^{-5} M) unter Zusatz gepoolten Normalserums zum Inkubationsmedium.

Diese Daten belegen die Existenz einer spezifischen opiatantagonistischen Aktivität im Serum schizophrener Patienten, die unter identischen experimentellen Bedingungen bei den verschiedenen Personen unterschiedlich ausgeprägt ist. Eine unspezifische Serumwirkung auf der Rezeptorebene kann ausgeschlossen werden, da unter Einwirkung des Serums Schizophrener die zelluläre Reaktion auf Stimulation des Opiatrezeptors isoliert betroffen ist; die rezeptorabhängigen Veränderungen der intrazellulären cAMP-Konzentrationen bleiben für Prostaglandin- und Katecholaminrezeptoren gegenüber Kontrollen unverändert.

Eine Vielzahl von Befunden (Übersicht s. [3]) deutet auf eine Beteiligung des endogenen Opiatsystems an der Pathogenese der Schizophrenie. Die Existenz eines „toxischen" Faktors, möglicherweise eines in diesem System interferierenden „irregulären" Endorphins, ist dabei bereits früher postuliert und zum Anlaß für Behandlungsversuche Schizophrener mittels Hämodialyse genommen worden [2, 4].

Wir haben mit Hilfe eines neuen methodischen Ansatzes durch Übertragung des Serums Schizophrener auf ein allogenes neuronales Zellkultursystem mit ZNS-typischen Membranrezeptoren und definierten rezeptorabhängigen Zellreaktionen den funktionellen Nachweis einer opiatantagonistischen Aktivität im Serum akut an Schizophrenie erkrankter Patienten führen können.

Da eine theoretische Störmöglichkeit unseres Systems in der denkbaren Übertragung pharmakogen sekundär deutlich erhöhter oder erniedrigter Konzentrationen verschiedener Transmitter im Serum behandelter Schizophrener besteht, haben wir bei unseren Transferversuchen nur Seren von Schizophreniepatienten eingesetzt, die bis zum Zeitpunkt der Blutentnahme keine antipsychotisch wirksamen Medikamente bekommen hatten.

Weitere Untersuchungen sind notwendig, um die molekulare Natur und den Angriffspunkt der gefundenen, im endogenen Opiatsystem interagierenden, transmitterantagonistischen Aktivität näher zu definieren und ihre Bedeutung im Rahmen der von vielen Untersuchern berichteten komplexen Dysregulation von Transmitter-Rezeptor-Systemen bei dem Krankheitsbild der Schizophrenie zu erhellen.

Literatur

1. Bowers MB Jr (1980) Biochemical processes in schizophrenia: an update. Schizophr Bull 6: 393
2. Wagemaker H, Cade R (1977) The use of hemodialysis in chronic schizophrenia. Am J Psychiatry 134: 684
3. Wahlström A, Terenius L (1981) Endorphin hypothesis of schizophrenia. Mod Probl Pharmacopsychiatry 17: 181
4. Rorsman B, Franzen G, Sjöstedt L, Lindholm T, Thysell H, Terenius L, Wahlström A (1981) Hemodialysis in schizophrenia: Psychiatric aspects of treatment failure in a pilot study. Neuropsychobiology 7: 127

Stimulation von Adenylatzyklase durch Prostaglandin E_1 in Blutplättchen von Patienten mit schizophrenen Psychosen und atypisch-phasischen Psychosen

K. Syha, L. Demisch, K. Demisch und P. Gebhart

Einleitung

Nach einem häufig erhobenen Befund haben Patienten mit schizophrenen Psychosen selten rheumatische Erkrankungen und sind auch weniger schmerzempfindlich. Darüberhinaus ist bekannt, daß sich nach epileptischen Anfällen und bei Fieber sehr oft psychotische Symptome von Patienten mit Schizophrenien vorübergehend bessern. Prostaglandine spielen eine bedeutende Rolle in den körpereigenen Abwehrprozessen sowohl bei rheumatischen als auch bei fieberhaften Erkrankungen und Verletzungen [5, 7]. Diese Beobachtungen sind die Kernpunkte einer von Horrobin [2] formulierten „Prostaglandinhypothese der Schizophrenie". Horrobin [2] stellt mit dieser Hypothese einerseits einen Zusammenhang zwischen dem seltenen Auftreten rheumatischer Arthritis und der reduzierten Schmerzempfindlichkeit bei schizophrenen Patienten mit einer verminderten Prostaglandinsynthese her. Andererseits verbindet er eine vorübergehende Besserung psychotischer Symptome nach epileptischen Anfällen und bei Fieber mit einer gesteigerten Prostaglandinsynthese.

1978 berichteten Rotrosen et al. [8], daß in Blutplättchen von Patienten mit schizophrenen Psychosen eine verminderte Prostaglandin-E_1-abhängige cAMP-Stimulation vorliegt. Sie werteten diese Beobachtung als eine experimentelle Evidenz für die Prostaglandinhypothese der Schizophrenie. Dieser Befund konnte jedoch in einer Folgearbeit von Kafka et al. [4] nur für männliche Patienten bestätigt werden, und es war fraglich, inwieweit diese Differenz in der cAMP-Stimulation in einem spezifischen Zusammenhang mit dem Krankheitsprozeß stand.

In den beiden Arbeiten von Rotrosen et al. [8] und Kafka et al. [4] wurden jeweils in „pulse-label"-Experimenten exogenes 3H-Adenin in das Inkubationsmedium gegeben, welches die isolierten Plättchen der Patienten oder Kontrollen enthielt, worauf mit Prostaglandin E_1 stimuliert und das gebildete tritiierte cAMP gemessen wurde. In der hier vorliegenden Arbeit wurde kein exogenes Adenin zugesetzt, sondern nach Prostaglandin-E_1-Stimulation das in Blutplättchen gebildete cAMP mit einem Proteinbindungsassay gemessen. Der Vorteil dieser Methode besteht darin, daß ein Transport und Metabolisierung des Adenins zum ATP wegfallen (s. Abb. 1).

Mit Hilfe dieser Methodik wurde die cAMP-Stimulation mit Prostaglandin E_1 in Blutplättchen von Patienten mit schizophrenen Psychosen und einer akut paranoid-halluzinatorischen Symptomatik, von Patienten mit affektiven Psychosen und akut paranoid-halluzinatorischer Symptomatik (atypisch-phasi-

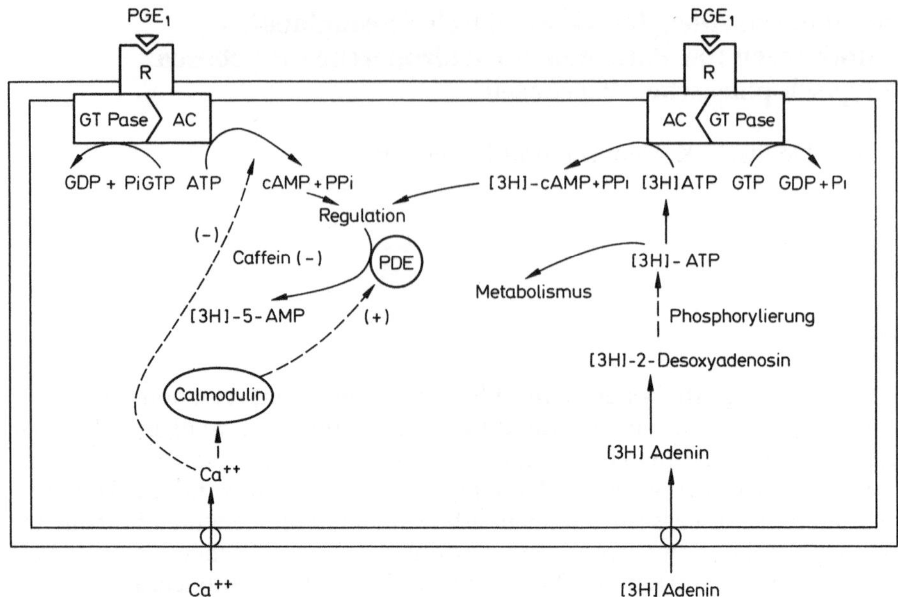

Abb. 1a, b. Regulation der cAMP-Synthese durch PGE$_1$ an Blutplättchen. **a** cAMP-Stimulation als Funktion der Rezeptor-Adenylatzyklase-Kopplung, der PDE-Aktivität und des internen Ca^{2+}-Milieus. **b** cAMP-Stimulation bei zusätzlichem exogenem (3H)-Adenin. (Nach Kafka [4] und Rotrosen et al. [8])

sche Psychosen; schizoaffektiv) und von einer Gruppe gesunder Kontrollpersonen verglichen. Weiterhin wurde bei einem Teil der Patienten und auch der Kontrollen die cAMP-Stimulation in regelmäßigen Intervallen über den Zeitraum von mehreren Wochen bestimmt. Auf diese Weise sollte einerseits die interindividuelle Stabilität der cAMP-Stimulation, und andererseits Veränderungen zwischen dem akut paranoid-halluzinatorischen Zustand und dem gebesserten Zustand bei der Patientengruppe untersucht werden.

Patienten und Methoden

Die Patientenpopulation bestand aus 17 männlichen und 14 weiblichen Probanden, die seit mindestens 1 Jahr an schizophrenen Psychosen litten (295,3 nach ICD, 9. Ausgabe), und aus 12 weiblichen und 9 männlichen Patienten mit atypisch-phasischen Psychosen (295,7 nach ICD, 9. Ausgabe – schizoaffektive Psychosen). Sowohl bei den Patienten mit schizophrenen Psychosen als auch bei denjenigen mit affektiven Psychosen war mindestens ein schizophrener Schub bzw. eine affektive Phase vor der jetzigen Aufnahme bekannt. Alle Patienten wurden mit akut paranoid-halluzinatorischer Symptomatik in das Zentrum der Psychiatrie aufgenommen und stationär behandelt. Die ersten 10 ml Blutproben wurden innerhalb der ersten 14 Tage nach Aufnahme entnommen. Zu diesem Zeitpunkt standen alle Patienten bereits unter neuroleptischer Medikation (Haloperidol oder Biperiden).

154

Bei einer Untergruppe von 17 Patienten mit schizophrenen Psychosen (8 Männer, Alter: 38 ± 10 Jahre; 9 Frauen, Alter: 33 ± 12 Jahre) und bei 10 Patienten mit atypisch-phasischen Psychosen (2 Männer, Alter: 29 ± 13 Jahre; 8 Frauen, Alter: 41 ± 11 Jahre) wurden zunächst wöchentlich, später in 14tägigen Abständen, Blutproben entnommen, um den Verlauf der cAMP-Stimulation durch Prostaglandin E_1 im Verlauf der stationären Behandlung zu untersuchen. Die Patienten wurden als gebessert eingeschätzt, wenn im Vordergrund des Krankheitsprozesses keine paranoid-halluzinatorische Symptomatik stand.

Die Kontrollgruppe bestand aus 12 männlichen (Alter: 28 ± 6 Jahre) und 14 weiblichen (Alter: 27 ± 5 Jahre) gesunden Probanden (freiwillige Studenten oder Angestellte des Klinikums). Bei einer Untergruppe von 5 männlichen und 3 weiblichen Probanden wurden in wöchentlichen Abständen Blutproben entnommen, um die interindividuelle Stabilität der cAMP-Stimulation zu messen.

Bestimmung der cAMP-Stimulation mit Prostaglandin E_1

10 ml Blutproben wurden morgens gegen 10 Uhr entnommen und sofort mit 1,1 ml einer 3,8%igen Natriumzitratlösung gemischt. Innerhalb von 1 h wurden durch Zentrifugation ($19 \cdot g$, 10 min, 4 °C) plättchenreiches Plasma (PRP) isoliert. Sowohl aus aliquoten Teilen des Zitratblutes als auch des plättchenreichen Plasmas wurden elektronisch Thrombozyten gezählt.

0,5 ml aliquote Teile des PRP wurden für die Stimulation von Adenylatzyklase mit Prostaglandin E_1 (PGE_1) verwendet, entsprechend der Beschreibung von Rotrosen et al. [8]. Die zyklischen Nukleotide wurden nach Jakobs et al. [3] über Aluminiumoxid gereinigt und die cAMP-Konzentration radiologisch mit einem kommerziell erhältlichen Kit (Amersham Buchler) bestimmt. Die Stimulation der Adenylatzyklase mit PGE_1 wurde in pmol cAMP pro 10^8 Plättchen in 2 min ausgedrückt. Die Intra- und Interassayvariabilität der cAMP-Bestimmungen waren kleiner als $\pm 5\%$.

Die statische Auswertung erfolgte auf der Rechenanlage des Hochschulrechenzentrums mit Hilfe des SSP-8-Programmsystems [6] (die verwendeten statistischen Verfahren sind bei der Darstellung der einzelnen Ergebnisse angegeben).

Resultate

Die Mittelwerte $\pm$ Standardabweichung der cAMP-Stimulation durch Prostaglandin E_1 in Blutplättchen der Patienten- und Kontrollgruppe sind in Tabelle 1 dargestellt. Die zunächst wichtigste Frage bestand darin, ob Unterschiede in der Stimulierbarkeit zwischen den einzelnen Gruppen bestehen. Das Ergebnis einer Einwegvarianzanalyse zeigte keine signifikanten Differenzen zwischen den Gruppen. Allerdings haben gesunde Frauen höhere Werte als gesunde Männer. Jedoch war mit Hilfe eines Student-t-Test kein signifikanter Unterschied festzustellen. Zusätzlich fällt auf, daß Patienten in allen Gruppen niedrigere Mittelwerte haben als die jeweiligen Kontrollgruppen; diese Unterschiede

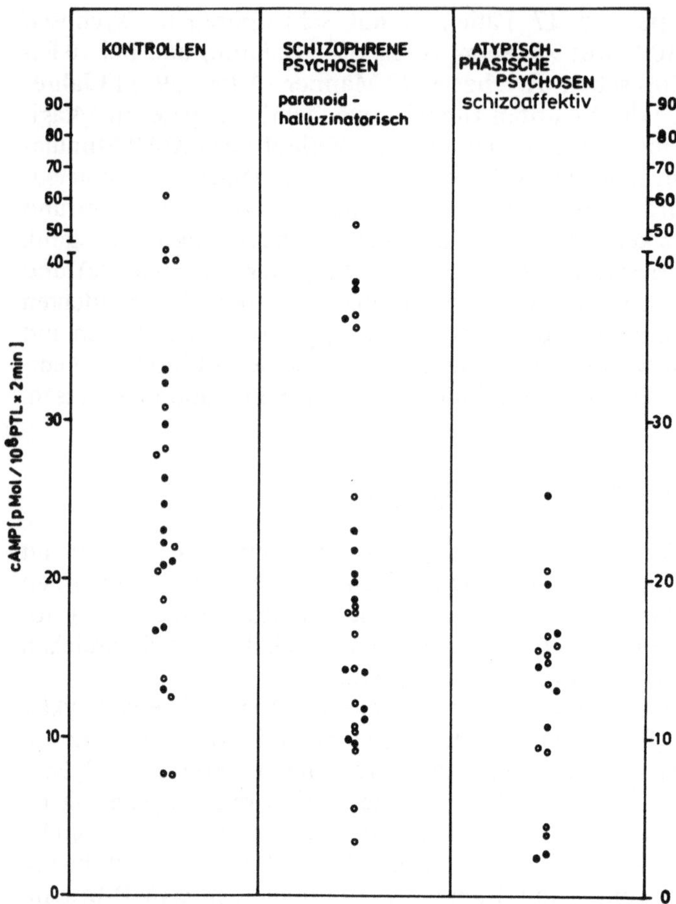

Abb. 2. Individuelle cAMP-Werte nach Stimulation mit PGE₁ (nach stationärer Aufnahme). ○ = Frauen, ● = Männer

Tabelle 1. Stimulation von Adenylatzyklase in Blutplättchen von Patienten und Kontrollen durch Prostaglandin E₁ (PGE₁). Einwegvarianzanalyse: Keine signifikanten Unterschiede zwischen den einzelnen Gruppen. Prüfung auf signifikante Geschlechtsunterschiede (t-Test): Keine signifikanten Unterschiede zwischen Männern und Frauen in den verschiedenen Gruppen ( ) = Anzahl der Probanden; Wert = $\overline{M} \pm SD$

ICD-Nr.	Diagnose	cAMP (in pmol/10^8 ptl. · 2 min) Stimulation durch Prostaglandin E₁ (PGE₁)		
		Männer	Frauen	Gesamt
295,3	Schizophrene Psychose paranoid-halluzinatorische Form	21,3 ± 10,8 (17)	19,5 ± 9,2 (14)	20,5 ± 10,0 (31)
295,7	Atypisch-phasische Psychose (schizoaffektiv)	14,0 ± 8,5 (9)	20,6 ± 19,5 (12)	17,8 ± 15,8 (21)
	Gesunde Kontrollen	22,9 ± 6,7 (12)	27,1 ± 15,2 (14)	25,2 ± 12,0 (26)

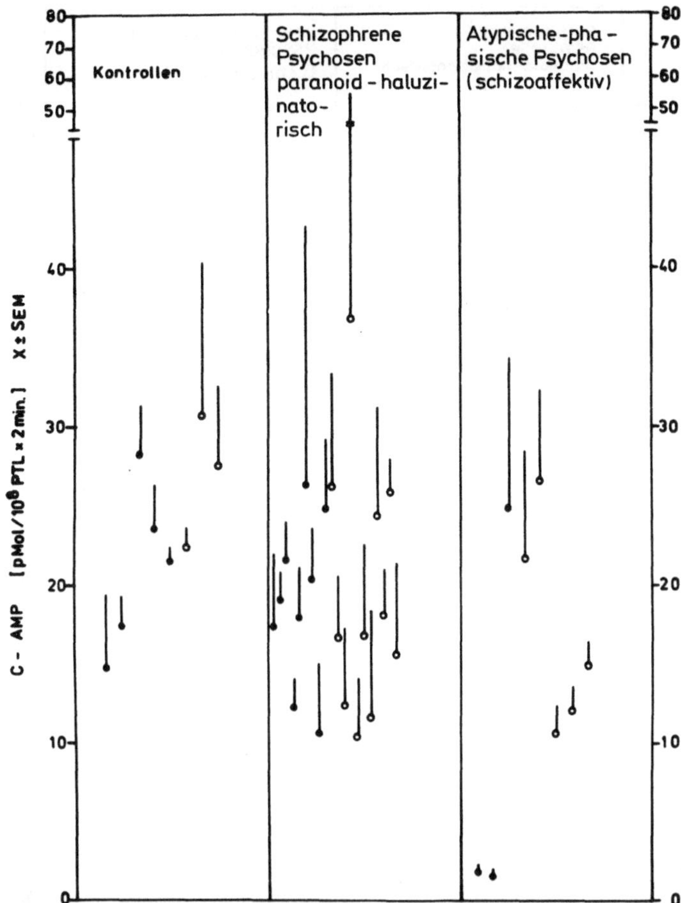

Abb. 3. Interindividuelle Streuung der cAMP-Werte (mindestens 3, maximal 10 Einzelmessungen; Zeitraum der Erhebung: 4–20 Wochen). ○ = Frauen, ● = Männer

sind jedoch ebenfalls nicht signifikant. Auffallend sind weiterhin die relativ großen Standardabweichungen der Gruppenmittelwerte, weshalb die Frage nach der interindividuellen Stabilität der cAMP-Stimulation durch Prostaglandin E_1 von großem Interesse war.

Die Abb. 2 gibt die individuellen Meßwerte für die Probanden der Patientengruppe und der Kontrollgruppe wieder. Verwendet wurden bei den Patientengruppen jeweils die Werte, welche innerhalb der ersten Tage nach der stationären Aufnahme, d. h. im akut paranoid-halluzinatorischen Zustand in den Plättchen der Patienten bestimmt wurden. Aus Abb. 2 geht hervor, daß sowohl bei den Patienten als auch bei den Kontrollen eine erhebliche interindividuelle Streuung vorhanden ist (etwa um einen Faktor 5). Die Gesamtstreuung zwischen Patienten und Kontrollgruppen ist etwa gleich groß. Abbildung 3 zeigt die interindividuelle Streuung der cAMP-Stimulation durch Prostaglandin E_1 für die Gruppen von 17 schizophrenen Patienten, 10 Patienten mit atypisch-

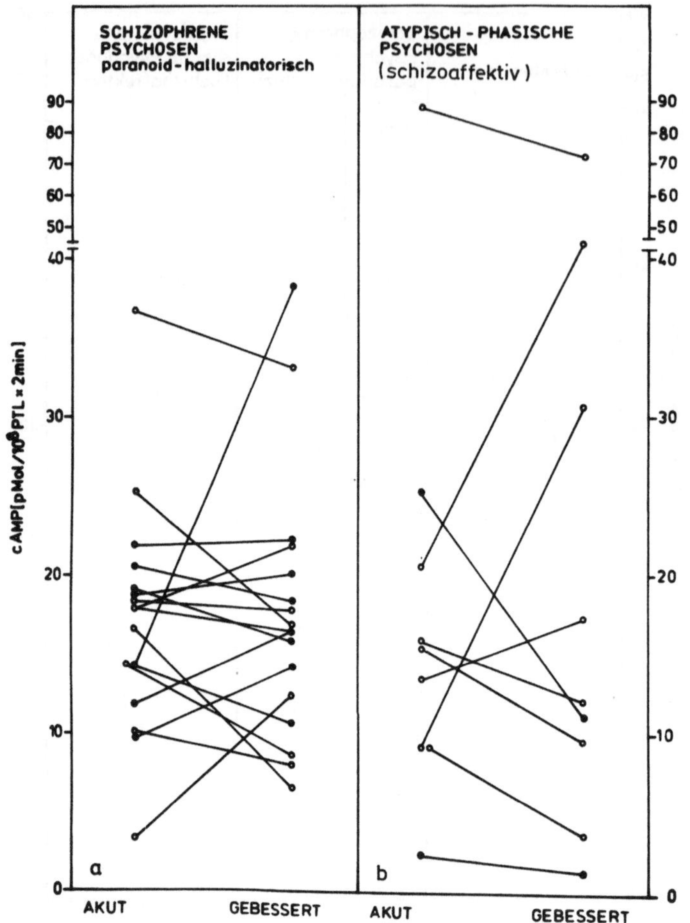

Abb. 4a, b. cAMP-Werte im Vergleich zwischen akutem und gebessertem Zustand. O = Frauen, ● = Männer

phasischen Psychosen und 8 Kontrollpersonen. In die Mittelwertbildung gingen mindestens 3, maximal 10 Werte ein, die in wöchentlichen oder 14tägigen Abständen bestimmt wurden. Sowohl bei den Kontrollen als auch bei den Patienten war eine ca. 20- bis 30%ige Streuung zu beobachten. Innerhalb dieses Bereichs liegt eine gewisse interindividuelle Stabilität der cAMP-Stimulation durch Prostaglandin E_1 vor, d.h. ein niedriger Wert verbleibt im Verlauf mehrerer Bestimmungen innerhalb eines niedrigeren Bereiches, ein hoher Wert innerhalb hoher Bereiche im Vergleich zum Mittelwert.

Weiterhin gingen wir der Frage nach, ob zwischen dem akut paranoid-halluzinatorischen und dem gebesserten Zustand sowohl bei den schizophrenen Patienten als auch bei den Patienten mit atypisch-phasischen Psychosen Unterschiede in der cAMP-Stimulation durch Prostaglandin E_1 bestehen. Abbildung 4 gibt die cAMP-Stimulation für 17 Patienten mit schizophrenen Psychosen, 10 Patienten mit atypisch-phasischen Psychosen wieder. In Abb. 4a sind

Tabelle 2. Stimulation von Adenylatzyklase mit Prostaglandin E_1 in Blutplättchen von Patienten. Vergleich zwischen akut paranoid-halluzinatorischem und gebessertem Zustand.
Prüfung auf signifikante Unterschiede zwischen akut und gebessert (t-Test): Keine signifikanten Unterschiede der Mittelwerte zwischen akutem und gebessertem Zustand in den verschiedenen Gruppen. ( ) = Anzahl der Probanden; Werte = $\overline{M} \pm SE$

	cAMP (in pmol/10^8ptl. · 2 min) Stimulation durch Prostaglandin E_1 (PGE$_1$)			
	Schizophrene Psychose paranoid-halluzinatorische Form ICD: 295,3		Atypisch-phasische Psychose (schizoaffektiv) ICD: 295,7	
	Akut	Gebessert	Akut	Gebessert
Männer	16,3 ± 4,3 (8)	19,9 ± 9,3	13,9 (2)	6,3
Frauen	17,9 ± 3,1 (9)	15,9 ± 2,8	22,1 ± 9,6 (8)	24,6 ± 8,4
Gesamtgruppe	17,1 ± 7,2 (17)	17,8 ± 8,8	20,4 ± 24,8 (10)	20,9 ± 22,4

die individuellen Werte im akut paranoid-halluzinatorischen Zustand, in Abb. 4b die entsprechenden Werte nach Besserung der akut paranoid-halluzinatorischen Symptomatik dargestellt. Zwischen gebessertem und akutem Zustand gibt es sowohl Erhöhungen als auch Erniedrigungen in der cAMP-Stimulation und es ist keine eindeutige Tendenz ersichtlich. Eine Prüfung auf signifikante Differenzen mit Hilfe des Student-t-Test für abhängige Stichproben für beide Patientengruppen ist in Tabelle 2 wiedergegeben. Es wurde kein signifikanter Unterschied zwischen akutem und gebessertem Zustand für die cAMP-Stimulation durch Prostaglandin E_1 in Blutplättchen der schizophrenen Patienten und auch der Patienten mit schizoaffektiven Psychosen gefunden.

Diskussion

Die Konzentration des durch Stimulation mit Prostaglandin E_1 gebildeten cAMPs in den Blutplättchen ist eine Funktion der Rezeptormenge an der Plättchenmembran, der Affinität, der Rezeptor-Adenylatzyklase-Kopplung und des intrazellulären Precursorpools des ATP (s. Abb. 1). An der Plättchenoberfläche gibt es mehrere Prostaglandinrezeptoren, wobei der Prostaglandin-E_1-Rezeptor ebenfalls hohe Affinität für Prostaglandin I_2 (PGI$_2$) hat [1]. Ebenso binden α-2-adrenerge Agonisten wie Clonidin an PGE-Rezeptorseiten, jedoch sind die eindeutig charakterisierten α-2-Rezeptoren an Blutplättchen verschieden von den PGE-Rezeptoren [4].

In der vorliegenden Untersuchung wurden keine signifikanten Unterschiede in der Stimulation der Adenylatzyklase mit Prostaglandin E_1 an Blutplättchen von Patienten mit schizophrenen Psychosen, oder Patienten mit atypisch-phasischen Psychosen im Vergleich zu gesunden Kontrollen gemessen. In Übereinstimmung mit dem Bericht von Kafka et al. [4] haben in der Kontrollgruppe Frauen höhere Werte als Männer. Auch sollte hervorgehoben werden, daß der Mittelwert der Patientengruppe niedriger ist als derjenige der Kontrollgruppen (sowohl der männlichen als auch der weiblichen Probanden). Diese Erniedrigung ist jedoch unabhängig davon, ob es sich um Patienten mit schizophrenen oder schizoaffektiven Psychosen handelt. Inwieweit diese Unterschiede Einflüsse der neuroleptischen Medikation wiedergeben, kann aufgrund der vorliegenden Daten nicht eindeutig entschieden werden.

Eine umfangreichere Untersuchung von Rotrosen et al. [9] konnte keine Einflüsse verschiedener Neuroleptika auf die Prostaglandin-E_1-Stimulation von cAMP in Blutplättchen im In-vitro-Test-System finden. Ebenso konnte in unserer Studie kein signifikanter Unterschied in der cAMP-Stimulation durch PGE_1 zwischen dem akut paranoid-halluzinatorischen und dem gebesserten Zustand beobachtet werden.

Aus den Befunden dieser Arbeit folgt, daß kein Zusammenhang zwischen einer verminderten oder veränderten cAMP-Bildung nach Stimulation der Adenylatzyklase mit Prostaglandin E_1 und schizophrenen Psychosen hergestellt werden kann, wenn Blutplättchen als Modellsysteme verwendet werden. In diesem Zusammenhang ist es auch wichtig darauf hinzuweisen, daß im Zentrum der von Horrobin [2] formulierten Prostaglandinhypothese der Schizophrenie Prostaglandin E_1 steht. Im Zentralnervensystem ist das Vorkommen und die Funktion von PGE_1 ungeklärt [4]. Es scheint daher wichtig, spezifischere Arbeitshypothesen zu entwickeln, um den interessanten Befund über das Fehlen von Arthritis bei schizophrenen Patienten aufklären zu können.

Literatur

1. Andersen NH, Eggerman TL, Harker LA, Wilson CH, De B (1980) On the multiplicity of platelet prostaglandin receptors. 1. Evaluations of competitive antagonism by aggregometry. Prostaglandins 19/5: 711–735
2. Horrobin DF (1977) Schizophrenia as a prostaglandin deficiency disease. Lancet I: 936–937
3. Jakobs KH, Saur W, Schultz G (1976) Regulations of adenylate-cyclase in lysates of human platelets by the alpha-adrenergic component of epinephrine. J Cyclic Nucleotide Res 2: 381–392
4. Kafka M, van Kammen D, Bunney WE (1979) Reduced cyclic AMP production in the blood platelets from schizophrenic patients. Am J Psychiatry 136/5: 685–687
5. Moskowitz MA, Coughlin SR (1981) Basic properties of the prostaglandins. Curr Concepts Cerebrovasc Dis 16/2: 5–10
6. Nie NH, Hull CH (1980) SPSS-8 Statistik Programm System für die Sozialwissenschaften. Fischer, Stuttgart New York
7. Ramwell P (ed) (1981) Prostaglandin synthetase inhibitors: New clinical applications. Liss, New York
8. Rotrosen J, Miller AD, Mandio D, Tranficante LJ, Gershon S (1978) Reduced PGE_1 stimulated 3H-cAMP accumulation in platelets from schizophrenics. Life Sci 23: 1989–1996
9. Rotrosen J, Miller AD, Mandio D, Traficante LJ, Gershon S (1980) Prostaglandins, platelets and schizophrenia. Arch Gen Psychiatry 37: 9: 1054–1097

Hp-, SEP- und EsD-Phänotypen und Genfrequenzen bei schizophrenen Patienten

J. Tegeler, E. Lehmann, P. Grünwald, M. Brandl und H. König

Einleitung

Korrelationen zwischen erblich bedingten Blutmerkmalen und bestimmten Krankheiten gelten heute allgemein als gesichert [1]. In den letzten Jahren sind mehrere Studien publiziert worden, in denen darauf hingewiesen worden ist, daß möglicherweise eine Beziehung zwischen dem HLA-System und schizophrenen und depressiven Erkrankungen besteht [8, 12]. Derartige Blutmerkmale können somit als genetische Marker bestimmter psychiatrischer Erkrankungen bezeichnet werden, auch wenn der kausale Zusammenhang bis heute nicht geklärt ist.

Haptoglobine sind Glykoproteine der α-2-Serumglobulinfraktion und besitzen die Fähigkeit, Hämoglobin zu binden. Sie haben eine unterschiedliche Molekularstruktur, so daß sich elektrophoretisch 3 Phänotypen, die als Haptoglobintyp 1–1, 2–1 und 2–2 bezeichnet werden, differenzieren lassen. Die Synthese dieser 3 Phänotypen wird durch 2 autosomale allele Gene gesteuert [13]. Erhöhte Haptoglobinkonzentrationen wurden bei Infektionserkrankungen, bei Kollagenosen, beim rheumatischen Fieber und beim Lymphosarkom festgestellt, während bei der Leberzirrhose und bei Anämien erniedrigte Haptoglobinwerte gemessen wurden.

Das Isoenzym saure Erythrozytenphosphatase (SEP) ist eine Phosphortransferase, die Phosphor vom Substrat auf Akzeptormoleküle wie Glyzerol oder Methanol überträgt. In der Stärkegelelektrophorese kann man 6 verschiedene Phänotypen A, B, AB, C, CA und CB auftrennen. Diese Phänotypen unterscheiden sich nicht in ihrer Substratspezifität, aber hinsichtlich ihrer Enzymaktivität und Thermostabilität. Familienuntersuchungen haben ergeben, daß die Vererbung der sauren Erythrozytenphosphatasephänotypen durch 3 autosomale allele Gene erklärt werden kann, welche als P^a, P^b und P^c bezeichnet worden sind [4]. Wesentliche Korrelationen zwischen den Phänotypen der sauren Erythrozytenphosphatase und verschiedenen somatischen Erkrankungen sind bis heute nicht festgestellt worden.

Das Erythrozytenisoenzymsystem Esterase D (EsD) wird zur Gruppe der Hydrolasen gerechnet und besitzt die Fähigkeit, Ester unter Anlagerung von Wasser in Fettsäuren und Alkohol zu spalten. Die Esterase D unterscheidet sich biochemisch und genetisch von den anderen Esterasen durch ihre Substratspezifität, ihre Inhibitionseigenschaften, ihr pH-Aktivitätsprofil und ihre elektrophoretische Mobilität. In der Stärkegelelektrophorese kann man 3 verschiedene Phänotypen unterscheiden, die als Esterase-D-Typ 1–1, 2–1 und 2–2 bezeichnet worden sind [5]. Die Synthese dieser 3 Phänotypen wird von 2 allelen Genen an einem autosomalen Locus gesteuert. Untersuchungen über einen möglichen Zusammenhang zwischen der Verteilung der Esterase-D-Phänotypen und bestimmten Krankheiten sind bisher nur vereinzelt durchgeführt worden.

In unserer Untersuchung sollten die beiden folgenden Fragestellungen geprüft werden:

1. Unterscheiden sich die Häufigkeitsverteilungen der Haptoglobin-, sauren Erythrozytenphosphatase- und Esterase-D-Phänotypen und Genfrequenzen von schizophrenen Patienten und Gesunden?
2. Bestehen substantielle Korrelationen zwischen den Phänotypen der genannten Blutmerkmalssysteme und dem Ausprägungsgrad der psychopathologischen Symptome und Syndrome der BPRS-Skala?

Methodik

In unsere Untersuchung wurden 120 stationär behandelte Patienten mit einer schizophrenen Psychose aufgenommen. Es handelte sich dabei um 61 Frauen und 59 Männer. Das Alter der Patienten lag im Durchschnitt bei 37 Jahren. Der psychopathologische Befund wurde mit Hilfe der BPRS-Skala dokumentiert [10].

Als Kontrollgruppe wurden die von Scholz u. Grabensee [11] berechneten Häufigkeitsverteilungen der genannten 3 Blutmerkmalssysteme von 2345 gesunden Personen aus dem Einzugsbereich von Düsseldorf herangezogen.

Die Haptoglobinphänotypen wurden in einem eindimensionalen Elektrophoresesystem aufgetrennt und in einer Peroxydasereaktion dargestellt. Die sauren Erythrozytenphosphatase- und Esterase-D-Phänotypen wurden ebenfalls in einem Stärkegelelektrophoresesystem unter Verwendung von Citratphosphatpuffer untersucht [6]. Dabei wurden die Moleküle der genannten Blutmerkmale nach ihrer Größe, Beschaffenheit und Ladung im Gel bei bestimmten pH-Werten aufgetrennt. Als Substrat zur Phänotypdarstellung diente bei den sauren Erythrozytenphosphatasephänotypen Phenolphthaleindiphosphatdinatriumsalz und bei den Esterase-D-Phänotypen eine 4-Methyl-Umbelliferyl-Acetatlösung. Durch Alkalisierung wurden die „spots" der sauren Erythrozytenphosphatasephänotypen rot angefärbt, während die Esterase-D-Spots nach der Inkubation im UV-Licht betrachtet wurden, wo sie als leuchtende Banden ca. 10 cm vom Start auf der Anodenseite des Gelbblocks erscheinen.

Unterschiede zwischen den Häufigkeitsverteilungen der Blutmerkmalssysteme bei den schizophrenen Patienten und den Gesunden, bzw. zwischen Ausprägungsgraden der BPRS-Symptome und Syndrome, wurden mit dem χ^2-Test geprüft.

Ergebnisse

Wie aus Tabelle 1 zu ersehen ist, finden sich keine wesentlichen Unterschiede zwischen der Häufigkeitsverteilung der Haptoglobinphänotypen und der Haptoglobingenfrequenzen von schizophrenen Patienten und Gesunden.

Tabelle 2 gibt die Frequenzen der sauren Erythrozytenphosphatasephänotypen und Genfrequenzen wieder. Der Phänotyp A ist bei den schizophrenen Patienten fast doppelt so häufig zu finden, während der Phänotyp AB im Vergleich zu den Gesunden etwas seltener ist. Diese Differenz entspricht statistisch einer Tendenz von $p < 0{,}10$.

Wie aus Tabelle 3 ersichtlich ist, unterscheiden sich die Häufigkeitsverteilungen der Esterase-D-Phänotypen und Genfrequenzen von schizophrenen Patienten und Gesunden nicht wesentlich voneinander.

Im weiteren sollen nur die signifikanten Korrelationen zwischen den 3 Blutmerkmalssystemen und den 3 Ausprägungsgraden der BPRS-Symptome und Syndrome genannt werden. Für das Symptom „motorische Verlangsamung" und für das Syndrom „Aktivierung" fand sich eine unterschiedliche Verteilung der Haptoglobinphänotypen, die annähernd signifikant ist ($p < 0{,}10$). Es fällt

Tabelle 1. Hp-Phänotypen und Genfrequenzen

	1–1	2–1	2–2	
Schizophrene [%]	16,7	45,8	37,5	$Hp^1 = 0{,}396$
Gesunde [%]	14,3	49,6	36,1	$Hp^1 = 0{,}391$
	$\chi^2 = 0{,}8128$			

Tabelle 2. SEP-Phänotypen und Genfrequenzen

	A	B	AB	CB	CA	
Schizophrene [%]	21,7	32,5	35,0	7,5	3,3	$P^a = 0{,}409$ $P^b = 0{,}538$ $P^c = 0{,}053$
Gesunde [%]	12,1	34,5	41,1	6,5	5,8	$P^a = 0{,}356$ $P^b = 0{,}587$ $P^c = 0{,}057$
	$\chi^2 = 9{,}1096$			$P < 0{,}10$		

Tabelle 3. EsD-Phänotypen und Genfrequenzen

	1–1	2–1	2–2	
Schizophrene [%]	75,0	24,2	0,8	$EsD^1 = 0{,}871$
Gesunde [%]	79,9	18,3	1,8	$EsD^1 = 0{,}889$
	$\chi^2 = 2{,}5671$			

auf, daß beim Haptoglobinphänotyp 1–1 die Symptome „motorische Verlangsamung" und „Aktivierung" besonders selten und in sehr geringer Ausprägung zu finden sind, während beim Phänotyp 2–1 beide genannten psychopathologischen Merkmale überzufällig häufig auftreten.

Die sauren Erythrozytenphosphatasephänotypen zeigen eine signifikant unterschiedliche Verteilung bei den BPRS-Symptomen „Mißtrauen" und „affektive Abstumpfung", während für die Symptome „Körperbezogenheit", „Gespanntheit", „Feindseligkeit" und für das Syndrom „Anergie" annähernd signifikante Differenzen festgestellt werden können. Die Phänotypen A, B und CB weisen signifikant häufiger das Symptom „Mißtrauen" auf als die Phänotypen AB und CA. Der Ausprägungsgrad im Merkmal „affektive Abstumpfung" ist bei dem Phänotyp CB überzufällig häufig und stark ausgeprägt.

Sämtliche Korrelationen der Esterase-D-Phänotypen mit den Ausprägungsgraden der BPRS-Symptome bzw. -Syndrome zeigten keine signifikanten Abweichungen.

Diskussion

Zusammenfassend kann festgestellt werden, daß sich nach unseren Befunden die Häufigkeitsverteilungen der Haptoglobinphänotypen und der Esterase-D-Phänotypen bei schizophrenen Patienten und Gesunden nicht wesentlich voneinander unterscheiden. Zu demselben Ergebnis kamen auch Lange [7], Brackenridge u. Jones [2] und Parisi et al. [9] in ihren Untersuchungsreihen. Der Vergleich der Häufigkeitsverteilungen der sauren Erythrozytenphosphatasephänotypen zeigt eine Differenz, die annähernd signifikant ist. Der Phänotyp A ist bei den Schizophrenen fast doppelt so häufig zu finden wie bei den Gesunden. In der Untersuchung von Brackenridge et al. [3] wurden keine derartigen Unterschiede festgestellt.

Die Korrelationen zwischen den Phänotypen der 3 untersuchten Blutmerkmalssysteme mit den Ausprägungsgraden mehrerer BPRS-Symptome und Syndrome waren sowohl für die sauren Erythrozytenphosphatasephänotypen signifikant. Wegen der Vielzahl der berechneten Korrelationen ist der Aussagewert der gefundenen Zusammenhänge eingeschränkt. Die Ergebnisse können als begründete Hypothesen Anstoß für eine weiterführende Forschung mit umfangreicheren Stichproben geben, die möglicherweise die Bedeutung der Zusammenhänge zwischen den Blutmerkmalssystemen und den psychopathologischen Symptomen und Syndromen aufklärt.

Literatur

1. Becker PE (1972) Humangenetik. In: Helmbold W, Schwarzfischer F, Vogel F (Hrsg) Blutgruppen. Thieme, Stuttgart (Ein kurzes Handbuch in fünf Bänden, Bd 1/4, S 1–17)
2. Brackenridge JC, Jones IH (1972) Group specific component and haptoglobin distributions in schizophrenic status. Clin Genet 3: 325–333
3. Brackenridge CJ, Chan CH, Pitt DB (1972) Erythrozyte acid phosphatase distributions in normal, schizophrenic and mentally retarded subjects. Clin Genet 3: 341–346

4. Hopkinson DA, Spencer N, Harris H (1963) Red cell acid phosphatase variants: A new human polymorphism. Nature 4897: 969–771
5. Hopkinson DA, Mestimer MA, Cortner J, Harris H (1973) Esterase D: A new human polymorphism. Ann Hum Genet 37: 119–137
6. Karp GW, Sutton HE (1967) Some new phenotypes of human red cell acid phosphatase. Am J Hum Genet 19: 54
7. Lange V (1973) Serumgruppen und Schizophrenie. Arch Genet 46: 151–172
8. Mendlewicz J, Linkowski P (1980) HLA antigens and schizophrenia. Lancet I: 765
9. Parisi HA, Lamara EC, Triantaphyllidis CD (1980) Protein and enzyme polymorphisms in affective disorders in northern Greece. Hum Hered 30: 181–184
10. Overall JE, Gorham DR (1962) The brief psychiatric rating scale. Psychol Rep 10: 799–812
11. Scholz W, Grabensee JH (1973) Zur Häufigkeitsverteilung von Blutgruppenmerkmalen im Einzugsbereich Düsseldorf. Rhein Arztebl 20: 721–724
12. Smeraldi E, Bellodi L, Scorza-Smeraldi R, Fabio G, Sacchetti E (1976) HLA-SD antigens and schizophrenia. Statistical and genetical considerations. Tissue Antigens 8: 191–196
13. Smithies O (1955) Zone electrophoresis in serum gels: Group variations in the serum proteins of normal adults. Biochem J 61: 629

Argumente für eine Regulation und Feedbackkontrolle des Plasmatyrosins als Katecholaminprecursors in chronisch Schizophrenen und in gesunden Probanden

K. Klempel, J. Hess und T. Laufhütte*

Die Katecholaminsyntheserate korreliert in zentralen wie peripheren Neuronen direkt proportional mit der Plasmakonzentration des Precursors Tyrosin [1, 6, 7, 9, 12].

Tyrosin, Phenylalanin, Tryptophan, Valin, Leucin und Isoleucin konkurrieren um einen gemeinsamen Transportmechanismus durch die Blut-Hirn-Schranke [6, 7, 12].

Nach weiteren Befunden Wurtmans et al. [1, 7, 12] lassen sich durch Plasmatyrosinangebot Synthese- und Feuerungsraten katecholerger Neuronen manipulieren. Während in intakten Neuronen und Systemen alsbald per Habituation normale Entladungsfrequenzen wiederkehren, bleiben die Synthese-, Umsatz- und Feuerungsrate in neuronal lädierten Systemen und im Fall permanent gesteigerter Entladungsfrequenzen von der Tyrosinverfügbarkeit abhängig. Das bedeutete einen selektiven Effekt auf funktionelle oder substantielle Läsionen katecholerger Neuronen und Systeme. Als Konsequenz ergaben sich postulierte therapeutische Wirkungen oraler Tyrosingaben bei z. B. essentieller arterieller Hypertonie und bei affektiven Erkrankungen, wofür klinische Bestätigungen jedoch ausstehen [4, 5, 10].

Wurtman et al. postulierten eine alimentäre Abhängigkeit zwischen Precursorangebot, Katecholaminsynthese und Metabolismus [4, 9]. 5 unverzichtbare Voraussetzungen sind von ihnen formuliert und als „nachweislich erfüllt" dargestellt worden [10]: 1) Die Nahrungsaufnahme muß zu metabolisch relevanten Tyrosinanstiegen im Plasma führen, und es darf keinen homöostatischen Feedback zwischen Katecholaminsynthese- und -umsatzraten geben, vielmehr ein alimentär „offenes" System. Bestätigt sind die Prämissen 2–4: Die Hirnkonzentration ist eine abhängige Variable der Plasmakonzentration; die Bindungskapazität des kompetitiven Transportmechanismus durch die Blut-Hirn-Schranke ist gering, so daß Tyrosintitererhöhungen auch zu anteilig erhöhten Tyrosintransportraten führen; die ratenlimitierende Tyrosinhydroxylase weist eine geringe Substrataffinität auf, so daß gesteigertes Tyrosinangebot nicht zur Enzymblockade führt. Zur 5. postulierten fehlenden Endproduktinhibition der Tyrosinhydroxylase finden sich gegensätzliche Ergebnisse in der Literatur (u. a. [8]).

Bestätigte sich die Interpretation der von Wurtman et al. mitgeteilten Ergebnisse, besäßen wir in den hirngängigen Precursoren der Transmitter die Psychopharmaka an sich. Ihr Einsatz entspräche diätetischen Manipulationen, und ihr

---

* Herrn Prof. Dr. E. W. Fünfgeld zum 60. Geburtstag

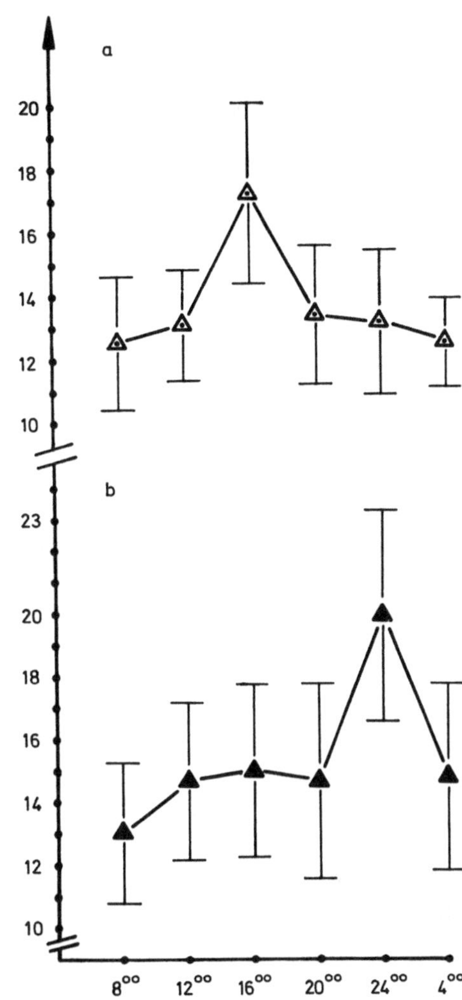

Abb. 1a, b. Diurnale Rhythmik des Plasmatyrosins aufgrund von Serienabnahmen mit valide ermittelten Messungsmittelwerten. Es resultieren 2 signifikant verschiedene Verlaufstypen: **a** Gipfelwert um 16 Uhr; **b** Gipfelwert um 24 Uhr und durchschnittlich höhere Konzentrationen über den ganzen Tagesverlauf

postulierter selektiver Effekt schlösse unerwünschte Eingriffe in nosologisch nicht affektierte Hirnfunktionen aus.

Gegenstand unserer Untersuchungen war die erste und grundlegende Wurtmansche Prämisse der alimentär abhängigen und rückkoppelungsfreien Regelung der Plasmatyrosinkonzentration.

Die erstmals von Wurtman u. Chou [11] und Coburn et al. [3] mitgeteilte diurnale Rhythmik des Plasmatyrosins mit Gipfelwerten um die Mittagszeit und mit Minima zwischen 1.30–4.00 Uhr morgens fügte sich in die Vorstellung einer alimentär abhängigen Precursorverfügbarkeit.

Hess u. Laufhütte (unveröffentlicht) untersuchten an 23 Gesunden und 10 chronisch Schizophrenen die Tagesrhythmik mittels jeweils 40minütiger Meßzeiten mit 5minütigen Entnahmeintervallen 6mal in 24 h, d.h. durch 54 Einzelmessungen pro Proband. Letzte Mahlzeiten lagen maximal 14 und mi-

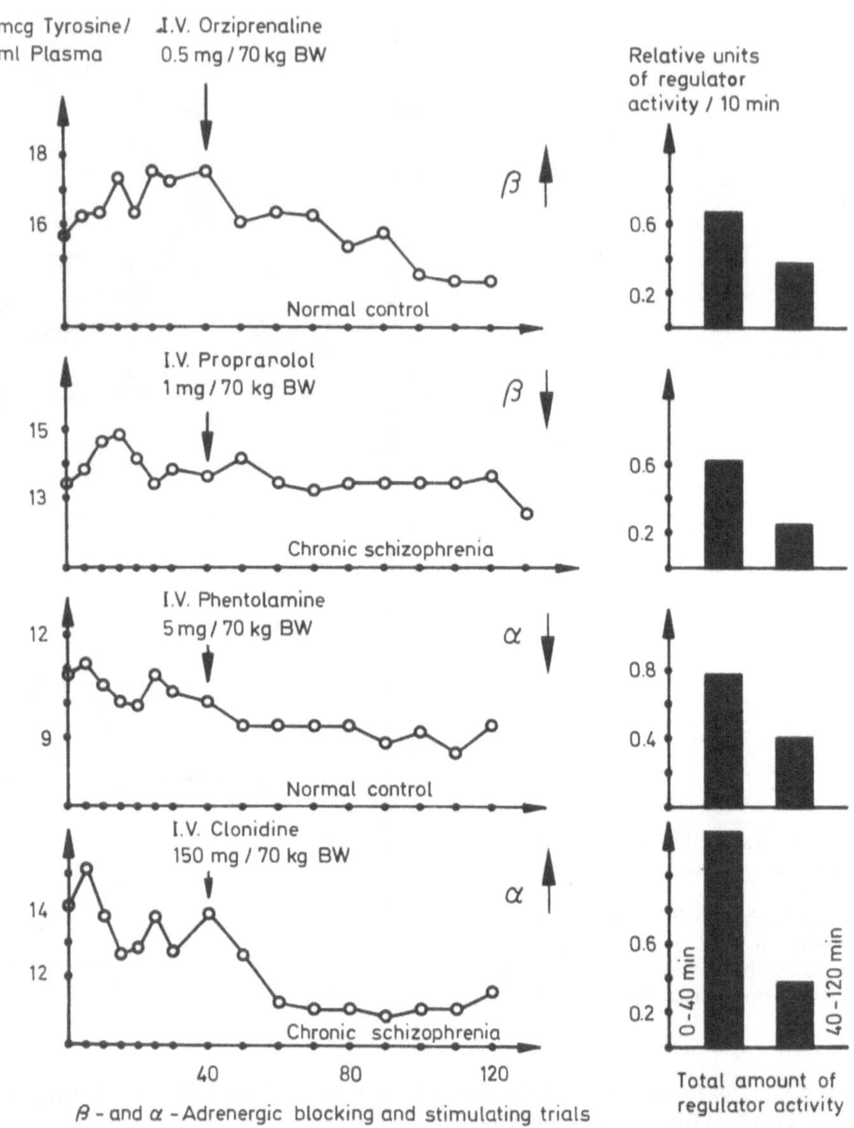

Abb. 2. Uniforme Reizbeantwortungsmuster der peripheren Plasmatyrosinregulation auf β- wie α-adrenerge Agonisten und Antagonisten. Serienbestimmungen jeweils 40 min vor und 80 min nach i. v.-Injektion der adrenozeptorisch wirksamen Pharmaka. Es kam in jedem Fall zu einer geringfügigen Konzentrationsverschiebung und zu einer hochsignifikanten Abnahme der berechneten relativen Regleraktivität (Säulengraphiken am *rechten* Bildrand, vor *(links)* und nach *(rechts)* Injektion

nimal 4 h zurück. Wie von uns andernorts diskutiert, liefern nur wenigminütige Meßintervalle valide Ergebnisse.

Es resultierten 2 signifikant verschiedene Verläufe mit Gipfelwerten um 16 oder um 24 Uhr (Abb. 1). Das bewies die Unabhängigkeit der Plasmatiter von direkten alimentären Einflüssen. Vergleichbare Mittelwerte beider diurnaler

168

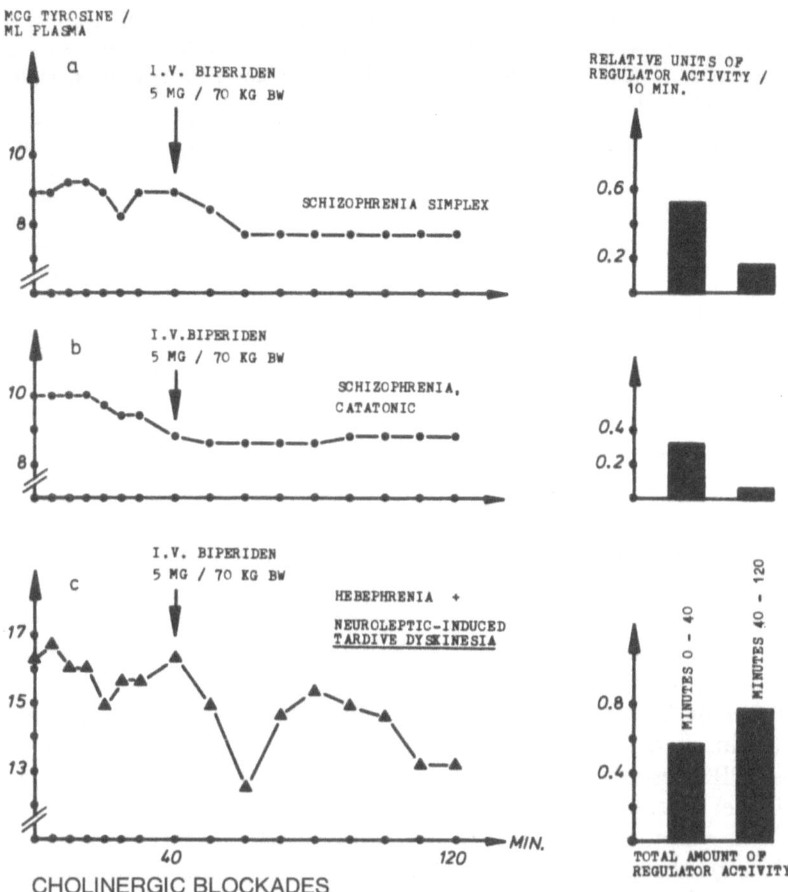

Abb. 3 a–c. Die periphere Tyrosinregulation reagiert auf cholinerge Antagonisten (Biperiden) ebenso wie auf adrenerge Agonisten und Blocker, falls keine extrapyramidale Symptomatik vorliegt (**a, b**). „Paradoxe" Reaktion mit zunehmender relativer Regelaktivität nach Biperideninjektion bei einem Hebephrenen mit tardiver Dyskinesie (**c**)

Verlaufstypen existierten nur zwischen 8 und 12 Uhr, so daß vergleichsfähige Messungen entsprechend tageszeitlich zu korrelieren sind.

Untersuchungen an 38 gesunden und psychotischen Probanden unter i.v.-Gabe adrenerger Blocker und Agonisten und unter anticholinerger Blockade mit Biperiden erbrachten stereotyp gleiche Reizbeantwortungsmuster: Es kam zu einer geringfügigen Konzentrationsverschiebung um durchschnittlich 6% (6,2 ± 2,9) und zu einer hochsignifikanten Abnahme des Plasmatyrosinumsatzes um durchschnittlich 51% (51,1 ± 11,1), sowie zu einem Abfall der berechneten relativen Aktivität eines unterstellten Reglers um durchschnittlich 48% (47,8 ± 11,7) (Abb. 2).

Dieser Reaktionstyp belegt die uniforme Blockade der Transmission multiformer destabilisierender Einflüsse auf einen geregelten Sollwert, nämlich die Plasmatyrosinkonzentration. Das entspricht der kybernetischen Definition ei-

Tabelle 1. Klinische Details der Gesamtgruppe der 46 untersuchten chronischen schizophrenen Probanden nach den Research Diagnostic Criteria. Außer der signifikant kürzeren Prozeßdauer der Gruppe „Desorganisiert/Hebephren" bestanden keine statistisch relevanten Unterschiede zwischen den Daten der Untergruppen

Phenomenologic Subtype	Duration of Present episode (yrs.)	Age at 1st episode (yrs.)	Age (yrs.)	Previous episode followed by significant improvement		n
				no:	yes:	
Paranoid 1/(4) (1)	14,8 ± 8,0	22,0 ± 4,1	39,5 ± 10,3	19	4	23
Disorganized 1/(4) (2)	7,6 ± 4,8	19,5 ± 4,7	26,7 ± 5,5	11	4	15
Un-Differentiated 1/(4) (5)	13,0 ± 9,9	20,8 ± 1,9	34,0 ± 10,5	8	0	8

nes „guten Reglers" [2]. Blockaden mit Biperiden resultierten nur dann in identischen Effekten, wenn keine extrapyramidale Symptomatik vorlag (Abb. 3). Es ist daher von einer Regulation der peripheren Tyrosinkonzentration auszugehen, die damit auch zentrale Katecholaminsyntheseraten variiert [1, 6, 7, 9, 12].

Untersucht wurde ferner ein Kollektiv von 46 chronisch-schizophrenen Probanden, deren klinisch-diagnostische Details aus der Tabelle 1 ersichtlich sind. Die Einschätzung der psychopathologischen Symptomatik wurde mit Hilfe der BPRS besorgt.

Dabei wurde der Score 2 – „Anergie" – als repräsentativ für die aktuelle „Minussymptomatik" gewertet, die Scores 3 und 5 – „Denkstörung" und „Hostilität" – als vertretend für die simultane psychotische „Plussymptomatik". Ihr prozentualer Anteil an der aktuellen Gesamtgestörtheit entsprechend Score 6 als 100-%-Wert wurde berechnet und die prozentuale Minussymptomatik von der prozentualen produktiven Symptomatik subtrahiert. Der resultierende Delta-%-Wert diente als numerischer Schätzwert der aktuell dominierenden „Prozeßakuität".

Zwischen den Rohwerten der Gesamtgestörtheit und der mittleren morgendlichen Tyrosinkonzentration bestand eine signifikant umgekehrte Proportionalität.

Mit ansteigenden Rohwerten der Minussymptomatik stiegen signifikant auch die Tyrosinkonzentrationen an.

Zunehmende produktiv-psychotische Symptomatik korrelierte in ihren Rohwerten signifikant mit abnehmenden Tyrosintitern.

Die lineare Regression zwischen „aktueller Prozeßakuität" (s. oben) und mittleren Tyrosinkonzentrationen ergab die am besten und invers korrelierende Signifikanz auf dem 0,1-%-Niveau (Abb. 4) (r = 0,59). Wurden die Koordinaten in 12 gleichen Intervallen der Prozeßakuität gemittelt, verdeutlichte sich die Korrelation bei unverändertem Signifikanzniveau (r = 0,86).

Ohne signifikante Korrelationen mit Werten der BPRS oder solchen der Tyrosinregulation fanden sich in den diagnostischen Untergruppen die neurolep-

170

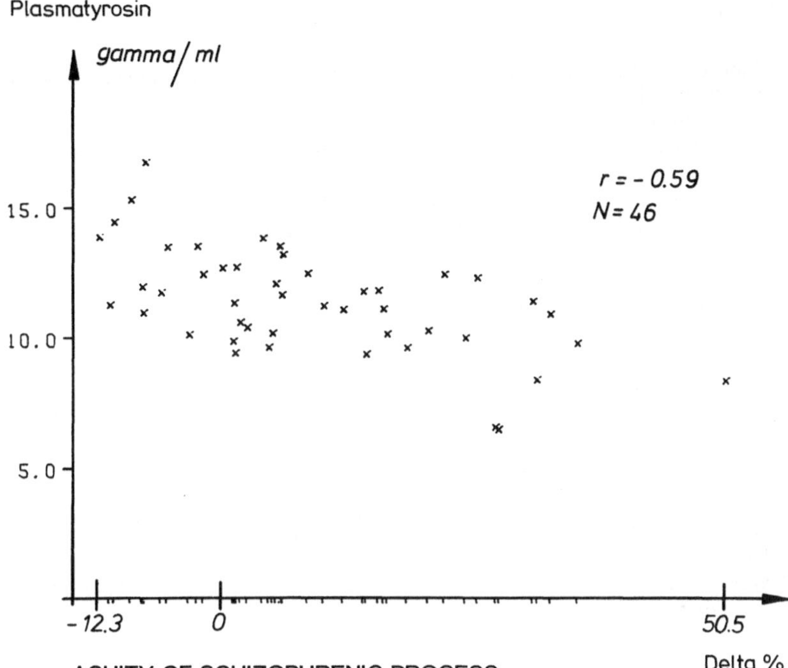

Abb. 4. Inverse und hochsignifikante (p < 0,001) Korrelation zwischen psychopathologischer „Akuität" (s. Text) des schizophrenen Prozesses und mittlerer Konzentration des Plasmatyrosins. (Unterhalb der Nullmarkierung der *Abszisse* dominiert die „Minussymptomatik" das klinische Bild)

tische Versorgung (in Chlorpromazinäquivalenten), Prozeßdauer, Ersterkrankungs- oder Lebensalter der Probanden.

Die Ergebnisse belegen neben der Existenz eines peripheren Reglers die stochastische Abhängigkeit der Plasmatyrosinkonzentration von zentralen, nämlich psychopathologischen Parametern. Entsprechend ist davon auszugehen, daß die Tyrosinkonzentration nicht nur reguliert, sondern im Rahmen eines offensichtlich geschlossenen Feedbacks auch kontrolliert wird. Die Befunde können der Hypothese dopaminerger Supersensitivität in schizophrenen Erkrankungen eingefügt werden, und sie ließen sich als umgekehrte Proportionalität zwischen Plasmatyrosinkonzentration und Katecholaminsyntheserate, dopaminerger Rezeptorensensitivität und -dichte interpretieren.

Das Postulat einer alimentären Abhängigkeit einer „offenen" Regelung der Plasmatyrosinkonzentration ist mit diesen Ergebnissen nicht vereinbar.

Literatur

1. Alonso R, Agharanya JC, Wurtman RC (1980) Tyrosine loading enhances catecholamine excretion by rats. J Neural Transm 49: 31
2. Ashby WR (1957) An introduction to cybernetics. Wiley, New York
3. Coburn SP, Seidenberg M, Fuller W (1968) Daily rhythm in plasma tyrosine and phenylalanine. Proc Soc Exp Biol 129: 338
4. Gelenberg AJ (1982) The behavioral effects of tyrosine. In: Conference of The Schizophrenia Assoc. of GB, Recent Trends in Biological Psychiatry, London 21. u. 22. April 1982
5. Gibson CJ (1981) Tyrosine treatment in depression. Paper read at the IIIrd World Congress of Biological Psychiatry, Stockholm 28.6.–23.7. 1981
6. Gibson CJ, Wurtman RC (1977) Physiological control of brain catechol synthesis by brain tyrosine concentration. Biochem Pharmacol 26: 1137
7. Gibson CJ, Wurtman RJ (1978) Physiological control of brain catecholamine synthesis by brain tyrosine concentration. Life Sci 22: 1399
8. Nagatsu T, Levitt M, Udenfriend S (1964) Tyrosine hydroxylase. J Biol Chem 239: 2910
9. Wurtman RJ (1979) Precursor control of transmitter syntesis. In: Barbeau A, Growdon JH, Wurtman RJ (eds) Choline and lecithin in brain disorders. Raven, New York (Nutrition and the brain, Vol 5)
10. Wurtman RJ (1982) Nährstoffe, die Gehirnfunktionen fördern. Spektrum 6: 88
11. Wurtman RJ, Chou C (1967) Daily rhythm in tyrosine concentration in human plasma: Persistence on low-protein diets. Science 158: 660
12. Wurtman RJ, Larin F, Mostafapour S, Fernstrom JD (1974) Brain Catechol synthesis: Control by brain tyrosine concentration Science 185: 183

Ist der Dexamethason-Suppressionstest ein brauchbares Instrument für die psychiatrische Differentialdiagnostik?

M. Berger, K. M. Pirke, P. Doerr, J.-C. Krieg und D. v. Zerssen

Einführung

Im Rahmen biologisch-psychiatrischer Forschung hat in den letzten Jahren der Dexamethason-Suppressionstest (DST) erhebliches Interesse gefunden. Insbesondere die Arbeitsgruppe von Carroll hob in einer Vielzahl von Publikationen die differentialdiagnostische Wertigkeit des DST bei psychiatrischen Erkrankungen hervor. Die Ergebnisse und Schlußfolgerungen von Carroll et al. sowie von anderen, damit übereinstimmenden Arbeitsgruppen können wie folgt zusammengefaßt werden:

1. Nach oraler Gabe von 1–2 mg Dexamethason um 23 Uhr besteht bei gesunden Probanden und bei psychiatrischen Patienten, die nicht an einer endogenen Depression erkrankt sind, in ca. 96% der Fälle über 24 h eine Suppression des Plasmakortisols, d.h. alle Plasmawerte liegen unter 5 µg/dl [8, 14, 35, 39, 45].
2. Endogen-depressive Patienten sind in etwa 50% der Fälle gar nicht supprimiert oder zeigen eine vorzeitige Aufhebung der Kortisolsuppression („early escape"). Bei hospitalisierten Patienten und Gabe von nur 1 mg Dexamethason sind sogar ⅔ der endogen Depressiven nicht voll supprimiert [8, 14, 35, 39].
3. Das Ergebnis des DST korreliert nicht mit dem Alter der Patienten. Auch besteht keine Korrelation zum Schweregrad der Depression, doch sind Patienten mit einer produktiv-psychotischen Depression in der Regel nicht supprimiert [11, 14, 38].
4. Der DST ermöglicht, Patienten mit einer larvierten bzw. maskierten endogenen Depression, die das klinische Bild etwa eines Borderline-Syndroms, einer Persönlichkeitsstörung, einer Pseudodemenz oder einer Schmerzsymptomatik bieten, richtig zu diagnostizieren [7, 12, 15, 18, 32, 37].
5. Ein abnormer DST weist auf eine für endogene Depressionen hochspezifische limbisch-hypothalamische Funktionsstörung hin und untermauert die Indikation zu einer somatischen Therapie [8, 9, 14, 25].

Der DST wird insbesondere in den USA als brauchbares Instrument für die psychiatrische Routinediagnostik propagiert, eine Entwicklung, die sich auch im deutschsprachigen Raum abzeichnet [14, 31] (Kryspin-Exner zit. in [29]). Im folgenden werden 5 eigene Studien zum DST bei psychiatrischen Patienten und gesunden Probanden dargestellt und deren Ergebnisse mit den in der Literatur berichteten verglichen.

Methodik und Ergebnisse

Bei den ersten beiden von insgesamt 3 Patientenstudien sowie einer von ebenfalls 3 Studien mit gesunden Probanden wurden am Vorabend um 23 Uhr
1,5 mg Dexamethason oral gegeben, bei den übrigen Studien betrug die Dexamethasondosis 1 mg. Während bei der ersten Studie Blutentnahmen nur bis
16 Uhr erfolgten, wurde das Plasmakortisol bei den folgenden Untersuchungen
jeweils bis um 23 Uhr bestimmt. Als Bestimmungsmethode diente ein Radioimmunoassay [21]. Der Test galt als abnorm oder positiv, wenn sich bei mindestens
einer Blutentnahme ein Plasmakortisolwert von $\geqslant 5\,\mu g/dl$ ergab. Es wurde
nicht zwischen fehlender Suppression und „Early-escape"-Phänomen unterschieden. Das psychische Befinden und dessen Beeinträchtigung wurden in allen Studien mittels Selbstbeurteilung anhand der Befindlichkeitsskala (Bf-S
bzw. Bf-S′) ermittelt, die nicht nur depressive Störungen, sondern allgemeine
Beeinträchtigungen des Befindens wiedergibt [46].

Vergleich des DST bei 45 depressiven Patienten

Bei 20 endogen, 19 neurotisch und 6 nicht eindeutig klassifizierbar depressiven
Patienten wurde im Rahmen einer umfangreichen Studie zur Frage biologischer Marker bei depressiven Subgruppen [3, 4] ein 1,5 mg-DST durchgeführt.
Die klinische Diagnostik erfolgte durch 3 erfahrene Psychiater in Anlehnung
an die ICD-8 und deren Glossar [19] sowie unter Anwendung der Newcastle
Scale [10] und der RDC [42] als operationalisierte Diagnostikverfahren. Die
überwiegend mittelschwer depressiven Patienten waren mindestens 1 Woche
medikamentfrei. Die diagnostischen Subgruppen unterschieden sich nicht nen-
nenswert in bezug auf Alter, Geschlecht und die Beeinträchtigung ihrer Befindlichkeit [4]. Die Blutentnahmen erfolgten am Tag nach der Dexamethasonsgabe
um 9, 12, 15 und 16 Uhr.
   Einen positiven DST zeigten 5 der 20 endogen Depressiven (25%), 4 der
19 neurotisch Depressiven (22%) und keiner der 6 nicht klassifizierbar Depressiven. Supprimierte und nicht-supprimierte Patienten unterschieden sich nicht
in ihrer Befindlichkeit.

Erste Nachfolgestudie des DST bei 67 depressiven und 26 nicht depressiven Patienten

In einer ersten Replikationsstudie zur Frage der Spezifität des DST für endogene Depressionen wurden neben 44 endogen und 23 neurotisch Depressiven
26 Patienten mit nicht-depressiven psychiatrischen Erkrankungen, wie Manien,
Zwangsneurosen, Schizophrenien oder organischen Psychosyndromen, untersucht. Die Diagnosenstellung erfolgte in Anlehnung an die ICD-8 und deren
Glossar im Rahmen der Abteilungskonferenz, wo jeder Patient vom Abteilungsleiter oder seinem Stellvertreter exploriert wurde. Ein Teil der Patienten
erhielt Medikamente. Entsprechend den Empfehlungen von Carroll et al. [14]
wurden jedoch Patienten die barbiturat-, hydantoin-, meprobamat- oder carba-
mazepinhaltige Präparate einnahmen, nicht in die Studie aufgenommen. Auch

174

Tabelle 1. 1,5 mg-DST (9, 16 und 23 Uhr) bei 93 psychiatrischen Patienten (1. Nachfolgestudie)

	Endogene Depressionen und schizoaffektive Psychosen (n = 44)	Neurotische Depressionen und reaktive Depressionen (n = 23)	Andere psychiatrische Erkrankungen (n = 26)
Positiver DST (%)	38,6	17,4	15,4
Bf-S/Bf-S'	37,2 ± 12,2 (n = 39)	35,4 ± 13,1 (n = 21)	33,2 ± 11,8 (n = 24)

bezüglich körperlicher Erkrankungen wurden die von Carroll et al. [14] vorgeschlagenen Ausschlußkriterien eingehalten. Nach Gabe von 1,5 mg Dexamethason erfolgten die Blutentnahmen um 9, 16 und 23 Uhr.

In Tabelle 1 sind die Ergebnisse des DST sowie der Bf-S bzw. Bf-S' für endogen
depressive, nicht endogen depressive und nicht primär depressive Patienten getrennt dargestellt. Entsprechend den Befunden von Carroll [13] über den DST
bei schizoaffektiven Psychosen wurden 3 schizodepressive Patienten den endogen Depressiven zugeordnet. Es zeigte sich zwar mit 38,6% ein Überwiegen positiver DST-Befunde bei endogenen Depressionen, jedoch wiesen auch die anderen beiden Subgruppen in 17,4 bzw. 15,4% der Patienten einen positiven DST
auf. Damit betrug die Spezifität des Tests für endogene Depressionen 84%. Der
prädiktive Wert eines positiven DST bei einer angenommenen Prävalenz endogener Depressionen von 50% lag für diese Diagnose bei 70%. Die 3 Patientengruppen unterschieden sich nicht signifikant in ihrer Befindlichkeit (Varianzanalyse, p = 0,68). Es bestand außerdem keine signifikante Produkt-Moment-
Korrelation zwischen den Werten der Befindlichkeitsskala und den Kortisolmaxima im DST (r = 0,20).

Da der DST nicht bei allen Patienten zum gleichen Zeitpunkt des stationären
Aufenthaltes durchgeführt wurde, überprüften wir, inwieweit der Zeitpunkt der
Testdurchführung dessen Ergebnis mitbestimmt. Unabhängig von der klinischen Diagnose wurden die Patienten nach dem Zeitpunkt des DST in 3 Gruppen unterteilt (1. und 2. Tag: n = 51; 3. bis 7. Tag: n = 18; nach dem 7. Tag:
n = 24). Während sich diese Gruppen nicht signifikant in bezug auf ihre Befind-
lichkeitswerte unterschieden (Varianzanalyse, p = 0,45), zeigte sich am 1. und
2. Tag mit 33% eine Häufung positiver Testergebnisse gegenüber den späteren
Untersuchungszeiten, bei denen lediglich 11 bzw. 25% der Tests positiv ausfie-
len.

Zweite Nachfolgestudie des DST bei 41 depressiven und 52 nicht depressiven
Patienten

Die zweite Replikationsstudie basierte auf 3 Fragestellungen:

a) Bedingt eine niedrigere Dexamethasondosis von 1 mg, wie von Carroll et al.
   [14] beschrieben, eine höhere Sensibilität des Tests für endogene Depressionen bei gleichbleibender Spezifität?

Tabelle 2. 1,0 mg-DST (9, 16 und 23 Uhr) bei 93 psychiatrischen Patienten unmittelbar nach der Aufnahme (2. Nachfolgestudie)

	Endogene Depressionen und schizo-affektive Psychosen (n = 19)	Neurotische Depressionen und depressive Reaktionen (n = 22)	Nicht depressive Neurosen (n = 12)	Schizophrenien (n = 23)	Andere psychiatrische Erkrankungen (n = 17)
Positiver DST (%)	42,1	68,2	33,3	30,4	52,9
Bf-S/Bf-S'	41,8 ± 13,7 (n = 17)	34,6 ± 11,1 (n = 8)	32,6 ± 10,6 (n = 10)	31,1 ± 12,7 (n = 17)	27,9 ± 17,5 (n = 10)

b) Gibt es im Bereich nicht-depressiver psychiatrischer Erkrankungen den Diagnosen zuzuordnende Unterschiede in bezug auf die Häufigkeit eines positiven DST?

c) Bestätigt sich, daß der Test unmittelbar bei Aufnahme deutlich häufiger positiv ist, wenn man bei denselben Patienten den DST nach 7–10 Tagen wiederholt? Was wird aus positiven Testergebnissen bei Verlaufsstudien in 14tägigen Abständen während des weiteren stationären Aufenthalts?

Bei 93 konsekutiv aufgenommenen Patienten wurde am ersten oder zweiten Tag des stationären Aufenthaltes ein 1 mg-DST mit Blutentnahmen um 9, 16 und 23 Uhr durchgeführt. Es galten die gleichen Ausschlußkriterien wie in der ersten Nachfolgestudie, auch die klinische Diagnostik erfolgte in gleicher Weise. Neben 41 depressiven Patienten wurden, wie Tabelle 2 zeigt, 12 Patienten mit einer nicht-depressiven Neurose, 23 schizophrene Patienten und 17 Patienten mit anderen psychiatrischen Diagnosen, wie organischen Psychosyndromen oder Manien, untersucht. Bei 71 Patienten erfolgte eine Wiederholung des Tests nach 7–10 Tagen.

Die Untersuchung ergab, daß bei Gabe von 1 mg Dexamethason zwar der Prozentsatz positiver Tests bei endogen Depressiven gegenüber der ersten Nachfolgestudie mit 1,5 mg Dexamethason leicht anstieg, jedoch die Spezifität verlorenging. Der prädiktive Wert eines positiven DST für eine endogene Depression war damit nur noch 47%. Zwischen den nicht depressiven Neurosen, Schizophrenien und den anderen psychiatrischen Erkrankungen ergab sich kein nennenswerter Unterschied in bezug auf die Häufigkeit positiver DSTs. Auch bei dieser Studie ergab sich bei der Aufteilung in 5 Untergruppen kein statistisch gesicherter Unterschied zwischen den Werten der Befindlichkeitsskala (Varianzanalyse, p = 0,08). Insbesondere ging die Häufigkeit positiver Tests nicht mit Wertdifferenzen der Befindlichkeitsskala in den 5 Subgruppen parallel.

Wie Tabelle 3 zeigt, bestätigte sich, daß der DST unmittelbar nach Krankenhausaufnahme häufiger positiv ist als nach nur einer Woche stationären Aufenthalts. Dies galt für fast alle Diagnosegruppen. Vergleicht man den ersten und den zweiten DST bezüglich der maximalen Kortisolwerte im Plasma mit

Tabelle 3. 1,0 mg-DST bei 71 psychiatrischen Patienten unmittelbar nach der Aufnahme und 7–10 Tage später (2. Nachfolgestudie)

	Endogene Depressionen und schizo-affektive Psychosen (n = 18)	Neurotische Depressionen und depressive Reaktionen (n = 9)	Nicht depressive Neurosen (n = 10)	Schizo-phrenien (n = 21)	Andere psychiatrische Erkrankungen (n = 13)	Insgesamt (n = 71)
Positiver DST (%) am 2. Tag	44,4	77,8	40,0	33,3	46,2	45,1
Positiver DST (%) am 7.–10. Tag	33,3	44,4	30,0	19,0	46,2	32,4
Bf-S/Bf-S' am 2. Tag	41,8 ± 13,7 (n = 17)	34,6 ± 11,1 (n = 8)	32,6 ± 10,6 (n = 10)	31,1 ± 12,7 (n = 17)	27,9 ± 17,5 (n = 10)	34,2 ± 13,9 (n = 62)
Bf-S/Bf-S' am 7.–10. Tag	35,4 ± 13,1 (n = 16)	30,6 ± 16,5 (n = 8)	34,5 ± 15,0 (n = 10)	26,6 ± 14,7 (n = 17)	20,9 ± 18,3 (n = 12)	29,5 ± 15,8 (n = 63)

dem Wilcoxon-Test für abhängige Stichproben, so ergibt sich ein auf dem 5%-Niveau signifikanter Abfall der Kortisolmaxima.

Während dieser Befund bei den depressiven Patienten jedoch im Zusammenhang mit einer signifikanten Besserung der Befindlichkeit während dieser Zeitspanne gesehen werden muß (Wilcoxon-Test für abhängige Stichproben, $p = 0,0074$), verbesserte sich die Befindlichkeit der nicht-depressiven Patienten in dieser Zeitspanne nicht signifikant ($p = 0,15$).

Von den 23 Patienten, die bei dem zweiten DST ein positives Ergebnis aufwiesen, wurden 10 während der nächsten 14 Tage entlassen oder in eine andere Klinik verlegt, so daß eine Testwiederholung nicht erfolgte. Bei 13 Patienten unterschiedlicher Diagnosen wurde der DST mindestens noch 1mal wiederholt. Dabei ergab sich nur bei 4 Patienten nach dem 7.–10. Tag noch mindestens 1mal ein positiver DST. Es handelte sich um je einen Patienten mit Zwangsneurose, neurotischer Depression, endogener Depression bzw. Chorea Huntington. Bei dieser kleinen Reststichprobe war eine Beziehung zwischen klinischem Befund und DST nicht überzeugend erkennbar.

Studie zum DST bei Gewichtsverlust

In der Studie an 45 depressiven Patienten (s. S. 174) ergab sich ein deutlicher Zusammenhang zwischen dem DST und vorausgehendem Gewichtsverlust. 7 der 9 im DST nicht supprimierten Patienten hatten in der dem Test vorangehenden Woche an Gewicht verloren. Demgegenüber wiesen nur 6 der restlichen im DST supprimierten Patienten ebenfalls einen Gewichtsverlust auf. Die mittlere Abnahme des Körpergewichts der nicht supprimierten Gruppe war signifikant höher als bei den supprimierten Patienten (U-Test, $p = 0,01$). Bezogen auf

das Idealgewicht [34], hatten jedoch alle Patienten ein Körpergewicht von
> 80%.

Aus Untersuchungen an anorektischen Patienten [5, 20], Patienten mit schwerer Unterernährung [40] und gesunden Probanden unter Nulldiät [22] ist bekannt, daß schwere Mangelernährung in der Regel zu einem positiven DST führt. In einer Studie an 29 gesunden, normalgewichtigen ($\pm$10% des Idealgewichts) Probanden wurde untersucht, inwieweit auch eine mäßige Mangelernährung, wie sie bei vielen psychiatrischen Patienten, insbesondere endogen Depressiven [28], vorliegt, sich auf den DST auswirkt. Nach zwei 1 mg-DST$_s$ unter Normalbedingungen im Abstand von 2 Wochen erhielten die Probanden eine 1 000 bis 1 300-Kalorien-Diät für 2 Wochen. Dies führte zu einer Gewichtsabnahme von 1,5 $\pm$ 0,6 kg/Woche. 5 Probanden hatten bereits unter Ausgangsbedingungen einen abnormen DST. Bei den restlichen 24 Versuchspersonen mit 2 normalen „Baseline"-DST$_s$ bewirkte die Reduktionskost in 9 Fällen (37,5%) in mindestens einer der beiden Wochen eine Aufhebung der Kortisolsuppression im DST. Die Befindlichkeit der Probanden (Bf-S/Bf-S') änderte sich während der Versuchsdauer nicht.

Studie zum DST bei gesunden Probanden unter Normalbedingungen

Neben dieser Studie, die ergab, daß bei einer zweimaligen Wiederholung des 1 mg-DST 5 von 29 (17,5%) Probanden wenigstens einen positiven DST aufwiesen, erbrachte auch eine weitere Studie mit dem 1,5 mg-DST bei 3 von 24 gesunden, normalgewichtigen Versuchspersonen eine fehlende Suppression (12,5%). Bei einer dritten Untersuchung mit 22 gesunden Probanden, bei denen der 1 mg-DST 6mal in wöchentlichen Abständen wiederholt wurde, zeigte sich bei 3 Probanden, daß der Test erst nach mehrfacher Wiederholung bei einer Versuchsperson positiv werden kann, ohne daß ein erkennbarer pathologischer Prozeß vorliegt. Dies Ergebnis läßt eine eingeschränkte Wiederholungsreliabilität des Tests bei gesunden Probanden, die nicht an Gewicht abnehmen, vermuten.

Diskussion

Die dargestellten Untersuchungsergebnisse widersprechen im wesentlichen den von anderen Autoren [8, 14, 35, 39] publizierten Daten. Weder der 1,5 mg-DST noch der 1 mg-DST zeigte die von diesen Arbeitsgruppen beschriebene hohe Spezifität für endogene Depressionen. Der prädiktive Wert eines positiven 1,5 mg-DST betrug maximal 70%, der des 1-mg-DST lediglich 47%. Die Reduktion der Dexamethasondosis bedingte zwar eine höhere Sensibilität, war jedoch mit einer weiteren Spezifitätseinbuße verbunden. Die Daten bezüglich des prädiktiven Werts des DST gelten im übrigen für eine unrealistische Prävalenz endogener Depressionen im Untersuchungsgut von 50%. Bereits unter dieser Voraussetzung ist jeder 2. bis 3. positive DST in den eigenen Untersuchungen falsch positiv, d.h., der Patient ist nicht an einer endogenen Depression

Tabelle 4. Diagnostische Relevanz des DST

	mg Dexamethason	Endogene Depressionen	Nicht-endogene Depressionen	Andere psychiatrische Erkrankungen	Sensibilität [%]	Spezifität [%]	Prädiktiver Wert	
Carroll et al. [12]	1 od. 2	215		153	43	96	94	92[a]
Brown et al. [8]	2	20		29	40	100	100	100[a]
Rush et al. [39]	1 od. 2	21	18		38	94	80	86[a]
Stokes et al. [43]	1	23		115	44	68	21	58[a]
Holsboer et al. [26]	2	59		43	24	86	70	63[a]
Meltzer et al. [33]	1	20		32	30	69	37,5	50[a]
Coryell et al. [17]	1	43		22	28	59	57	40[a]
Berger et al. DD-Studie [4]	1,5	20	25		25	84	56	60[a]
1. Nachfolgestudie	1,5	44	23	26	39	84	68	70[a]
2. Nachfolgestudie	1	19	22	52	42	53	19	47[a]

[a] Korrigiert auf eine Prävalenz von 50% endogener Depressionen

erkrankt. Die eigene 1 mg-DST-Studie mit 93 konsekutiv aufgenommenen Patienten spiegelt die Prävalenz endogener Depressionen in einer klinischen Stichprobe realistischer wider. Unter diesen Bedingungen ist der prädiktive Wert nur noch 19%, d. h., von 6 Patienten mit einem positiven DST leidet nur einer an einer endogenen Depression.

Wie Tabelle 4 zeigt, ergibt sich auch aus den Daten anderer Arbeitsgruppen lediglich ein prädiktiver Wert von zwischen 21 und 70%, was ebenfalls gegen die differentialdiagnostische Anwendbarkeit des Tests spricht [17, 26, 33, 43].

Es erhebt sich die Frage, ob eine unvergleichbare Diagnostik der einzelnen Arbeitsgruppen die unterschiedlichen Ergebnisse bezüglich der differentialdiagnostischen Wertigkeit des DST bedingt. Neben den häufig angewandten operationalisierten Diagnostikverfahren spricht in den eigenen Studien auch der hohe Prozentsatz positiver Testergebnisse bei eindeutig von Depressionen abgrenzbaren Manien, Schizophrenien oder organischen Psychosen gegen diese Möglichkeit. Auch von anderen Autoren wurden positive DST-Ergebnisse bei Manien (50%) [24], Zwangsneurosen (38%) [30], dementiellen Abbauprozessen (53%) [41] und bei Alkoholentzugssyndromen (33%) [44] publiziert.

Zur Zeit können nur Vermutungen über die Ursache der diskrepanten Ergebnisse angestellt werden. Dabei ergeben die eigenen Daten folgende Hinweise:

a) Durch unterschiedliche Untersuchungszeitpunkte können stark divergierende Ergebnisse des DST bei vergleichbaren Patientenstichproben entstehen. Krankenhausaufnahmestreß, Alkohol- und Medikamentenentzug wurden bisher offensichtlich bei der Interpretation der DST-Ergebnisse unzureichend berücksichtig.

b) Ein Gewichtsverlust von etwa 1 kg/Woche führt bereits bei über einem Drittel der gesunden Probanden zu einem positiven DST. Somit kann ein abnormer DST erst dann in Zusammenhang mit einem psychopathologischen Befund gebracht werden, wenn ein Gewichtsverlust ausgeschlossen wurde.

c) Auch gesunde Probanden ohne Nahrungskarenz weisen in etwa 15% der
Fälle einen positiven 1 mg- oder 1,5 mg-DST auf. Dieser Anteil wurde auch
von Amsterdam et al. [1] bei 53 Versuchspersonen ermittelt. Außerdem besteht bereits bei Gesunden eine eingeschränkte Wiederholungsreliabilität
des 1 mg-DST. Bei dieser niedrigen Dexamethasondosis scheint der DST ein
empfindlicher Streßindikator zu sein [6]. Erst bei höheren Dexamethasonga-
ben von mindestens 2 mg scheint der Test bei Gesunden konstant negativ
auszufallen [24]. Bei Anwendung des 1 mg-DST im Rahmen psychiatrischer
Forschung oder der Klinikroutine müßten der hohe Anteil spontan positiver
Testergebnisse und die eingeschränkte Wiederholungsreliabilität berücksichtigt werden. Andererseits senkt die Erhöhung der Dexamethasongabe
auf 2 mg die Sensibilität des Tests so erheblich, daß selbst bei schwereren endogenen Depressionen der DST nur noch in ⅓ bis ¼ der Fälle positiv ist [2,
14, 26]. Asnis et al. [2] konnten zeigen, daß der 2 mg-DST nur bei etwa der
Hälfte der endogen depressiven Patienten positiv ausfällt, bei denen im 24-
h-Profil des Plasmakortisols eine Hypersekretion nachgewiesen werden
konnte.

Zwar wurden, wie dargestellt, in letzter Zeit gehäuft Zweifel an der differentialdiagnostischen Brauchbarkeit des DST laut, doch wurden andererseits Möglichkeiten aufgezeigt, den Test anderweitig klinisch zu nutzen. Es wurde insbesondere auf die Bedeutung des DST als Verlaufskriterium bei endogenen
Depressionen hingewiesen. Der Test normalisiere sich einerseits häufig bereits
etwa 3 Wochen vor der klinischen Besserung [27], könne andererseits aber auch
bei erfolgter klinischer Besserung positiv bleiben und zeige dann eine hohe
Rückfallgefahr an [13, 14, 23, 27, 36]. Die nur bedingte Wiederholungsreliabilität sowie der deutliche Trend des DST zur Normalisierung während der ersten
Wochen des Krankenhausaufenthalts, unabhängig von Diagnose und klinischer Besserung, lassen jedoch auch Zweifel an einer Wertigkeit des DST als
Verlaufskriterium aufkommen. Der Ausschluß von Gewichtsschwankungen
und kurzfristigen situativen Belastungen wäre auch hier die Voraussetzung, das
Ergebnis des DST mit klinischem Befund, therapeutischer Ansprechbarkeit
oder Spontanprognose in Beziehung zu setzen.

Zusammenfassung

Die Anwendung des DST bei insgesamt 231 Patienten, davon 83 endogen-
depressiven bzw. schizodepressiven Patienten, erbrachte keine differentialdiagnostische Wertigkeit des DST für die Abgrenzung endogener Depressionen.
Bei Gabe von 1,5 mg Dexamethason hat der DST eine niedrige Sensibilität, bei
Gabe von 1 mg Dexamethason steigt zwar die Sensibilität, doch verliert der Test
jegliche Spezifität für endogene Depressionen. Die Untersuchung depressiver
Patienten ergab Hinweise auf einen Einfluß von Gewichtsverlust auf den DST.
Dies konnte bei gesunden Probanden für bereits mäßige Gewichtsabnahme be-
stätigt werden. Nach Ausschluß von Mangelernährung scheint der DST ein
Streßindikator zu sein, der z. B. Krankenhausaufnahmestreß empfindlich wi-
derspiegelt.

Literatur

1. Amsterdam JD, Winokur A, Caroff SN, Conn J (1982) The dexamethasone suppression test in outpatients with primary affective disorder and healthy control subjects. Am J Psychiatry 139: 287–291
2. Asnis GM, Sachar EJ, Halbreich U, Nathan RS, Ostrow L, Halpern FS (1981) Cortisol secretion and dexamethasone response in depression. Am J Psychiatry 138: 1218–1221
3. Berger M, Doerr P, Lund R, Bronisch T, Zerssen D von (1982) Neuroendokrinologische Befunde und polygraphische Schlafuntersuchungen bei Patienten mit depressiven Syndromen. In: Beckmann H (Hrsg) Biologische Psychiatrie, Fortschritte psychiatrischer Forschung. Thieme, Stuttgart, New York S 205–210
4. Berger M, Doerr P, Lund R, Bronisch T, Zerssen D von (1982) Neuroendocrinological and neurophysiological studies in major depressive disorders: Are there biological markers for the endogenous subtype? Biol Psychiatry 17: 1217–1242
5. Bethge H, Nagel AM, Solbach HG, Wiegelmann W, Zimmermann H (1970) Zentrale Regulationsstörung der Nebennierenrindenfunktion bei der Anorexia nervosa. Mater Med Nordmark 22: 204–214
6. Blumenfield M, Rose LI, Richmond LH, Beering SC (1970) Dexamethasone suppression in basic trainees under stress. Arch Gen Psychiatry 23: 299–304
7. Blumer D, Roth T, Heilbronn M (1981) Biological markers for depression in chronic pain. Am Psychiatr Assoc, 134th Annual Meet, New Research Abstract 38
8. Brown WA, Johnston R, Mayfield D (1979) The 24-hour dexamethasone suppression test in a clinical setting – Relationship to diagnosis, symptoms, and response to treatment. Am J Psychiatry 136: 543–547
9. Brown WA, Haier RJ, Qualls CB (1980) Dexamethasone suppression test identifies subtypes of depression which respond to different antidepressants. Lancet I: 928–929
10. Carney MWP, Roth M, Garside RF (1965) The diagnosis of depressive syndromes and the prediction of E.C.T. response. Br J Psychiatry 111: 659–674
11. Carroll BJ (1980) Implications of biological research for the diagnosis of depression. In: Mendlewicz J (ed) New advances in the diagnosis and treatment of depressive illness. Excerpta Medica, Amsterdam, pp 85–107
12. Carroll BJ (1982) Clinical applications of the dexamethasone suppression test for endogenous depression. Pharmacopsychiatria 15: 19–24
13. Carroll BJ (1982) The dexamethasone suppression test for melancholia. Br J Psychiatry 140: 292–304
14. Carroll BJ, Feinberg M, Greden JF et al. (1981) A specific laboratory test for the diagnosis of melancholia. Arch Gen Psychiatry 38: 15–22
15. Carroll BJ, Greden JF, Feinberg M et al. (1981) Neuroendocrine evaluations of depression in borderline patients. Psychiatr Clin North Am 4: 89–99
16. Coryell W, Schlesser MA (1981) Suicide and the dexamethasone suppression test in unipolar depression. Am J Psychiatry 138: 1120–1121
17. Coryell W, Gaffney G, Burkhardt PE (1982) DSM-III melancholia and the primary-secondary distinction: A comparison of concurrent validity by means of the dexamethasone suppression test. Am J Psychiatry 139: 120–122
18. Crumley FE, Clevenger J, Steinfink D, Oldham D (1982) Preliminary report on the dexamethasone suppression test for psychiatrically disturbed adolescents. Am J Psychiatry 139: 1062–1064
19. Degkwitz R, Helmchen H, Kockott G, Mombour W (eds) (1975) Diagnosenschlüssel und Glossar Psychiatrischer Krankheiten. Deutsche Ausgabe der Internationalen Klassifikation der WHO (ICD), 8. Rev. Springer, Berlin Heidelberg New York
20. Doerr P, Fichter M, Pirke KM, Lund R (1980) Relationship between weight gain and hypothalamic pituitary adrenal function in patients with anorexia nervosa. J Steroid Biochem 13: 529–537
21. Donohue J, Sgoutas G (1975) Improved radioimmunoassay of plasma cortisol. Clin Chem 21: 529–537
22. Fichter M, Pirke KM, Doerr P, Lund R (1981) Effect of behaviour therapy on weight gain, behaviour attitude, and endocrine parameters in anorexia nervosa. In: Perris C, Struwe G, Jansson B (eds) Biological psychiatry. Elsevier, Amsterdam, pp 1051–1054

23. Goldberg IK (1980) Dexamethasone suppression tests in depression and response to treatment. Lancet II: 92
24. Graham PM, Booth J, Boranga G, Galhenage S, Myers CM, Teoh CL, Cox IS (1981) The dexamethasone suppression test in mania. J Affective Disord 4: 201–221
25. Greden JF, Kronfol Z, Garner R, Feinberg M, Mukhopadhyay S, Albala AA, Carroll BJ (1981) Dexamethasone suppression test and selection of antidepressant medications. J Affective Disord 3: 389–396
26. Holsboer F, Bender W, Benkert O, Klein HE, Schmauss M (1980) Diagnostic value of dexamethasone suppression test in depression. Lancet II: 706
27. Holsboer F, Liebl R, Hofschuster E (1982) Repeated dexamethasone suppression test during depressive illness. J Affective Disord 4: 93–101
28. Hopkinson G (1981) A neurochemical theory of appetite and weight changes in depressive states. Acta Psychiatr Scand 64: 217–225
29. Idris E (1982) „Depression: Eher Verstimmung oder aber echte Geisteskrankheit?" (Bericht über das Neuropsychiatrische Symposium, Pula 1981). Selecta 10: 1012–1032
30. Insel TR, Kalin NH, Guttmacher LB, Cohen RM, Murphy DL (1982) The dexamethasone suppression test in patients with primary obsessive-compulsive disorder. Psychiatry Res 6: 153–160
31. Kalin NH, Risch SC, Janowsky DS, Murphy DL (1981) Use of the dexamethasone suppression test in clinical psychiatry. Psychopharmacol 1: 64–69
32. McAllister TW, Ferrell RB, Price TRP, Neville MB (1982) The dexamethasone suppression test in two patients with severe depressive pseudodementia. Am J Psychiatry 139: 479–481
33. Meltzer HY, Fang VS, Tricou BJ, Robertson A, Piyaka SK (1982) Effect of dexamethasone on plasma prolactin and cortisol levels in psychiatric patients. Am J Psychiatry 139: 763–768
34. Metropolitan Life Insurance Company (1959) Statistical bulletin, vol 40. Metropolitan Life Insurance, New York, p 1
35. Nuller JL, Ostroumova MN (1980) Resistance to inhibiting effect of dexamethasone in patients with endogenous depression. Acta Psychiatr Scand 61: 169–177
36. Rothschild AJ, Schatzberg AF (1982) Fluctuating postdexamethasone cortisol levels in a patient with melancholia. Am J Psychiatry 139: 129–130
37. Rudorfer MV, Clayton PJ (1981) Depression, dementia, and dexamethasone suppression. Am J Psychiatry 138: 701
38. Rudorfer MV, HWU H-G, Clayton PJ (1982) Dexamethasone suppression test in primary depression: Significance of family history and psychosis. Biol Psychiatry 17: 41–48
39. Rush J, Giles DE, Roffwarg HP, Parker CR (1982) Sleep EEG and dexamethasone suppression test findings in outpatients with unipolar major depressive disorder. Biol Psychiatry 17: 327–341
40. Smith SR, Bledsoe T, Chhetri MK (1975) Cortisol metabolism and the pituitary-adrenal axis in adults with protein-caloric malnutrition. J Clin Endocrinol Metab 40: 43–52
41. Spar JE, Gerner R (1982) Does the dexamethasone suppression test distinguish dementia from depression? Am J Psychiatry 139: 238–240
42. Spitzer RL, Endicott JE, Robins E (1977) Research diagnostic criteria for a selected group of functional disorders, 3rd edn. New York State Psychiatric Institute, Biometric Research, New York
43. Stokes PE, Stoll PM, Mattson MR, Sollod RN (1976) Diagnosis and psychopathology in psychiatric patients resistant to dexamethasone. In: Sachar EJ (ed) Hormones, behavior, and psychopathology. Raven, New York, pp 225–229
44. Swartz CM, Dunner FJ (1982) Dexamethasone suppression testing of alcoholics. Arch Gen Psychiatry 39: 1309–1312
45. Tourigny-Rivard M-F, Raskind M, Rivard D (1981) The dexamethasone suppression test in an elderly population. Biol Psychiatry 16/12: 1177–1184
46. Zerssen D von, unter Mitarbeit von Koeller DM (1976) Die Befindlichkeits-Skala. Beltz, Weinheim

Problematik des Insulinhypoglykämietests als Hilfsmittel in der Depressionsdiagnostik

A. Czernik

Neuroendokrinologische Funktionstests sind in den letzten Jahren in der Depressionsforschung vermehrt angewandt worden und zwar mit unterschiedlichen Zielrichtungen [5]:

1. Es ging um die Frage, wie weit bei bestimmten depressiven Erkrankungen auffindbare neuroendokrine Normabweichungen Rückschlüsse auf zugrundeliegende Dysfunktionen, z. B. im Bereich der Neurotransmitteraktivität oder der Rezeptorsensibilität [14], bei bestimmten Depressionen erlauben und somit einen Beitrag zur Theorie- und Hypothesenbildung in der Depressionsforschung leisten können.

2. Neben die hypothesengeleitete Forschung trat die Suche nach eventuellen differentialtypologisch verwertbaren neuroendokrinen Funktionstests innerhalb des Spektrums depressiver Erkrankungen.

3. Es wird die Reaktivität in neuroendokrinen Funktionstests im Bereich der Depressionsforschung als Prädiktor für den weiteren Verlauf der depressiven Erkrankung und damit als prognostisches Kriterium eingesetzt, und es wird die Frage überprüft, ob es – analog der biochemischen Klassifikation depressiver Erkrankungen – auch anhand einer neuroendokrinologischen Klassifikation möglich ist, die Ansprechbarkeit auf differente therapeutische Strategien vorherzusagen.

Die verschiedenen Stimulationstests eignen sich zur Beantwortung der jeweiligen Aspekte unterschiedlich gut. So scheinen für die Theorie- und Hypothesenbildung v. a. Funktionstests mit Substanzen, deren gezielten Angriff im jeweiligen neuroendokrinen Regulationssystem man zu kennen meint – wie z. B. mit L-Dopa [20], Clonidin [15] oder Desmethylimipramin [12, 13] –, in der Überprüfung der Wachstumshormonstimulierbarkeit besonders geeignet.

Demgegenüber sind die genannten als Hilfsmittel für differentialtypologische Fragestellungen weniger gut geeignet, weil v. a. Frauen nach der Menopause ungenügende oder fehlende Wachstumshormonreaktionen aufweisen; andererseits stellen diese aber gerade ein nicht zu unterschätzendes Kontingent v. a. unipolar Depressiver dar, ein Kollektiv, für das gerade der Einsatz eines differentialtypologischen Hilfsmittels nützlich sein könnte [4].

Hinsichtlich der Wachstumshormonreaktion zeigen demgegenüber auch Frauen nach der Menopause im Insulinhypoglykämietest meist genügende Stimulationsreaktionen [4], so daß sich gerade dieser Funktionstest in der Suche nach „biologischen Markern" zur eventuellen Unterscheidung bestimmter depressiver Untergruppen anzubieten scheint.

Tabelle 1. Studien mit dem Insulinhypoglykämietest hinsichtlich der Glucose- und Wachstumshormonreaktion bei depressiven Patienten

Autor	Anzahl Vpn Geschlecht	Alter	Diagnose	GLUCOSE mg %						GH ng/ml	
				Basal		% Abfall		Stim. min.		Stim. max.	
				in	post	in	post	in	post	in	post
Mueller	5 ♀ 1 ♂	28–	6 man.-depr.			59	73			~21	~26
et al. [17]	8 ♀ 1 ♂	66 J.	9 psychot. depr.			54	70			~15	~30
	1 ♀ 4 ♂		5 neurot. depr.			62	76			~33	~26
Sachar	2 ♂		2 man.-depr.	83	99			31	30	15,5	27,7
et al. [19]	5 ♀ 3 ♂	x̄ 57,5 J.	8 psychot. depr.	91	86			46	42	6,0	11,6
	2 ♀ 1 ♂		3 (2) neurot. depr.	86	92			39	34	26,9	21,9
Sachar	5 ♂	45–	5 bipol.	94				36		33,0	
et al. [20]	7 ♀ 1 ♂	70 J.	8 unipol. (end.)	98				41		7,0	
	3 ♀ 6 ♂		9 Kontr.	93				36		14,8	
Endo et al. [7 a]	7 ♀ 4 ♂		6 bipol. } 5 unipol.	91	90	50	54	46	42	~27	~50
Gruen	Post-	x̄ ~58 J.	10 prim. unipol.	97,9		61		38,3		4,6	
et al. [9]	menop. ♀		10 Kontr.	94,0		62		37,6		13,3	
Grégoire et al. [8]	♀		10 (7) prim. affect. disorder	89	83	51	68	44	27	~20	~28
Caspar			? maj. affect.					42,6 ♂		19,9 ♂	
et al. [3]			disorder					42,0 ♀		12,3 ♀	
			? Kontr.					28,0 ♂		38,3 ♂	
								31,5 ♀		25,8 ♀	
Czernik [4]	24 ♀	x̄ 49,6 J	24 ICD 296,0 296,2 }	93,6	96,7	53	60	42,9	39,0	8,2	17,2
Czernik et al. [7]	24 ♀	x̄ 47,6 J.	24 ICD 298,0 300,4 }	90,1	87,4	64	62	31,9	33,3	36,1	26,7
	12 ♀	x̄ 44,8 J	12 Li. pat.	91,3	94,1	63	61	34,3	37,1	38,8	31,8
	12 ♀	x̄ 47,8 J.	12 Gesunde	93,3	94,3	73	64	25,3	28,2	32,9	31,2

Abkürzungen

bipol. = bipolar depressiv
GH = Wachstumshormon
ICD = International Classification of Diseases
in = in Depression
J. = Jahre
Kontr. = Kontrollen
Li. pat. = Lithiumpatientinnen
maj. affect. disorder = major affective disorder
man. depr. = manisch depressiv

neurot. depr. = neurotisch depressiv
post = nach Depression
Postmenop. = Postmenopause
prim. affect. disorder = primary affective disorder
prim. unipol. = primär unipolar
psychot. depr. = psychotisch depressiv
Stim. max. = Stimulationsmaximum
Stim. min. = Stiumlationsminimum
unipol. end. = unipolar endogen depressiv

In Tabelle 1 sind die Ergebnisse unterschiedlicher Forschungsgruppen mit dem Insulinhypoglykämietest während und z. T. auch nach der depressiven Erkrankung hinsichtlich der erzielten Glucose- und Wachstumshormonreaktionen dargestellt. Auf die gelegentlich gleichzeitig mitbestimmten Kortisolkonzentrationen soll an dieser Stelle der besseren Übersichtlichkeit wegen nicht eingegangen werden, obwohl die gleichzeitige Überprüfung dieses Parameters wesentliche Zusatzinformationen liefern kann [4, 7].

Die Arbeitsgruppe um Mueller [16, 17] fand 1969 bei manisch-depressiven und psychotisch-depressiven Patienten im Vergleich zu Neurotisch-Depressiven – wobei letzere eine geringere Depressionstiefe aufwiesen – während der depressiven Phase geringere Wachstumshormonreaktionen, wobei sich nach abgelaufener Depression (unter Amitriptylinmedikation) keine signifikanten Unterschiede der Stimulierbarkeit mehr nachweisen ließen. Zu diesem Zeitpunkt war auch die während der Erkrankung bei den Manisch-Depressiven und Psychotisch-Depressiven nachweisbare verminderte Insulinsensibilität nicht mehr festzustellen.

In den beiden Untersuchungsserien von Sachar et al. [19, 20] zeigten die psychotisch-depressiven bzw. unipolar endogen-depressiven Patienten im Vergleich zu den manisch-depressiven bzw. bipolar-depressiven, aber auch im Vergleich zu den neurotisch-depressiven Patienten bzw. einer Kontrollgruppe, signifikant geringere Wachstumshormonreaktionen.

Auch Gruen et al. [9] konnten bei 10 primär unipolar depressiven „postmenopausalen" Frauen im Vergleich zu hormonal und altersmäßig vergleichbaren gesunden Frauen bei den Depressiven signifikant niedrigere Wachstumshormonstimulationsmaxima nachweisen.

Phasenabhängige Unterschiede im Glucoseabfall nach Insulin zeigten auch die depressiven Patienten, die Grégoire et al. [8] untersuchten.

Auch Caspar et al. [3] fanden bei den von ihnen untersuchten Kontrollen im Vergleich zu depressiven und manischen Patienten („major depressive disorder") deutlich niedrigere Glucosewerte, wobei die Wachstumshormonreaktionen bei den Depressiven niedrigere Maxima erreichten als bei den Kontrollen.

In unserer Untersuchung [4, 7] kam es uns u. a. darauf an, mögliche intervenierende Variabeln, wie z. B. Alter, Geschlecht, hormonaler Status, Körpergewicht u. a., zwischen den Experimental- und Kontrollgruppen, aber auch die Depressionstiefe zwischen den Experimentalgruppen, vergleichbar zu halten. Unter diesen Voraussetzungen zeigten die endogen-depressiven Patienten im Vergleich zu den reaktiv-neurotischen Depressiven und Kontrollgruppen einen signifikant geringeren Wachstumshormonanstieg, gleichzeitig aber auch eine verminderte Insulinsensibilität, wobei v. a. letztere eine Phasenabhängigkeit aufwies [6].

Die genannten Arbeitsgruppen stimmen somit im Wesentlichen darin überein, daß unipolar endogen bzw. psychotisch depressive Patienten während der Erkrankung im Vergleich zu Manisch-Depressiven und Neurotisch-Depressiven bzw. gesunden Kontrollen – neben einer ggf. nachweisbaren, phasenabhängig verminderten Insulinsensibilität mit daraus resultierendem geringerem Glucoseabfall eine geringere Wachstumshormonreaktion aufweisen, wobei in den Untersuchungskollektiven Frauen ganz eindeutig überwiegen. Allerdings sind die jeweiligen Kollektive nicht ohne weiteres vergleichbar hinsichtlich diagnostischer Kriterien bzw. bestimmter anderer Faktoren.

Nun sind gerade in letzter Zeit von 2 unterschiedlichen Arbeitsgruppen, nämlich von Koslow et al. [11] (Multicenter Studie des NIMH) und von Berger et al. [1] (MPI München), Befunde mitgeteilt worden, die das bisher nachgewiesene differente Verhalten unipolar Endogen- bzw. Psychotisch-Depressiver in

Tabelle 2. Studien mit dem Insulinhypoglykämietest hinsichtlich der Glucose- und Wachstumshormonreaktion bei depressiven Patienten unter Berücksichtigung einigermaßen vergleichbarer Ausschlußkriterien

Autor	Anzahl Vpn Geschlecht	Alter	Diagnosen	GLUCOSE mg % Basal	% Abfall	Stim. min.	GH ng/ml Stim. max.	Ausschlußkriterien (0,1 E Insulin/ kg KG)
Koslow et al. [11]	10 ♂ 1 ♀		11 bipol. I	86,6 ♂ 73,6 ♀	58 ♂ 72 ♀	36,0 ♂ 20,3 ♀	35,6 ♂ 12,3 ♀	± 20% Idealgew. Gluc.↓ > 50%
	13 ♂ 9 ♀		22 unipol. (end. + nicht end.)	94,5 ♂ 88,9 ♀	60 ♂ 60 ♀	36,6 ♂ 35,1 ♀	24,8 ♂ 18,2 ♀	GH_{bas} < 5 ng/ml
	17 ♂ 4 ♀		21 Kontr.	90,1 ♂ 90,2 ♀	62 ♂ 66 ♀	33,9 ♂ 30,4 ♀	21,5 ♂ 17,1 ♀	♀ : Postmenop.
Czernik [4]	10 ♀	$\bar{x}$ 47,5 J.	8 bipol. II 2 bipol. I	93,4	53	44,5	10,6	± 25% Idealgew.
Czernik et al. [7]	11 ♀	$\bar{x}$ 53,2 J.	11 unipol. end.	91,2	55	41,0	6,1	Gluc.↓ ≥ 50%
	11 ♀	$\bar{x}$ 49,7 J.	11 reakt./neurot.	91,1	65	31,4	30,1	or < 50 mg %
	8 ♀	$\bar{x}$ 45,2 J.	8 Li. pat.	90,2	64	32,4	39,4	GH_{bas} < 5 ng/ml
	11 ♀	$\bar{x}$ 48,5 J.	11 Ges.	91,1	72	25,3	30,0	
Gruen et al. [9]	10 ♀	$\bar{x}$ ~58 J.	10 prim. affect. disorder	97,9	61	38,3	4,6	± 20% Idealgew. Gluc.↓ ≥ 50%
			10 Kontr.	94,0	62	37,6	13,3	GH_{bas} < 3 ng/ml $Gluc_{bas}$ 80–120 mg% ♀ : Postmenop.
Sachar et al. [20]	5 ♂		5 bipol.	94	62	36	33,3	± 25% Idealgew.
	1 ♂ 7 ♀	45–70 J.	8 unipol. end.	98	58	41	7,0	Gluc.↓ ≥ 50% GH_{bas} < 3 ng/ml
	6 ♂ 3 ♀		9 Kontr.	93	61	36	14,8	$Gluc_{bas}$ 75–120 mg%

Abkürzungen

bipol. = bipolar depressiv	Li. pat. = Lithiumpatientinnen
Ges. = Gesunde	neurot. depr. = neurotisch depressiv
GH = Wachstumshormon	Postmenop. = Postmenopause
Gluc. = Glucose	prim. affect. disorder = primary affective disorder
Idealgew. = Idealgewicht	reakt./neurot. = reaktiv/neurotisch
J. = Jahre	Stim. max. = Stimulationsmaximum
KG = Körpergewicht	Stim. min. = Stumulationsminimum
Kontr. = Kontrollen	unipol. end. = unipolar endogen depressiv

Frage stellen, und die mehr oder weniger eindeutig zu dem Ergebnis kommen, daß sich – zumindest hinsichtlich der Wachstumshormonreaktion im Insulinhypoglykämietest – keine differentialdiagnostisch verwertbaren Kriterien ergeben (Tabelle 2).

Ein bestimmter Teil der diskrepanten Befunde kann durch Unterschiede im Patientenkollektiv, was die Zuordnung zu Geschlecht, Alter, hormonalem Status und diagnostischer Klassifikation angeht, aber auch durch verschiedene Ein- bzw. Ausschlußkriterien, erklärt werden.

Von welcher Bedeutung die verwandten Einschlußkriterien für die Repräsentativität bzw. Vergleichbarkeit der Kollektive untereinander sein können, zeigt die drastische Reduktion des untersuchten Kollektivs von Koslow et al.

[11]: So fiel den 4 definierten Kriterien, die erfüllt sein mußten, mehr als die Hälfte der Ausgangspopulation zum Opfer! Von 75 Depressiven und 40 Kontrollen blieben schließlich noch 33 Depressive, davon 22 unipolar, 11 bipolar, und 21 Kontrollen übrig.

Die 4 Einschlußkriterien lauteten:
1. Die Abweichung vom Idealgewicht darf nicht mehr als 20% betragen.
2. Der Glucoseabfall nach Insulin soll 50% oder mehr des Basalwertes betragen, um einen genügenden Stimulus zu erzielen.
3. Die basale Wachstumshormonkonzentration vor Insulingabe soll unter bzw. gleich 5 ng/ml betragen, um negative Feedbackeffekte vermeiden zu können.
4. Soweit Frauen untersucht werden, sollen sie sich in der Postmenopause befinden, da hohe Östrogenkonzentrationen, wie sie postovulatorisch gefunden werden können, die basalen Wachstumshormonkonzentrationen erhöhen können (vgl. auch [21]).

Man kann sich fragen, ob nicht dann, wenn der Wachstumshormonbasalwert kleiner als 5 ng/ml ist, dieses 4. Kriterium vernachlässigt werden kann, bzw. zumindest Frauen in der präovulatorischen Phase berücksichtigt werten sollten, um die Repräsentativität des Kollektivs zu erhöhen.

Die genannten Untersuchergruppen reduzieren sich auf die in Tabelle 2 dargestellten, wenn man einigermaßen vergleichbare Einschlußkriterien zugrundelegt. Leider fehlen in der Arbeit von Koslow et al. [11] für die verbliebenen Untersuchten in den einzelnen Gruppen Altersangaben, so daß von daher eine Vergleichbarkeit zwischen den einzelnen Untersuchergruppen erschwert ist; ebensowenig wird darauf eingegangen, ob die Kontrollgruppe den Experimentalgruppen altersmäßig vergleichbar war. Darüberhinaus ist das Geschlechtsverhältnis zugunsten der untersuchten Männer im Vergleich mit den früheren Arbeiten verschoben.

Wichtig erscheint bei Berücksichtigung der Ergebnisse aller Arbeitsgruppen die Differenzierung der depressiven Patienten in Unipolar- bzw. Bipolar-I-Depressive. So zeigten bei Koslow et al. [11] – ähnlich wie in den früheren Publikationen – die manisch-depressiven Patienten signifikant höhere Wachstumshormonstimulationsmaxima als die Unipolar-Depressiven, wobei letztere Gruppe im übrigen endogen depressive und nicht endogen depressive Patienten enthielt. Alle Hyporesponder der unipolar depressiven Patienten gehörten in die Gruppe der endogen Depressiven. Bei Berücksichtigung der Differenzierung der unipolar Depressiven in endogen bzw. nicht-endogen depressive Patienten zeigt ⅓ der verbliebenen eindeutig unipolar endogen Depressiven ein vermindertes Wachstumshormonstimulationsmaximum, d.h. eine maximale Konzentration unter 10 ng/ml.

Was nun die Bedeutsamkeit der genannten Ausschlußkriterien betrifft, so hatte die ungenügende insulininduzierte Hypoglykämie den größten Effekt: 44% der unipolar Depressiven und 35% der bipolar Depressiven im Vergleich zu 19% der Kontrollen mußten aus diesem Grund ausgeschieden werden. Unipolar Depressive wiesen im Vergleich mit den Kontrollen einen hochsignifikant geringeren Glucoseabfall bzw. eine verminderte Insulinsensibilität – wie sie auch von früheren Arbeitsgruppen von Mueller et al. [16, 17], Carroll et al. [2],

Heninger et al. [10], Wright et al. [22] und auch von uns [4, 6, 7] beschrieben worden ist – auf.

Darüberhinaus zeigten die unipolar Depressiven, die wegen einer ungenügenden Hypoglykämie ausgeschlossen werden mußten, signifikant – und die bipolar Depressiven tendenziell – höhere Hamilton-Depressionsscores, d. h., mehr als 40% aller depressiven Patienten, und zwar diejenigen mit der ausgeprägtesten Depressionssymptomatik, mußten ausgeschlossen werden ([1]) – und damit eine ganz besonders interessante Gruppe –, was naturgemäß die Generalisierbarkeit der Ergebnisse auf die Gesamtgruppe aller Depressiven massiv einschränkt.

Die Befunde der Multicenterstudie von Koslow et al. [11] weisen daher darauf hin, daß es eher möglich erscheint, schwer unipolar depressive Patienten von anderen Depressiven und Kontrollen auf dem Hintergrund der verminderten Insulinsensibilität zu differenzieren, als mit Hilfe der Wachstumshormonreaktion auf die insulininduzierte Hypoglykämie. Die bei diesen Probanden darüberhinaus nachweisbare ungenügende Wachstumshormonreaktion ist auf dem Boden der relativen Insulinresistenz zu sehen, die ihrerseits ggf. auf die erhöhte Aktivität des Hypothalamus-Hypophysenvorderlappen-Nebennierenrinden-Systems zurückgeführt werden kann [11], wie auch aus Untersuchungsbefunden der Gruppe um Sachar [18] belegt zu werden scheint. Darüberhinaus werden auch Änderungen der Sensibilität der hypothalamischen Glucoserezeptoren diskutiert.

So zeigten auch in unserem Kollektiv [4, 6, 7] die endogen Depressiven mit der nachgewiesenen verminderten Insulinsensibilität während der depressiven Phase signifikant negative Korrelationen zwischen den Glucosestimulationsminima und den Kortisolstimulationsmaxima. Dagegen wiesen weder die Gruppe der reaktiv-neurotisch Depressiven noch beide Kontrollgruppen signifikante Korrelationen auf. Allerdings war eine solche negative Korrelation noch deutlicher bei der symptomatologischen Gruppe der klinisch agitiert Depressiven, die endogene und reaktiv-neurotisch Depressive enthielt, nachweisbar, während die gehemmt Depressiven – über die nosologische Differenzierung hinweg – wiederum keine signifikanten Zusammenhänge zwischen Glucosestimulationsminima und Kortisolstimulationsmaxima aufwiesen [4, 6] (Abb. 1), so daß zu diskutieren bleibt, welche Faktoren für die verminderte Insulinsensibilität letztlich determinierend sind.

Ausgehend von den bisherigen Ergebnissen mit dem Insulinhypoglykämietest bei verschiedenen depressiven Subgruppen ergeben sich daher u. E. zur Frage des praxisrelevanten – evtl. differentialtypologisch verwertbaren – Aspekts zum jetzigen Zeitpunkt folgende Konsequenzen:

1. Unter den bisherigen Stimulationsbedingungen im Insulinhypoglykämietest mit 0,1 E Insulin/kg KG erscheint es sinnvoll, nicht nur die Wachstumshormonstimulationsreaktion zu überprüfen, sondern die Glucose- und Kortisolreaktion mit in differenzierende Überlegungen einzubeziehen. Wie wir [4, 7] zeigen konnten, erhöht sich die Aussagefähigkeit bei Berücksichtigung aller 3, im Insulinhypoglykämietest miteinander verbundenen Systeme deutlich, gerade wenn der Depressionsverlauf einbezogen wird.

2. Zum jetzigen Zeitpunkt scheint es *verfrüht,* auf der Grundlage der bisheri-

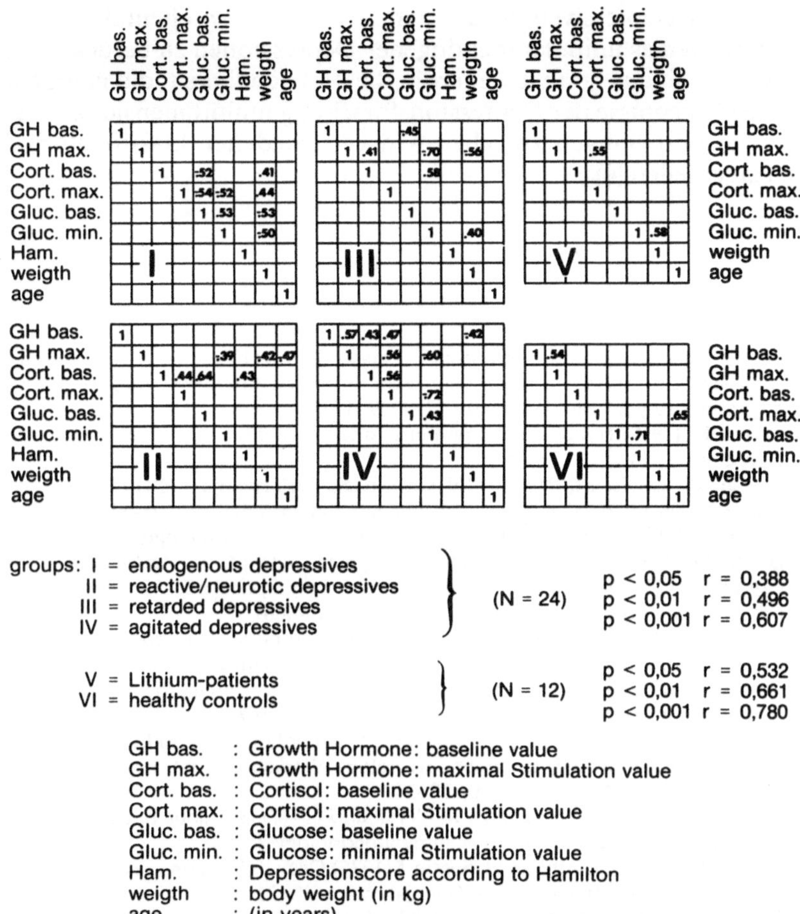

Abb. 1. Signifikante Korrelationskoeffizienten zwischen neuroendokrinologischen Parametern und Kontrollvariablen für die bezeichneten Gruppen. (Aus: [6])

gen Ergebnisse *bindende generalisierende Aussagen* zur Wertigkeit des Insulin-hypoglykämietests als Hilfsmittel in der Differentialtypologie depressiver Erkrankungen zu machen, solange – wie gezeigt werden konnte – bei der bisherigen Stimulation mit 0,1 E Insulin/kg KG fast die Hälfte der unipolar, v.a. schwer depressiven Patienten der ungenügenden Hypoglykämie wegen ausgeschieden werden muß [4, 11]. Es wird daher vorgeschlagen, die Insulin-menge auf 0,15 E/kg KG bei den (endogen) depressiven Patienten zu erhöhen, um ggf. Aussagen über ein weniger selektiertes Kolletiv zu ermöglichen und dadurch die Generalisierbarkeit zu erhöhen [4].

3. Es erscheint wichtig – neben der Vergleichbarkeit hinsichtlich Geschlecht, Alter und hormonalem Status –, das Kollektiv der depressiven Patienten nicht nur hinsichtlich eventueller Unterschiede zwischen endogenen bzw. nicht-

endogenen Depressiven zu differenzieren, sondern ebenfalls die Dichotomie bipolarer versus unipolarer endogener Depressionen zu berücksichtigen.

Darüberhinaus besteht weiterhin die Notwendigkeit, die neuroendokrinologischen Ergebnisse der Depressionsforschung multidimensional zu überprüfen, bzw. die Beziehungen zwischen den verschiedenen klassifikatorischen Systemen zu erhellen [4].

Literatur

1. Berger M, Doerr P, Lund R, Bronisch T, Zerssen D von (1982) Neuroendocrinological and neurophysiological studies in major depressive disorders: Are there biological markers for the endogenous subtype? Biol Psychiatry 17: 1217–1242
2. Carroll BJ (1969) Hypothalamic-pituitary function in depressive illness: Insensitivity to hypoglycaemia. Br Med J 3: 27–28
3. Caspar RC, Davis JM, Pandey GN, Garver DL, Dekirmenjian H (1977) Neuroendocrine and amine studies in affective illness. Psychoneuroendocrinology 2: 105–113
4. Czernik A (1982) Zur Psychophysiologie und Neuroendokrinologie von Depressionen. Springer, Berlin Heidelberg New York (Monographie aus dem Gesamtgebiet der Psychiatrie, Bd 31)
5. Czernik A (1984) Neuroendokrinologie. In: Battegay R, Glatzel J, Pöldinger W, Rauchfleisch G (Hrsg) Handwörterbuch der Psychiatrie. Enke, Stuttgart
6. Czernik A, Kleesiek K (1980) Insulin sensitivity and pituitary-hormone secretion in the course of depressive syndromes. Vortrag, CINP 1980. Prog Neuropsychopharmacol [Suppl] 120
7. Czernik A, Kleesiek K, Steinmeyer EM (1980) Änderungen neuroendokrinologischer Parameter im Verlauf von Depressionen. Nervenarzt 51: 662–667
7a. Endo M, Endo J, Nishikubo M, Yamaguchi T, Hatotani N (1974) Endocrine studies in depression. In: Hatotani N (ed) Psychoendocrinology. Workshop Conf. Int. Soc. Psychoendocrinology, Mieken 1973. Karger, Basel, pp 22–31
8. Grégoire F, Brauman H, de Buck R, Corvilain J (1977) Hormone release in depressed patients before and after recovery. Psychoneuroendocrinology 2: 303–312
9. Gruen H, Sachar EJ, Altman N, Sassin J (1975) Growth hormone responses to hypoglycaemia in postmenopausal women. Arch Gen Psychiatry 32: 31–33
10. Heninger GR, Mueller PS, Davis LS (1975) Depressive symptoms and the glucose tolerance test and insulin tolerance test. J Nerv Ment Dis 161: 421–432
11. Koslow SH, Stokes PE, Mendels J, Ramsey A, Casper R (1982) Insulin tolerance test: Human growth hormone response and insulin resistance in primary unipolar depressed, bipolar depressed and control subjects. Psychol Med 12: 45–55
12. Laakmann G (1980) Beeinflussung der Hypophysenvorderlappen-Hormonsekretion durch Antidepressiva bei gesunden Probanden, neurotisch und endogen depressiven Patienten. Nervenarzt 51: 725–732
13. Laakmann G (1982) Depression und Wachstumshormonstimulation. In: Beckmann H (Hrsg) Biologische Psychiatrie. Fortschritte psychiatrischer Forschung. Thieme, Stuttgart New York, S 155–162
14. Matussek N (1978) Neuroendokrinologische Untersuchungen bei depressiven Syndromen. Nervenarzt 49: 569–575
15. Matussek N, Ackenheil M, Hippius H, Müller F, Schröder HT, Schultes H, Wasilewski B (1980) Effect of clonidine on growth hormone release in psychiatric patients and controls. Psychiatry Res 2: 25–36
16. Mueller PS, Heninger GR, McDonald RK (1969) Intravenous glucose tolerance test in depression. Arch Gen Psychiatry 21: 470–477
17. Mueller PS, Heninger GR, McDonald RK (1969) Insulin tolerance test in depression. Arch Gen Psychiatry 21: 587–594
18. Nathan RS, Sachar EJ, Asnis GM, Halbreich U, Halpern FS (1981) Relative insulin insensitivity and cortisol secretion in depressed patients. Psychiatry Res 4: 291–300

19. Sachar EJ, Finkelstein J, Hellman L (1971) Growth hormone responses in depressive illness. Arch Gen Psychiatry 25: 263–270
20. Sachar EJ, Frantz AG, Altman N, Sassin J (1973) Growth hormone and prolactin in unipolar and bipolar depressed patients. Responses to hypoglycaemia and L-dopa. Am J Psychiatry 130: 1362–1367
21. Wissmann J, Ackenheil M, Matussek N (1981) Zur Problematik neuroendokrinologischer Untersuchungen bei depressiven Syndromen. Abstracts, AGNP 12. Nürnberger Symposion 7.–10.Oktober 1981
22. Wright JH, Jacisin JJ, Radin NS, Bell RA (1978) Glucose metabolism in unipolar depression. Br J Psychiatry 132: 386–393

Veränderungen der serotonergen Neurotransmission bei manisch-depressiven Patienten unter Lithiumprophylaxe

H. D. Mühlbauer und B. Müller-Oerlinghausen

Einleitung

Der Wirkmechanismus des Lithiumions ist trotz intensiver Forschung noch nicht geklärt. Auf den unterschiedlichen Erklärungsebenen, wie z. B. der psychologischen, neurophysiologischen oder elektrochemischen, liegen zwar einzelne auch experimentell abgesicherte Modelle der prophylaktischen Lithiumwirkung vor, die heuristischen Wert besitzen, jedoch nicht aufeinander reduziert werden können. In den letzten Jahren hat sich auf der Modellebene „Neurotransmitter" die Evidenz erheblich verstärkt, daß Lithium einen wahrscheinlich primär präsynaptischen Effekt auf serotonerge Neurone ausübt. Diese Evidenzen beziehen sich jedoch vorwiegend auf Tierexperimente. So beschrieben Yuwiler et al. [17] eine Erhöhung der Tryptophankonzentration im Hirn, die sie über einen vermehrten neuronalen, hochaffinen Tryptophan-„up-take" erklären. Eine deutliche Steigerung der Tryptophanaufnahme in Synaptosomen aus Striatum wurde auch von Mandell u. Knapp [11] beschrieben. Born et al. [1] beobachteten unter Lithiumlangzeitmedikation eine vollständige Normalisierung der anfänglich verminderten Aufnahme und Speicherung von Serotonin in den Thrombozyten manisch-depressiver Patienten, womit ältere Befunde von Murphy et al. [14] gestützt werden. Eroglu u. Atamer-Simsek [5] stellten in einem Streßmodell an Ratten fest, daß unter dem Einfluß von Lithiumsalzen die sonst übliche Senkung des Serotoninspiegels im Gehirn ausblieb; sie bringen dies mit der Antiaggressionswirkung des Lithiums in ähnlichen Zusammenhang wie Broderick u. Lynch [2], die bei kombinierter Anwendung von Lithium und Tryptophan eine signifikante Verminderung muriziden Verhaltens aggressiver Killerratten beobachtet hatten; bei den untersuchten Tieren fand sich eine signifikante Erhöhung des Serotoninumsatzes im Hirnstamm nach chronischer Lithiumapplikation. Sowohl Maggi u. Enna [9] als auch Treiser u. Kellar [16] konnten eine regionale Veränderung, insbesondere eine Verminderung der hippokampalen Serotoninrezeptoren bei chronischer, nicht aber akuter Lithiumgabe nachweisen, was v. a. für den antimanischen Lithiumeffekt von Bedeutung zu sein scheint. Zwar sind die vorliegenden Ergebnisse schwer miteinander zu vergleichen, da sie entweder unter chronischer oder akuter Lithiumgabe erhoben wurden oder zerebrale Serotoninkonzentration oder Serotonin- bzw. Tryptophanaufnahme betreffen usw. Zusammengenommen sprechen sie aber deutlich für einen serotonergen Effekt chronischer Lithiumanwendung, der mit hoher Wahrscheinlichkeit mit dem therapeutischen Effekt in Zusammenhang steht.

Für die Untersuchung des zentralen Serotoninmetabolismus am Menschen
stehen dem Kliniker bisher nur recht eingreifende Methoden, wie z. B. die Bestimmung von 5-HIAA im Liquor, zur Verfügung. Wir suchten deshalb nach einem Indikatorsystem, das die zentralnervöse serotonerge Aktivität widerspiegelt, von der Labormethode her unproblematisch und für den Patienten wenig
belastend ist. Die Kortisonsekretion unter den Bedingungen der Fenfluraminstimulation könnte u. E. ein möglicher Weg sein. Fenfluramin, d. h. Fluorme-
thylamphetamin, ist ein selektiv serotonerg wirkendes Anorektikum. Es wirkt
spezifisch auf serotonerge Hirnstammneurone [4, 6, 15]. In Weiterführung früherer Untersuchungen [12] postulierten wir, daß diese Eigenwirkung des Fen-
fluramins durch Lithiumvorbehandlung verstärkt wird. Wegen der u. a. serotonergen Regulation der Kortisolfreisetzung [13] müßte sich dieser Effekt durch
die Untersuchung der tageszeitlichen Rhythmik der Kortisolkonzentration im
Plasma nachweisen lassen.

Methodik

Patienten und Kontrollpersonen

Es wurden 11 manisch-depressive Patienten im psychosefreien Intervall unter
Lithiumlangzeitmedikation mit und ohne Fenfluramingabe, 8 entsprechende
Patienten ohne jegliche Medikation sowie gesunde Kontrollpersonen mit und
ohne Fenfluramingabe untersucht (Patienten- und Kontrollgruppencharakteri-
stika s. Tabelle 1). Zwei Lithiumpatienten erhielten 150 µg L-Thyroxin (in der
Tabelle 1 nicht berücksichtigt). Ansonsten waren die untersuchten Personen frei
von jeglicher Zusatzmedikation, insbesondere von solcher, die Einfluß auf die
Kortisolkonzentrationen hat, wie z. B. Antikonzeptiva. Patienten und Kontrollgruppe wurden um 8 Uhr morgens nüchtern nach ausreichenden Schlaf- und
Ruhebedingungen 10 ml venöses Blut aus einer liegenden Kanüle entnommen;
anschließend wurden bis 12 Uhr stündlich und einmal nach 24 h weitere Blutproben gesammelt. Unmittelbar nach der Blutentnahme um 8 Uhr erhielten die
Patienten 60 mg Fenfluramin-HCL (3 Tabletten à 20 mg Ponderax). Die Ver-

Tabelle 1. Klinische Daten der untersuchten Patienten und gesunden Kontrollpersonen

	Lithiumpatienten mit und ohne Fenfluramingabe	MDK-Patienten mit Fenfluramingabe	Kontrollen mit Fenfluramingabe	Kontrollen ohne Fenfluramingabe
Geschlecht	7 ♀, 4 ♂	6 ♀, 2 ♂	7 ♀, 4 ♂	6 ♀, 6 ♂
Alter	45 ± 15 Jahre	48 ± 15 Jahre	44 ± 13 Jahre	31 ± 5 Jahre
Gewicht	76 ± 13 kg	64 ± 7 kg	70 ± 14 kg	
Diagnose[a]	296,1; n = 4	296,1; n = 4	–	–
	296,3; n = 7	296,3; n = 4	–	–
Therapiedauer	6 ± 4 Jahre	Keine	–	–
Lithiumserum-spiegel	0,66 ± 0,15 mmol/l	–	–	–

[a]ICD, 9. Revision

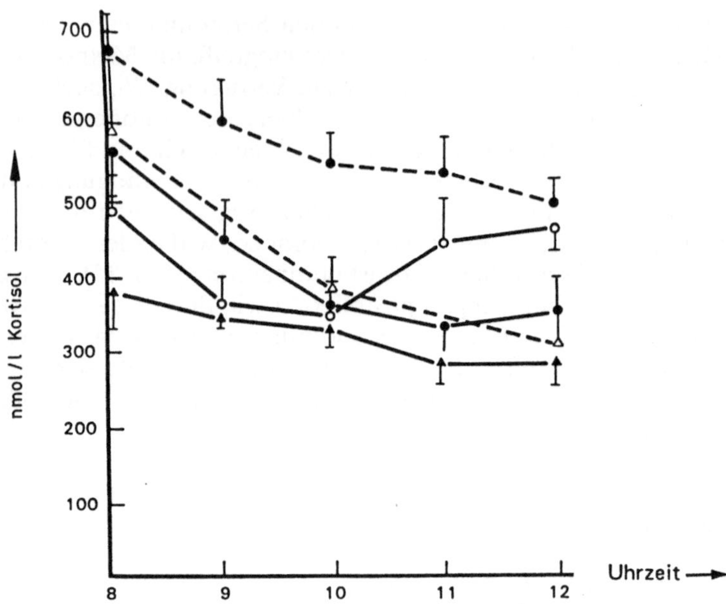

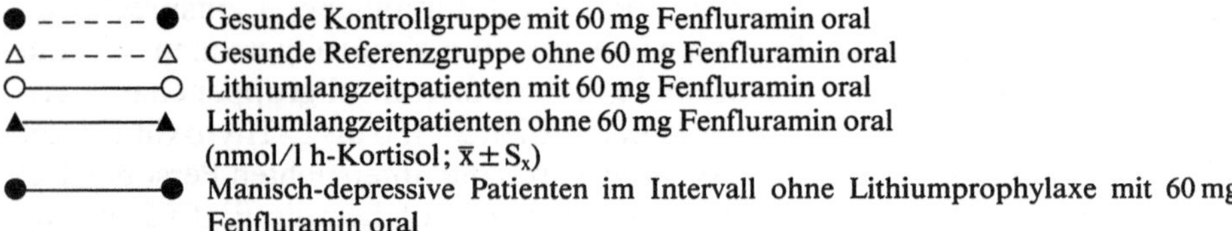

Abb. 1. Serum-Kortisol-Basalwerte und Exkretionsrhythmik bei Lithiumlangzeitpatienten, Kontroll- und Referenzgruppe mit und ohne 60 mg Fenfluramingabe oral (nmol/l h-Kortisol, $\bar{x} \pm S_x$)

● – – – – ● Gesunde Kontrollgruppe mit 60 mg Fenfluramin oral
△ – – – – △ Gesunde Referenzgruppe ohne 60 mg Fenfluramin oral
○————○ Lithiumlangzeitpatienten mit 60 mg Fenfluramin oral
▲————▲ Lithiumlangzeitpatienten ohne 60 mg Fenfluramin oral
          (nmol/l h-Kortisol; $\bar{x} \pm S_x$)
●————● Manisch-depressive Patienten im Intervall ohne Lithiumprophylaxe mit 60 mg
          Fenfluramin oral

suchspersonen blieben unter Ruhebedingungen am Vormittag nüchtern. Das gleiche Versuchsdesign wurde bei den Lithiumpatienten zu einem späteren Zeitpunkt ohne Fenfluramingabe wiederholt. Die Kontrollgruppe ohne Fenfluramin bestand aus gesunden Probanden, bei denen jedoch die Zeitpunkte der Blutentnahme um 8, 10 und 12 Uhr lagen. Bei den manisch-depressiven Patienten mit Fenfluramingabe handelte es sich um psychosefreie Patienten im Intervall bei einer entsprechend den Kriterien von Feighner und Winokur diagnostizierten und durch teils mehrfache stationäre Aufenthalte bestätigten manisch-depressiven Erkrankung; sämtliche Probanden waren medikamentenfrei, insbesondere war bisher keine Lithiumprophylaxe erfolgt.

Hormonbestimmung

Die Kortisolkonzentrationen wurden radioimmunologisch (Doppelantikörpermethode) im Serum bestimmt und werden in nmol/l angegeben. Die Interassayvarianz beträgt für diese Methode im Mittel 13%, die Intraassayvarianz 6%. Die Kreuzreaktionen mit Kortikosteron betragen ca. 1,5%, für Kortison

194

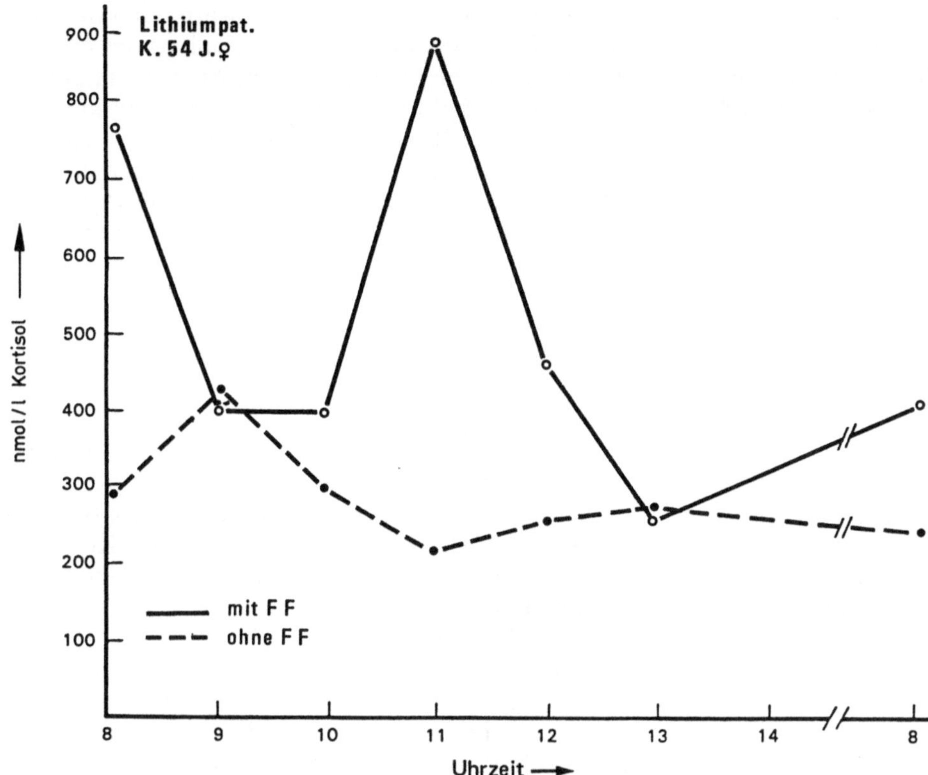

Abb. 2. Serum-Kortisol-Basalwerte und Exkretionsrhythmik bei einer Lithiumlangzeitpatientin mit und ohne 60 mg Fenfluramin oral (*FF* = Fenfluramin)

1%. Alle anderen physiologisch vorkommenden Steroidhormone zeigen eine zu vernachlässigende Kreuzreaktivität von weniger als 0,1%.

Ergebnisse

Kortisolnüchternwerte und Exkretionsrhythmik mit und ohne Fenfluraminstimulation bei Lithiumlangzeitpatienten, manisch-depressiven Kranken (MDK) ohne Lithium und Kontrollgruppen zeigt die Abb. 1. Die Lithiumlangzeitpatienten zeigen deutlich niedrigere Kortisolkonzentrationen als die Kontrollgruppen und die nichtbehandelten MDK-Patienten. Der Unterschied ist zwar signifikant (Mann-Whitney-Test; $p < 0{,}05$), überraschend war jedoch die große intra- und interindividuelle Streubreite der Kortisolwerte, die bei der Interpretation zu berücksichtigen ist. Die Abb. 2 zeigt das Beispiel einer 54jährigen Lithiumlangzeitpatientin, bei der die *Ausgangswerte* zwar um 600 mmol/l differieren, der Kortisol-„peak" nach Fenfluraminstimulation im Vergleich zum unstimulierten, vormittäglichen Kortisolverlauf jedoch typisch ist. Die beiden Kontrollgruppen, die symptomfreien MDK-Patienten und die Lithiumlangzeitpatienten ohne Fenfluraminstimulation zeigen den zu erwartenden physiologischen, vormittäglichen Abfall der Kortisolkonzentration; allerdings erfolgt dies gruppenabhängig auf jeweils unterschiedlichem Niveau. Signifikant unterscheiden sich von diesen 4 Gruppen die Lithiumlangzeitpatienten (Varianzanalyse: $p < 0,01$). Bei ihnen ist nach der 2. Stunde ein signifikanter Anstieg des Kortisols zu beobachten (Wilcoxon-Test: $p < 0,05$). Eine fenfluraminbedingte Hypoglykämie als Ursache der Änderung der Kortisolausschüttungsrhythmik ist auszuschließen, da sich der Blutzucker in keiner Gruppe signifikant veränderte.

Diskussion

Frühere Ergebnisse [12] ließen die Frage offen, ob es sich bei dem in der Lithiumgruppe beobachteten Anstieg des Kortisols zwischen 9 und 11 Uhr um einen Medikations- oder Morbuseffekt oder beides handelte: denn diese beiden Faktoren differenzierten die untersuchten Gruppen von den gesunden Kontrollen. Da die unbehandelten, lithiumfreien MDK-Patienten einen von den Kontrollen nicht zu unterscheidenden Verlauf zeigen, spricht der Kortisolanstieg bei den Lithiumlangzeitpatienten für einen Effekt der Langzeitmedikation, der sich unter den speziellen Bedingungen der Fenfluraminstimulation zeigt. Die Patienten wurden durchschnittlich 6,5 Jahre prophylaktisch behandelt. Tierexperimentelle Untersuchungen konnten zeigen, daß es durch akute Fenfluramingabe bei subchronischer Vorbehandlung mit Lithium zu erhöhter Tryptophanaufnahme, verminderter Tryptophanhydroxylaseaktivität, vermehrter Bildung, Depletion und vermindertem „re-uptake" von Serotonin kommt [6, 8, 11]. Als Nettoeffekt bedeutet dies, daß postsynaptisch vermehrt Serotonin zur Verfügung steht. Diese serotonerge Fenfluraminwirkung führt zu einem relativen Übergewicht serotonerger, die Kortisolfreisetzung stimulierender Effekte im Vergleich zur noradrenergen kortisolinhibierenden Wirkung; letztere kann in dem hier vorgestellten Untersuchungsmodell vernachlässigt werden, da Fenfluramin keine noradrenergen Effekte zeigt [6]. Es ist dieser serotonerge Nettoeffekt, der über den Kortisolreleasingfaktor (CRF) und ACTH auf die Nebennierenrinde wirkt und so schließlich zur charakteristischen Veränderung der Kortisoltagesrhythmik führt. Unsere Ergebnisse stehen in Einklang mit den Untersuchungen von Harrison-Read [7]; er konnte bei chronisch lithiumvorbehandelten Ratten unter Fenfluraminstimulation signifikant ($p < 0,01$) mehr Verhaltensanomalien bei den Versuchstieren beobachten, die als typisch für eine Steigerung zentralnervöser serotonerger Aktivität angesehen werden.

Zusammenfassend ist deshalb festzustellen: Chronische Lithiumbehandlung induziert beim Menschen serotonerge zentralnervöse Effekte, die sich in einer charakteristischen Änderung der Kortisolexkretionsrhythmik bei Fenfluraminstimulation manifestieren.

196

Literatur

1. Born GVR, Grignani G, Martin K (1980) Long-term effect of lithium on the up-take of 5-hydroxytryptamine by humane platlets Br J Pharmacol 9: 321–325
2. Broderick P, Lynch V (1982) Behavioral and biochemical changes induced by lithium and L-tryptophan in muricidal rats. Neuropsychopharmacology 21: 671–679
3. Duhault J, Malen C, Boulanger M, Voisin C, Beregi L, Schmitt H (1975) Fenfluramine and 5-hydroxytryptamine. Arzneimittelforsch 25: 1755–1762
4. Duhault J, Beregi L, Du Boistesselin R (1979) General and comparative pharmacology of fenfluramine. Curr Med Res Opin 6: 3–14
5. Eroglu L, Atamer-Simsek S (1980) Effect of lithium on stress-induced changes in brain levels of monoamines in rats. Arzneimittelforsch 30: 2115–2117
6. Garattini S, Jori A, Buczko W, Samanin R, (1975) The mechanism of action of fenfluramine. Postgrad Med J 51: 27–35
7. Harrison-Read PE (1979) Evidence from behavioral reactions to fenfluramine, 5-hydroxytryptophan and 5-methoxy-N, N-dimethyltryptamine for differential effects of short-term and long-term lithium on indoleaminergic mechanisms in rats. Br J Pharmacol 66: 144–145
8. Knapp S, Mandell AJ (1976) Coincidence of blockade of synaptosomal 5-hydroxytryptamine uptake and decrease in tryptophane-hydroxylase activity: Effects of fenfluramine. J Pharmacol Exp Ther 198: 123–132
9. Maggi A, Enna SJ (1980) Regional alteration in rat brain neurotransmitter systems following chronic lithium treatment. J Neurochem 34: 888–892
10. Mandell AJ, Knapp S (1976) A neurobiological model for the symmetrical prophylactic action of lithium in bipolar affective disorder. Pharmakopsychiatria 9: 116–126
11. Mandell AJ, Knapp S (1979) Asymmetry and mood, emergent properties of serotonin regulation. Arch Gen Psychiatry 36: 909–916
12. Mühlbauer HD, Gräf KJ, Müller-Oerlinghausen B (1982) Neuroendokrine Aspekte der Lithium-Prophylaxe. In: Beckmann H (Hrsg) Biologische Psychiatrie. Thieme, Stuttgart New York, S 211–217
13. Müller EE, Nistico G, Scapagnini U (1977) Neurotransmitters and anterior pituitary function. Academic Press, New York London
14. Murphy DL, Coburn RW, Davis JM, Bunney WE (1969) Stimulation by lithium of monoamine uptake in human platelets. Life Sci 8: 1187–1193
15. Sotelo C, Zamora A (1978) Lack of morphological changes in the neurons of the B-9 group in rats treated with fenfluramine. Curr Med Res Opin 6: 55–62
16. Treiser S, Kellar KJ (1980) Lithium: Effects on serotonin receptors in rat brain. Eur J Pharmacol 64: 183–185
17. Yuwiler A, Benett BL, Brammer GL, Geller E (1979) Lithium treatment and tryptophan transport through the blood-brain barrier. Biochem Pharmacol 28: 2709–2712

Freies Tryptophan und Glutamat im Serum von Depressiven – Anstieg von freiem Tryptophan und Glutamat im Serum durch Antidepressiva

J. S. Kim, H. H. Kornhuber und W. Schmid-Burgk

Einleitung

Anhaltspunkte für Störungen des Serotoninstoffwechsels bei Depressionen er-geben sich aus Post-mortem-Studien [7, 13] sowie einer erniedrigten Konzentra-tion von 5-Hydroxyindolessigsäure, dem Hauptabbauprodukt des Serotonins, im Liquor depressiver Patienten [1, 3, 9]. Auch Befunde über eine Erniedrigung der Vorstufe des Serotonins, L-Tryptophan, im Serum Depressiver sprechen hierfür, jedoch sind die Ergebnisse in der Literatur hierüber widersprüchlich [4, 11, 12]. Tryptophan liegt im Serum sowohl in gebundener als auch in freier Form vor, wobei allein die freie Form die Blut-Hirn-Schranke überqueren kann. Vermehrte Aufmerksamkeit wurde in letzter Zeit auf die sog. kompetiti-ven Aminosäuren gerichtet, die mit Tryptophan um den Transport über die Blut-Hirn-Schranke konkurrieren und deren Ansteigen einem relativen Tryp-tophanmangel gleichkommt [10].

Wir haben nun bei 27 endogen-depressiven und 14 neurotisch-depressiven Patienten sowohl das freie als auch das Gesamttryptophan bestimmt und bei beiden Gruppen eine Erniedrigung des freien Tryptophans gefunden [12]. Gleichzeitig haben wir bei der gleichen Patientengruppe im Serum Glutamat bestimmt und überraschenderweise eine deutliche Erhöhung gefunden. Unter-schiede innerhalb beider Patientengruppen sowie die Tatsache, daß bei Patien-ten mit schizophrenen und schizoaffektiven Psychosen das Serumglutamat im Bereich von Kontrollen lag, machten es wahrscheinlich, daß es sich hierbei um eine Medikamentenwirkung handelt. Diese Vermutung konnten wir in einem Tiermodell bestätigen. Hier führte die chronische Gabe von Amitriptylin bei Ratten zu einem signifikanten Anstieg des Serumglutamats.

Patienten und Methodik

Versuchspersonen waren Patienten aus 2 psychiatrischen Landeskrankenhäu-sern[1]. Die Patienten gehören 4 Diagnosegruppen an: Endogene und neuroti-sche Depressionen, schizophrene und schizoaffektive Psychosen. Die Diagno-sen wurden in Anlehnung an die ICD-9 gestellt. Die Ergebnisse wurden mit 34 gesunden Kontrollpersonen verglichen.

---

1 PLK Schussenried und Zwiefalten

Tabelle 1. Beschreibung der Versuchspersonen

Diagnosen	Anzahl der Patienten	Männer	Frauen	Alter Mittelwert ± SEM
Kontrollen	34	20	14	41,0 ± 17,2
Neurotisch-Depressive	27	11	16	44,5 ± 10,4
Endogen-Depressive	37	15	22	51,8 ± 13,0
Schizophrene	20	5	15	39,6 ± 16,0
Schizoaffektive	9	0	9	53,0 ± 14,1

In Tabelle 1 werden die Versuchspersonen genauer beschrieben. Blutproben wurden bei Nüchternheit zwischen 8 und 9 Uhr morgens entnommen. Alle Psychopharmaka (ausgenommen Neuroleptika bei schizophrenen und schizoaffektiven Psychosen) wurden 3 Tage vor der Probenentnahme abgesetzt. Das gesamte und das freie Tryptophan wurde nach der Methode von Eccleston [5] mit einigen Modifikationen [2] bestimmt. Glutamat wurde nach der enzymatischen fluorometrischen Methode bestimmt [6].

38 CHBB-Ratten[2] (je 300 g schwer) wurden in 3 Gruppen aufgeteilt. Die erste Gruppe erhielt täglich 10 mg/kg KG Amitriptylin i.p. über 14 Tage, die 2. Gruppe erhielt 10 mg/kg KG Maprotilin über 7 Tage, die Kontrollgruppe erhielt täglich 0,2 ml isotone Kochsalzlösung i.p. über 14 Tage. Die Tiere erhielten Nahrung und Wasser ad libitum. Am 15. Tag wurde den Tieren unter Evipannarkose 120 µl Liquor und 5 ml Blut entnommen.

Ergebnisse und Diskussion

Während sich im Vergleich zu Kontrollpersonen keine wesentliche Änderung des Gesamttryptophans bei depressiven Patienten fand, war das freie Tryptophan sowohl bei neurotisch-depressiven als auch bei endogen-depressiven Patienten signifikant erniedrigt (s. Abb. 1).

Umgekehrt fand sich eine deutliche Erhöhung des Serumglutamats bei beiden Gruppen von Depressiven im Vergleich zu Kontrollen, aber auch zu schizophrenen und schizoaffektiven Psychosen (s. Abb. 2).

Zwischen Gesamttryptophan, freiem Tryptophan und Glutamat ließ sich keine Beziehung herstellen, die die Hypothese stützen würde, daß Glutamat ähnlich den Aminosäuren mit Tryptophan den Transport über die Blut-Hirn-Schranke konkurriert. Die Aufteilung der depressiven Patienten in solche, die vor der Probenentnahme mindestens einen Monat ohne Antidepressiva waren, und in solche, die bis 3 Tage vor der Probenentnahme antidepressiv behandelt wurden, ergab, daß lediglich die Patienten, die vorher Antidepressiva erhalten hatten, eine Erhöhung des Serumglutamats zeigten. Unbehandelte Patienten zeigten dagegen keine Änderung des Serumglutamats. Weiterhin zeigte sich bei 4 Patienten, bei denen vor und nach einer 2monatigen Antidepressivatherapie

---

2 Wistar-Ratten, Zucht Boehringer-Biberach

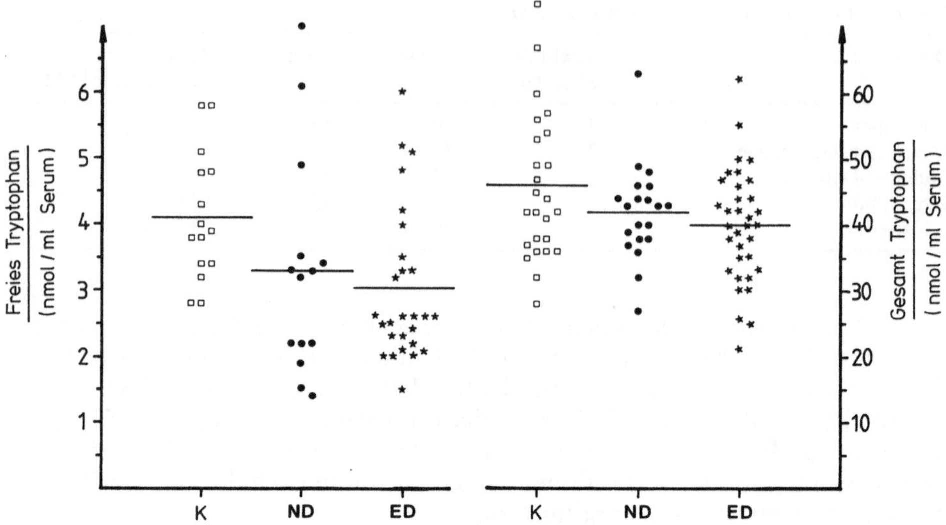

Abb. 1. Freies Tryptophan und Gesamttryptophan (nmol/ml Serum) bei neurotisch (ND) und endogen-depressiven (ED) Patienten sowie bei Kontrollen (K) P < 0,05 für Neurotisch-Depressive; P < 0,002 für Endogen-Depressive, Mann-Whittney-U-Test. [12]

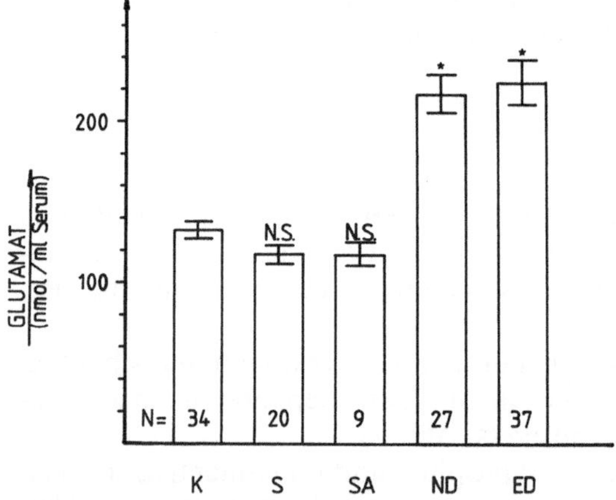

Abb. 2. Glutamatwerte (nmol/ml Serum) bei 4 verschiedenen psychiatrischen Patientengruppen sowie Kontrollen. *K* + Kontrollen, *S* + Schizophrenie, *SA* + schizoaffektive Psychose, *ND* + neurotische Depression, *ED* + endogene Depression, *NS* + nicht signifikant, *P < 0,002 (Mann-Whittney-U-Test). [8]

das Glutamat bestimmt wurde, eine deutliche Steigerung des Glutamats. Ausgehend von diesen Befunden ergibt sich der Verdacht, daß es sich bei der Serumglutamaterhöhung bei Depressiven um eine Medikamentenwirkung handelt, die ein kurzfristiges Absetzen von Antidepressiva überdauert. Dies konnte in einem Tiermodell bestätigt werden. Nach chronischer (2wöchiger) Gabe von Amitriptylin kam es zu einem signifikanten Anstieg des Serumglutamats (s. Ta-

200

Tabelle 2. Werte von Glutamat im Serum und Liquor bei mit Amitriptylin und Maprotilin behandelten Ratten und Kontrollen. Der Unterschied zwischen den mit Amitriptylin behandelten Tieren und den Kontrolltieren ist auf dem 0,05-Niveau signifikant

Gruppen	Anzahl der Ratten	Glutamat (nmol/ml) Mittelwert ± SEM
Kontrolle	12	
Serum		246,4 ± 7,3
Liquor		16,6 ± 1,7
Amitriptylin	13	
Serum		273,0 ± 10,3
Liquor		17,4 ± 1,6
Maprotilin	13	
Serum		267,4 ± 9,8
Liquor		17,3 ± 1,9

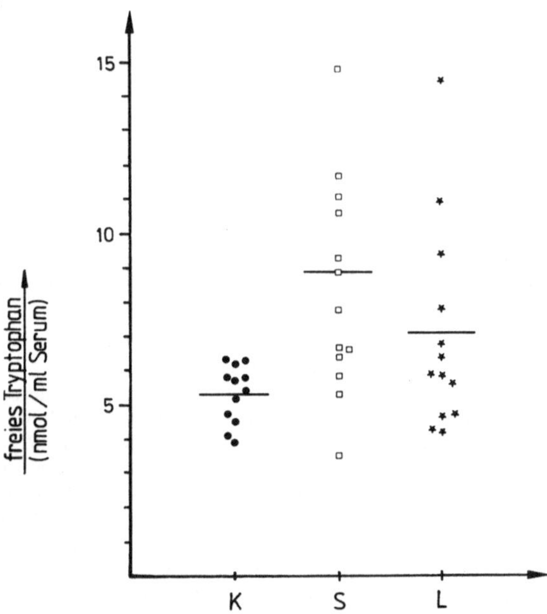

Abb. 3. Freies Tryptophan (nmol/ml Serum) bei Ratten nach chronischer Gabe von Amitriptylin (Saroten: *S*) bzw. Maprotilin (Ludiomil: *L*) und bei Kontrollen *(K)*. Der Unterschied zwischen der mit Amitriptylin behandelten Gruppe *(S)* und der Kontrollgruppe *(K)* ist signifikant auf dem 0,01-Niveau (Mann-Whittney-U-Test), kein signifikanter Unterschied findet sich zwischen der Kontrollgruppe und der mit Maprotilin behandelten Gruppe: *L*)

belle 2). Nicht signifikant, jedoch trendmäßig gleich, war die Änderung nach 1wöchiger Maprotilingabe. Dagegen zeigte sich im Liquor der Ratten keine Änderung des Glutamats, womit angenommen werden kann, daß es sich hierbei um einen peripheren Effekt handelt.

Der Serumglutamatspiegel wird überwiegend vom Gehalt der Nahrung an Glu-

tamat sowie von Transport und Metabolisierung in Darm und Leber bestimmt.
Aber auch Kortikosteroide und Thyroxin beeinflussen das Serumglutamat und
sind daher als mögliche Angriffsorte der Antidepressiva in Betracht zu ziehen.
Weiterhin zeigte sich im Tierversuch nach Gabe von Amitryptilin eine signifikante Erhöhung des freien Tryptophans (s. Abb. 3). Nicht signifikant, jedoch
trendmäßig gleich, war die Änderung des freien Tryptophans nach Maptrotilin.
Über den Mechanismus, über den Antidepressiva zu einer Erhöhung des freien
Tryptophans führen, können vorerst nur Vermutungen angestellt werden. Zu
denken ist an eine Verdrängung des Tryptophans aus seiner Bindung an Albu-
min entweder durch das Antidepressivum selbst oder indirekt über einen Anstieg freier Fettsäuren. Antidepressiva gelten bisher als zentral antidepressiva
wirkend.

Aufgrund der vorliegenden Daten muß jedoch auch eine Wirkung über den
peripheren Stoffwechsel in Betracht gezogen werden; zumindest für das vorwiegend auf das serotonerge System wirkende Amitriptylin.

Literatur

1. Asberg M, Thoren P, Träskman L (1976) „Serotonin depression" – a biochemical subgroup within the affective disorders? Science 191: 478
2. Bloxan LD, Warren WH (1974) Errror in the determination of tryptophan by the method of Denckla and Dewey. A revised procedure. Anal Biochem 60: 621
3. Coppen A, Prange AJ, Whybrow PC, Noguera R (1972) Abnormalities of indoleamines in affective disorders. Arch Gen Psychiatry 26: 474
4. Coppen A, Eccleston EG, Peet M (1972) Total and free tryptophan concentration in the plasma of depressive patients. Lancet II: 1415
5. Eccleston EG (1973) A method for the estimation of free and total tryptophan using an ultrafil-tration technique. Clin Chim Acta 48: 269
6. Graham T, Aprison MH (1966) Fluorometric determination of aspartate, glutamate and γ-amino-butyrate in nerve tissue using enzymic method. Ann Biochem 15: 487
7. Hornykiewicz O (1974) Some remarks concerning the possible role of brain monoamines (dopa-mine, noradrenaline, serotonin) in mental disorders. J Psychiatr Res 11: 249
8. Kim JS, Kornhuber HH, Schmid-Burgk W (1982) Antidepressiva erhöhen Glutamat und freies Tryptophan im Serum. Dtsch Med Wochenschr 107/26: 1035
9. Mendels J, Frazer A, Fitzgerald RG, Ramsey A, Stokes JW (1972) Biogenic amine metabolites in cerebrospinal fluid of depressed and manic patients. Science 175: 1380
10. Moller SE, Kirk L, Honore P (1980) Relationship between plasma ratio of tryptophan to com-peting amino acids and the response to 1-tryptophan treatment in endogenously depressed patients. J Affective Disord 2: 47
11. Riley GJ, Shaw DM (1976) Total and non-bound tryptophan in unipolar illness. Lancet II: 1249
12. Schmid-Burgk W, Kim JS, Lischewski R, Raßmann W (1981) Levels of total and free trypto-phan in the plasma of endogenous and neurotic depressives. Arch Psychiatr Nervenkr 231: 35
13. Shaw D, Campus F, Eccleston E (1967) 5-Hydroytryptamin in the hindbrain of depressive suici-des. Br J Psychiatry 113: 1407

Korrelation von Monoaminoxidase in Blutplättchen mit Persönlichkeitscharakteristiken: Vergleich einer ländlichen mit einer städtischen Population

L. Demisch, R. Diehl, K. Georgi und F. Reinhuber

Einleitung

Regelhafte biologische Funktionen und ihre Störungen können bei psychiatrischen Erkrankungen als dispositionelle Faktoren und/oder als symptombegründende und -begleitende Faktoren bedeutsam sein. Im Augenblick ist es nicht möglich, irgendeinen biochemischen Parameter in einen spezifischen Zusammenhang mit Ätiologie, Symptomen oder Verlauf von psychiatrischen Erkrankungen zu bringen. Diese Tatsache war in den vergangenen Jahren Anlaß dafür, neue Forschungsrichtungen in der biologischen Psychiatrie einzuschlagen, die im wesentlichen durch zwei Punkte gekennzeichnet sind:

1. Gruppen von Patienten aber auch gesunden Probanden werden auf der Basis gleicher biochemischer Merkmale, aber nicht gleicher Diagnose zusammengestellt, um dann psychologische oder psychopathologische Merkmale zwischen solchen biochemisch quasi „homogenen" Gruppen zu analysieren.
2. Es wird bei solchen Forschungen versucht, einen Zusammenhang zwischen dem biochemischen Parameter und einem psychologischen oder einem Verhaltensmerkmal herzustellen, und nicht mit einer psychiatrischen Diagnose. Beschreibbare Verhaltenseigenschaften wiederum können leichter mit neurophysiologischen Funktionsveränderungen oder Transmittersystemen im ZNS in Verbindung gebracht werden, da für solche Verhaltensparameter häufig tierexperimentelle Modelle zur Verfügung stehen.

Im Gegensatz also zu den klassisch klinischen Entwürfen, welche Gruppen von Patienten auf der Basis gleicher Diagnose zusammenstellen, um dann biochemische Merkmale mit irgendwelchen Kontrollgruppen zu analysieren, wird in solchen neueren Forschungsvorhaben der biochemische Parameter als unabhängige Variable behandelt, um darauf persönlichkeitsbedingte psychologische oder psychopathologische Parameter als abhängige Faktoren zu analysieren. Dieses von Buchsbaum et al. [2] am National Institute of Health propagierte sog. „biochemical high risk paradigm" verwendete Plättchen-MAO-Aktivität als biochemischen Faktor. Die erste Studie dieser Art von Buchsbaum et al. [2] am NIMH untersuchte Collegestudenten auf MAO-Aktivität. Bei einem Vergleich der Probanden mit den niedrigsten und den höchsten MAO-Aktivitäten konnte festgestellt werden, daß Probanden mit niedrigen MAO-Werten größere Aktivität im Aufsuchen und Eingehen von sozialen Kontakten zeigten und mehr Kontakt zu psychiatrischen und psychotherapeutischen Einrichtungen hatten. Signifikant mehr Verwandte ersten oder zweiten Grades der MAOniedrigen Gruppen hatten Suizid verübt [2]. In weiteren Untersuchungen konnte MAO-Aktivität negativ mit „sensationseeking" [10, 13] und Extraversion [4, 9] sowie positiv mit sozialer Introversion korreliert werden [1]. In einer Studie von Fowler et al. [8] konnte Plättchen-MAO mit den Skalenwerten eines Inventars korreliert werden, welches „thrill-seeking behavior" und „monotony avoidance" mißt. Propping et al. [12] konnten dagegen bei einer Untersuchung an Heidelberger Studenten, die mit den Studien von Buchsbaum im Entwurf identisch ist, keine konsistenten signifikanten Korrelationen zwischen MAO-Aktivität und Skalen von Persönlichkeitsfragebögen (16 PF Cattell, FPI, EPQ) feststellen.

Neben genetischen Faktoren spielen jedoch auch metabolische Faktoren, die die MAO-Aktivität verändern können und bei solchen Studien beachtet werden müssen [5], eine erhebliche Rolle. Unser Interesse an einer solchen Studie war daher zunächst darauf konzentriert, den Einfluß von Faktoren, welche die Plättchen-MAO-Aktivität verändern können und mit der Extraversions-/Introversionsdimension korrelieren, genauer zu untersuchen. Dazu zählte v. a. Zigarettenrauchen, Faktoren der Ernährung, Alkoholkonsum usw. Zu diesem Zweck führten wir eine Studie in einer ländlichen Großgemeinde durch, bei welcher von 54 männlichen und 55 weiblichen Probanden die Plättchen-MAO-Aktivität mit den Skalenwerten des Freiburger Persönlichkeitsinventars (FPI Halbform A) korreliert wurde [4]. In dieser Stichprobe waren mehr als 70% Nichtraucher und Faktoren der Ernährung, Alkohol usw. konnten sorgfältig abgeklärt werden. Das Ergebnis dieser Studie zeigte für die männlichen Probanden einen signifikanten Zusammenhang zwischen Plättchen-MAO-Aktivität und der Extraversions-/Introversionsdimension und einem Merkmal, welches mit „spontaner Aggressivität" umschrieben wird. Bei dieser Studie fiel uns besonders auf, daß die signifikant positive Korrelation zwischen Introversion und Plättchen-MAO-Aktivität im wesentlichen auf einer Gruppe von männlichen Probanden basierte, die introvertiert waren und höhere Plättchen-MAO-Aktivität hatten. Wir vermuteten weiterhin, daß die Plättchen-MAO-Aktivität zu einem Teil Verhaltensparameter, welche Impulsivität und spontane Aggressivität umschreiben, widerspiegelt, während Faktoren, welche Geselligkeit beschreiben, von geringerer Bedeutung zu sein scheinen. Um diese Vermutung zu prüfen, wurde eine zweite Stichprobe in einer städtischen Großgemeinde erhoben.

Methodik – Personen und biochemische Methoden

Die Untersuchung wurde mit Hilfe von 54 Männern und 32 Frauen durchgeführt, in Zusammenhang mit einer anderen Studie über Verkehrsbelastung und Verkehrsstreß im Innenstadtbereich in Frankfurt. Nachdem die Probanden ihr Einverständnis erklärt hatten, wurden sie gebeten, das Freiburger Persönlichkeitsinventar (FPI-A) auszufüllen. Tabelle 1 zeigt die soziale Zusammensetzung dieser Stichprobe im Vergleich zu der in der früheren Untersuchung verwendeten ländlichen Stichprobe. In der städtischen Stichprobe waren mehr höhere Angestellte, Beamte und Facharbeiter vorhanden, in der ländlichen eher nicht-

Tabelle 1. Angaben über die Berufstätigkeit der Probanden der ländlichen und städtischen Stichprobe

Berufstätigkeit	Stadt		Land	
	Männer (n = 54)	Frauen (n = 32)	Männer (n = 54)	Frauen (n = 55)
Schüler, Studenten	8	3	6	5
Berufstätige, Hausfrau	36	26	45	44
Rentner	9	3	3	6
Ohne Angabe	1	–	–	–
Freier Beruf	4	0	1	1
Leitende Angestellte	11	4	1	1
Angestellte	12	19	10	17
Beamte	8	2	1	1
Facharbeiter	6	2	16	5
Sonstige Arbeiter	3	1	12	15
Landwirte	–	–	3	5
Andere	10	4	10	10
Alter	$44,7 \pm 14,9$	$41,7 \pm 13,7$	$36,9 \pm 13,5$	$37,5 \pm 15,3$

Tabelle 2. Mittelwerte $\pm$ SD der Stanine (SN) der einzelnen Skalen des Freiburger Persönlichkeitsinventars (FPI-A) für die weibliche und männliche Population der städtischen Stichprobe

Skala	Männer (n = 54) Mittelwert $\pm$ SD	Frauen (n = 32) Mittelwert $\pm$ SD
1 Nervosität	$4,8 \pm 1,9$	$4,6 \pm 1,8$
2 Spontane Aggressivität	$4,5 \pm 2,1$	$4,8 \pm 2,3$
3 Depressivität	$4,8 \pm 1,9$	$4,1 \pm 1,7$
4 Erregbarkeit	$4,6 \pm 1,8$	$4,6 \pm 1,8$
5 Geselligkeit	$5,7 \pm 1,8$	$6,0 \pm 1,8$
6 Gelassenheit	$5,2 \pm 1,5$	$5,3 \pm 1,9$
7 Reaktive Aggressivität	$4,6 \pm 2,1$	$4,7 \pm 2,3$
8 Gehemmtheit	$4,6 \pm 1,9$	$4,3 \pm 2,1$
9 Offenheit	$4,4 \pm 1,7$	$4,7 \pm 1,8$
E Extraversion	$5,3 \pm 1,7$	$5,6 \pm 2,0$
N Emotionale Labilität	$4,6 \pm 1,7$	$4,2 \pm 1,7$
M Maskulinität	$4,7 \pm 1,8$	$5,5 \pm 1,9$

leitende Angestellte, sonstige Arbeiter und Landwirte. 15% der städtischen Probanden und Probandinnen waren Schüler und Studenten und ebenfalls 15% Rentner, während in der ländlichen Stichprobe 10% Schüler und Studenten und 10% Rentner gezählt wurden. Das Durchschnittsalter in der städtischen Stichprobe war ca. 10 Jahre höher als das in der ländlichen. Die Mittelwerte der FPI-Skalen sowohl für die männlichen als auch die weiblichen Probanden waren innerhalb des Mittelwertes $\pm$ Standardabweichung der Eichstichprobe (s. Tabelle 2). 57% der männlichen und 40% der weiblichen Probanden waren zum Zeitpunkt der Blutentnahme gesund und hatten keine Medikamente zu sich genommen (s. Tabelle 3).

Tabelle 3. Gesundheitsstatus der untersuchten städtischen Stichprobe

Gesundheitszustand	Männer (n = 54)	Frauen (n = 32)
Gesund ohne Medikamente	31	13
Gesund mit Medikamenten	2	4
Gesund mit Ovulationshemmern	0	4
Internistische Erkrankung	14	5
Gynäkologische Erkrankung	0	4
Keine Angabe	7	2

Nach dem Ausfüllen des Fragebogens wurden 10 ml Blut durch Venopunktur mit einer Plastikspritze entnommen und sofort im Verhältnis 1:10 mit 3,8% Natriumzitrat gemischt. Innerhalb von 2 h wurden aus dem Zitratblut durch Zentrifugation (190·g, 10 min) plättchenreiches Plasma (PRP) hergestellt und Thrombozyten gezählt. Aus 0,5 ml aliquoten Anteilen des PRP wurden Plättchen isoliert und nach dem Waschen mit kalter NaCl-Lösung bei −20 °C bis zur Bestimmung der MAO-Aktivität gelagert. Monoaminoxidaseaktivität in Plättchen wurde mit p-Tyramin als Substrat, wie bereits beschrieben, unter substratsättigenden Bedingungen bestimmt [3, 5]. Die Enzymaktivität wurde in nmol desaminierter Produkte pro 10^8 Plättchen/h und in nmol/mg Protein·h ausgedrückt.

Die statistische Auswertung wurde auf der Rechenanlage TEC-1091 des Hochschulrechenzentrums ausgeführt. Die verwendeten Programme stammen aus dem Programmsystem SPSS Version 8 [11]. Die im einzelnen verwendeten statistischen Verfahren werden bei der Darstellung der jeweiligen Ergebnisse angegeben. Die Überprüfung aller Variablen auf Normalverteilung wurde mit dem Kolgomorov-Smirnov-Goodness-of-Fit-Test vorgenommen.

Resultate

Die Abb.1 zeigt die Häufigkeitsverteilung der Extra- und Introversionswerte für die Männer und Frauen der ländlichen und städtischen Stichprobe. Aus Abb.1 geht hervor, daß in der städtischen Stichprobe sowohl bei den Männern als auch bei den Frauen mehr extravertierte als introvertierte Probanden gezählt wurden. Bei der ländlichen Population waren im Gegensatz dazu mehr introvertierte männliche und weibliche Probanden als extravertierte vorhanden. Die Abb.2 zeigt die FPI-Mittelwerte der Primärskala „Spontane Aggressivität" und „Geselligkeit" und der im wesentlichen aus Items dieser beiden Skalen gebildeten Skala „Extraversion" für die ländlichen und städtischen Stichproben. Sowohl für die Skala „Geselligkeit" als auch für die Skala „Extraversion" sind signifikante Unterschiede zwischen der ländlichen und städtischen Stichprobe vorhanden, sowohl bei den Männern als auch bei den Frauen. Die städtische Population war geselliger und extravertierter als die ländliche. Die Mittelwerte zwischen ländlicher und städtischer Population bei der FPI-Skala „Spontane Aggressivität" zeigten keine signifikanten Differenzen. Daraus kann gefolgert

206

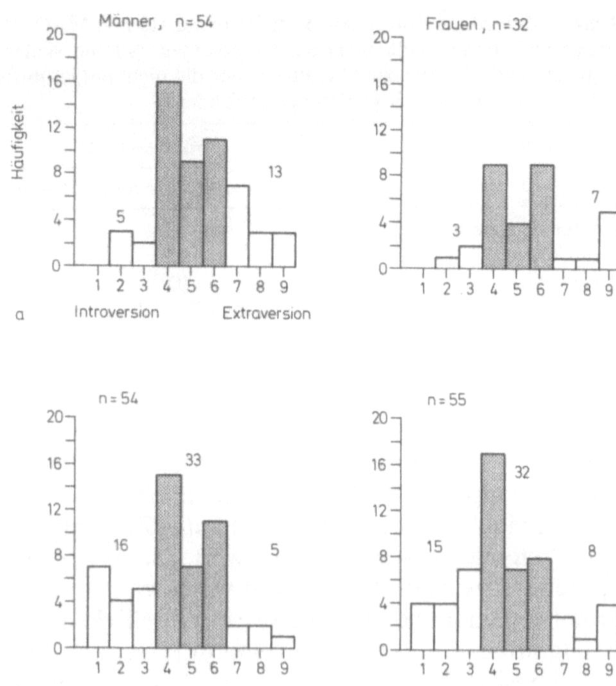

Abb. 1a, b. Häufigkeitsverteilung der Stanines der Skala „Extraversion" für die Stichprobe der Männer (n = 54) und Frauen (n = 32) der städtischen Stichprobe *(a)* und der ländlichen Stichprobe (54 Männer und 55 Frauen) *(b)*. ▒ = Bereich des Mittelwertes ± Standardabweichung der Eichstichprobe

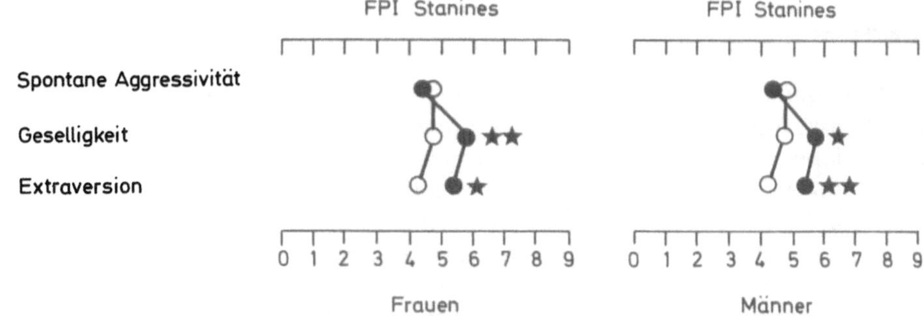

Abb. 2. Vergleich der Mittelwerte der FPI-Stanines für die Skalen „Spontane Aggressivität", „Geselligkeit" und „Extraversion" zwischen städtischen und ländlichen Stichproben. p ≤ 0,05; Stud4ents-t-Test für unabhängige Stichproben. ● = Stadt, ○ = Land

werden, daß der signifikante Unterschied bei den Werten der Extraversions-/Introversionsskala zwischen städtischer und ländlicher Population im wesentlichen auf Items der Primärskala „Geselligkeit" beruht.

Tabelle 4 zeigt Kendalls τ-Korrelationskoeffizienten zwischen Plättchen-MAO-Aktivität und den FPI-Werten dieser beiden Skalen und der Extraversi-

Tabelle 4. Kendalls τ-Korrelationskoeffizienten zwischen MAO-Aktivität in Plättchen der männlichen, gesunden und medikamentfreien Probanden und den Skalen „Geselligkeit", „Spontane Aggressivität" und „Extraversion" (FPI-A) (Für die nicht aufgeführten FPI-Skalen wurden keine signifikanten konsistenten Korrelationen gefunden)

Stanines FPI-A	MAO-Aktivität	
	nMol/mg Protein · h	nMol/10^8 Plättchen · h
Spontane Aggressivität	$-0,2^a$	$-0,2^a$
Geselligkeit	$0,2^a$	$0,21^a$
Extraversion	0,03	0,02

[a] $p \leqslant 0,05$ (einseitige Fragestellung)

onsskala für die 33 gesunden, nicht medikamentös behandelten Männer der städtischen Stichprobe. Zwischen Plättchen-Monoaminoxidase-Aktivität sowohl in bezug auf 10^8-Plättchen als auch mg-Protein und Werten der Skala „Extraversion" wurde kein signifikanter Zusammenhang gefunden. Zwischen MAO-Aktivität und dem Skalenwert „Spontane Aggressivität" bestand eine schwache, aber signifikante negative Korrelation. Zwischen MAO-Aktivität in Thrombozyten und dem Skalenwert „Geselligkeit" wurde überraschenderweise eine signifikante positive Korrelation errechnet. Darüberhinaus konnten keinerlei konsistente signifikante Korrelationen zwischen anderen FPI-Skalen und MAO-Aktivität für diese Stichprobe gefunden werden. Ebenso zeigte sich in der Stichprobe der weiblichen, städtischen Probanden kein konsistenter signifikanter Zusammenhang zwischen irgendeinem FPI-Skalenwert und MAO-Aktivität.

Diskussion

Die Ergebnisse sprechen für unsere eingangs geäußerte Vermutung, daß die Plättchen-MAO-Aktivität bei gesunden männlichen Probanden mit einem Aspekt, welcher impulsives und spontan aggressives Verhalten umschreibt, korreliert. Demgegenüber scheinen Faktoren, welche mit Soziabilität und auch Introversion/Extraversion umschrieben werden, eine geringere und untergeordnete Bedeutung zu haben. In der städtischen Stichprobe konnte im Gegensatz zu der ländlichen keine signifikante Korrelation zwischen MAO-Aktivität und der Introversions-/Extraversionsdimension gefunden werden. Die städtische Stichprobe zeigte im Gegensatz zur ländlichen eine größere Anzahl extravertierter männlicher Probanden, so daß in Analogie zu der ländlichen Untersuchung mit einer schwachen signifikanten negativen Korrelation zwischen Plättchen-MAO-Aktivität und Extraversion hätte gerechnet werden müssen. Überraschenderweise zeigte sich in der städtischen Stichprobe aber eine signifikante positive Korrelation zwischen Geselligkeit und Plättchen-MAO-Aktivität; ein Befund, der entgegengesetzt zu allen bisher publizierten Daten über Plättchen-MAO-Aktivität und Geselligkeit steht. In diesem Zusammenhang erscheint es auch folgerichtig, daß die signifikant negative Korrelation zwischen der biochemischen Variable und dem Skalenwert „Spontane Aggressivität" und die signifikant positive Korrelation zwischen den Skalenwerten MAO-Aktivität und „Geselligkeit" sich in dem zusammengesetzten Faktor „Extraversion" aufheben.

Extraversion setzt sich auf der Ebene der beobachtbaren Verhaltensgewohnheiten aus verschiedenen Primäreigenschaften zusammen, wie Geselligkeit, Impulsivität, Sorglosigkeit, Dominanzstreben, Aktivität usw. Eysenck u. Eysenck [6] berichteten in einer Faktorenanalyse, daß sich der allgemeine Extraversionsfaktor E aus den zwei Komponenten „Soziabilität" und „Impulsivität" zusammensetzt. Diese Kompomenten sollen nicht unabhängig sein, bilden aber zwei umrissene Gruppen von Verhaltensweisen. In ihrer Diskussion der beiden Komponenten der Extraversionsdimension erwägen Eysenck und Eysenck [6, 7] die Möglichkeit, daß die Soziabilität stärker von Umweltfaktoren mitbestimmt sei, während die Impulsivität stärker aufgrund erblicher Faktoren mitgeprägt wird.

In Übereinstimmung mit den früheren Ergebnissen der ländlichen Stichprobe [4] wurde auch in der städtischen keinerlei konsistenter Zusammenhang zwischen Plättchen-MAO-Aktivität und FPI-Skalenwerten in der weiblichen Population gefunden. Ein ähnliches Ergebnis wurde auch von Gattaz u. Beckmann [9] publiziert. Dieser Zusammenhang bedarf sicherlich einer Erklärung. Dabei ist darauf hinzuweisen, daß in allen bisherigen Studien der Östrogenstatus der weiblichen Probanden nicht kontrolliert wurde. Fluktuationen im Östrogen- und Progesteronspiegel gehen mit ca. 20%igen Änderungen der Plättchen-MAO-Aktivität einher.

Literatur

1. Adler SA, Gottesman II, Orsulak PJ, Kizuka PP, Schildkraut JJ (1980) Platelet MAO activity: Relationships to clinical and psychometric variables. Schizophr Bull 6: 226–231
2. Buchsbaum MS, Coursey RD, Murphy DL (1976) The biochemical highrisk paradigm: Behavioral and familial correlates of low platelet monoamine oxidase activity. Science 194: 339–341
3. Demisch L, Bochnik HJ, Seiler L (1976) A routine assay procedure for monoamine oxidase and its application to human blood platelets. Clin Chim Acta 70: 357–369
4. Demisch L, Georgi K, Patzke B, Demisch K, Bochnik HJ (1982) Correlation of blood platelet MAO activity with introversion: A study on a German rural population. Psychiatry Res 6: 303–311
5. Demisch L, Kaczmarczyk P, Gebhart P (1983) Methodological issues using platelet MAO in psychiatric research. In: p 265–277 S. Karger, Basel. Mod Prob Pharmacopsychiatry 19
6. Eysenck SBG, Eysenck HJ (1963) On the dual nature of extraversion. Br J Soc Clin Psychol 2: 46–55
7. Eysenck SBG, Eysenck HJ (1977) The place of impulsiveness in a dimensional system of personality description. Br J Soc Clin Psychol 16: 57–68
8. Fowler CJ, von Knorrling L, Oreland L (1980) Platelet monoamine oxidase activity in sensation seekers. Psychiatry Res 3: 273–279
9. Gattaz WF, Beckmann H (1981) Platelet MAO activity and personality characteristics: A study in schizophrenic patients and normal individuals. Acta Psychiatr Scand 63: 479–485
10. Murphy DL, Belmaker RH, Buchsbaum MS, Martin NF, Ciaranello R, Wyatt RJ (1977)

Biogenic amine-related enzymes and personality variations in normals. Psychol Med 7: 149–157

11. Nie NH, Hull CH (1980) SPSS-8, Statistik-Programm System für die Sozialwissenschaften. Fischer, Stuttgart
12. Propping P, Rey E-R, Friedl W, Beckmann H (1981) Platelet monoamine oxidase in healthy subjects: The „biochemical high-risk paradigm" revisited. Arch Psychiatr Nervenkr 230: 209–219
13. Schooler C, Zahn TP, Murphy DL, Buchsbaum MS (1978) Psychological correlates of platelet monoamine oxidase activity in normals. J Nerv Ment Dis 166: 177–186

Neuroradiologische, -physiologische, -chemische sowie psychometrische Untersuchungen bei Morbus Huntington

H. W. Lange, A. Aulich, H. Friedemann, M. Hennerici, J. Noth, W. Paulus, H. Quadbeck, S. Schlegel, W. Strauß und K. Vyska

Einleitung

Trotz umfangreicher Studien zum Morbus Huntington (M. H.) gibt es bei dieser Krankheit nach wie vor zahlreiche ungelöste Fragen. So bereitet die Früherkennung bei bekannter Familienanamnese dieses autosomal dominanten Erbleidens sowie die Differentialdiagnose bei unbekannter familiärer Belastung erhebliche Schwierigkeiten. Fehldiagnosen sind im Anfangsstadium und bei leerer Familienanamnese häufig, da es bis heute weder einen psychometrischen noch neurologischen, noch genetischen beweisenden Test gibt.

Eines der Ziele des interdisziplinären Chorea-Forschungs- und -Beratungszentrums der Universität Düsseldorf war es daher, Routineverfahren der neurologischen sowie der psychologischen Diagnostik auf ihre Anwendbarkeit bei der Früh- und Differentialdiagnose des M. H. zu prüfen.

Darüber hinaus sollten Untersuchungen des Hirnstoffwechsels Anhaltspunkte für mögliche pathogenetische Mechanismen liefern. An dieser Stelle sollen die bei choreatischen Huntington-Patienten erhobenen Befunde mitgeteilt werden. Über die Wertigkeit der Untersuchungen bei Risikopersonen wird an anderer Stelle berichtet.

Patienten

Vom Chorea-Forschungs- und -Beratungszentrum wurden seit 1981 55 Choreatiker mit gesicherter Familienanamnese untersucht und beraten. Das Lebensalter betrug 21–70 Jahre, das Manifestationsalter, bezogen auf die neurologische Symptomatik, 18–58 Jahre, die Choreadauer 1–26 Jahre. Alle Patienten zeigten choreatische Hyperkinesen, deren Ausprägung von einem der Autoren nach klinischem Eindruck von leicht (1) bis schwer (3) skaliert wurde (vgl. Tabelle 1). Der Grad der Behinderung durch den M. H. wurde anhand der Tabelle 2 vorgenommen. Die Einstufungen beruhen auf eigenen Untersuchungen und auf Angaben der Familienangehörigen.

Tabelle 1. Stärke der Chorea. Patienten n = 55

Leicht				Schwer
1	1–2	2	2–3	3
11	13	11	11	9

Tabelle 2. Einstufungen des Behinderungsgrades

	Beruf/ Haushalt	Pflichten und Aufgaben	Freizeitaktivität	Alltägliche Verrichtungen	Gehfähigkeit	Unterbringung
0	voll kompetent selbständig	selbständig (Geld und Finanzen, Bürgerpflichten, Post, Behördengänge)	beschäftigt sich selbst (Hobbies, soziale Kontakte, Kulturelles)	selbständig (Essen, Trinken, Ankleiden, Baden, Waschen, Zähneputzen, Urin- und Stuhlentleerung, etc.)	unbehindert	zu Hause
1	leichte Schwierigkeiten	leichte Hilfe erforderlich	leicht vermindert	leicht eingeschränkt, leichte Schwierigkeiten und leichte Hilfe notwendig (z.B. bei Schleifen und Knöpfen, Zähneputzen etc.)	leichte Schwierigkeiten (z.B. Treppen, geht vorzugsweise am Arm etc.)	zu Hause mit externer Hilfe (Gemeindeschwester, Essen auf Rädern etc.)
2	erhebliche Schwierigkeiten	große Hilfe erforderlich	kaum eigene Aktivität, aber noch motivierbar	eingeschränkt (Breikost, Hilfe beim Anziehen, Baden etc.)	überwiegend im Rollstuhl	im Pflegeheim, bedarf ständiger Betreuung
3	unfähig	unfähig	keinerlei Aktivität, nicht motivierbar	ganz auf Hilfe angewiesen	überwiegend bettlägrig	Pflegefall, der in allen Bereichen geregelt werden muß

Punkte: 0   1   2   3
Gesamtpunktzahl __ : __ Anzahl der Skalen = Stadium: unauffällig – leicht – mittel – schwer

Die Häufigkeitsverteilung der Behinderungsgrade zeigt Tabelle 3.

Tabelle 3. Behinderungsgrad n = 51

Unauffällig		Leicht				Schwer
0	0,5	1	1,5	2	2,5	3
0	11	12	7	9	9	3

Methoden

Da nicht alle Untersuchungen aus medizinischen oder technischen Gründen bei allen Patienten durchführbar waren, sind die Fallzahlen bei den einzelnen Untersuchungen unterschiedlich.

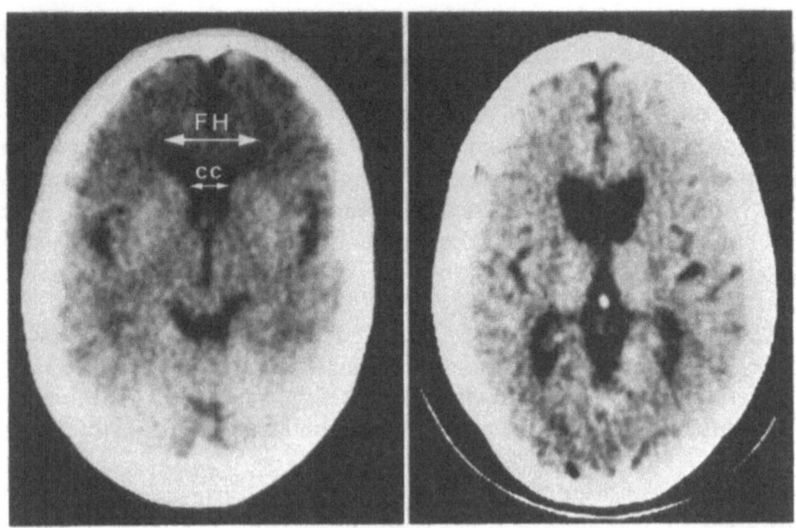

Abb. 1. Der FH/CC Index: *links:* normal, *rechts:* bei M. Huntington

Somatische Untersuchungen

Röntgencomputertomographie (CT) des Kopfes. 46 Patienten. Schädelscanner ND 8000 (CGR). Bestimmung der Caudatum-Atrophie über den FH/CC-Quotienten, berechnet aus dem größten Abstand der Vorderhörner dividiert durch die kürzeste Distanz zwischen den Caudatumköpfen in der Ebene der Fóramina intervertricularia (s. Abb. 1).

Beurteilung der Cortexatrophie anhand etwaiger Vergröberungen des Cortexreliefs parieto-temporo-okzipital, von 0 (= keine Atrophie) bis 3 (= schwere Atrophie) skaliert.

Positronenemissionstomographie (PET) des Kopfes. 9 Patienten (8 unbehandelt). Dynamische Registrierung durch 20 Scans à 2 min mit dem Ortec-Ecat-II-Scanner nach i. v.-Gabe von ^{11}C-Methylglukose; Bestimmung der regionalen Influx- und Effluxgeschwindigkeitskonstanten und Berechnung der lokalen unidirektionalen Glukotransportrate sowie der Perfusion.

Oxidativer Glukosestoffwechsel und Durchblutung des Gehirns. 9 Patienten (5 unbehandelt). Messung der globalen Hirndurchblutung mit der N_2O-Methode von Kety u. Schmidt [18] in der Modifikation von Bernsmeier u. Siemons [2]. Gleichzeitige Bestimmung der arteriohirnvenösen Differenzen für O_2, Glukose und Laktat.

Somatosensibel evozierte Potentiale (SSEP). 43 Patienten. Elektrische Reizung (5/s; 512- 2048 Durchgänge, Analysezeit 100 ms) in der Regel an allen 4 Extremitäten (N. medianus am Handgelenk; N. tibialis am Innenknöchel). Ableitung bei N.-medianus-Reizung über dem kontralateralen Handfeld, bei N.-

tibialis-Reizung sagittal über der Mantelkante sowie für beide Reizarten über HWK 2. Referenzelektrode über Fz im 10–20-EEG-Schema. Ausgewertet wurden nur die frühen Potentiale (N1 bis P2).

Visuell evozierte Potentiale (VEP). 38 Patienten. Mehrkanalregistrierung nach Stimulation jeder Gesichtsfeldhälfte mittels Schachbrettreiz mit Musterumkehr. Mittelung über 64 Reizexpositionen mit 0,5 s Analysezeit, abgeleitet von 3 Elektroden, 3 cm oberhalb des Inions in der Mittellinie, bzw. 5 cm lateral von diesem Punkt [15].

Elektronystagmogramm (ENG). Bei 38 Patienten wurde das ENG abgeleitet. Als technisch einfachsten und zuverlässigsten Parameter wählten wir die maximal erreichte Winkelgeschwindigkeit bei horizontalen Willkürsakkaden von 80°. Winkelgeschwindigkeit über 350°/s hielten wir für normal.

Psychische Untersuchungen

Katamnestische Erfassung von paranoid-halluzinatorischen Syndromen, von Depression und Suizidalität, von Alkoholproblematik.

Standardisierte psychometrische Testungen der Bereiche allgemeine Intelligenz, kurz- und längerfristiges Gedächtnis, Aufmerksamkeit und Konzentration, visuell-motorische Koordination sowie Persönlichkeit:

- Mehrfachwahl – Wortschatz-Intelligenz-Test (MWT-B) (n = 29)
- Standard Progressive Matrizen (SPM) (n = 26)
- Reduzierter Wechsler Intelligenztest (WIP) (n = 30),
- ergänzt durch Untertest Zahlen-Symbol-Test (ZS) (n = 25) und
- Zahlennachsprechen (ZN) (n = 29) des Hamburg-Wechsler-Intelligenztest (HAWIE)
- Benton-Test (n = 30)
- Syndrom-Kurztest (SKT) (n = 28)
- Aufmerksamkeitsbelastungstest (d2-Test) (n = 28)
- Minnesota Multiphasic Personality Inventory (MMPI) (n = 14)

Bearbeitungszeit ohne MMPI ca. 2 h; der Untersuchungsgang kann jederzeit unterbrochen werden.

Zur Aufstellung eines Gesamtwertes der Leistungsbeeinträchtigung und zur Vergleichbarkeit mit dem Grad der Behinderung und der im Computertomogramm sichtbaren Atrophie wurden alle Einzeltestergebnisse von 0 (unauffällig) bis 3 (schwer gestört) entsprechend den Standardabweichungen vom Mittelwert bzw. den vom Testautor vorgegebenen Abweichungen vom Erwartungswert skaliert (s. Tabelle 4), die Werte addiert und durch die Anzahl der jeweils durchgeführten Tests dividiert.

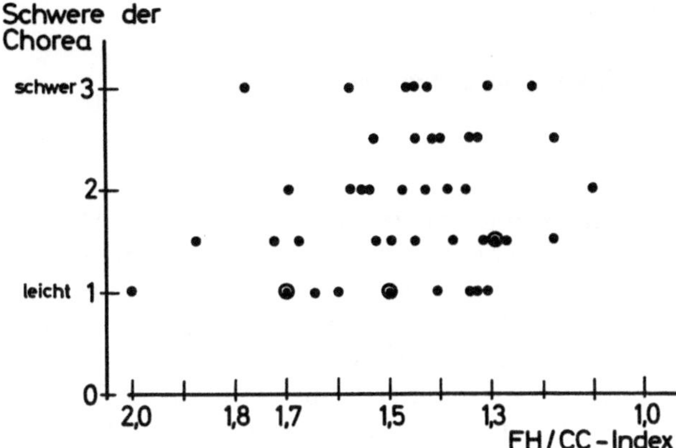

Abb. 2. Zusammenhang zwischen Schwere der Chorea und FH/CC-Index

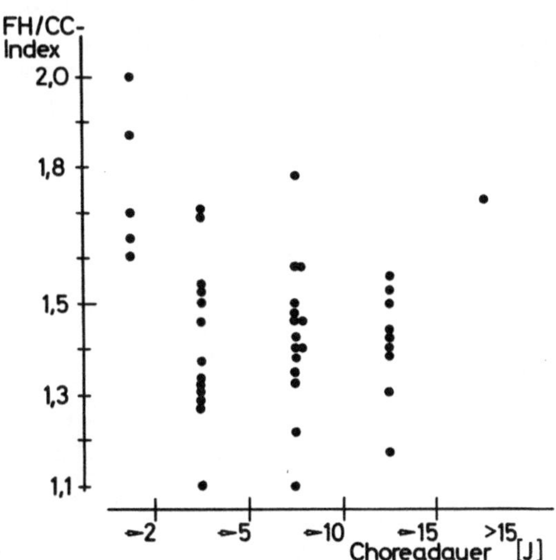

Abb. 3. Zusammenhang zwischen Choreadauer und FH/CC-Index

Tabelle 4. Skalierung der Testergebnisse

Test	MWT-SPM	MWT-WIP	WIP	HAWIE		BENTON	SKT	d2	MMPI
				ZS	ZN				
Wert	IQ-Differenz	IQ-Differenz	IQ	WP	WP	Erwartungs-wert – richtige Lösungen	WP	GZ-SW	T-Wert
0	≤ 5	≤ 5	≥ 100	≥ 10	≥ 10	0–1	0–4	≥ 100	≤ 50
1	6–10	6–10	85–99	7–9	7–9	2	5–13	90–99	51–60
2	11–15	11–15	70–84	4–6	4–6	3	14–18	80–89	61–70
3	> 15	> 15	< 70	1–3	1–3	≥ 4	> 18	< 80	> 70

Ergebnisse

Somatische Untersuchungen

CT

Von den 46 untersuchten Patienten wiesen 44 einen FH/CC-Wert von $\leq 1,8$ auf. Die restlichen 2 – bei ihnen bestand die neurologische Symptomatik erst seit weniger als 2 Jahren – wiesen mit 1,83 bzw. 2,0 auch sehr niedrige Werte auf, denn der Normalwert liegt nach Barr et al. [1] und Fedio et al. [13] durchschnittlich bei 2,6; nach Oepen et al. [25] bei 2,34. Zwischen dem Grad der Chorea und FH/CC fand sich nur ein geringer Zusammenhang (Rangkorrelation $r_s = -0,179$, statistisch nicht gesichert) (s. Abb. 2). Zwischen dem Grad der Behinderung und FH/CC fanden wir keinen Zusammenhang ($r_s = -0,001$).

Die Abb. 3 zeigt den Zusammenhang zwischen FH/CC und der Choreadauer. Es zeigt sich ein (nicht signifikanter) Trend zu kleineren FH/CC-Werten mit zunehmender Choreadauer ($r_s = -0,198$).

Abbildung 4 zeigt die typische parietotemporookzipital betonte Kortexatrophie bei M. H. im Vergleich zur frontal betonten Altersinvolution.

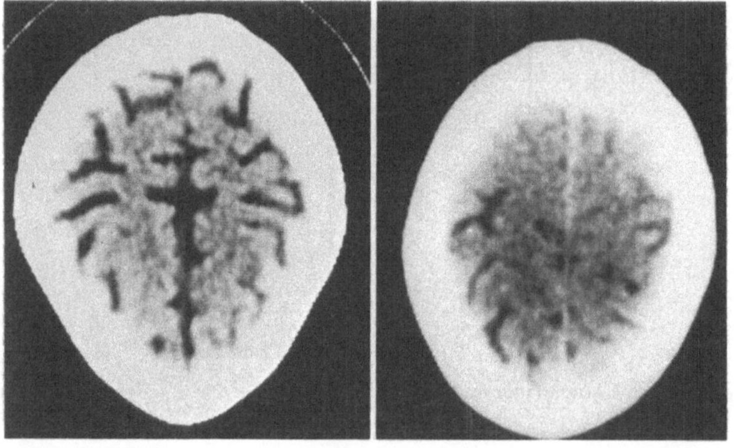

Abb. 4. Kortikale Atrophie: *links:* Altersinvolution, *rechts:* M. Huntington

Das Ausmaß der Kortexatrophie verteilt sich wie in Tabelle 5 dargestellt.

Tabelle 5. Ausmaß der Kortexatrophie

Kortexatrophie	0	Leicht 0–1	Leicht 1	1–2	2	2–3	Schwer 3
$n = 46$	6	3	6	6	17	4	4

216

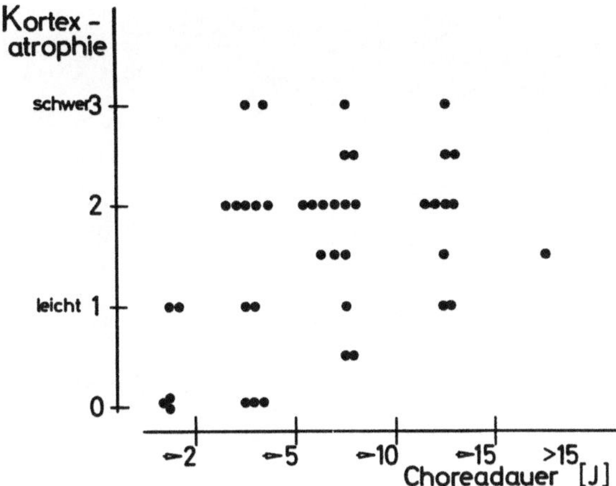

Abb. 5. Zusammenhang zwischen Kortexatrophie und Choreadauer

Einen unauffälligen Befund (0) gab es nur bei einer Krankheitsdauer von 5 Jahren. Eine nur minimale Atrophie (0–1) fand sich noch nach 10jährigem Verlauf. Andererseits konnten schwere Atrophien (3) bei noch jungen Patienten nach nur kurzer Krankheitsdauer (< 5 Jahre) beobachtet werden (vgl. Abb. 5). Auf den Zusammenhang der Kortexatrophie mit der Testleistung bzw. dem Grad der Behinderung wird später noch eingegangen.

PET

In allen 9 Fällen fanden wir eine verminderte Glukosetransportrate in den Basalganglien. Darüber hinaus bestanden in allen Fällen auch regional unterschiedliche kortikale Veränderungen. Okzipital zeigte sich immer eine verminderte Transportgeschwindigkeitskonstante, oft verbunden mit relativer Erhöhung der lokalen Perfusion. Kortikal wie subkortikal ergaben sie oft erhebliche Seitendifferenzen (vgl. Abb. 6).

Oxidativer Glukosestoffwechsel und Durchblutung des Gehirns

Bei ansonst uneinheitlichen Veränderungen fielen bei 7 von 8 auswertbaren Messungen eine absolut und besonders in Relation zur O_2-Aufnahme erhöhte Glukoseaufnahme auf. Daneben zeigten 8 von 9 Patienten eine geringe Laktat-Aufnahme, im Gegensatz zur erwarteten Laktatabgabe des Gehirnes.

SSEP

Von 43 Patienten zeigten 41 einen sicher pathologischen Befund (s. Abb. 7), die restlichen 2 waren fraglich pathologisch. Die deutlichste Veränderung war eine

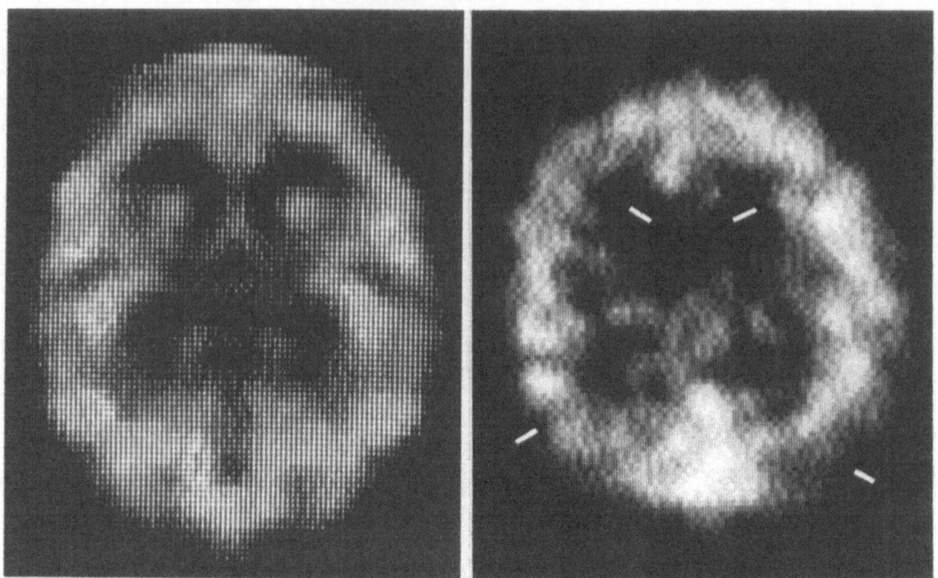

Abb. 6. Positronenemissionstomographie: *links:* normal, *rechts:* M. Huntington

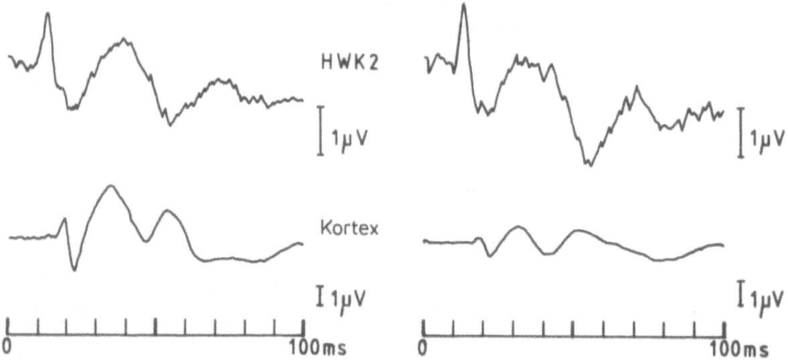

Abb. 7. Kortikale SSEP vom N. medianus: *links:* normal, *rechts:* pathologisch

Amplitudenreduktion der ersten kortikalen Potentialkomponente. Dagegen zeigten die Latenzen der zervikalen sowie der kortikalen Potentiale im Mittel nur eine diskrete Verzögerung, die im Einzelfall aber nicht sicher verwertbar ist.

Als pathologisch wurden die SSEP angesehen, wenn

1. die Amplitude der ersten kortikalen Potentialkomponente (N1/P1) im Mittel beider Seiten < 1,5 µV (N. medianus) bzw. < 0,7 µV (N. tibialis) war, oder
2. im Seitenvergleich die kleinere Amplitude (N1/P1) weniger als 50% der größeren Amplitude betrug.

218

Von den 33 Patienten, bei denen die beiden genannten Nerven beidseitig stimuliert worden waren, fielen 2 nur durch einen einzigen pathologischen Wert oder sogar nur durch eine pathologische Seitendifferenz auf, während 21 einen allseits pathologischen Befund boten.

VEP

Von den 38 abgeleiteten VEP waren 16 durch Bewegungsartefakte bzw. mangelhafte Fixation so gestört, daß sie nicht auswertbar waren. Die übrigen 22 VEP zeigten sämtlich pathologische Befunde, wobei 3 Formen von Veränderungen – einzeln oder in Kombination – zu beobachten waren:

1. Reduktion der Amplitude der P100 ohne Latenzveränderung,
2. fehlende „paradoxe Lateralisation" [3],
3. Deformierung mit Amplitudenzuwachs einzelner Potentialkomponenten.

ENG

Aus den gleichen Gründen wie bei den VEP waren 16 von den 38 ENG nicht auswertbar. 4 von den übrigen 22 Patienten zeigten noch normale horizontale Willkürsakkaden mit Winkelgeschwindigkeiten von über 350°/s. Bei einem dieser 4 Patienten war aber bei den vertikalen Sakkaden die Winkelgeschwindigkeit eindeutig erniedrigt.

Psychische Untersuchungen

Bei 14 von den 55 Choreatikern wurden initial anderslautende psychiatrische Diagnosen gestellt. 9 Choreatiker mußten im Verlauf ihrer Krankheit wegen paranoid-halluzinatorischer Syndrome behandelt werden. 13 der Patienten waren so depressiv, daß sie an Suizid dachten. 1 Patient sowie 2 manifest kranke Verwandte einer Patientin suizidierten sich. Eine Alkoholproblematik fand sich bei 13 Patienten.

Psychometrische Untersuchungen

Bei 13 von bisher 14 mittels des mehrdimensionalen Persönlichkeitstests MMPI untersuchten Patienten ohne psychotische Symptomatik zeigten sich deutlich Erhöhungen in einzelnen Skalen, jedoch kein charakteristisches Profil.

Tabelle 6 zeigt die Häufigkeiten der ebenfalls von 0 (unauffällig) bis 3 (deutlich auffällig) eingestuften T-Werte für die 3 Validitäts- und 9 klinischen Skalen des MMPI. Relativ häufig sind Erhöhungen der Hysterie- und Schizoidieskalen, relativ selten sind die Psychopathie-, die (maskulin-feminin) Interessen- und die Hypomanieskala deutlich erhöht.

Tabelle 6. Häufigkeit der von 0 (unauffällig) bis 3 (deutlich auffällig) skalierten Werte des MMPI (n = 14)

Wert	MMPI-Skala											
	L	F	K	Hd	D	Hy	Pp	Mf	Pa	Ps	Sc	Ma
0	3	1	6	2	2	2	4	6	3	3	2	8
1	6	6	5	5	5	3	7	6	5	4	3	4
2	2	4	2	4	2	5	2	2	2	3	2	2
3	3	3	1	3	5	4	1	0	4	4	7	0

Tabelle 7. Häufigkeit der von 0 (unauffällig) bis 3 (schwer gestört) skalierten Werte der Leistungstests

Grad der Störung		IQ-Differenz MWT-SPM	IQ-Differenz MWT-WIP	IQ WIP	HAWIE		Benton (richt.)	SKT	d2
					ZS	ZN			
	0	4	7	8	3	8	3	0	1
Leicht	1	7	4	7	5	12	1	12	6
	2	5	4	11	12	4	6	10	7
Schwer	3	10	14	4	5	5	20	6	14
	n =	26	29	30	25	29	30	28	28

Alle 30 untersuchten Patienten mit manifester Chorea Huntington zeigten Leistungsbeeinträchtigungen in den durchgeführten Tests, die jedoch im Gesamtwert von 0,375 (Grenzbereich) bis 3 (schwer gestört) differierten. Tabelle 7 zeigt die Häufigkeit der nach Tabelle 2 eingestuften Abweichungen. Sie macht deutlich, daß außer beim Syndromkurztest auch häufig Normalwerte gemessen wurden. Relativ viele Patienten zeigten Differenzen zwischen dem prämorbiden und dem aktuellen allgemeinen Intelligenzniveau – was auf einen Intelligenzabbau hinweist – und deutliche Auffälligkeiten in der visuell-motorischen Koordination sowie in der Gedächtnisleistung.

Während sich zwischen dem psychometrisch erfaßten Grad der Demenz und der kortikalen Atrophie nur ein geringer Zusammenhang ($r_s = 0,18$; nicht signifikant) zeigen ließ (vgl. Abb. 8), fand sich eine relativ hohe Rangkorrelation zwischen Demenz und der nach Tabelle 2 eingestuften Behinderung ($r_s = 0,674$; $p < 0,001$; s. Abb. 9).

Diskussion

In Tabelle 8 sind die Ergebnisse der neurologischen und einiger psychometrischer Routineuntersuchungsmethoden zusammengefaßt.

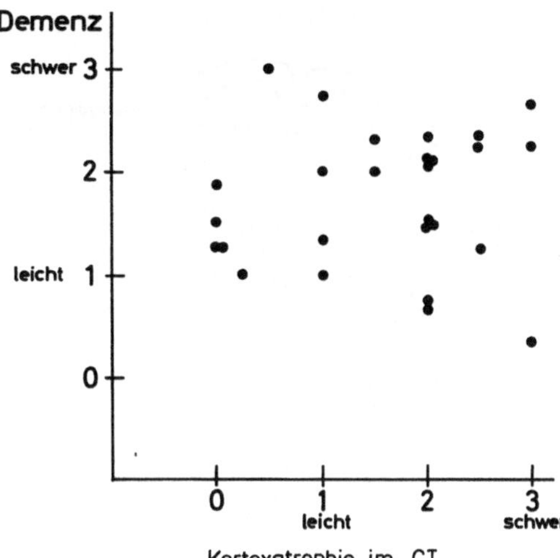

Abb. 8. Zusammenhang zwischen
Demenz und kortikaler Atrophie

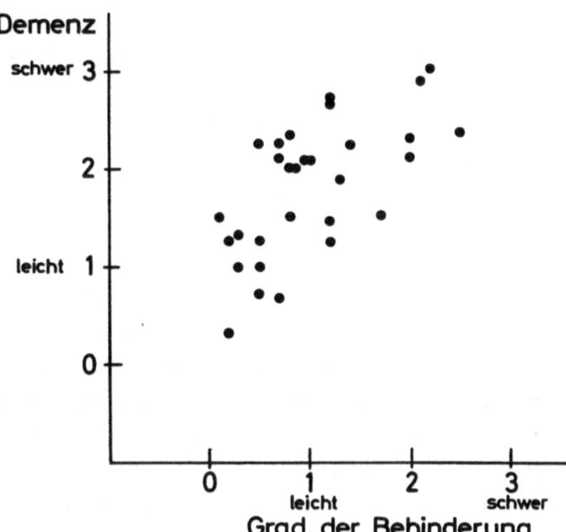

Abb. 9. Zusammenhang zwischen
Demenz und Behinderung

Tabelle 8. Die Häufigkeit normaler und pathologischer Befunde bei den verschiedenen Routine-Untersuchungen

Methode	n	Normal	Fraglich	Pathologisch
VEP	22	0	0	22 (100%)
SSEP	43	0	2	41 (95%)
ENG	22	4 (20%)	0	18 (80%)
CT FH/CC	46	0	2	44 (95%)
CT Cortex		6 (15%)	3	37 (80%)
Testleistung				
Gesamt	25	1 (4%)	4	20 (80%)
Benton	30	3 (10%)	1	26 (85%)
SKT	28	0	12	16 (55%)
WIP	30	8 (25%)	7	15 (50%)

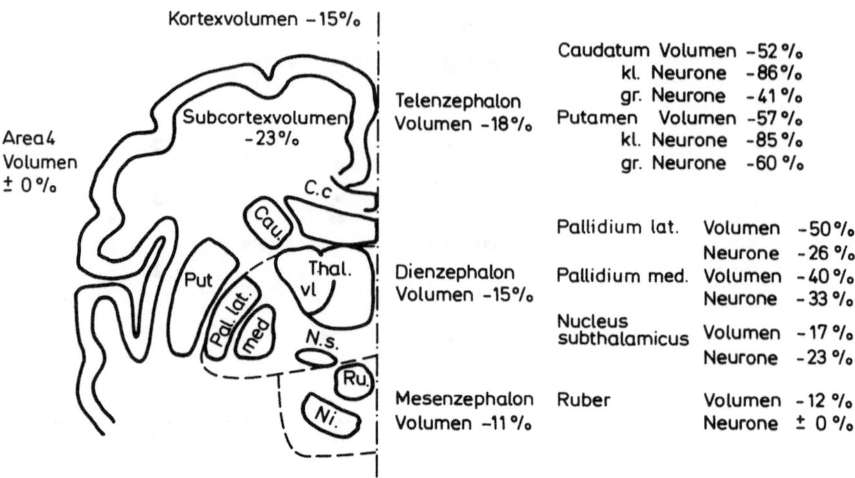

Abb. 10. Volumen- und Nervenzellverluste bei M. Huntington

Wie aus Tabelle 8 hervorgeht, zeigen sich bei M. H. regelmäßig pathologische Befunde bei den VEP, SSEP und ENG. Den höchsten Prozentsatz an pathologischen Befunden lieferten die VEP, die aber in 16 von 38 Fällen mangels Kooperationsfähigkeit nicht auswertbar waren.

Die SSEP ergaben in 95% der Fälle eine eindeutige Reduktion der Amplituden (N1/P1). Sie lassen sich auch bei recht unruhigen Patienten noch ableiten. Im Unterschied zu früheren SSEP-Untersuchungen bei M. H. [17, 25], in denen nur N. medianus-Potentiale abgeleitet wurden, halten wir es für notwendig, auch den N. tibialis beidseits zu reizen, da gelegentlich nur auf diesem Wege verminderte Amplituden und pathologische Seitendifferenzen zu fassen sind (wie bei 2 Patienten unserer Stichprobe). Im Gegensatz zum Befund bei demyelinisierenden Erkrankungen waren die Latenzen der EP nicht signifikant verlängert. Beschränkt man sich bei den ENG auf die technisch einfachere Registrierung der Winkelgeschwindigkeit bei horizontalen Willkürsakkaden (80°), so erhält man in 80% der Fälle eine eindeutig erniedrigte Geschwindigkeit. Oepen et al. [25] fanden bei der Analyse der vertikalen Sakkaden ebenfalls 80% pathologische Befunde. Wie bei den VEP ist auch bei den ENG eine bessere Mitarbeit als bei den SSEP erforderlich.

Auch das CT leistet einen wesentlichen Beitrag zur Diagnostik bei M. H. Zwar fand sich kein enger Zusammenhang zwischen Atrophie im CT und klinischem Bild, doch bestätigt das CT mit gewissen Einschränkungen die neuroanatomischen Befunde bei M. H., wie sie mit morphometrischen Methoden [12, 20, 21] erhoben wurden (s. Abb. 10 u. 11). Bei manifester Erbchorea ist der FH/CC-Index als Ausdruck der Caudatumatrophie in 95% der Fälle eindeutig erniedrigt. Im Gegensatz zur frontal betonten Kortexatrophie der Altersinvolution [13a] zeigt sich die Kortexatrophie bei M. H. besonders parietotemporookzipital. In 15% der Fälle war keine Kortexatrophie computertomographisch faßbar. Bestand die Chorea länger als 10 Jahre, war immer eine Kortexatrophie sichtbar.

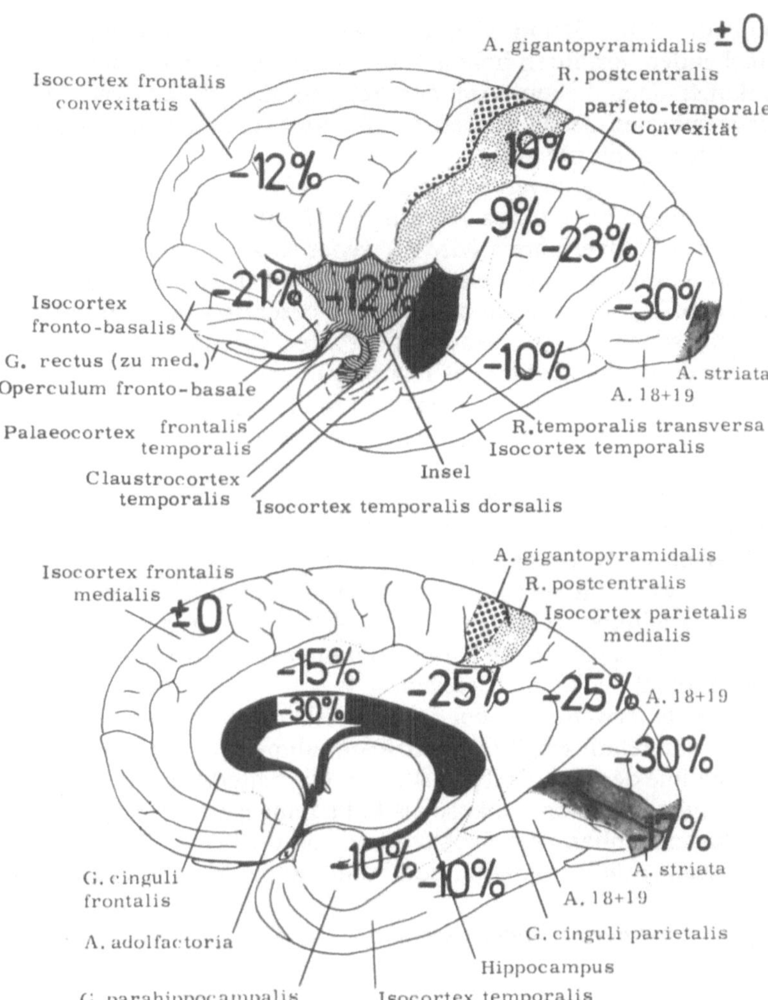

Abb. 11. Verteilungsmuster der kortikalen Volumenverluste bei M. Huntington

Die Ergebnisse der psychologischen Testbatterie bestätigen die Ansicht von Wilson u. Garron [29], daß der Ausdruck „Demenz" die Leistungsbeeinträchtigung bei Patienten mit Chorea Huntington äußerst ungenügend beschreibt. Der Befund, daß langfristige semantische Gedächtnisfunktionen relativ lange erhalten bleiben [8, 9], läßt sich durch die aufgezeigten Differenzen zwischen den kristallisierten und den flüssigen Anteilen der Intelligenz bestätigen. Auch bei einfach strukturierten Aufgaben, wie dem Nachsprechen von Zahlen, erreichten viele der von uns untersuchten manifesten Fälle Normal- bzw. Grenzwerte, obwohl nach Fedio et al. [13] gerade dieser Test gut zwischen Normalen und Huntington-Patienten differenzieren soll.

Dagegen zeigen sich bei Tests zur visuell-motorischen Koordination auch bei weniger gestörten Patienten deutliche Auffälligkeiten. Die Untersuchungen

223

von Fedio et al. [13] und Wexler [28] legen nahe, daß Verschlechterungen in entsprechenden Verfahren hohen prädiktorischen Wert bei der Untersuchung von Risikopersonen haben. Am deutlichsten sind in unseren Stichproben Leistungseinbußen bei Verfahren zu erkennen, die visiuelle Merkfähigkeit erfordern (SKT, Benton).

Neben den kognitiven Störungen beeindruckt die hohe Anzahl von affektiven Störungen bei Chorea Huntington [7, 10, 11]. Es wurde jedoch bisher mit objektiven Meßverfahren (MMPI) weder ein charakteristisches Profil für Huntington-Kranke noch Unterschiede im Profil zu anderen Patientengruppen gefunden [5, 23], was aufgrund der häufig beschriebenen Variabilität der psychopathologischen Symptome auch nicht zu erwarten war. Obwohl die Depression und damit die Suizidalität das Hauptproblem der affektiven Störung darstellen [29], bleibt weiterhin abzuklären, warum die Prävalenzrate für schizophreniforme Psychosen, wie vielfach berichtet wurde [6, 7, 14, 22, 26] und auch von uns durch Befunde aus Krankengeschichten und objektive Persönlichkeitstests bestätigt werden konnte, gegenüber der Normalpopulation deutlich erhöht ist.

Stoffwechselstörungen im Gehirn lassen sich heute sichtbar machen mittels PET. Beim M.H. fanden Kuhl et al. [19] schon einen Hypometabolismus im Striatum, wenn dieses computertomographisch noch intakt war. Auch mit der ^{11}C-Methylglukose zeigte sich die typische Störung im Striatum. Doch darüber hinaus konnten bei allen 9 Patienten immer auch kortikale Störungen insbesondere okzipital beobachtet werden.

Interessanterweise war bei 7 von 8 bisher untersuchten Choreakranken eine absolut und relativ erhöhte Glukoseaufnahme sowie in 8 von 9 Fällen eine Laktataufnahme des Gehirns festzustellen. Normalerweise werden 7% der vom Gehirn aufgenommenen Glukose als Laktat abgegeben [16]. Interessant ist in diesem Zusammenhang die Beobachtung von Bird et al. [3], daß die Phosphofruktokinaseaktivität im Striatum und Pallidum bei M.H. vermindert ist.

Angriffspunkt der Phosphofruktokinase

Glukose→ → D-Fruktose-6P $\xrightarrow[\text{Phosphofruktokinase}]{\text{ATP} \quad \text{ADP}}$ D-Fruktose-1,6DiP ———< Dihydroxiaceton-P / Glycerin-aldehyd-P

Laktat ←——→ Pyruvat

Wegen der geringen Fallzahl sind die bisherigen Befunde als vorläufig zu betrachten. Welchen Stellenwert die Hirnstoffwechseluntersuchungen für Pathogenese, Diagnostik und Therapie haben, werden zukünftige Untersuchungen zeigen. Schon jetzt lassen die Ergebnisse einen Behandlungsversuch mit hirnstoffwechselaktiven Substanzen berechtigt erscheinen.

Zusammenfassung

Beim Morbus Huntington finden sich regelmäßig:

1. bei der Röntgencomputertomographie
   - Zeichen der Caudatumatrophie (FH/CC-Index $\leq 2{,}0$ hochverdächtig, $\leq 1{,}8$ sicher pathologisch);
   - eine parietotemporookzipital betonte Kortexatrophie, die nach längerem Verlauf (> 10 Jahre) obligat wird;
2. bei der Positronenemissionstomographie (^{11}C-Methylglukose) eine Verminderung des Glukoseinflux im Bereich des Striatum und weniger ausgeprägt auch des Kortex;
3. beim oxidativen Glukosemetabolismus eine verminderte Glukoseoxidation, verbunden oft mit einer Laktataufnahme des Gehirns;
4. bei den somatosensibel evozierten Potentialen eine Verminderung der Amplitude N1/P1 ohne signifikante Latenzverzögerung, wobei Störungen z.T. erst durch Reizung an allen 4 Extremitäten durch eine pathologische Seitendifferenz sichtbar werden;
5. bei den visuell evozierten Potentialen eine Verminderung der Amplitude P100 ohne Latenzverzögerung und/oder Veränderung der Potentialkonfiguration nach isolierter Stimulation der Gesichtsfeldhälften;
6. bei der Elektronystagmographie eine Verminderung der Geschwindigkeit auch der horizontalen Willkürsakkaden;
7. bei den psychometrischen Tests Störungen des Gedächtnisses, der Konzentration und der visuell-motorischen Koordination sowie häufig – aber uneinheitlich – der Persönlichkeit.

Literatur

1. Barr AN, Heinze WJ, Dobben GD, Valvassori GE, Sugar O (1978) Bicaudate index in computerized tomography of Huntington disease and cerebral atrophy. Neurology (Minneap) 28: 1196–1200
2. Bernsmeier A, Siemons K (1953) Die Messung der Hirndurchblutung mit der Stichoxydul-Methode. Pflugers Arch 258: 149
3. Barrett G, Blumhardt LD, Halliday AM, Halliday E, Chriss A (1976) A paradox in the lateralisation of the visual evoked response. Nature 261: 253–255
4. Bird ED, Gale JS, Spokes EG (1977) Huntington's Chorea: Post mortem achivy of enzymes in volved in cerebral glucose metabolism. J Neurochem 29: 539–545
5. Boll T, Heaton R, Reitan R (1974) Neuropsychological and emotional correlates of Huntington's disease. J Nerv Ment Dis 158: 61–69
6. Bolt J (1970) Huntington's chorea in the west of Scotland. Br J Psychiatry 116: 259–270
7. Brothers C (1964) Huntington's chorea in Victoria and Tasmania. J Neurol Sci 1: 405–420
8. Butters N, Albert MS, Sax D (1979) Investigations of the memory disorders of patients with Huntington's disease. Adv Neurol 23: 203–214
9. Caine E, Ebert M, Weingarner H (1977) An outline for the analysis of dementia: The memory disorder of Huntington's disease. Neurology (NY) 27: 1087–1092
10. Chandler J, Reed T, de Jong R (1960) Huntington's chorea in Michigan. III. Clinical observations. Neurology (NY) 10: 148–153
11. Denhurst K (1970) Personality disorder in Huntington's disease. Psychiatr Clin (Basel) 3: 221–229

12. Dom R, Malfroid M, Baro F (1976) Neuropathology of Huntington's chorea: Cytometric studies of the ventrobasal complex of the thalamus. Neurology (Minneap) 26: 64–68
13. Fedio P, Cox CS, Neophytides A, Canal-Frederick G, Chase TN (1979) Neuropsychological profile of Huntington's disease: Patients and those at risk. Adv Neurol 23: 239–256
13a. Haug H, Barmwater U, Eggers R, Fischer D, Kühl S, Sass NL (1983) Anatomical changes in aging brain: morphometric analysis of the human prosencephalon. In: Navarro J, Sarkander HJ (eds) Brain agiöng: Neuropathology and Neuropharmacology, Cervos-Raven, New York
14. Heathfield K (1967) Huntington's chorea: Investigation into prevalence in N.E. Metropolitan Regional Hospital Board area. Brain 90: 203–233
15. Hennerici M (1982) Möglichkeiten der topischen Diagnostik des afferenten visuellen Systems durch Ableitung der visuell evozierten Potentiale (VEP). In: Struppler A (Hrsg) Elektrophysiologische Diagnostik in der Neurologie. Thieme, Stuttgart, S 174–175
16. Hoyer S (1979) Psychologie und Pathopsychologie sowie therapeutische Beeinflussungsmöglichkeiten von Hirndurchblutung und Hirnstoffwechsel. In: Fischer B (Hrsg) Erste Klausenbacher Gesprächsrunde. Cassella Riedel Pharma, Frankfurt/M (Aktuelle Medizin) S 31–42
17. Josiassen RC, Shagass C, Mancali EL, Roemer RT (1982) Somatosensory evoked potentials in Huntington's disease. Electroencephalogr Clin Neurophysiol 54: 483–493
18. Kety S, Schmidt CF (1948) The nitrous oxide methode for the quantitative determination of cerebral blood flow in man. J Clin Invest 27: 476–482
19. Kuhl DE, Phelps ME, Markham CH, Metter EJ, Riege WH, Winter J (1982) Cerebral metabolism and atrophy in Huntington's disease determined by 18-FDG and computed tomographic scan. Ann Neurol 12: 425–434
20. Lange HW (1981) Quantitative changes of telencephalon, diencephalon and mesencephalon in Huntington's chorea, postencephalitic and idiopathic Parkinsonism. Verh Anat Ges 75: 923–925
21. Lange HW, Thörner GW, Hopf A, Schröder KF (1976) Morphometric studies of the neuropathological changes in choreatic diseases. J Neurol Sci 28: 401–425
22. Minski L, Guttman E (1938) Huntington's chorea: A study of thirtyfour families. J Ment Sci 84: 21–96
23. Norton J (1975) Patters of neuropsychological test performance in Huntington's disease. J Nerv Ment Dis 161: 276–279
24. Oepen G, Clarenbach P, Thoden U (1981) Disturbance of eye movements in Huntington's chorea. Arch Psychiatr Nervenkr 229: 205–213
25. Oepen G, Doerr M, Thoden U (1981) Visual and somatosensory evoked potentials in Huntington's chorea. Electroenephalogy Clin Neurophysiol 51: 666–670
26. Rosenbaum D (1941) Psychosis with Huntington's chorea. Psychiatr Q 15: 94–99
27. Vyska K, Freundlieb C, Höck A et al. (1982) Analysis of local perfusion rate (LPR) and local glucose transport rate (LGTR) in brain and heart in man by means of C-11-Methyl-D-Glucose (CMG) and dynamic positron emission of tomography (dPET). In: Höfer R, Bergmann H (Hrsg) Radioaktive Isotope in Klinik und Forschung, Bd 15. Egermann, Wien, pp 129–142
28. Wexler NS (1979) Perceptual-motor, cognitive and emotional characteristics of persons at risk for Huntington's disease. Adv Neurol 23: 257–272
29. Wilson RS, Garron DC (1979) Cognitive and affective aspects of Huntington's disease. Adv Neurol 23: 193–202

Morphometrische Untersuchungen an Gehirnen Schizophrener

B. Bogerts, E. Meertz und R. Schönfeldt-Bausch

Einleitung

In der Geschichte der biologischen Psychiatrie haben neuropathologische Untersuchungen an Gehirnen Schizophrener eine vergleichsweise alte und kontroversenreiche Tradition. In der ersten Hälfte dieses Jahrhunderts erschien eine Vielzahl von Arbeiten über zytopathologische Veränderungen in Gehirnen Schizophrener [1, 3, 4, 12, 13, 17, 28]. Den Befunden wurde aber entgegengehalten, daß sie von unspezifischen Zellveränderungen und postmortalen Artefakten nicht zu unterscheiden seien [18, 22]. Daß diese Arbeiten keine allgemeine Anerkennung fanden, mag mit daran gelegen haben, daß moderne quantitativ-statistische Verfahren damals noch nicht üblich waren; i. allg. wurden die Gewebsveränderungen mit qualitativ-subjektiven oder semiquantitativen Methoden beschrieben.

Seit Einführung der Computertomographie mehren sich Hinweise, daß die Gehirne Schizophrener pathologische Befunde aufweisen können. Die Befunde von Johnstone et al. [20], wonach die Ventrikel einer Gruppe schizophrener Patienten weiter sind als die altersgleicher Kontrollfälle, wurden mittlerweile von zahlreichen Arbeitsgruppen bestätigt [14, 15, 26, 29 u. a.]. Diese Ventrikelerweiterung weist auf eine Schrumpfung des umliegenden Hirngewebes hin. Welche Hirnteile jedoch von diesem Gewebeschwund betroffen sind, wurde bisher nicht untersucht. Es ist deshalb das Ziel dieser Arbeit, eine Volumenbestimmung mehrerer Kerne des End- und Zwischenhirns von Schizophrenie- und Normalgehirnen durchzuführen.

Material und Methode

Untersucht wurden 11 Gehirne von schizophrenen Patienten (4 Männer, 7 Frauen; Alter: 38,3 ± 4,7 Jahre) und 10 Gehirne von Fällen ohne neurologische oder psychiatrische Erkrankungen (7 Männer, 3 Frauen; Alter: 50,2 ± 8,6 Jahre) aus der Hirnsammlung des C.- und O.-Vogt-Instituts für Hirnforschung der Universität Düsseldorf. Alle Gehirne wurden zwischen 1928 und 1953 gesammelt und stammen somit aus der Zeit vor Einführung der Neuroleptika in die Therapie. Keiner der Patienten hatte zuvor eine Elektrokrampfbehandlung erhalten. Von allen Fällen lag eine umfangreiche Dokumentation der klinischen Symptomatik und des Krankheitsverlaufs vor, so daß eine diagnostische Zuordnung der Schizophrenen entweder zur paranoid-halluzinatorischen Form (ICD-9 295.3) [8] oder zur katatonen Form (ICD-9 295.2) möglich war.

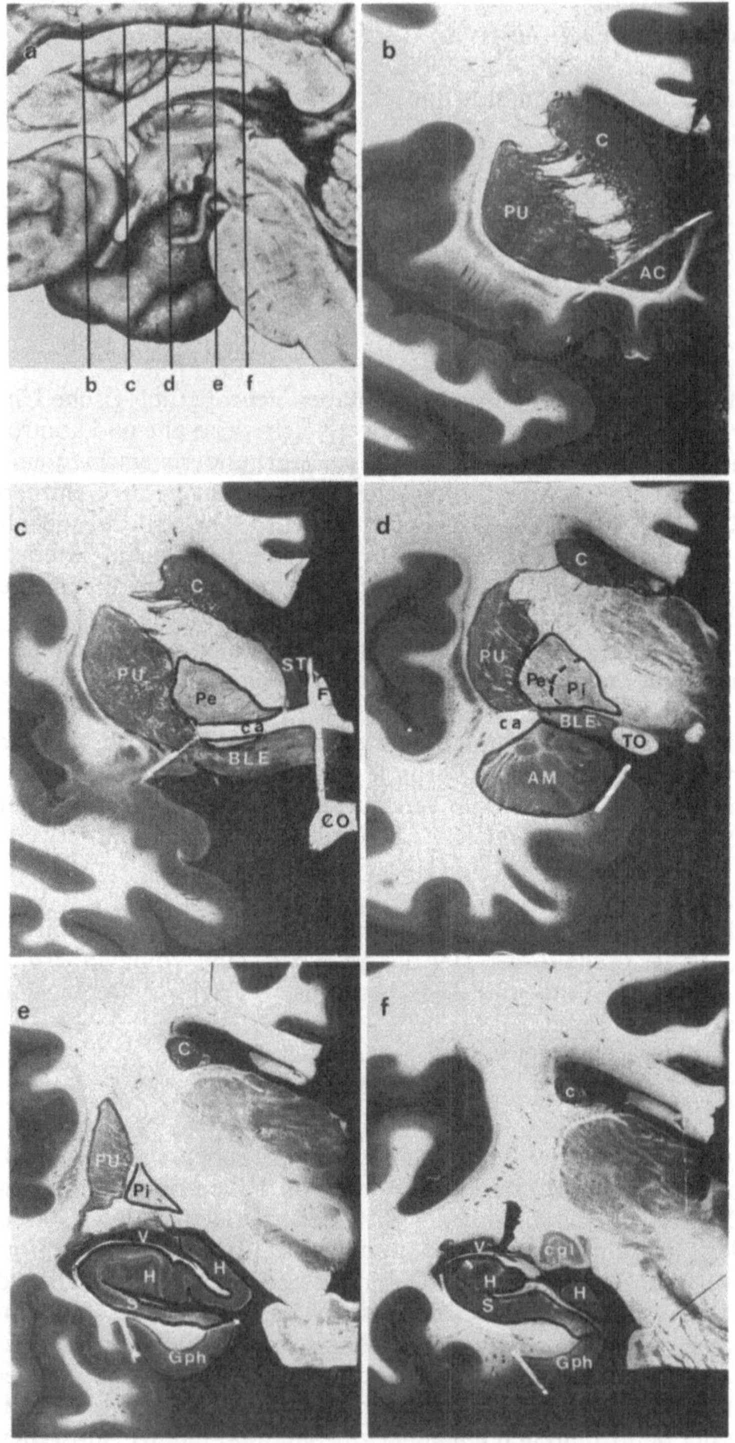

228

Alle Gehirne wurden in Formaldehyd (4%) fixiert, in Paraffin eingebettet und in 20 μ dicke frontale Schnittserien zerlegt. Die Volumenbestimmung erfolgte durch Planimetrie von 12fach vergrößerten Markscheiden (Heidenhain-Woelcke) gefärbten Schnitten, deren exakte Schnittdicke zuvor mit der Fokussierungsmethode kontrolliert war. Der Abstand zwischen den einzelnen Schnitten betrug 0,5–2 mm. Das Volumen errechnete sich aus der Summe der Flächen · Schnittdicke · Schnittabstand. Wegen der präparationsbedingten Schrumpfung des Paraffinmaterials korrigierten wir die errechneten Werte mit einem mittleren Schrumpfungsfaktor von 1,89 und erhielten so Frischvolumina. Der Faktor 1,89 war zuvor an 30 Gehirnen der Vogtschen Sammlung ermittelt worden [21].

Ergebnisse

Die Volumina folgender Kerngebiete wurden bestimmt:

- Die drei Anteile des Striatums, das sind Caudatum, Putamen und Nucleus accumbens (Abb. 1b). Caudatum und Putamen wurden auf Höhe der Mittellinienkreuzung der Commissura anterior (Abb. 1c) in einen rostralen – mehr mesolimbischen [10] – und einen kaudalen – mehr extrapyramidalmotorischen [10] – Anteil untergliedert. Der Nucleus accumbens, dessen zytoarchitektonische Abgrenzung problematisch ist [6, 16], wurde am Unterrand des Seitenventrikels durch eine senkrecht zur inneren Kapsel verlaufende Linie vom übrigen Striatum abgegrenzt (Abb. 1b);
- ein von uns als basales limbisches Endhirn bezeichnetes Areal, das eine Vielzahl sehr inhomogener Strukturen umfaßt (darunter den Nucleus basalis), das aber im Markscheidenbild mit Hilfe der Commissura anterior, des Fornix, des Chiasma opticum, des Tractus opticus sowie der Umschlagsfalte der Hirnbasis zum Schläfenlappen insgesamt topographisch gut abgrenzbar war (Abb. 1c);
- ein Areal zwischen Caudatum, innerer Kapsel und Ventrikel, das etwa dem „bed nucleus" der Stria terminalis entspricht (Abb. 1c);
- das Pallidum internum und Pallidum externum (Abb. 1d);
- die 3 limbischen Anteile des Temporallappens, nämlich der Mandelkern (Abb. 1d), der Hippocampus einschließlich Fascia dentata und Subiculum (Abb. 1e) und der Gyrus parahippocampalis (Abb. 1e), letzterer vom Beginn der Fissura hippocampi an;
- das Unterhorn des Seitenventrikels (Abb. 1e).

◁ **Abb. 1.a–f** Mediane Ansicht des Hirnstammes; die eingezeichneten Linien entsprechen den Schnitthöhen von **b–f**. Markscheidenschnitte (Negativbilder) etwa in Originalgröße. Die ausgewerteten Areale sind umrandet. *AC* = Nucleus accumbens, *AM* = Amygdala (Mandelkern), *BLE* = Basales Limbisches Endhirn, *C* = Caudatum, *ca* = Commissura anterior, *CO* = Chiasma opticum, *cgl* = Corpus geniculatum laterale, *F* = Fornix, *Gph* = Gyrus parahippocampalis, *H* = Hipoocampus (einschließlich Fascia dentata), *Pe* = Pallidum externum, *Pi* = Pallidum internum, *PU* = Putamen, *S* = Subiculum, *ST* = Stria terminalis mit „bed nucleus", *TO* = Tractus opticus, *V* = Unterhorn des Seitenventrikels

(cm³)
Caudatum rostraler Teil
Caudatum kaudaler Teil
Caudatum rostraler und kaudaler Teil
5.0
4.0
3.0
2.0
1.0
3.89 (0.16) n=10
3.50 (0.29) n=9
3.04 (0.16) n=10
2.87 (0.26) n=11
0.86 (0.08) n=10
0.62 (0.08) n=9
p=0.05
ns
ns
Mann-Withney-U-Test
a
(cm³)
Putamen rostraler Teil
Putamen kaudaler Teil
Putamen rostraler und kaudaler Teil
6.0
4.0
2.0
5.08 (0.19) n=10
4.35 (0.37) n=9
2.45 (0.14) n=10
2.38 (0.23) n=11
2.63 (0.12) n=10
2.03 (0.15) n=9
p<0.01
ns
ns
Mann-Withney-U-Test
b
(cm³)
Nucleus accumbens
basales limbisches Endhirn
1.5
1.0
0.5
ns
ns
0.95 (0.06) n=10
0.97 (0.05) n=11
0.59 (0.05) n=10
0.45 (0.07) n=8
Mann-Withney-U-Test
c
(cm³)
Pallidum internum
Pallidum externum
1.5
1.0
0.5
1.15 (0.03) n=10
0.86 (0.09) n=10
0.46 (0.03) n=10
0.34 (0.02) n=9
p<0.005
p<0.01
Mann-Withney-U-Test
d
AMYGDALA
HIPPOCAMPUS
GYRUS PARA-HIPPOCAMPALIS
(cm³)
1.5
1.0
0.5
1.50 (0.1) n=10
1.15 (0.09) n=11
1.68 (0.1) n=10
1.16 (0.09) n=12
0.63 (0.07) n=10
0.43 (0.06) n=10
P<0.01
P<0.005
P<0.05
Mann-Withney-U-Test
e
(cm³)
Cornu inferior Ventr. Lat.
Bed nucleus der Stria terminalis
0.9
0.8
0.7
0.6
0.5
0.4
0.3
0.2
0.1
0.47 (0.04) n=10
0.48 (0.05) n=10
0.20 (0.02) n=10
0.19 (0.02) n=9
ns
ns
f

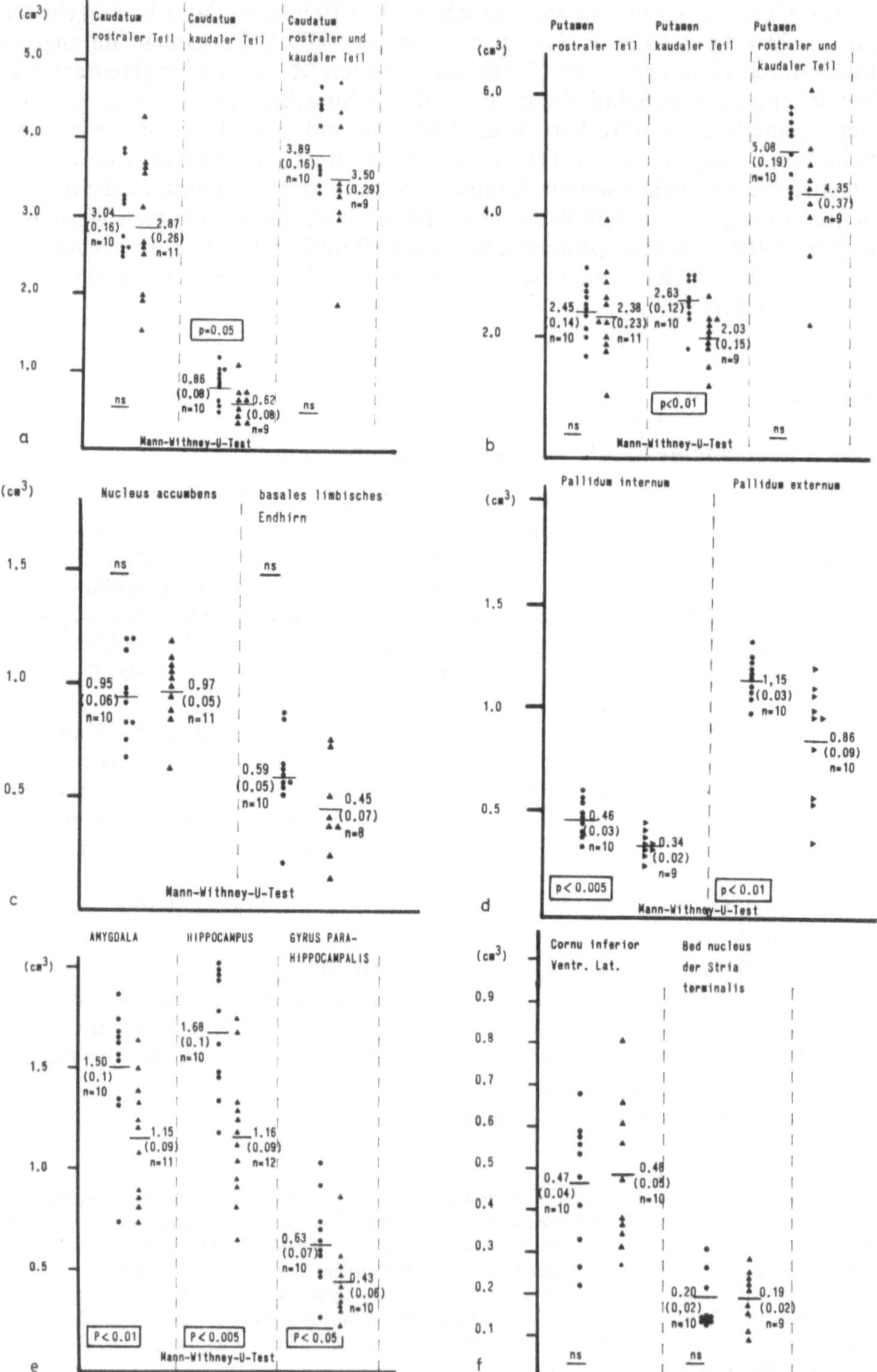

230

Die temporalen Strukturen und das Caudatum wurden nur bis zur Höhe des beginnenden Corpus geniculatum laterale ausgemessen (Abb. 1 f), weil die dahinter liegenden Teile nicht in genügend vielen Gehirnen histologisch aufgearbeitet waren.

Die Ergebnisse sind in Abb. 2 zusammengefaßt. Auffallend sind die starke interindividuelle Streuung innerhalb der Normalgruppe und innerhalb der Schizophreniegruppe sowie die weiten Überlappungsbereiche beider Gruppen. Einzelne Schizophreniewerte liegen im Normalbereich, andere deutlich darunter, was auf die Inhomogenität dieser Krankheitsgruppe hinweist. Faßt man die Schizophrenen aus statistischen Gründen dennoch als einheitliche Population zusammen, dann weisen mehrere Areale eine eindeutige Volumenreduktion auf:

- Die kaudalen Teile des Caudatums (–28%, P < 0,05) und des Putamens (–13%, P < 0,01) sind signifikant kleiner (Abb. 2 a, b), wohingegen das Volumen der rostralen Teile, die eher eine mesolimbische Funktion haben, und der Nucleus accumbens, der rein mesolimbisch sein soll [10, 25], nahezu unverändert sind (Abb. 2 a–c). Aufgrund der theoretischen Vorstellungen von Stevens [24, 25] wurden eventuelle histopathologische Prozesse bei schizophrenen Psychosen v. a. im Nucleus accumbens vermutet.
- Das Volumen des basalen limbischen Endhirns ist im Mittel bei den Schizophrenen zwar um ¼ (–24%) verringert, jedoch erreicht diese Differenz nicht das Signifikanzniveau (Abb. 2 c). Zur Sicherung einer signifikanten Differenz müßten hier mehr Fälle ausgewertet werden.
- Pallidum internum (–26%, P < 0,01) und Pallidum externum (–25%, P < 0,01) sind durchschnittlich um ¼ signifikant kleiner (Abb. 2 d).
- Alle untersuchten limbischen Teile des Schläfenlappens weisen eine signifikante Volumenminderung auf; die Hippocampusformation (Hippocampus, Fascia dentata, Subiculum) um 31% (P < 0,01), der Gyrus parahippocampalis um 32% (P < 0,05), der Mandelkern um 24% (P < 0,01) (Abb. 2 e).

Das Volumen des Stria-terminalis-Dreiecks und des Unterhorns des Seitenventrikels ist unverändert (Abb. 2 f).

Diskussion

Die bislang vorherrschende Auffassung, daß ein neuroanatomisches Substrat bei schizophrenen Psychosen nicht nachweisbar ist, stützt sich v. a. auf Arbeiten [18, 22], die frühere Befunde von zytopathologischen Veränderungen im Neokortex [1, 12] und Thalamus [3, 13, 17, 28] kritisieren. Berichte über neuronale Alterationen im Pallidum [19], Basalkern [2, 7], Locus coeruleus [4] und unterem Hirnstamm [11] sind dagegen aber noch nicht widerlegt worden. Auch sollte be-

◁ **Abb. 2. a–f** Volumina der ausgewerteten Hirnteile; *links* Normalgehirne *(Punkte), rechts* Schizophreniegehirne *(Dreiecke);* Mittelwert, (Standardabweichung des Mittels); *n* = Zahl der Gehirne; *p* = Signifikanzniveau, *ns* = nicht signifikant im Vergleich zu den Kontrollfällen (Mann-Withney-U-Test)

dacht werden, daß wichtige limbische Hirnteile, denen in Psychosetheorien eine besondere Bedeutung zukommt [9, 23, 27], wie etwa der Hippocampus mit seinen angrenzenden Strukturen und der Mandelkern, bisher weder qualitativ noch quantitativ untersucht wurden. In den von uns ausgewerteten Gehirnen Schizophrener war die Hippocampusregion um etwa ⅓ kleiner als die der Kontrollfälle, Mandelkern, Pallidum internum und externum sowie das basale limbische Endhirn um etwa ¼ (wenn auch letzteres nicht signifikant). Die anderen Areale waren im Volumen nahezu unverändert.

Die Frage, wodurch diese Volumenreduktionen zustande gekommen sind – ob es sich etwa um eine konstitutionell kleinere Anlage oder um degenerative Vorgänge ererbter, immunologischer oder entzündlicher Natur handelt –, kann mit der angewandten Methode nicht entschieden werden. Macht man aber das Ausmaß der Volumenminderung zum Maßstab einer Minderfunktion der betroffenen Hirnteile und zieht zum Vergleich Erkrankungen heran, bei denen degenerative Schrumpfungen bestimmter Kerne bekannt sind, wie Morbus Parkinson und Chorea Huntington, dann fällt auf, daß die Volumenreduktion einzelner Kerne bei Schizophrenie zwar geringer ist als die des Striatums und Pallidums bei Chorea Huntington (–55%) [21], aber durchaus in der Größenordnung der Atrophie der Substantia nigra bei Morbus Parkinson (–25%) [5] liegt.

Unbeantwortet bleibt vorerst, ob einer bestimmten schizophrenen Symptomatik eine ausschließliche oder überwiegende Degeneration bestimmter Kerne zugeordnet werden kann. Ältere Befunde neuropathologischer Veränderungen im Pallidum bei Katatonie [19] weisen auf einen möglichen derartigen Zusammenhang hin. Weitere Untersuchungen hierüber werden folgen.

Literatur

1. Alzheimer A (1897) Beiträge zur pathologischen Anatomie der Hirnrinde und zur anatomischen Grundlage einiger Psychosen. Monatsschr Psychiatr Neurol 2: 82–120
2. Averback P (1981) Lesions of the nucleus ansae peduncularis in neuropsychiatric disease. Arch Neurol 38: 230–235
3. Bäumer H (1954) Veränderungen des Thalamus bei Schizophrenie. J Hirnforsch 1: 157–172
4. Beheim-Schwarzbach B (1954) Lebensgeschichte der melaninhaltigen Nervenzellen des Nucleus coeruleus unter normalen und pathogenen Bedingungen. J Hirnforsch 1: 61–95
5. Bogerts B, Häntsch J, Herzer M (im Druck) A morphometric study of the dopamine-containing cell groups in the mesencephalon of normals, Parkinson patients and schizophrenics. J Biol Psychiatry
6. Brockhaus H (1942) Zur feineren Anatomie des Septum und des Striatum. J Psychol Neurol 51: 1–55
7. Buttlar-Brentano K (1956) Zur weiteren Kenntnis der Veränderungen des Basalkerns bei Schizophrenen. J Hirnforsch 2: 271–291
8. Degkwitz R, Helmchentl, Kockott G, Mombour W (Hrsg) (1980) Diagnosenschlüssel und Glossar psychiatrischer Krankheiten, 5. Aufl, korrigiert nach der 9. Revision des ICD. Springer, Berlin Heidelberg New York
9. Eggers C (1981) Die Bedeutung limbischer Funktionsstörungen für die Ätiologie kindlicher Schizophrenien. Fortschr Neurol Psychiatr 49: 101–108
10. Fallon JH, Moore RY (1978) Catecholamine innervation of the basal forebrain, IV. topography of the dopamine projection to the basal forebrain and neostriatum. J Comp Neurol 180: 545–571

11. Fishman M (1975) The brain stem in psychosis. Br J Psychiatry 126: 414–422
12. Fünfgeld EW (1925) Pathologisch-anatomische Untersuchungen bei Dementia praecox mit besonderer Berücksichtigung des Thalamus opticus. Z Gesamte Neurol Psychiatr 95: 411–463
13. Fünfgeld EW (1952) Der Nucleus anterior thalami bei Schizophrenie. J Hirnforsch 1: 147–155
14. Gattaz WF, Kasper S, Kohlmeyer K, Beckmann H (1981) Die kraniale Computertomographie in der Schizophrenieforschung. Fortschr Neurol Psychiatr 49: 286–291
15. Gross G, Huber G, Schüttler R (1982) Computerized tomography studies on schizophrenic diseases. Arch Psychiatr Nervenkr 231: 519–526
16. Heimer L, Switzer RO, van Hoesen GW (1982) Ventral striatum and ventral pallidum. Components of the motor system? TINS 5: 83–87
17. Hempel KJ (1958) Histopathologische Untersuchungen am Supranucleus medio-dorsalis thalami bei Schizophrenie. J Hirnforsch 4: 205–253
18. Heyck H (1954) Kritischer Beitrag zur Frage anatomischer Veränderungen im Thalamus bei Schizophrenie. Monatsschr Psychiatr Neurol 128: 106–128
19. Hopf A (1954) Orientierende Untersuchung zur Frage pathoanatomischer Veränderungen im Pallidum und Striatum bei Schizophrenie. J Hirnforsch 1: 97–145
20. Johnstone EC, Crow TJ, Frith CD, Husband J, Kreel L (1976) Cerebral ventricular size and cognitive impairment in chronic schizophrenia. Lancet II: 924–926
21. Lange H, Thörner G, Hopf A, Schröder KF (1976) Morphometric studies of the neuropathological changes in choreatic diseases. J Neurol Sci 28: 401–425
22. Peters G (1967) Neuropathologie und Psychiatrie. In: Gruhle AW, Jung R, Mayer-Gross W, Müller M (Hrsg) Psychiatrie der Gegenwart. Springer, Berlin Heidelberg New York, S 286–324
23. Richter D (1978) Clues to the causation of schizophrenia. In: Hemmings G, Hemmings WA (eds) The biological basis of schizophrenia. MTP Press, Lancester, pp 55–61
24. Stevens JR (1973) An anatomy of schizophrenia? Arch Gen Psychiatry 29: 177–189
25. Stevens JR (1979) Schizophrenia and dopamine regulation in the mesolimbic system. TINS 2: 102–105
26. Tanaka Y, Hazama H, Kawahara R, Kolayashi K (1981) Computerized tomography of the brain in schizophrenic patients, a controlled study. Acta Psychiatr Scand 63: 191–197
27. Torrey EF, Peterson MR (1974) Schizophrenia and the limbic system. Lancet II: 942–946
28. Vogt C, Vogt O (1948) Über anatomische Substrate, Bemerkungen zu patho-anatomischen Befunden bei Schizophrenie. Arztl Forsch 3: 1–7
29. Weinberger DR, Torrey EF, Neophytides AN, Wyatt RF (1979) Lateral cerebral ventricular enlargement in chronic schizophrenia. Arch Gen Psychiatry 36: 735–739

Teil IV
Psychopharmaka

Psychopathologische Veränderungen bei schizophrenen Patienten nach Absetzen einer neuoleptischen Langzeittherapie – Beziehungen zu endokrinen Variablen*

D. Naber, M. Albus, F. Müller, U. Münch, H. Bürke, D. Welter und M. Ackenheil**

Einleitung

Die Wirksamkeit einer neuroleptischen Langzeitbehandlung zur Verhinderung eines erneuten Schubes einer Schizophrenie ist durch zahlreiche doppelblind kontrollierte Studien eindrucksvoll belegt [9, 10, 13, 14, 15, 23, 30]. Es gibt aber Hinweise dafür, daß manche Patienten keiner neuroleptischen Dauertherapie bedürfen oder daß der Zustand sich nach dem Abbruch sogar deutlich bessert [1, 17, 19, 24, 26, 27, 32, 33]. Wegen schwerwiegender Nebenwirkungen der Neuroleptika – wie z. B. der Spätdyskinesie [7, 14, 25] – sollte versucht werden, die Dosierung möglichst gering zu halten und die Patienten zu erkennen, die keine langfristige neuroleptische Behandlung benötigen. Auf der Suche nach möglichen Prädiktoren zur Wirkung von Neuroleptikaentzug auf die Psychopathologie schizophrener Patienten wurden u. a. demographische, psychologische, psychopathologische, therapeutische und biochemische Variablen in Betracht gezogen (Übersichten bei [20] und [31]); die Ergebnisse sind oft widersprüchlich: So sollen jüngere Patienten häufiger einen Rückfall erleiden [19, 23]; andere Studien fanden diesen Zusammenhang nicht [18, 32]. Während in zwei Arbeiten die Rückfallhäufigkeit ohne Bezug zur Dauer der schizophrenen Erkrankung war [18, 32], fanden andere Autoren Korrelationen sowohl zu kurzer [23] als auch zu langer Hospitalisierungsdauer [19, 24]. Testpsychologische Verfahren könnten bei der Prädiktion eines Rückfalls von gewisser Aussagekraft sein [32]; psychopathologisch fand sich in mehreren Studien kein Unterschied zwischen den Patienten, deren Zustand sich nach Absetzen der Neuroleptika besserte oder verschlechterte [1, 18, 32]. Nur vereinzelt wurde z. B. die starke Ausprägung der Psychose als prognostisch ungünstig berichtet [15].

In bezug auf die neuroleptische Therapie wurde mehrfach gefunden, daß die Rückfallsprophylaxe erst ab einer gewissen Dosierung wirksam ist [6, 18, 23], daß aber nach Absetzen der Medikation eine vormals hohe Neuroleptikamenge eher ungünstig ist [23].

Studien zu biochemischen und neuroendokrinen Variablen liegen bisher nur vereinzelt vor. So wurden z. B. im Liquor schizophrener Patienten 5-Hydroxyindolessigsäure, Homovanillinsäure und MAO-Aktivität bestimmt, und es wurde

* Diese Arbeit wurde von der Deutschen Forschungsgemeinschaft gefördert
** Wir danken den Kollegen und dem Pflegepersonal des Bezirkskrankenhauses Regensburg (Direktor Dr. S. Maier) für die tatkräftige Unterstützung

festgestellt, daß die Patienten, deren Zustand sich nach Absetzen der Neuroleptika besserte, eine geringere Enzymaktivität aufwiesen [27]. Auch die Wirkung von Amphetamin, verabreicht unter neuroleptischer Therapie, scheint mit dem Absetzeffekt zu korrelieren: Patienten, deren Zustand sich nach Amphetamingabe verschlechterte, hatten nach Neuroleptikaentzug eine hohe Rückfallsgefahr [28]. Ebenso wurde ein niedriger Plasmaspiegel von Prolaktin mit erhöhter Rückfallshäufigkeit in Beziehung gebracht [5, 16, 33].

In dieser Arbeit sollte untersucht werden, inwieweit bei chronisch-schizophrenen männlichen Patienten demographische oder psychopathologische Variablen sowie Serumspiegel von Noradrenalin, Prolaktin, Kortisol und β-Endorphin mit psychopathologischen Veränderungen nach Neuroleptikaentzug in Beziehung stehen.

Patienten und Methoden

Studie I

24 männliche chronisch-schizophrene Patienten, diagnostiziert nach dem ICD-System, nahmen an der Untersuchung teil. Ihre primären Störungen waren Wahn, Halluzinationen, Affekt- und Antriebsstörungen. Sie waren 27–65 Jahre alt (Mittel ± Standardabweichung 46 ± 8), wurden seit 1–24 Jahren (8 ± 7) neuroleptisch behandelt. Die tägliche Dosierung der verschiedenen Neuroleptika entsprach 380–1 070 mg (560 ± 490) Chlorpromazinäquivalenten. Nach der ersten Blutentnahme und Beurteilung der Psychopathologie wurde die neuroleptische Behandlung abgesetzt und für 12 Tage Placebo verabreicht. Die Blutentnahme erfolgte durch einen intravenös liegenden Verweilkatheter 20 min nach Anlegen des Katheters von liegenden, fastenden Patienten 12 h nach der letzten Einnahme von Neuroleptika und erneut 12 Tage nach Absetzen der Medikation. Die psychopathologischen Symptome wurden nach der Blutentnahme mit Hilfe der BPRS gemessen. Die Bestimmung von Prolaktin, Kortisol und β-Endorphin erfolgte per Radioimmunoassay, die von Noradrenalin mit einer elektrochemischen Methode. Um die Validität der Hormonbestimmungen zu erhöhen, wurden jeweils im Abstand von 5 min 2 Proben entnommen und individuell bestimmt. Die statistische Auswertung erfolgte mit dem Mittelwert beider Proben.

Studie II

Eine zweite Studie mit identischem Design wurde an 14 weiteren chronisch-schizophrenen männlichen Patienten durchgeführt. Diese waren 47 ± 12 Jahre alt, seit 19 ± 12 Jahren mit einer Dosierung von 540 ± 430 mg Chlorpromazinäquivalenten täglich behandelt. Auch bei diesen Patienten wurde die Psychopathologie mit Hilfe der BPRS beurteilt; im Serum wurden Kortisol, β-Endorphin und Noradrenalin bestimmt.

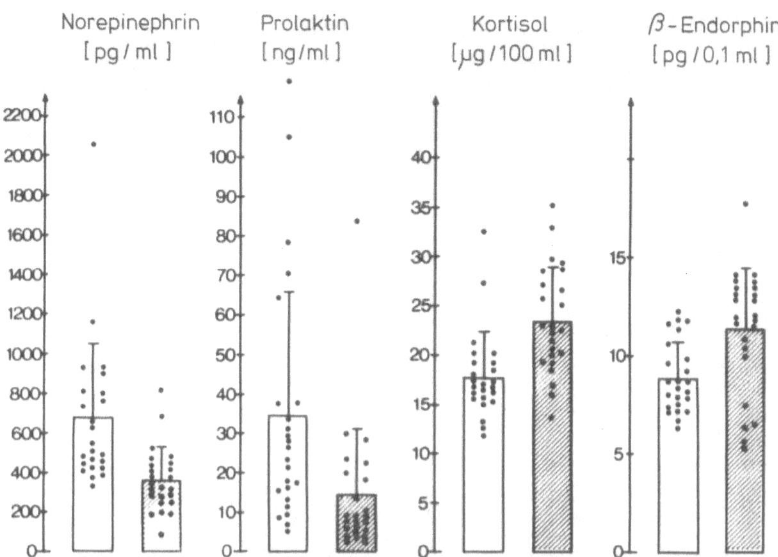

Abb. 1. Hormonspiegel im Serum 24 chronisch schizophrener männlicher Patienten unter neuroleptischer Langzeittherapie (☐) sowie 12 Tage nach Neuroleptikaentzug (▨)

Ergebnisse

Studie I

Das Absetzen der neuroleptischen Therapie verursachte signifikante Änderungen aller 4 untersuchten Hormone (Abb. 1): Während Prolaktin (Students-t-test, df = 23; t = 3,92, p < 0.001) und Noradrenalin (t = 3,87; p < 0.001) abfielen, stiegen β-Endorphin (t = 4,62; p < 0.0001) und Kortisol (t = 5.19; p < 0.0001) an. Außerdem gab der Bezug von Serumspiegeln unter neuroleptischer Behandlung zu Serumspiegeln nach Absetzen der Neuroleptika signifikante Korrelationen (PEARSON-correlation, n = 24): Prolaktin r = 0.71, p < 0.001; Noradrenalin r = 0.62, p < 0.005; Kortisol r = 0.53, p < 0.01; β-Endorphin r = 0.67, p < 0.001. Nach Absetzen waren β-Endorphin- und Kortisolspiegel signifikant korreliert (r = 0.63, p < 0.001).

Psychopathologisch war der Neuroleptikaentzug bei den meisten Patienten deutlich wirksam, wegen großer individueller Unterschiede aber gab es innerhalb der Gesamtgruppe in bezug auf den „total score" keinen signifikanten Effekt (Abb. 2). Nur in einer der 5 Unterskalen („Anergia") war eine signifikante Verbesserung zu verzeichnen (t = 3.63, p < 0.05). Im Vergleich der Patienten, deren Zustand sich deutlich (mehr als 7 Punkte) nach Neuroleptikaentzug verbesserte (n = 8) bzw. verschlechterte (n = 6), ergab sich kein Unterschied in Alter, neuroleptischer Behandlung, Psychopathologie, Noradrenalin-, Prolaktin- oder Kortisol-Serum-Spiegel. Die β-Endorphin-Spiegel aber waren sowohl vor (10.0 ± 2.1 pg/0.1 ml vs. 7.5 ± 2.4 pg/0.1 ml; t = 3.15, p < 0.02) als auch nach Absetzen der Neuroleptika (13.8 ± 1.7 pg/0.1 ml vs. 9.8 ± 3.5 pg/0.1 ml; t = 2.65,

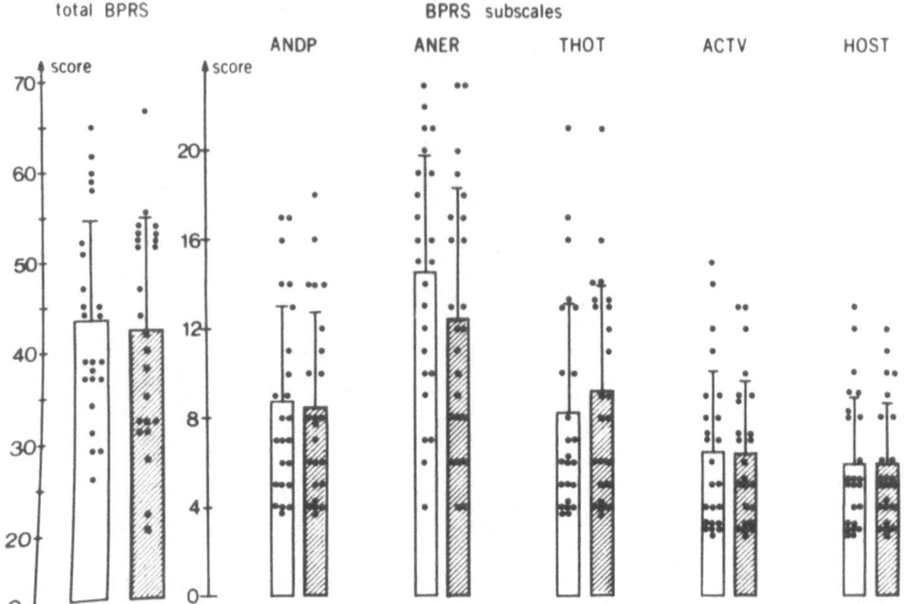

Abb. 2. Psychopathologische Syndrome, gemessen mit der Brief Psychiatric Rating Scale (BPRS), bei 24 chronisch schizophrenen männlichen Patienten unter neuroleptischer Langzeittherapie (☐) sowie 12 Tage nach Neuroleptikaentzug (▨)

Tabelle 1. Korrelationen zwischen hormonellen Serum-Plasmaspiegeln bei 24 chronisch schizophrenen Patienten während neuroleptischer Therapie (NL) und 12 Tage nach Absetzen (AB) zu Änderungen der Psychopathologie (AB − NL BPRS-Score; negative Zahlen entsprechen einer Verbesserung)

	Gesamt-score	Angst/De-pression	Anergie	Denk-störung	Akti-vität	Mißtrauen/Hostilität
Prolaktin NL	−0,03	0,36	0,28	−0,25	−0,16	−0,16
Prolaktin AB	−0,07	0,31	0,08	−0,15	−0,02	−0,12
β-Endorphin NL	−0,48[a]	−0,15	−0,54[b]	−0,23	0,17	−0,23
β-Endorphin AB	−0,41[a]	−0,23	−0,43[a]	0,17	−0,06	−0,45[a]
Kortisol NL	0,01	0,00	−0,17	0,03	0,10	0,13
Kortisol AB	−0,32	−0,32	−0,45[a]	0,08	0,12	0,01
Noradrenalin NL	−0,04	−0,42[a]	0,26	−0,01	0,09	0,33
Noradrenalin AB	0,31	−0,17	−0,09	0,38	0,28	−0,17

[a] Pearson-correlation p < 0,05
[b] Pearson-correlation p < 0,01

p < 0,05) bei den gebesserten Patienten signifikant erhöht. Dieser Zusammenhang zwischen β-Endorphin-Serum-Spiegel und psychopathologischen Änderungen nach Neuroleptikaentzug wird bestätigt durch signifikante Korrelationen (Tabelle 1). Zwischen den psychopathologischen Veränderungen und den Variablen Alter, Dauer und Dosierung der neuroleptischen Therapie sowie der ursprünglichen Psychopathologie bestanden keine signifikanten Beziehungen.

240

Auch bei diesen Patienten war der Neuroleptikaentzug mit signifikanten Änderungen der hormonellen Serumspiegel verbunden: Noradrenalin fiel von
403 ± 213 pg/ml auf 306 ± 142 pg/ml ab (t-test, $p < 0,01$), β-Endorphin stieg von
$7,2 \pm 3.2$ pg/0.1 ml auf 10.4 ± 3.2 pg/0.1 ml ($p < 0.01$) und Kortisol von $14.9 \pm$
3.1 µg/100 ml auf 16.8 ± 3.8 µg/100 ml an ($p < 0.05$). Im Gegensatz zur Studie I
wurde bei diesen Patienten nach Absetzen der Neuroleptika eine Verschlechterung des psychopathologischen Befundes von 52 ± 9 auf 59 ± 13 ($p < 0.05$) festgestellt; von 14 verschlechterten sich 5 um mehr als 7 BPRS-Punkte, während
bei keinem Patienten eine deutliche Besserung vorlag. Die Patienten mit der
deutlichen Verschlechterung waren gegenüber den anderen 9 Patienten in bezug auf Alter, Krankheitsdauer, neuroleptischer Behandlung und Hormonspiegel nicht signifikant unterschiedlich (β-Endorphin 6.4 ± 2.0 pg/0.1 ml gegenüber 7.5 ± 4.0 pg/0.1 ml). Es bestanden keine signifikanten Korrelationen
zwischen den psychopathologischen Veränderungen und anderen Variablen
(β-Endorphin – BPRS – Total-score-Veränderung $r = -0.46$, $p < 0.10$).

Diskussion

Die endokrinen Ergebnisse entsprechen weitgehend der Literatur: Eine langfristige neuroleptische Therapie bewirkt bei einem Teil der Patienten eine Toleranz des tuberoinfundibulären Systems, so daß die Prolaktinwerte im Gegensatz zu akuter Therapie nicht mehr bei allen Patienten erhöht sind [4, 21, 33].
Auch die erhöhten Noradrenalinspiegel unter neuroleptischer Therapie sind in
früheren Arbeiten beschrieben worden [22]. Die Wirkung von Neuroleptika auf
β-Endorphin-Serum-Spiegel ist bisher nur in 2 Arbeiten untersucht worden, sowohl ein Anstieg [11] wie keine Änderung [3] wurden beschrieben. Die größtenteils normalen Werte in dieser Studie deuten an, daß beim Menschen Neuroleptika ohne große Wirkung sind oder daß eine Toleranz entwickelt wurde. Der
Anstieg nach Absetzen der Medikation ist wahrscheinlich ein unspezifischer
Streßeffekt, da die Kortisolspiegel, die von Neuroleptika nicht deutlich beeinflußt werden [12, 22], ebenfalls anstiegen.
　Die individuell sehr unterschiedlichen Effekte des Neuroleptikaentzuges auf
die Psychopathologie schizophrener Patienten stimmt mit der Literatur überein
[1, 10, 17, 19, 23, 31, 33]. Bei der Suche nach etwaigen Variablen, die zwischen
Besserung und Verschlechterung nach Absetzen einer langfristigen neuroleptischen Therapie diskriminieren, konnten wir frühere Arbeiten nicht bestätigen,
wonach Alter [19, 23], Krankheitsdauer [19, 23, 34], Psychopathologie [15], neuroleptische Dosierung [23] oder Serumspiegel von Prolaktin [5, 16, 33] von Bedeutung sind. In Studie I wurde hingegen gefunden, daß sich der Zustand von
Patienten mit hohen β-Endorphin-Werten nach Neuroleptikaentzug deutlich
besserte, insbesondere auf der Skala „Anergie". Der Untersuchungszeitraum
von 12 Tagen ist zwar relativ gering, aber selbst in dieser kurzen Zeit waren 5
der 24 Patienten derart psychotisch, daß eine erneute neuroleptische Therapie
dringend indiziert war. Dies steht in Einklang mit anderen Arbeiten, wo bereits

in den ersten 2 Wochen nach Neuroleptikaentzug eine hohe Rate von exazerbierten Patienten beobachtet wurde [10, 32, 33]. Außerdem zeigten die Patienten, die erst später einen Rückfall erlitten, häufig schon vorher eine allmähliche Verschlechterung ihres Befindens [32].

Zur Überprüfung der Hypothese, daß die Serumspiegel von β-Endorphin in bezug auf die Prognose nach Neuroleptikaentzug von Bedeutung sind, wurde eine Studie II mit 14 Patienten und einem identischen Design durchgeführt. Wieder waren die psychopathologischen Veränderungen nach Absetzen der Neuroleptika nicht signifikant korreliert mit Alter, neuroleptischer Dosierung oder ursprünglicher Psychopathologie; aber auch die neuroendokrinen Variablen (Noradrenalin, Kortisol und β-Endorphin) zeigten keine signifikanten Zusammenhänge zu den psychopathologischen Veränderungen. Das Ergebnis von Studie I-Patienten mit niedrigen β-Endorphin-Serum-Spiegeln haben eine hohe Rückfallgefahr nach Absetzen der neuroleptischen Therapie – wird durch einen entsprechenden Trend in Studie II nur vage unterstützt. Unterschiede in der Patientenpopulation könnten diese Abweichung erklären: Die Patienten von Studie II waren sehr viel länger mit Neuroleptika behandelt worden; nach Absetzen verschlechterte sich der Zustand von relativ vielen Patienten, bei keinem trat eine deutliche Besserung ein. Bei der Erfassung der Patienten von Studie I und Studie II zusammen ergab sich weiterhin eine signifikante Korrelation zwischen β-Endorphin-Serum-Spiegel und psychopathologischen Veränderungen (n = 38, r = 0.40, p < 0.05).

Nach neueren Hypothesen können schizophrene Patienten entsprechend dem computertomographischen Befund des Kopfes (CT) in 2 Gruppen eingeteilt werden: Patienten mit unauffälligem CT und „positiver" Symptomatologie, die unter neuroleptischer Therapie deutlich reduziert wird, sowie Patienten mit hirnatrophischen Veränderungen und einer „negativen" Symptomatik, welche neuroleptisch nur gering therapierbar ist [2, 8, 29]. Dieser Zusammenhang wurde weder in Studie I noch in Studie II bestätigt: Die Wirkung des Neuroleptikaentzugs war auf Patienten mit florider Wahnsymptomatik ähnlich uneinheitlich wie auf Patienten mit Antrieb- und Affektstörungen. Die CT-Befunde der Patienten beider Studien werden z. Z. erhoben; vielleicht ermöglicht die Identifizierung von hirnorganisch definierten Subgruppen die Voraussage, ob bestimmte Patienten weiterhin einer neuroleptischen Langzeittherapie bedürfen.

Zusammenfassung

In zwei Studien an 24 bzw. 14 chronisch schizophrenen männlichen Patienten wurde untersucht, inwieweit nach Absetzen einer langjährigen neuroleptischen Therapie die daraus resultierenden psychopathologischen Veränderungen mit demographischen, psychopathologischen, therapeutischen oder neuroendokrinen Variablen in Beziehung stehen. In der ersten Studie wurde gefunden, daß Patienten mit niedrigen β-Endorphin-Serum-Spiegeln nach Neuroleptikaentzug sich deutlich verschlechterten, während bei Patienten mit hohen β-Endorphin-Spiegeln keine Zunahme der psychotischen Symptomatik auftrat. Dieser

Zusammenhang wurde in der zweiten Studie nur vage bestätigt. Andere Variablen, wie Alter, Dauer der Erkrankung, Dosierung und Dauer der neuroleptischen Therapie, Ausprägung von psychopathologischen Syndromen sowie Serumspiegel von Noradrenalin, Prolaktin und Kortisol, waren mit den psychopathologischen Veränderungen nach Absetzen der Neuroleptika nicht signifikant korreliert. Außerdem werden z. Z. an allen Patienten computertomographische Befunde wie Ventrikelgröße oder kortikale Atrophie erhoben.

Literatur

1. Andrews P, Hall JN, Snaith RP (1976) A controlled trial of phenothiazine withdrawal in chronic schizophrenic patients. Br J Psychiatry 128: 451–455
2. Angrist B, Rotrosen J, Gershon S (1980) Differential effects of amphetamines and neuroleptics on negative vs. positive symptoms in schizophrenia. Psychopharmacology 72: 17–19
3. Brambilla F, Genazzani AR, Facchinetti D et al. (1981) β-Endorphin and β-lipotropin plasma levels in chronic schizophrenia, primary affective disorders and secondary affective disorders. Psychoneuroendocrinology 6: 321–330
4. Brown WA, Laughren TP (1981) Tolerance to the prolactin elevating effects of neuroleptics. Psychiatry Res 5: 317–322
5. Brown WA, Laughren TP (1981) Low serum prolactin and early relapse following neuroleptic withdrawal. Am J Psychiatry 138: 237–239
6. Brown WA, Laughren TP, Chisholm E, William BW (1982) Low serum neuroleptic levels predict relaps in schizophrenic patients. Arch Gen Psychiatry 39: 998–1000
7. Crane GE (1973) Persistent dyskinesia. Br J Psychiatry 122: 395–405
8. Crow TJ (1980) Molecular pathology of schizophrenia: More than one disease process? Med J 280: 66–68
9. Davis JM (1975) Overview: Maintenance therapy in psychiatry: I. Schizophrenia. Am J Psychiatry 132: 1237–1245
10. Davis JM, Gosenfeld L, Tsai CC (1976) Maintenance antipsychotic drugs to prevent relaps: A reply to Tobias and MacDonald. Psychol Bull 83: 431–447
11. Emrich HM, Höllt V, Bergmann M, Kissling W, Schmid W, Zerssen D von, Herz A (1980) Plasma levels of β-endorphin in schizophrenic patients: Failure of naloxone to counteract curative effects of neuroleptic drugs. In: Costa E, Trabucchi M (eds) Neural peptides and neuronal communications. Raven, New York, pp 489–502
12. Franzen G (1971) Serum cortisol in chronic schizophrenia. Psychiatr Clin (Basel) 4: 237–246
13. Gardos G, Cole JO (1976) Maintenance antipsychotic therapy: Is the cure worse than the disease? Am J Psychiatry 133: 32–36
14. Gottfries CG (1981) Long-term neuroleptic treatment. Benefits and risks. Acta Psychiatr Scand [Suppl] 291: 63
15. Hogarty GE, Ulrich RF, Mussare F, Aristigueta N (1976) Drug discontinuation among long-term, successfully maintained schizophrenic out-patients. Dis Nerv Syst 37: 494–500
16. Laughren TP, Brown WA, Williams BW (1979) Serum prolactin and clinical state during neuroleptic treatment and withdrawal. Am J Psychiatry 136: 108–110
17. Leff JP, Wing JK (1971) Trial of maintenance therapy in schizophrenia. Br Med J 3: 599–604
18. Linn MW, Klett CJ, Caffey EM (1982) Relapse of psychiatric patients in foster care. Am J Psychiatry 139: 778–783
19. Marder SR, van Kammen DP, Docherty JP, Rayner J, Bunney WE Jr (1979) Predicting drug-free improvement in schizophrenic psychosis. Arch Gen Psychiatry 36: 1080–1085
20. May PRA, Goldberg SC (1978) Prediction of schizophrenic patients' response to pharmacotherapy. In: Lipton MA, DiMascio A, Killian KF (eds) Psychopharmacology: A generation of progress. Raven, New York, pp 1139–1153
21. Naber D, Fischer B, Ackenheil M (1979) Effect of long-term neuroleptic treatment on dopamine tuberoinfundibular system: Development of tolerance? Commun Psychopharmacol 3: 59–65

22. Naber D, Ackenheil M, Fischer H, Zander K, Laakmann G, Werder K von (1980) Neuroendokrine effects of long-term treatment with neuroleptic drugs. In: Usdin E, Eckert H, Forrest IS (eds) Phenothiazines and structurally related drugs. Elsevier/North Holland, New York, pp 223–226

23. Prien RF, Klett CJ (1972) An appraisal of the long-term use of tranquilizing medication with hospitalized chronic schizophrenics: A review of the drug discontinuation literature. Schizophr Bull 5: 64–73

24. Rappaport M, Hopkins HK, Hall K, Bellezza T, Silverman J (1978) Are there schizophrenics for whom drugs may be unnecessary or contraindicated? Int Pharmacopsychiatry 13: 100–111

25. Tarsy D, Baldessarini RJ (1977) The pathophysiology of tardive dyskinesia. Biol Psychiatry 12: 431–450

26. Tobias LL, MacDonald ML (1974) Withdrawal of maintenance drugs with long-term hospitalized mental patients: A critical review. Psychol Bull 31: 107–125

27. Van Kammen DP, Docherty JP, Bunney WE Jr (1982) Prediction of early relapse after pimozide discontinuation by response to d-amphetamine during pimozide treatment. Biol Psychiatry 17: 233–242

28. Van Kammen DP, Marder SR, Murphy DL, Bunney WE Jr (1978) MAO-activity, CSF metabolites, and drug-free improvement in schizophrenia. Am J Psychiatry 135: 567–569

29. Weinberger DR, Bigelow LB, Kleinman JE, Klein ST, Rosenblatt JE, Wyatt RJ (1980) Cerebral ventricular enlargement in chronic schizophrenia: An association with poor response to treatment. Arch Gen Psychiatry 37: 11–13

30. Wistedt B (1981) A depot neuroleptic withdrawal study. Acta Psychiatr Scand 64: 65–84

31. Woggon B (1979) Neuroleptika-Absetzversuche bei chronisch schizophrenen Patienten. I. Literaturzusammenfassung. Int Pharmacopsychiatry 14: 34–56

32. Woggon B, Pickel P, Schnyder B (1979) Neuroleptika-Absetzversuche bei chronisch schizophrenen Patienten. II. Testpsychologische und psychopathologische Unterschiede zwischen Patienten mit und ohne Rückfall. Int Pharmacopsychiatry 14: 278–293

33. Zander KJ, Fischer B, Zimmer R, Ackenheil M (1981) Long-term neuroleptic treatment of chronic schizophrenic patients: Clinical and biochemical effects of withdrawal. Psychopharmacology 73: 43–47

Klinisch-chemische Wirkungen nach Langzeitneuroleptika

A. Gehrmann, H. Derichs, G. Ulmar und E. W. Fünfgeld

In den letzten drei Jahrzehnten ist die Neuroleptikatherapie zu einem wesentlichen Pfeiler in der Behandlung von Psychosen, insbesondere der Schizophrenien, geworden. Ergänzt durch eine unterstützende Psycho- und Soziotherapie ist es möglich geworden, selbst stark gestörte Patienten wieder in ihr soziales Umfeld zu integrieren.

Durch ihren Angriffspunkt an dopaminergen und auch adrenergen Synapsen [3, 4, 5] kommen sowohl die erwünschte antipsychotische Wirkung der Neuroleptika als auch die extrapyramidalen und vegetativen Begleitwirkungen zustande [1, 3, 8, 14]. Die Veränderungen des Blutbildes und der Leberfunktion lassen sich eher durch periphere Mechanismen erklären, wie immunologische und toxische Phänomene [9, 10, 11, 12, 15].

Im einzelnen interessierten uns folgende Fragen:

1. Wie häufig treten welche laborchemischen und klinischen Begleitwirkungen auf?
2. Gibt es Geschlechtsunterschiede?
3. Finden sich Anzeichen, die auf Dosisabhängigkeit bestimmter Nebenwirkungen hindeuten?
4. Spielt die Kombination der verschiedenen Medikamente eine Rolle beim Auftreten unerwünschter Wirkungen?

Methodik

Unsere Stichprobe bestand aus 106 nicht ausgewählten Langzeitpatienten des Psychiatrischen Krankenhauses Marburg, und zwar aus 49 Männern und 57 Frauen. Nur 25 der Patienten waren jünger als 40 Jahre. Die stationäre Therapiedauer betrug bei 13 Patienten weniger als 5 Jahre, bei 44 Patienten zwischen 5 und 15 Jahren und bei 49 Patienten mehr als 15 Jahre.

Diagnostisch handelte es sich in der Mehrzahl um Schizophrene (58%), an zweiter Stelle standen mit 36% debile Patienten mit Verhaltensauffälligkeiten.

Anhand der Verlaufskurven und Krankengeschichten wurden alle Angaben über Erkrankungen und Veränderungen der Laborwerte vor und nach Beginn der Neuroleptikatherapie erfaßt, sowie die genaue Dosierung und Dauer der neuroleptischen Medikation. Für die einzelnen Substanzklassen Phenothiazin, Butyrophenon, Clozapin und Rauwolfiaalkaloide berechneten wir jeweils die Gesamtdosis, das neuroleptische Wirkungsquantum (Dosis in g · neuroleptische Potenz), und als Maß für die Intensität der Therapie die monatliche Dosis bzw. das monatliche neuroleptische Wirkungsquantum.

Um die Stärke der neuroleptischen Therapie vergleichen zu können, wurden die Wirkquanten der einzelnen Substanzklassen zum neuroleptischen Gesamtwirkungsquantum addiert.

Daneben wurden weitere Medikamente, wie Antidepressiva, Antiparkinsonmittel und Hypnotika, in der Untersuchung erfaßt.

Folgende Laborparameter wurden berücksichtigt: Veränderungen der Zahl der Leuko-, Erythro- und Thrombozyten und als Leberparameter gesteigerte Aktivitäten der Transaminasen, der γ-GT und das Bilirubins.

Resultate

Ein auffallendes Ergebnis unserer Untersuchung waren die *Geschlechtsunterschiede* hinsichtlich der Dauer und der Stärke der neuroleptischen Therapie (Tabelle 1).

Es zeigt sich, daß Frauen im Durchschnitt länger und höher dosiert mit Neuroleptika behandelt wurden als Männer: Männer wurden im Durchschnitt 115 Monate lang behandelt, Frauen 166 Monate. Das Wirkungsquantum betrug bei den Männern durchschnittlich 633 g, bei den Frauen 1013 g (p = 0,001; 0,003). Berücksichtigt man nur die Behandlung mit Phenothiazinen, zeigt sich ein ähnliches Bild: Auch hier sind die Unterschiede zwischen Männern und Frauen signifikant (p = 0,002; 0,001).

Außerdem erhielten die Frauen wesentlich häufiger zusätzlich Antidepressiva, Hypnotika und Antiparkinsonmedikamente.

Eine wichtige Gruppe von Begleitwirkungen sind die Veränderungen des *Blutbildes* (Tabelle 2). Bei 51 Patienten, und zwar 17 Männern (38% der Männer) und 34 Frauen (63%), fanden wir Blutbildveränderungen im Sinne einer vorübergehenden Abnahme der Blutzellen (p = 0,05). Im einzelnen trat bei beiden Geschlechtern etwa gleich häufig eine Leukopenie auf (33% Männer, 37% Frauen), ein Patient hatte eine Granulopenie. Diese Veränderungen waren in

Tabelle 1. Geschlechtsunterschiede hinsichtlich der Dauer und Stärke der Neuroleptikatherapie (Vergleich der Mittelwerte) (Männer n = 45; Frauen n = 54)

	Mittelwert		t-Test
	Männer	Frauen	
Neuroleptika (insgesamt)			
Therapiedauer	115 Monate	166 Monate	p = 0,001
Wirkquantum*	633 g	1013 g	p = 0,003
Phenothiazine			
Therapiedauer	101 Monate	146 Monate	p = 0,002
Gesamtdosis	437 g	803 g	p = 0,001
Dosis (pro Monat)	3,8 g	5,1 g	p = 0,004
Wirkquantum[a]	486 g	837 g	p = 0,001

[a] Wirkquantum = neuroleptische Potenz · Dosis in g

keinem Fall so gravierend ($<3\,000$), daß die Neuroleptika abgesetzt werden mußten.

Einen Abfall der Erythrozyten fanden wir bei 3 Männern (7%), aber bei 29 Frauen (54%) (p = 0,001).

Die Behandlung mit Neuroleptika verschiedener Substanzklassen könnte einen Einfluß auf die Häufigkeit von Blutbildveränderungen haben: Bei beiden Geschlechtern traten bei den nur mit Phenothiazinen behandelten Patienten weniger Veränderungen auf als bei den Patienten, die Medikamente aller 4 Substanzklassen erhielten (p = 0,025).

9 Patienten zeigten andere Veränderungen des Blutbildes: Es kam zum Anstieg der Blutzellen. Auch hier fällt die Geschlechtsverteilung auf: Betroffen waren 1 Frau, aber 8 Männer. Die Frau zeigte eine Thrombozytose, während alle Leuko- und Erythrozytosen bei Männern auftraten.

Eine andere häufige Begleiterscheinung der Neuroleptikatherapie sind die *Leberveränderungen*. 42 Patienten, das sind 40% Männer und 44% Frauen, zeigten Leberveränderungen im Sinne von Anstiegen der Leberenzyme oder einer Fettleber bzw. einer medikamentös bedingten Hepatopathie (Tabelle 3).

Die häufigsten Veränderungen waren eine erhöhte γ-GT (30%) und eine erhöhte GPT (27%), es folgte mit 5% die erhöhte GOT. 5 Patienten hatten eine

Tabelle 2. Häufigkeit von Blutbildveränderungen unter Neuroleptikatherapie

	Männer (in %)	Frauen (in %)	Unterschied M/F (χ^2-Test)
Blutzellenabnahme	17 (38)	34 (63)	p = 0,05
– Leukopenie	15 (33)	20 (37)	
– Erythropenie	3 (7)	29 (54)	p = 0,001
– Granulopenie	0	1 (2)	
Blutzellenanstieg	8 (18)	1 (2)	
– Leukozytose	3 (7)	0	
– Erythrozytose	7 (16)	0	
– Thrombozytose	0	1 (2)	
Abnahme der Blutzellen			
– unter Therapie mit Neuroleptika[a] insgesamt	5 (71)	5 (100)	
– unter Therapie mit Phenothiazinen	4 (33)	8 (50)	

[a] Phenothiazin, Butyrophenon, Clozapin, Rauwolfiaalkaloide

Tabelle 3. Häufigkeit von Leberveränderungen unter Neuroleptikatherapie

	Männer n = 45 (in %)	Frauen n = 54 (in %)
Leberveränderungen	18 (40)	24 (44)
– γ-GT$\uparrow$	11 (24)	19 (35)
– GPT$\uparrow$	14 (31)	13 (24)
– GOT$\uparrow$	1 (2)	4 (7)
– Bilirubin i.S.$\uparrow$	0	1 (2)
– Fettleber	2 (4)	3 (6)
– „medikamentös bedingte Hepatopathie"	0	4 (7)

Tabelle 4. Leberveränderungen bei Therapie mit verschiedenen Medikamentenkombinationen

	Männer (in %)	Frauen (in %)
Neuroleptika und andere lebertoxische Medikamente[a]	6 (35) n = 17	19 (50) n = 38
Neuroleptika allein	12 (43) n = 28	5 (31) n = 16
Diverse Neuroleptika (3 und mehr verschiedene Substanzgruppen)	3 (43) n = 7	3 (60) n = 5
Phenothiazine und Butyrophenone	3 (25) n = 12	3 (25) n = 12
Phenothiazine allein	7 (58) n = 12	9 (56) n = 16

[a] Antiepileptika, Hypnotika, Kontrazeptiva, Antidiabetika

Tabelle 5. Klinische und EEG-Begleitwirkungen unter Neuroleptikatherapie (Männer n = 45; Frauen n = 54)

	Männer (in %)	Frauen (in %)	Gesamt (in %)
Übergewicht	25 (56)	32 (59)	57 (58)
Kreislaufveränderungen	26 (58)	34 (63)	60 (61)
Extrapyramidale Störungen	11 (24)	16 (30)	27 (27)
Zyklusstörungen	0	5 (9)	
Galaktorrhö	0	3 (6)	
Gutartiger Genitaltumor	0	9 (17)	
Bösartiger Genitaltumor	0	2 (4)	
Thrombose	0	2 (4)	2 (2)
Verschluß der A. femoralis	1 (2)	0	1 (1)
Photosensibilität	0	3 (6)	3 (3)
Hyperhidrosis	3 (7)	3 (6)	6 (6)
Mammakarzinom	0	1 (2)	
EEG-Veränderungen	7 (16)	20 (37)	27 (27)

Fettleber, 4 Patienten eine wahrscheinlich medikamentös bedingte Hepatopathie. Etwas mehr als die Hälfte dieser Patienten hatte allerdings auch andere potentiell lebertoxische Medikamente erhalten, wie Hypnotika, Antikonvulsiva, Antidiabetika oder Kontrazeptiva; bei einem Patienten war eine Alkoholanamnese bekannt.

Nur bei den Frauen ergab sich ein größerer Unterschied zu den nur mit Neuroleptika behandelten Patientinnen: 31% dieser Patientinnen zeigten Leberveränderungen, aber 50% der zusätzlich mit anderen leberschädigenden Medikamenten behandelten Patientinnen.

Außerdem fand sich ein deutlicher Unterschied in der Lebertoxizität in Abhängigkeit von der Art der verordneten Neuroleptika (Tabelle 4): Bei beiden Geschlechtern hatte mehr als die Hälfte der Patienten, die nur Phenothiazine erhalten hatten, Leberveränderungen, bei den zusätzlich mit Butyrophenonen therapierten Patienten traten solche Veränderungen nur bei 25% auf.

Außer den oben erwähnten traten noch folgende Veränderungen auf (Tabelle 5): 58% der Patienten hatten eine Gewichtszunahme, 57% Kreislaufveränderungen im Sinne einer Hypotonie. Je 27% zeigten EEG-Veränderungen und Störungen des extrapyramidalmotorischen Systems. Bei 9% der Frauen kam es zu Zyklusstörungen, bei 6% zur Galaktorrhö, 1mal trat ein Mammakarzinom auf. 11 Patientinnen hatten einen Genitaltumor, der bei 2 bösartig war (Ovarial- und Korpuskarzinom). Bei 2 Patienten fand sich eine Thrombose, bei einem ein Verschluß beider Aa. femorales. 3 Patienten zeigten eine Photosensibilität, 6 Patienten litten unter Hyperhidrosis.

Diskussion

Die Ergebnisse von seiten des Blutbildes sind auffallend: Andere Autoren fanden Veränderungen des weißen Blutbildes, insbesondere Agranulozytosen, bei Frauen häufiger als bei Männern [6, 11, 13, 17, 19, 20]. Bei unserer Untersuchung waren beide Geschlechter gleich häufig betroffen.

Eine Abnahme der Erythrozytenzahlen fand sich dagegen bei Frauen wesentlich häufiger als bei Männern (p = 0,001). Das könnte damit zusammenhängen, daß Frauen insgesamt mehr und länger Neuroleptika erhalten haben als Männer. Allerdings haben auch im Normalkollektiv Frauen häufiger eine Anämie als Männer. Vielleicht spielt auch der unterschiedliche Schädigungsmechanismus im roten und weißen Blutbild eine Rolle: Während es durch Phenothiazine häufiger zu einer Coombs-positiven hämolytischen Anämie kommt, ist im weißen Blutbild die Schädigung der proliferierenden Zellen ausschlaggebend [2, 10, 20, 21].

Leberveränderungen traten bei Männern und Frauen etwa gleich häufig auf, obwohl Frauen mehr Neuroleptika und mehr andere potentiell leberschädigende Medikamente erhielten. Das könnte darauf hindeuten, daß das Übergewicht der meisten Patienten (57%) mit der Folge einer leichtgradigen Fettleber ausschlaggebender ist als die Menge der verabreichten Medikamente [1, 9]. Die Frage, ob ein Zusammenhang zwischen der Dosis der verabreichten Neuroleptika und dem Auftreten von Veränderungen der Leberparameter besteht, wird in der Literatur unterschiedlich beantwortet [1, 7, 9, 15, 18]. Unser Befund könnte auch auf eine dosisunabhängige, allergische Genese der Veränderungen hinweisen [8, 16]. Andererseits spricht die meist passagere Erhöhung der Leberenzyme für eine mikrosomale Enzyminduktion, die reversibel ist [9, 22].

Ausgeprägtere Leberveränderungen, die ein Absetzen der Neuroleptika erforderlich machten, fanden sich nur bei einer Patientin mit jahrelangem Medikamentenabusus. Alle anderen Begleitwirkungen zogen keine therapeutischen Konsequenzen nach sich. Allerdings empfiehlt es sich, regelmäßige Kontrollen des Blutbildes und der Leberwerte durchzuführen, um das Auftreten einer Agranulozytose und von schwerwiegenderen Leberveränderungen rechtzeitig zu erkennen.

Ein Nebenergebnis unserer Untersuchung war die Tatsache, daß Frauen länger, mit einer höheren Dosis und einem höheren Wirkquantum an Neuroleptika behandelt wurden als Männer. Außerdem erhielten sie zusätzlich mehr andere zentral wirksame Medikamente. Das könnte evtl. den höheren Bedarf an Neuroleptika bedingen, besonders den der Phenothiazine, deren Serumspiegel z. B. durch Barbiturate gesenkt wird. Auch spielt sicherlich die unterschiedliche Compliance und das geschlechtsspezifische Rollenverhalten eine Rolle.

Zusammenfassung

1. Etwa die Hälfte der mit Neuroleptika behandelten Patienten zeigte Veränderungen des Blutbildes, wobei Frauen signifikant häufiger betroffen waren.
2. Leberveränderungen traten bei Männern und Frauen etwa gleich häufig auf, nämlich bei 40% der Patienten.
3. Frauen erhielten länger und höher dosiert Neuroleptika.
4. Eindeutige Aussagen über die Dosisabhängigkeit der aufgetretenen Begleiterscheinungen können an Hand unserer Ergebnisse nicht gemacht werden.

Literatur

1. Angst J, Woggon B (1980 Psychopharmakologie, In: Kisker KP, Meyer JE, Müller CH, Strömgren E (Hrsg) Psychiatrie der Gegenwart, 2.Aufl, Bd I/2, Springer, Berlin Heidelberg New York, S 243–314
2. Begemann H (1975) Klinische Hämatologie. Thieme, Stuttgart
3. Benkert O, Hippius H (1980) Psychiatrische Pharmakotherapie, 3.Aufl. Springer, Berlin Heidelberg New York, S 112–120
4. Carlsson A (1978) Antipsychotic drugs, neurotransmitters, and schizophrenia. Am J Psychiatry 135: 164–173
5. Carlsson A (1980) Psychopharmacology: Basic aspects. In: Kisker KP, Meyer JE, Müller CH, Strömgren E (Hrsg) Psychiatrie der Gegenwart, 2.Aufl, Bd I/2. Springer, Berlin Heidelberg New York, S 197–242
6. Cole JO (1976) Psychopharmacology update. McLean Hosp J 1: 34–39
7. Davy JP, Moulin M, Andersson JC, Halbecq JJ, Morel P, Poilpre E (1978) Relation des taux des neuroleptiques avec les doses, les actions thérapeutiques et les effets secondaires. Encephale 4: 293–321
8. Degkwitz R, Consbruch U, Haddenbrock S, Neusch B, Oehlert W, Unsöld R (1976) Therapeutische Risiken bei der Langzeitbehandlung mit Neuroleptika und Lithium. Nervenarzt 47: 81–87
9. Gonçalves N, Grünberg F (1977) Laborklinische Untersuchungen unter besonderer Berücksichtigung des Leberstoffwechsels bei Schizophrenen unter ambulanter neuroleptischer Langzeitmedikation. Pharmakopsychiatrie 10: 36–40
10. Heimpel H (1982) Arzneimittelinduzierte Panzytopenien und Agranulozytosen. Diagn Intensivther 7: 77–90
11. Helmchen H, Hippius H, Matussek N, Müller-Oerlinghausen B (1975) Über Blutzellschädigungen durch trizyklische Psychopharmaka. Dtsch Ärztebl 43: 2961–2964
12. Liehr H, Kasper H (1975) Leberkrankheiten. Aesopus, Mailand München Lugano, S 71–72, 164–165
13. Mandel A, Gross M (1968) Agranulocytosis and Phenothiazines. Dis Nerv Syst 1: 32–36
14. Matussek N (1980) Stoffwechselpathologie der Schizophrenie und Zyklothymie. In: Kisker KP, Meyer J-E, Müller CH, Strömgren E (Hrsg) Psychiatrie der Gegenwart, 2.Aufl, Bd I/2. Springer, Berlin Heidelberg New York, S 65–113
15. Nolen WA, Börger J (1978) Disturbances of liver function by long acting neuroleptic drugs. Pharmakopsychiatrie 11: 199–204
16. Pérez V (1975) Mechanisms of drug induced hepatic injury. Hepatol Rapid Lit Rev 53: III–VIII
17. Pietzcker A (1978) Langzeitmedikation bei schizophrenen Kranken. Nervenarzt 49: 518–533
18. Pietzcker A, Müller-Oerlinghausen B, Schley J, Chaskel R, Poppenberg A, Urban R (1978) Beziehungen zwischen Serumkonzentration und klinischen Befunden bei langfristig mit Perazin behandelten schizophrenen Patienten. Arzneimittelforsch 28: 1302–1303
19. Pisciotta AV (1971) Drug-induced leukopenia and aplastic anemia. Clin Pharmacol Ther 12: 13–43
20. Pisciotta AV (1973) Immune and toxic mechanismus in drug-induced agranulocytosis. Semin Hematol 10: 279–310
21. Pralle H (1979) Medikamentös induzierte Blutbildveränderungen. Diagnostik 12: 107–110
22. Schmidt E, Schmidt FW (1973) γ-Glutamyl-Transpeptidase. Dtsch Med Wochenschr 98: 1572–1578

Das Problem des Antriebs in der Beurteilung der Psychopharmaka

F. Reimer

Bei der Beobachtung von Medikamentwirkungen und -nebenwirkungen fällt dem Kliniker auf, daß es sehr schwierig zu unterscheiden ist, ob es sich bei den sog. antriebssteigernden Wirkungen der Antidepressiva tatsächlich um echte antriebssteigernde Effekte handelt oder ob es sich nicht wenigstens teilweise um den gleichen Effekt handelt, den man als unerwünschte Nebenwirkung der hochdosierten Phenothiazine beschreibt, nämlich um Formen der inneren Unruhe, die schließlich zu Akathisie und Tasikinesie kulminieren können.

Erinnern wir uns an das Kielholz-Pöldinger-Schema: Hier werden zunehmend Antriebssteigerungen bei Antidepressiva vermerkt, und zwar auf der bekannten Tabelle zunehmend vom Imipramin, über Protriptylin, Desipramin und schließlich zu MAO-Hemmern und Psychostimulantien. In der Praxis werden bei Depressiven aber auch Präparate wie Melleril oder bei depressiven Stuporen auch Butyrophenone, wie Triperidol, die in diesem Schema nicht enthalten sind, angewandt.

Schließlich wird das chemisch völlig andere Piracetam ebenfalls als antriebssteigernd beschrieben, ohne daß man diesem Präparat eine antidepressive Wirkung nachsagt. Dies sind also sehr unterschiedliche Pharmaka, unterschiedlich in Wirkung und Struktur.

Zweifellos kommt es bei bestimmten Antidepressiva, wie z. B. beim Imipramin, zu einer „echten" nachweisbaren Antriebssteigerung. Es ist durchaus geläufig, daß man bei anhaltend depressivem Affekt eine isolierte Agitation erreicht. Gelegentlich schlägt die Depression unter der Behandlung mit Imipramin in eine maniforme Unruhe bzw. Manie um.

Anders bei Patienten, die mit Neuroleptika behandelt werden: Besonders unter Fluphenazin berichten die Patienten eine quälende, lästige Unruhe, die mehr oder weniger fest mit einer Hyperkinese verknüpft ist und von einer schwungvollen Antriebszunahme meiner Ansicht nach gut zu unterscheiden ist.

Die Weckamine sind in ihrer Wirkungsweise auch dadurch zu unterscheiden, daß sie eine Steigerung des normalen Antriebs hervorrufen, ohne subjektiv als lästig empfunden zu werden.

Schließlich wird bei Piracetam wohl nichts anderes als eine Art innere Unruhe und Getriebenheit hervorgerufen, die der unter Neuroleptika ähnelt.

Diese unterschiedlichen Effekte könnten auch auf die unterschiedliche hirnlokale Prädilektion dieser Substanzen zurückzuführen sein. In den letzten Jahren ist relativ wenig auf diesem Gebiet gearbeitet worden und man hat sich mehr den Fragen der Biochemie und der Pharmakologie zugewandt.

Es ist aber schon lange bekannt, daß Antrieb, allerdings ohne psychopathologisch genauer zu differenzieren, in unterschiedlichen Hirnregionen lokalisiert wird, nämlich im Frontalhirn, im limbischen System – nach einigen Autoren auch im Schläfenlappen – und schließlich im Dienzephalon.

So wird die Wirkung der Weckamine auf eine Beeinflussung frontaler Antriebsstrukturen zurückgeführt. Bei der Wirkung der sog. Antidepressiva handelt es sich um Effekte auf das tektoretikuläre System in enger Verbindung mit hypothalamischen und thalamischen Zentren. Der Angriffspunkt der neuroleptischen Medikamente wird eindeutig dem extrapyramidal-motorischen System zugerechnet, woraus dann auch gefolgert werden könnte, daß die quasi antriebssteigernde Wirkung einiger Neuroleptika aus der Nähe zum extrapyramidalen Antriebs-Motilitäts-Zentrum abgeleitet werden kann und tatsächlich eher eine Art Hypermotorik darstellt, die psychisch als lästig und quälend vom Kranken erlebt wird.

Meiner Ansicht nach sollten – um weiterzukommen – die psychopathologischen Unterschiede der Antriebsarten herausgearbeitet werden; erst dann könnte man die Präparatwirkungen spezifischer beschreiben und eine Vermischung unterschiedlicher Unruhezustände bzw. Antriebsarten vermeiden.

Der Einsatz von Clozapin und Sulpirid bei therapieresistenten Psychosen aus dem schizophrenen Formenkreis

G. Laux und H. Rether

In der Behandlung therapieresistenter Psychosen aus dem schizophrenen Formenkreis – Psychosen also, die auf die üblichen, klassischen Neuroleptika nicht oder nur ungenügend ansprechen – bieten sich hauptsächlich folgende therapeutische Maßnahmen an: Elektrokonvulsionstherapie, hochdosierte Benzodiazepinmono- oder Kombinationstherapie [3, 10, 12] sowie die Verordnung von Clozapin (Leponex) [2, 5, 7]. Das letztere Präparat ist seit dem 1.1. 1979 nach Auftreten letal verlaufender Fälle von Agranulozytose nur noch klinisch verfügbar. 1980 haben wir beim Symposion der Arbeitsgemeinschaft für Neuropsychopharmakologie und Pharmakopsychiatrie über Fälle aus unserem Haus berichtet, bei denen die erzwungene Umstellung von Clozapin auf andere Neuroleptika zu schweren psychotischen Exazerbationen und Dekompensationen führte [14].

Uns interessierte jetzt, wie häufig dieses Präparat trotz dieser Verordnungseinschränkung noch verordnet wird und aus welchen Gründen. Das Ergebnis unserer Umfrage bei Psychiatrischen Landeskrankenhäusern und Abteilungen in Baden-Württemberg ist in Tabelle 1 dargestellt.

Tabelle 1. Umfrage an den psychiatrischen Krankenhäusern und -Abteilungen in Baden-Württemberg über den Einsatz von Clozapin (Mai 1982 Laux, Reimer und Rether) (Anfrage bei n = 15 Einrichtungen)

	Patientenzahl	Angegebener Verordnungsgrund
Bad Schussenried	2	–
Calw-Hirsau	4–8	EPS, Therapieresistenz
Emmendingen	9	„Dauerbehandlung", EPS, Therapieresistenz
Rottenmünster	10	–
Tauberbischofsheim	ca. 10–15	EPS oder Therapieresistenz
Weinsberg	ca. 30	EPS oder/und Therapieresistenz
Weissenau	7	Therapieresistenz
Wiesloch	38	EPS, Therapieresistenz
Winnenden	7	„Langzeitpatienten"

In unserem Hause werden zur Zeit ca. 30 stationäre Patienten, 15 Patienten teilstationär sowie ca. 30 ambulante Patienten mit Clozapin behandelt, deren diagnostische Verteilung Tabelle 2 zu entnehmen ist.

Tabelle 2. Diagnosen der Clozapinpatienten

Paranoide Schizophrenie	ICD Nr. 295.3
Hebephrenie	ICD Nr. 295.1
Schizoaffektive Psychose	ICD Nr. 295.7
Schizophrener Defektzustand	ICD Nr. 295.6
Manie	ICD Nr. 296.2
Symptomatische Psychose nach SHT	ICD Nr. 294.8

Gründe für die Behandlung mit Clozapin (Leponex) sind:
- Therapieresistenz gegenüber klassischen Neuroleptika
- Schwere extrapyramidal-motorische Nebenwirkungen (EPS)
- Interaktionen klassischer Neuroleptika mit Lithium [16]

Bei 20 Patienten seien Befunde und Ergebnisse kurz dargestellt:

1. Sämtliche Patienten sprachen auf eine Vorbehandlung mit klassischen Neuroleptika, wie Haloperidol, Fluphenazin u. ä., nicht an (Therapieresistenz) oder reagierten mit massiven extrapyramidal-motorischen Nebenwirkungen.

2. Unter einer durchschnittlichen Dosierung von 250 mg Clozapin (zwischen 150 und 350 mg) remittierten die psychotischen Plussymptome in 8 Fällen vollständig, in 7 partiell. Aus der BPRS-Skalierung ging die gute antimanische und antipsychotische Wirkung von Clozapin hervor. Gravierende Nebenwirkungen traten nur in 1 Fall auf: es kam unter 500 mg Clozapin zu einem zerebralen Krampfanfall. Blutbildveränderungen – es erfolgte obligat eine wöchentliche Leukozytenkontrolle – zwangen in keinem Fall zu Dosisreduktion oder Therapieabbruch. Typischerweise zu beobachten waren die bekannten Nebenwirkungen Hypersalivation, Tachykardie und arterielle Hypotonie. Zu den Therapieversagern gehörten v. a. Patienten mit den Diagnosen Hebephrenie, schizophrener Defektzustand sowie symptomatische Psychose nach Schädel-Hirn-Trauma. Hierbei dominierte meistens eine ausgeprägte Minussymptomatik, so daß wir uns zu einem Therapieversuch mit Sulpirid (Dogmatil) entschlossen. Sulpirid als orthosubstituiertes Benzamid nimmt unter den Neuroleptika ebenso wie Clozapin eine Sonderstellung ein, u. a. aufgrund praktisch fehlender kataleptogener Wirkung [1, 13, 17]. Offenbar besteht eine dosisabhängige Beeinflussung zentraler Dopaminrezeptoren; in niedriger Dosierung erfolgt eine Blockade präsynaptischer, dopaminerger Rezeptoren, so daß eine erhöhte Freisetzung von Dopamin erfolgt. Aufgrund dieses Mechanismus werden hemmungs- und depressionslösende Effekte dieser Substanz diskutiert [4, 6, 8, 9, 11, 15, 18]. Zur Zeit werden in unserem Haus 20 Patienten mit Sulpirid in niedriger Dosierung (zwischen 250 und 300 mg/Tag) behandelt (Diagnose s. Tabelle 3). Nach 10 ausgewerteten Fällen ergibt sich bislang folgendes Bild:

In 5 Fällen sehr gute klinische Besserung, in 3 Fällen mäßige bis deutliche Besserung, 2 Therapieversager. Die psychopathologischen Veränderungen sind mittels der BPRS-Skala in Abb. 1 dargestellt.
An Nebenwirkungen traten Unruhezustände, Schlafstörungen, Hyperhidrosis sowie bei einer Patientin eine ausgeprägte Galaktorrhö auf, die durch die Gabe von Bromocryptin gebessert werden konnte.

Tabelle 3. Indikationen und Diagnosen der Sulpiridpatienten

Autismus	
Chronisch-Schizophrene mit Antriebsdefizit (depressiv-apathisch)	
starke extrapyramidal-motorische Nebenwirkungen	

Schizophrener Defektzustand	ICD Nr. 295.6
Hebephrenie	ICD Nr. 295.1
Schizoaffektive Psychose	ICD Nr. 295.7
Atypische (coenästhetische) Schizophrenie	ICD Nr. 295.8

Behandlungsdauer: 4 Wochen
Dosierung: 250–500 mg/Tag
Beurteilung: 2 unabhängige Psychiater nach BPRS
Nebenwirkungen: Unruhe, Galaktorrhö, Hyperhidrosis
Vorbehandlungen: Haloperidol, Flupenthixol, Pimozid, Trifluoperidol, Fluspirilene, Fluphenazin

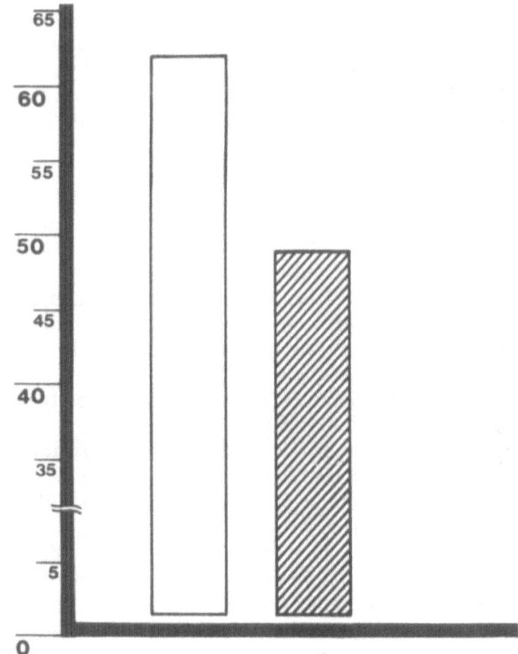

Abb. 1. BPRS-Punktzahl vor (☐) und nach (▨) vierwöchiger Behandlung mit Sulpirid (n = 10)

Zusammenfassend vertreten wir die Meinung, daß bei schizophrenen Psychosen mit maniformen Bildern, Agitiertheit und paranoid-halluzinatorischer Symptomatik, die nicht genügend auf klassische Neuroleptika ansprechen bzw. unter denen die Patienten mit massiven extrapyramidal-motorischen Symptomen reagieren, auch heute unter den bekannten kontrollierten Bedingungen ein Therapieversuch mit Clozapin sinnvoll und erfolgversprechend ist. In der Behandlung schizophrener Defektzustände und anderen Psychosen mit dominierender Minussymptomatik sind durch die Verordnung von Sulpirid in niedriger Dosierung offenbar therapeutische Erfolge möglich. Die Erforschung therapeutischer Möglichkeiten bei diesen schizophrenen Defektzuständen bleibt insbesondere für Klinikpsychiater eine vordringliche Aufgabe.

Literatur

1. Ackenheil A, Bräu H, Burkhart A, Franke A, Pacha W (1976) Akute und chronische Wirkung von Carpipramin, Clozapin, Haloperidol und Sulpirid auf den Stoffwechsel biogener Amine im Rattengehirn. Arzneimittelforsch 26: 11–13
2. Angst J, Bente D, Berner P, Heimann H, Helmchen H, Hippius H (1971) Das klinische Wirkungsbild von Clozapin. Pharmakopsychiatria 4: 201–211
3. Beckmann H, Haas S (1980) High dose diazepam in schizophrenia. Psychopharmacology (Berlin) 71: 79–82
4. Brosteanu ER, Floru L (1980) Untersuchung der visuell evozierten Potentiale bei schizophrenen Patienten unter einer Behandlung mit Sulpirid. Arzneimittelforsch 30: 1306–1309
5. Bürki HR, Eichenberger E, Sayers AC, White TG (1975) Clozapine and the dopamine hypothesis of schizophrenia, a critical appraisal. Pharmakopsychiatria 8: 115–121
6. Collard J (1969) Le sulpiride, un neuroleptique singulier, antiautistique et thymoanaleptique. Sem Hop Paris 45: 3028–3031
7. Costa E, Gessa GL (eds) (1977) Advances in biochemical psychopharmacology. Raven, New York
8. Eckmann F (1974) Klinische Untersuchungen mit Sulpirid bei langjährig hospitalisierten schizophrenen Kranken. Arzneimittelforsch 24: 993–994
9. Elizur A, Davidson S (1975) The evaluation of the anti-autistic activity of sulpiride. Curr Ther Res Clin Exp 18: 578–583
10. Fink M (1979) Convulsive therapy: Theory and practice. Raven, New York
11. Floru L (1974) Erfahrungen in der ambulanten Langzeitbehandlung schizophrener Patienten mit Sulpirid. Therapiewoche 24: 4250–4258
12. Grüter W (1978) Psychosen und Betablocker. In: Kielholz P (Hrsg) Betablocker und Zentralnervensystem. Huber, Bern, S 241–249
13. Jenner P, Marsden CD (1979) The substituted benzamides. A novel class of dopamin-antagonists. Life Sci 25: 479–486
14. Mauthe J, Rether H, Winter E (1980) Die erzwungene Neuroleptikaumstellung. Zur Problematik der Therapie mit Clozapin. Arzneimittelforsch 30: 1209
15. Niskanen P, Tamminen T, Viukari M (1975) Sulpiride vs. amitriptyline in the treatment of depression. Curr Ther Res Clin Exp 17: 281–284
16. Pühringer W, Kocher R, Gastpar M (1979) Zur Frage der Inkompatibilität einer Lithium-Neuroleptika-Kombinationstherapie. Nervenarzt 50: 124–127
17. Rama Rao VA, Bailey J, Bishop M, Cappen A (1981) A clinical and pharmacodynamic evaluation of sulpiride. Psychopharmacologa 73: 77–80
18. Yura R, Kato Y, Shibahara Y et al. (1976) A double blind comparative study of the effects of sulpiride and imipramine on depression. Clin Psychiatry 18: 89–94

Nutzen und Risiken der Clozapinbehandlung von Psychotikern

H. Derichs, A. Gehrmann, E. W. Fünfgeld und G. Ulmar

Das Neuroleptikum Clozapin (Leponex, Abb. 1) ist ein Dibenzodiazepinderivat mit einer Piperanzylseitenkette, das strukturchemisch zu den trizyklischen Neuroleptika gehört. Es ist den Phenothiazinen pharmakologisch ähnlich, unterscheidet sich von diesen jedoch durch das Fehlen extrapyramidal-motorischer Symptome.

Clozapin ist stark antipsychotisch wirksam und hat eine ausgeprägte initial dämpfende Wirkung [3, 12].

Seit dem 1.1. 1979 wird Clozapin in der BRD und Westberlin entsprechend einer Vereinbarung des Herstellers mit dem Bundesgesundheitsamt nur noch im Sinne einer „kontrollierten Anwendung" abgegeben. Ursache für diese Restriktion war ein epidemieartiges Auftreten von z. T. schweren Agranulozytosen unter Clozapinbehandlung im Jahre 1975 in Südwestfinnland. Damals traten unter rund 3000 clozapinbehandelten Patienten 17 Agranulozytosefälle auf, darunter 8 mit letalem Ausgang [1, 2, 4, 8, 9]. Die „kontrollierte Anwendung" bedeutet, daß die Therapie mit Clozapin auf besonders schwere psychotische Störungen beschränkt ist, nämlich 1. wenn die Patienten auf andere Neuroleptika nicht oder völlig unzureichend angesprochen haben; 2. wenn unter anderen Neuroleptika extrapyramidal-motorische Nebenwirkungen aufgetreten waren [3].

Trotz der erheblichen Erschwernisse bei der Clozapinverordnung – die u.a. ein Werbeverbot für diese Substanz einschließt – hat sich während der letzten Jahre in unserer Marburger Klinik häufiger die Notwendigkeit von Therapieversuchen mit Clozapin ergeben, so daß wir im Jahre 1981 eine Klientel von 54 Leponexpatienten überblicken konnten. Im folgenden werden wir über die bei dieser Stichprobe beobachteten klinisch-chemischen und klinischen Nebenwirkungen berichten.

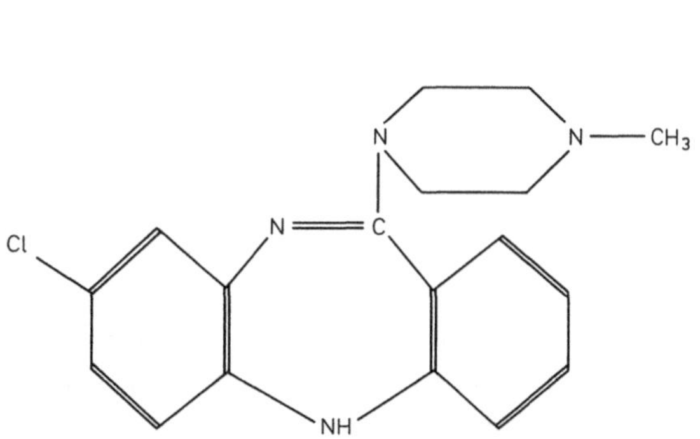

Abb. 1. Clozapin. Summenformel: $C_{18}H_{19}N_4Cl$.
8-chlor-11-(-4-methyl-1-piperazinyl)-
5-H-dibenzo(b,e)(1,4)diazepin

Tabelle 1. Clozapinstudie: Stichprobenzusammensetzung

Patienten	
Gesamtzahl	54
Männer	27
Frauen	27
Diagnosen	
Schizophrenie	85%
Oligophrenie mit Verhaltensstörungen	11%
Akute und chronische Psychosen bei Alkoholismus	7%
Dauer der stationären Behandlung	
< 5 Jahre	17 Patienten
5–15 Jahre	16 Patienten
> 15 Jahre	21 Patienten
Indikationen der Clozapinbehandlung	
Unwirksamkeit anderer Neuroleptika	34 Patienten
Extrapyramidale Nebenwirkungen unter anderen Neuroleptika	19 Patienten
Beide Indikationen	1 Patient

Methodik

Die untersuchte Patientengruppe bestand aus 27 Frauen und 27 Männern, vorwiegend Langzeitpatienten, im psychiatrischen Krankenhaus Marburg (Tabelle 1).

24 Patienten waren jünger als 40 Jahre, 30 waren älter. Bei den gestellten Diagnosen überwogen Schizophrenien mit 85%, 11% waren Oligophrene und 7% alkoholische Psychosen.

Die Dauer der stationären Behandlung betrug weniger als 5 Jahre bei 17 Patienten, zwischen 5 und 15 Jahren bei 16, und mehr als 15 Jahre bei 21 Patienten.

Die Ursache für den Clozapineinsatz waren bei 19 Patienten erhebliche extrapyramidal-motorische Störungen, in 34 Fällen sprachen die Patienten auf eine Behandlung mit anderen Neuroleptika nicht an. Ausdrücklich vermerkt sei noch einmal, daß in allen Fällen z.T. jahrelange Behandlung mit anderen neuroleptischen Medikamenten vorausgegangen war. Bei 4 Patienten war bereits vor Beginn der Clozapintherapie eine passagere Leukopenie festgestellt worden.

Das Medikament wurde per os verabreicht in Dosierungen zwischen 50 und 600 mg/Tag. Die Behandlungsdauer lag zwischen 6 Tagen und fast 5,5 Jahren. 20 der 54 Patienten wurden zeitweilig gleichzeitig mit Phenothiazinen behandelt, und zwar über einen Zeitraum zwischen 2 Wochen und 3,5 Jahren.

Blutbildkontrollen während der Clozapinbehandlung wurden bei der Hälfte der Patienten 2wöchentlich oder häufiger, bei den übrigen Patienten in der Regel monatlich durchgeführt.

Anhand der Krankenblattunterlagen und der Verlaufskurven wurden insgesamt 106 Parameter untersucht, Laborwerte, klinische Symptome oder Krankheitsbilder. Besonderes Augenmerk wurde dabei auf Veränderungen des weißen Blutbildes gerichtet.

Tabelle 2. Laborveränderungen unter Clozapintherapie

	Niedrig- bis mittelhoch- dosierte Behandlung Tag (bis 340 mg/Tag) n = 36	Hochdosierte Behandlung (i. d. R. 600 mg/Tag) n = 18	Behandelte insgesamt (in %) n = 54
Leukopenie	10	4	14 (25,8)
Granulozytopenie	0	1	1 (1,8)
Leukozytose	2	0	2 (3,7)
Eosinophilie	2	4	6 (11,0)
Lymphozytose	1	2	3 (5,5)
Thrombozytose	1	0	1 (1,8)
Knochenmarkhypoplasie	0	2	2 (3,7)
Hb- und Erythrozytenabfall	9	7	16 (29,5)
Leberwertveränderung	4	6	10 (18,4)

Resultate

Bei niedrig- und mittelhochdosiert behandelten Clozapinpatienten (bis 340 mg/Tag) stellten wir 10mal eine Leukopenie fest, wobei sich unter Fortsetzung der Behandlung die Leukozytenzahlen in allen Fällen wieder normalisierten (Tabelle 2).

2 der betroffenen Patienten hatten schon vor Beginn der Clozapintherapie einmal eine passagere Leukopenie entwickelt. Bei 2 Patienten stellte sich eine Leukozytose ein, bei einer weiteren Patientin fanden wir eine Lymphozytose, 1mal eine Thrombozytose und 2mal eine Eosinophilie. In 9 Fällen kam es zum Absinken der Erythrozyten und des Hämoglobins. In 4 Fällen stellten wir Veränderungen der Leberwerte fest. Ein Abbruch der Therapie war in keinem Fall notwendig.

Bei 18 hochdosiert behandelten Patienten (in der Regel 600 mg/Tag) fanden sich 4 Fälle von Leukopenie, 7mal ein Absinken der Erythrozytenzahlen und Hämoglobinabfall. In dieser Gruppe entwickelten 4 Patienten eine Eosinophilie, 2 eine Lymphozytose. Bei 6 dieser Patienten traten Veränderungen der Leberwerte, insbesondere der γ-GT auf.

Weitere Nebenwirkungen sind in Tabelle 3 zusammengefaßt.

Tabelle 3. Klinische und EEG-Nebenwirkungen unter Clozapintherapie

	Niedrig- bis mitteldosierte Behandlung (bis 340 mg/Tag) n = 36	Hochdosierte Behandlung (i. d. R. 600 mg/Tag) n = 18	Behandelte insgesamt (in %) n = 54
Haarausfall	0	1	1 (1,8)
Lidödeme	1	1	2 (3,7)
Hypersalivation	1	0	1 (1,8)
Tachykardie	0	3	3 (5,5)
EEG-Veränderungen	1	1	2 (3,7)
Hautulzera	1	0	1 (1,8)

Bei 2 Patientinnen, die hochdosiert mit Clozapin behandelt wurden, wurde bioptisch eine Knochenmarkhypoplasie festgestellt. Bei beiden Patientinnen fand sich außerdem eine Eosinophilie sowie eine Lymphozytose. Eine dieser Patientinnen zeigte auch eine Granulozytopenie. Die internistische Untersuchung war aufgrund der bei uns gefundenen Laborwerte veranlaßt worden. Beide Patientinnen mußten allerdings wegen der besonderen Schwere ihres psychiatrischen Krankheitsbildes weiterhin unter sorgfältiger Laborkontrolle mit Clozapin behandelt werden. Im Verlauf der Behandlung traten bis zum Stichtag der Untersuchung (30.6. 1981), d.h. innerhalb von 2 Jahren, keine negativen Veränderungen der Laborparameter mehr auf, die ein Absetzen der Therapie erforderlich gemacht hätten. Im gesamten Behandlungszeitraum fühlten sich beide Patientinnen subjektiv wohl.

Diskussion

Auch wenn unsere Untersuchung nur eine begrenzte Patientenzahl umfaßte, kommt den erhobenen Daten u. E. insofern doch Aussagekraft zu, als hier ausschließlich „Therapieversager" anderer Neuroleptika, also besonders schwer erkrankte und zudem in allen Fällen vorbehandelte und z. T. sicher vorgeschädigte Patienten erfaßt sind. Im Vergleich zu nicht mit Clozapin behandelten Patienten unserer Klinik – die in einer Parallelstudie untersucht wurden – waren unerwünschte Wirkungen bei der Therapie mit Leponex nicht häufiger. Vegetative Erscheinungen, wie z. B. Temperaturanstieg und Tachykardie, waren passager oder – wie Hypersalivation – tolerabel, so daß kein Absetzen der Therapie erforderlich wurde. Pathologische Leberwerte fanden sich in unserem Kollektiv bei 10 Patienten (18,5%), was eher niedriger als die bei Neuroleptikalangzeittherapie mitgeteilte Rate ist: Degkwitz et al. [5] fanden 1976 bei 80% der über 10 Jahre mit Neuroleptika behandelten Patienten lebertoxische Wirkungen. Ähnliche Resultate berichteten auch andere Gruppen [6, 7].

Die wohl schwerwiegendste mögliche Nebenwirkung der Clozapintherapie stellt die Störung der Hämatopoese dar. Bei den regelmäßigen Blutbildkontrollen wurden insgesamt 14 Fälle von Leukopenie festgestellt, von denen allerdings 4 bereits vor Beginn der Therapie mit Clozapin aufgetreten waren. In nur einem Fall wurde die Therapie mit Clozapin wegen einer Leukopenie abgebrochen, nach dem Absetzen des Medikamentes fanden sich auch hier wieder Werte im Bereich der Norm. In den übrigen Fällen normalisierten sich die Werte auch unter Fortsetzung der Therapie mit Clozapin wieder.

Therapeutisch bedeutsam ist sicher auch unsere Feststellung, daß bei dringender Indikation auch bei bioptisch gesicherter Knochenmarkshypoplasie die Leponextherapie ohne Schaden für die Patienten fortgesetzt werden kann.

Das relativ häufige Auftreten einer Eosinophilie scheint auf einen immunologischen Prozeß hinzudeuten. Vermutungen, daß eine immunologische Ursache für die Knochenmarksdepression unter Clozapintherapie, aber auch anderen Phenothiazinen – besonders Thioridazin – verantwortlich ist, sind wiederholt, so auch von Idänpään-Heikkilä et al. [8] geäußert worden.

Zusammenfassung

Wir können feststellen, daß unsere Untersuchung keinen Anhalt für erhöhte Lebertoxizität bzw. Hämatotoxizität des Clozapins im Vergleich mit anderen Neuroleptika vom Phenothiazintyp ergeben hat. Ähnliche Resultate wurden kürzlich auch von anderen Autoren berichtet [10, 13].

Unter routinemäßigen Laborkontrollen, engmaschiger in den ersten 18 Behandlungswochen, lassen sich schwerwiegende Nebenwirkungen rechtzeitig erkennen und irreparable Schäden vermeiden. Unter diesen Kautelen sollte Clozapin wegen seiner ausgeprägten antipsychotischen Wirkung bei guter klinischer Verträglichkeit wieder in breiterem Maße in Klinik und nervenärztlicher Praxis eingesetzt werden (vgl. hierzu auch [10, 11, 13, 14]). Inwieweit über die vom Hersteller empfohlenen gewissenhaften Laborkontrollen hinaus weitere Anwendungsrestriktionen i. S. einer „kontrollierten Anwendung" vonnöten sind, sollte anhand einer ausreichenden Fallzahl erneut überprüft werden. Unsere Untersuchung ließe sich insofern als Mosaikstein einer wünschenswerten größeren epidemiologischen Studie auffassen.

Literatur

1. Amsler HA, Teerenhovi L, Barth E, Harjula K, Vuopio P (1978) Agranulocytosis in patients treated with clozapine. A study of the finnish epidemid. Acta Psychiatr Scand 56: 241–248
2. Andermann B. Griffith RW (1977) Clozapine – induced agranulocytosis: A situation report up to august 1976. Eur J Clin Pharmacol 11: 199–201
3. Benkert O, Hippius H (1980) Psychiatrische Pharmakotherapie, 3. Aufl. Springer, Berlin Heidelberg New York
4. De La Chapelle A, Kari C, Nurminen M, Hernberg S (1977) Clozapine – induced agranulocytosis. A genetic and epidemiologic study. Hum Genet 37: 183–194
5. Degkwitz R, Consbruch U, Haddenbrock S, Neusch B, Oehlert W, Unsöld R (1976) Therapeutische Risiken bei der Langzeitbehandlung mit Neuroleptika und Lithium. Nervenarzt 47: 81–87
6. Fischer-Cornelssen K, Ferner U, Steiner H (1974) Multifokale Psychopharmakaprüfung (Multihospital trial). Arzneimittelforsch 24: 1006–1007, 1706–1724
7. Gerlach J, Koppelhus P, Helwig E, Monrad A (1974) Clozapine and haloperidol in a single blind cross over trial: Therapeutic and biochemical aspects in the treatment of schizophrenia. Acta Psychiatr Scand 50: 410–424
8. Idänpään-Heikkilä J, Alhava E, Olkinuora M, Palva IP (1975) Clozapine and agranulocytosis. Lancet II: 611
9. Idänpään-Heikkilä J, Alhava E, Olkinuora M, Palva IP (1977) Agranulocytosis during treatment with clozapine. Eur J Clin Pharmacol 11: 193–198
10. Kierkegaard A, Hammershøj E, Østergård P (1982) Evaluation of side effects due to clozapine in long-term treatment of psychosis. Arzneimittelforsch 32: 465–468
11. Lange E, König L, Kühne GE, Liefke T (1976) Klinische Erfahrungen mit Leponex. Psychiatr Neurol Med Psychol (Leipz) 27: 360–365
12. Sayers AC, Amsler HA (1977) Clozapine. Pharmacological and biochemical properties of drug substances. Am Pharmaceut Assoc Acad Pharmaceut Sci 1: 1–31
13. Steinbauer G, Diehl LW (1980) Anmerkungen zu Clozapin. Nervenarzt 51: 373–374
14. Tschan M, Neuhaus K (1978) Knochenmarksschädigung durch Medikamente: Abklärung, therapeutische und prophylaktische Maßnahmen. Praxis 67: 1124–1128

Epitherapie mit Fluspirilen beim hirnorganischen Psychosyndrom – Eine placebokontrollierte Doppelblindstudie

E. Lehmann, K. Heinrich, E. Kinzler und R. Bremberger

Fragestellung

Die Pharmakotherapie des hirnorganischen Psychosyndroms beinhaltet neben der internistischen Basisbehandlung häufig die Therapie mit Psychopharmaka [10].

Die Frage der Anwendung von Neuroleptika bei hirnorganisch bedingten psychischen Veränderungen im höheren Lebensalter wird kontrovers beantwortet. Die Auffassungsunterschiede reichen von fast völliger Ablehnung neuroleptischer Therapie somatogener psychischer Störungen [1], über unterschiedlich differenzierte Empfehlungslisten nach Zielsymptomen und -populationen [4, 6, 9] bis hin zu eher pragmatischer Anwendung in Klinik und Praxis.

Für einige Neuroleptika, z. B. Haloperidol, Melperon oder Thioridazin, liegen zu dieser Frage relevante Untersuchungen vor, nicht aber für das Depotneuroleptikum Fluspirilen, das alternativ zu anderen Neuroleptika im Sinne einer Epitherapie zur internistischen Basistherapie eingesetzt wird.

Wir haben für diese Substanz den Beweis angestrebt, daß die wöchentliche Gabe von 2 mg Fluspirilen (1 ml) bei erregten, ängstlichen, feindseligen und paranoiden Patienten zusätzliche Besserung bewirkt, wenn man sie neben der internistischen Therapie anwendet.

Kann eine solche Epitherapie diese Patienten kooperativer, entspannter, selbständiger und kontaktfähiger machen? Oder erfahren die Patienten dadurch eher eine Einschränkung ihrer Leistungs- und Erlebnisfähigkeit?

Methode

Patienten

In die Untersuchung wurden stationäre Patienten mit Störungen im Erlebens- und Verhaltensbereich, die Ausdruck eines hirnorganischen Psychosyndroms sind (14 Männer und 36 Frauen), aufgenommen. Das Durchschnittsalter betrug 77 Jahre. Die Aufmerksamkeits- und Gedächtnisstörungen im Sinne des Syndromkurztests [3] waren bei einem Durchschnittswert von 18 mittelschwer ausgeprägt.

Hochgradig aggressive, suizidale und stark negativistische Patienten sowie in starkem Maße apathische Patienten waren ausgeschlossen. Bettlägerige und körperlich akut kranke Patienten, Patienten mit Intoxikationen, Parkinson-

262

Syndromen, Zuständen nach apoplektischem Insult, malignen Prozessen, starken Hör- oder Sehschwächen wurden ebenfalls nicht in die Studie aufgenommen.

Versuchsplan

Wir realisierten einen unabhängigen Zweizufallsgruppenplan mit einer Gruppe, die zusätzlich zur internistischen Basistherapie Fluspirilen erhielt, und einer zweiten Gruppe, die zusätzlich zur internistischen Basistherapie Placebo erhielt. Beide Gruppen umfaßten je 25 Patienten und wurden nach einem Meßwiederholungsplan 3mal untersucht.

An den 3 Meßtagen des Meßwiederholungsplanes wurden vor der ersten Injektion am Tag 1, und 2 Tage nach jeder Injektion am Tag 3 und am Tag 10 der psychische Befund des AGP [2], die geriatrische Skala von Plutchik et al. [7], eine Skala für extrapyramidale Symptome [12] und eine Nebenwirkungsliste ausgefüllt. An diesen Tagen bearbeiteten die Patienten auch den Syndromkurztest zur Erfassung von Aufmerksamkeits- und Gedächtnisstörungen und das Steckbrett, das feinmotorisches Geschick prüft [5]. Vor und nach den 2 Injektionen mit der Prüfmedikation oder Placebo wurden jedesmal die Laborwerte und der Urinbefund erhoben.

Auswertung

Die Gesamtbeurteilung des Therapieergebnisses wurde mit χ^2 bewertet.

Für die Test-, Skalen- und Laborwerte wurden komplexe Kovarianzanalysen mit den Ausgangswerten je Variable als Kovariable gerechnet [13]. Präparatwirkungen erschienen in dieser Analyse als statistische Haupteffekte des Präparatfaktors und als Interaktionen des Faktors „Meßwiederholung" mit dem Faktor „Präparat".

Beim statistischen Präparathaupteffekt (Präp) wird die Wirkung über die Meßzeitpunkte gemittelt.

Die Wirkung des Meßwiederholungsfaktors Behandlungsdauer (BD) wird nach der Mittelung beider Präparatbedingungen bestimmt.

Ergebnisse

Globales Arzturteil

Die Gruppendifferenzen in der globalen Beurteilung des therapeutischen Effektes durch den Arzt erwiesen sich zu beiden Meßzeitpunkten als hoch signifikant (p < 0,01) (Tabelle 1 u. 2).

Die mit Fluspirilen behandelten Patienten wurden sowohl 3 wie auch 10 Tage p.a. sehr viel häufiger als gebessert eingestuft als die mit Placebo behandelten Patienten.

Tabelle 1. Globales Arzturteil 3 Tage p. a.

Besserung Komedikation	Gebessert	Nicht gebessert
Placebo	5	20
Fluspirilen	17	8

Tabelle 2. Globales Arzturteil 10 Tage p. a.

Besserung Komedikation	Gebessert	Nicht gebessert
Placebo	6	19
Fluspirilen	23	2

AGP-System

Das AGP-System ist das Dokumentationssystem der Arbeitsgemeinschaft für Gerontopsychiatrie. Es ist eine geschlossene Dokumentation für psychisch Alterskranke, die auf der Grundlage des AMDP-Systems entwickelt wurde.

Die Items des AGP-Systems wurden analog zur Skalenbildung beim AMDP-System [11] zu Syndromen verdichtet.

Fluspirilen besserte in Differenz zu Placebo die AGP-Syndrome Ängstlichkeit, Hostilität, das paranoide, das somatisch-depressive, das manische und das hypochondrische Syndrom.

Ängstlichkeit

Das AGP-Syndrom Ängstlichkeit wird als Summe aller Itemausprägungen folgender Items gebildet: ratlos, ängstlich, gereizt, gespannt, innerlich unruhig, motorisch unruhig, Einschlafstörungen, Durchschlafstörungen.

Fluspirilen reduziert im Unterschied zu Placebo die Ängstlichkeit, wie der bei $p < 0{,}01$ sehr signifikante Präparathaupteffekt ausweist.

Es besteht eine bei $p < 0{,}001$ hochsignifikante Wechselwirkung zwischen den Faktoren Präparat und Behandlungsdauer, weil der Zeit- Wirkungsverlauf unter Placebo sehr verschieden von dem unter Fluspirilen ist. Während die Placebogruppe vom 3. auf den 10. Behandlungstag eher ängstlicher wird, nimmt die Ängstlichkeit unter Fluspirilen weiter ab.

Der Behandlungsdauereffekt (BD) ist nicht signifikant, da sich zwischen dem 3. und 10. Tag der Rückgang der Ängstlichkeit unter Fluspirilen und ihr Anstieg unter Placebo die Waage halten (Abb. 1).

Hostilitätssyndrom

Das Hostilitätssyndrom setzt sich aus folgenden Items zusammen: mißtrauisch/feindselig, negativistisch, Aggressionstendenzen und -handlungen,

264

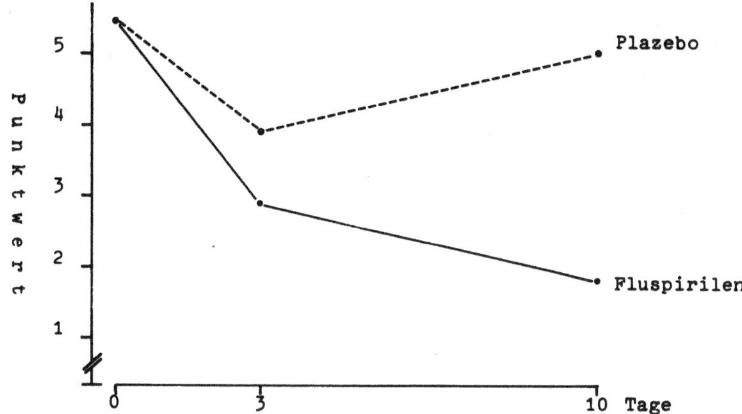

Abb. 1. AGP-Angstskalierung. Kovarianzanalytisch korrigierte Mittelwerte: Wirkung der Injektion von je 2 mg Fluspirilen an den Tagen 1 und 8 auf die Angstskalierung im AGP (Präp = **, BD n.s., Präp·BD = ***)

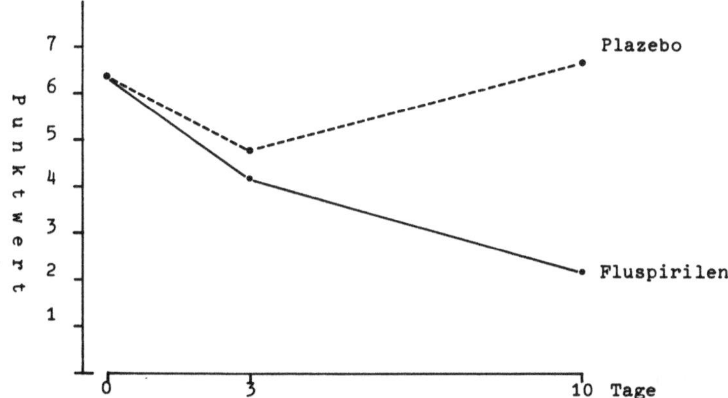

Abb. 2. AGP-Hostilitätssyndrom. Kovarianzanalytisch korrigierte Mittelwerte: Wirkung der Injektion von je 2 mg Fluspirilen an den Tagen 1 und 8 auf das Hostilitätssyndrom im AGP (Präp = **, BD n.s., Präp·BD = ***)

mürrisch-gereizt/dysphorisch, gespannt, Mangel an Krankheitseinsicht, Ablehnung der Behandlung, Mangel an Krankheitsgefühl, motorisch unruhig.

Ähnlich den Verhältnissen für die Ängstlichkeit reduziert Fluspirilen die Hostilität. Während die Hostilität unter Placebo vom 3. auf den 10. Tag zunimmt, nimmt sie unter Fluspirilen weiter ab, was als hochsignifikante Wechselwirkung zwischen den Faktoren Präp und BD erscheint (Abb. 2).

Paranoides Syndrom

Zum paranoiden Syndrom leisten folgende Items einen Beitrag: Wahnwahrnehmung, Wahneinfall/Wahngedanken, affektiv inadäquat, eingeengt, Vor-

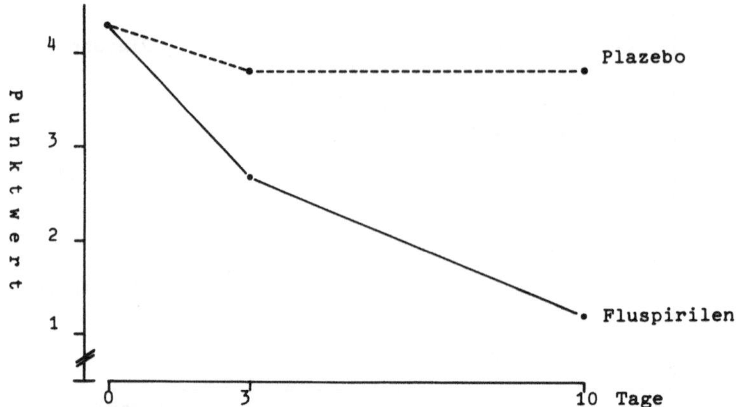

Abb. 3. AGP-paranoides Syndrom. Kovarianzanalytisch korrigierte Mittelwerte: Wirkung der Injektion von je 2 mg Fluspirilen an den Tagen 1 und 8 auf das paranoide Syndrom im AGP (Präp = ***, BD = **, Präp · BD = **)

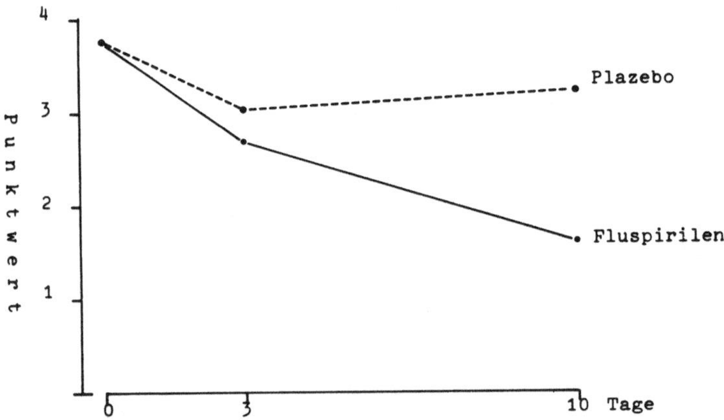

Abb. 4. AGP-somatisch-depressives Syndrom. Kovarianzanalytisch korrigierte Mittelwerte: Wirkung der Injektion von je 2 mg Fluspirilen an den Tagen 1 und 8 auf das somatisch-depressive Syndrom im AGP (Präp = *, BD = (*), Präp · BD = *)

beireden, Beziehungswahn, Größenwahn, inkohärent/zerfahren und/oder Sprachzerfall/Neologismen, Beeinträchtigungs-/Verfolgungswahn.

Im Sinne eines Haupteffektes der BD kommt es zwischen dem 3. und 10. Tag zu einem sehr signifikanten Rückgang der paranoiden Symptomatik. Der Rückgang ist unter Fluspirilen insgesamt hoch signifikant stärker (Präp) und progredienter (Präp · BD) als unter Placebo (Abb. 3).

Somatisch-depressives Syndrom

Das somatisch-depressive Syndrom wird von folgenden Items gebildet: Einschlafstörungen, Durchschlafstörungen, Verkürzung der Schlafdauer, Krank-

266

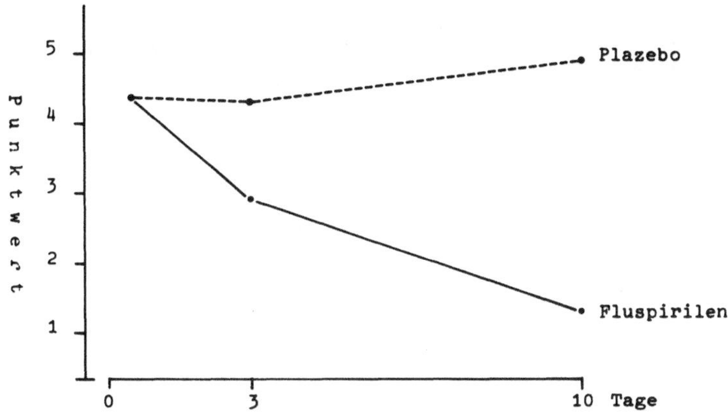

Abb.5. AGP-manisches Syndrom. Kovarianzanalytisch korrigierte Mittelwerte: Wirkung der Injektion von je 2 mg Fluspirilen an den Tagen 1 und 8 auf das manische Syndrom im AGP (Präp = **, BD n. s., Präp · BD = ***)

heitsgefühl, Appetit vermindert, abends besser, Suizidtendenzen, -handlungen, Sexualität vermindert.

Fluspirilen reduziert das somatisch-depressive Syndrom (Präp). Anders als unter Placebo kommt es unter Fluspirilen mit fortschreitender Behandlungsdauer zu einem fortschreitenden Rückgang der somatisch-depressiven Symptomatik (Präp · BD) (Abb. 4).

Manisches Syndrom

Zum manischen Syndrom gehören die Items: gehoben/euphorisch und/oder ekstatisch-verzückt, beschleunigt/ideenflüchtig, logorrhoisch, Kontakt vermehrt, läppisch, gesteigertes Selbstwertgefühl, antriebsgesteigert, inkohärent/zerfahren und/oder Sprachzerfall/Neologismen, motorisch unruhig.

Fluspirilen reduziert das manische Syndrom sehr signifikant stärker als Placebo (Präp). Während es unter Placebo vom 3. auf den 10. Behandlungstag keinen Rückgang gibt, ist der Rückgang unter Verum fortschreitend (Abb. 5).

Hypochondrisches Syndrom

Das hypochondrische Syndrom wird durch folgende Items definiert: klagsam/jammerig, Hypochondrie, Störung der Vitalgefühls, hypochondrischer Wahn/Verarmungswahn, umständlich, Gefühl der Gefühllosigkeit, ängstlich.

Fluspirilen reduziert das hypochondrische Syndrom, was sich im signifikanten Präparathaupteffekt (Präp) und in der signifikanten Wechselwirkung zwischen den Faktoren Präparat und Behandlungsdauer (Präp · BD) ausdrückt (Abb. 6).

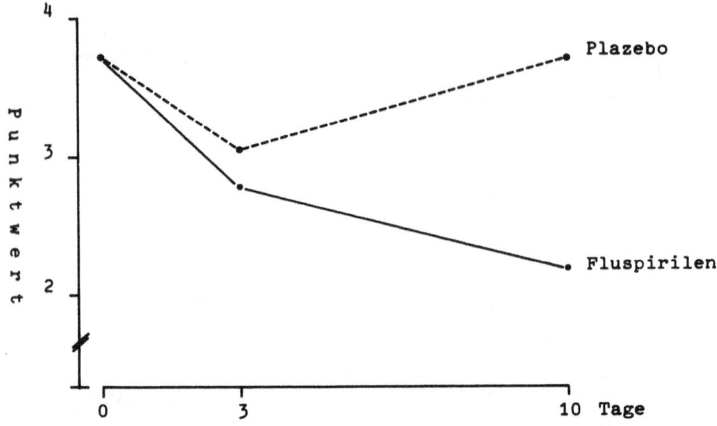

Abb. 6. AGP-hypochondrisches Syndrom. Kovarianzanalytisch korrigierte Mittelwerte: Wirkung der Injektion von je 2 mg Fluspirilen an den Tagen 1 und 8 auf das hypochondrische Syndrom im AGP (Präp = *, BD n.s., Präp · BD = *)

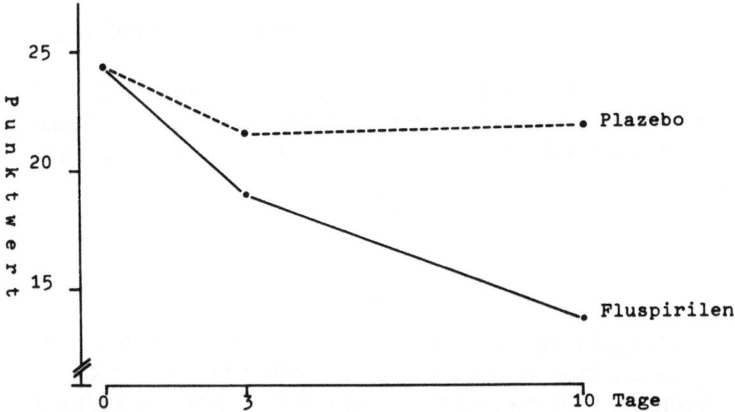

Abb. 7. PLUT-Gesamtrohwert. Kovarianzanalytisch korrigierte Mittelwerte: Wirkung der Injektion von je 2 mg Fluspirilen an den Tagen 1 und 8 auf den PLUT-Gesamtrohwert (Präp = *, BD = *, Präp · BD = *)

Plutchik Geriatric Rating Scale (PGRS)

Auch das Rating des Pflegepersonals nach Plutchik et al. [7] wies eine Überlegenheit von Fluspirilen über Placebo aus.

Gesamtwert der PGRS

Es kommt bei Mittelung über beide Präparatgruppen zu einer Besserung des psychischen und sozialen Funktionsniveaus, wie es Inhalt der PGRS ist (BD). Dabei ist Fluspirilen dem Placebo überlegen, wie der signifikante Präparat-

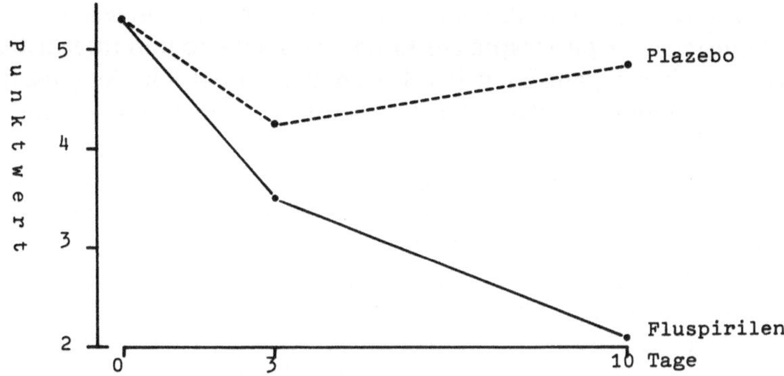

Abb. 8. PlUT-reduziertes Selbstversorgungsverhalten. Kovarianzanalytisch korrigierte Mittelwerte: Wirkung der Injektion von je 2 mg Fluspirilen an den Tagen 1 und 8 auf reduziertes Selbstversorgungsverhalten (Präp = *, BD n. s., Präp · BD = *)

haupteffekt (Präp) und die signifikante Wechselwirkung (Präp · BD) ausweisen (Abb. 7).

PGRS – reduziertes Selbstversorgungsverhalten

Das Pflegepersonal beobachtete in der mit Fluspirilen epitherapierten Gruppe eine fast völlige Wiederherstellung des eingangs reduzierten Selbstversorgungsverhaltens im Sinne der PGRS, was im statistischen Präparathaupteffekt (Präp) und in der Wechselwirkung (Präp · BD) seinen Niederschlag findet (Abb. 8).

Leistungsmasse

Für die mit dem Syndromkurztest und mit dem Steckbrett erfaßten Leistungen ließen sich weder zugunsten noch zuungunsten von Fluspirilen Wirkungen nachweisen.

Nebenwirkungen

Auch für die extrapyramidalen und die anderen erfaßten Nebenwirkungen ließen sich keine Differenzen zwischen Fluspirilen und Placebo nachweisen. Es unterschied sich nicht der Gebrauch von Antiparkinsonmitteln nach Häufigkeit oder Menge.

Diskussion

Nachdem wir an früherer Stelle [8] den Nutzen eines niedrig dosierten, oral verabreichten Neuroleptikums in der Behandlung des organischen Psychosyn-

269

droms nachweisen konnten, machen wir hier den Nutzen des Depotpräparates Fluspirilen als Epitherapie zur klinisch angewendeten internistischen Basistherapie des hirnorganischen Psychosyndroms deutlich. Augenscheinlich ist, daß die so behandelten Patienten kooperativer, umgänglicher und behandelbarer sind.

Die unter stationären Bedingungen intensive internistische Basisbehandlung mag eventuelle Risiken einer Depotneuroleptikatherapie des organischen Psychosyndroms anders als bei ambulanter Therapie reduzieren. Wir hatten aber bei der Auswahl unserer Patienten und der verwendeten Dosierung keinen Hinweis auf solche Risiken. Die Reduzierung von Mißtrauen und Negativismus durch die Epitherapie mit Neuroleptika ist auch im ambulanten Bereich erwünscht, öffnet sie doch die Patienten häufig erst für eine Mitarbeit im Rahmen der internistischen Basistherapie.

Literatur

1. Albert E (1980) Späte extramyramidale Hyperkinesen nach Langzeitmedikation mit Neuroleptika. Jansen Symp 9: 34–49
2. Ciompi L, Kanowski S (1981) Dokumentationssystem der Arbeitsgemeinschaft für Geronto Psychiatrie (AGP). In: CIPS (Hrsg) Internationale Skalen für die Psychiatrie. Beltz, Weinheim
3. Erzigkeit H (1977) Der Syndrom-Kurztest. Vless-Test, Vaterstetten
4. Hollister LE (1975) Drugs for mental disorders of old age. JAMA 234/2: 195–198
5. Janke W (1977) Psychodiagnostische Methoden in der Human-Psychopharmakologie, Sandoz, Nürnberg
6. Kretschmar JH (1977) Psychopharmaka bei alten Patienten. Therapiewoche 27: 1345–1352
7. Plutchik R et al., Conte H, Lieverman M, Bakur M, Grossman Z, Lehrman N (1981) Plutchik geriatric rating scale. In: CIPS (Hrsg) Internationale Skalen für Psychiatrie. Beltz, Weinheim
8. Preissner K, Kinzler E, Lehmann E (1981) Neuroleptische Komedikation in der Gerontopsychiatrie. Therapiewoche 31: 8461–8466
9. Salzman A et al, Shader RI, van der Kolk B (1976) Clinical psychopharmacology and the elderly patient. NY State J Med 76: 33–44
10. Salzman C, van der Kolk B (1980) Psychotropic drug prescriptions for elderly patients in a general hospital. J Am Geriatr Soc 28/1: 18–22
11. Tegeler J, Lehmann E, Quadbeck H (1980) Teststatistischer Vergleich von Fremdbeurteilungs- (AMP) und Selbstbeurteilungsverfahren (EWL-K) bei Schizophrenen. Arzneimittelforsch 30/8: 1210
12. Webster DD (1968) Critical analysis of the disability in Parkinson's disease. Mod Treat 5: 257–282
13. Winer BJ (1971) Statistical principles in experimental design. McGraw-Hill

Zur zentralen Wirkung hoher Benzodiazepindosen: Quantitative Pharmako-EEG- und psychometrische Studien mit Prazepam

B. Saletu, J. Grünberger, L. Linzmayer und W. Sieghart

Einleitung

Bei der Untersuchung von 100 meist endogen-depressiven Patienten während der Behandlung mit ungewöhnlich hohen Prazepamdosen (die durchschnittliche Tagesdosis lag zwischen 20 und 90 mg und reichte bis zu 200 mg/Tag) beobachtete Mall [14] einen durchschnittlichen bis deutlichen therapeutischen Effekt bei über 80% der Patienten. Die Besserung begann bereits nach wenigen Tagen der Medikamentenverabreichung und war außer durch eine Hebung der Stimmung durch eine Abnahme der Angstsymptome und eine Zunahme des Antriebes gekennzeichnet. Die Nebenerscheinungen waren eher gering und bestanden hauptsächlich in der bekannten Müdigkeit während des Tages, Schwindel, Ataxie und Dämpfung. Es erhebt sich die Frage, ob die beobachtete Wirkung wirklich eine antidepressive war oder ob sie der bekannten Anxiolyse entsprach. Als nun Beckmann u. Haas [1] kürzlich auch über antipsychotische Wirkung von ultrahohen Diazepamdosen bei Schizophrenen berichteten, waren wir sehr daran interessiert zu erforschen, ob sich nicht hohe Benzodiazepindosen von niederen hinsichtlich ihrer zentralen Effekte, die mit Hilfe des quantitativ analysierten EEG gemessen werden, unterscheiden. Letzteres hat sich zu einem sehr wertvollen Verfahren für die Klassifikation psychotroper Substanzen und für die Bestimmung von Dosis-Wirkungs-Relationen psychoaktiver Substanzen auf ihr Zielorgan – das menschliche Gehirn [3, 8, 10, 19, 20, 21] entwickelt. Es war daher das Ziel der vorliegenden doppelblinden, placebokontrollierten Studie, mit Hilfe von Spektralanalyse des EEG als auch mit psychometrischen und Blutspiegelanalysen die enzephalotropen und psychotropen Wirkungen von hohen oralen Einzeldosen von Prazepam[1] (75 mg und 150 mg) im Vergleich zu einer Standarddosierung (20 mg Prazepam) und 2 Vergleichsantidepressiva (75 mg Amitriptylin und 75 mg Desipramin) bei normalen Versuchspersonen zu untersuchen.

Population und Methodik

Demographische Daten und Medikamente

10 gesunde männliche Versuchspersonen zwischen 19 und 24 Jahren (Durchschnittsalter: 23 Jahre) mit einem Gewicht von 68–81 kg (durchschnittliches

---

1 Prazepam und das Vergleichspräparat wurden freundlicherweise von der Firma Goedecke, Freiburg/Breisgau, Deutschland zur Verfügung gestellt

Gewicht: 75 kg) und einer Größe von 179–190 cm ($\bar{x} = 183$ cm) nahmen an einer doppelblinden, placebokontrollierten Studie teil. Sie durften keine psychoaktiven Medikamente 3 Wochen vor und während der Dauer der Studie einnehmen. In randomisierter Reihenfolge erhielten sie in 2wöchigen Intervallen orale Einzeldosen von 20 mg, 75 mg und 150 mg Prazepam, Placebo sowie 75 mg Amitriptylin und 75 mg Desipramin als Vergleichsantidepressiva. Um die wohlbekannte Vigilanzverringerung nach schweren Mahlzeiten zu verhindern, erhielten die Probanden am Aufnahmetag alle 2 h einen Imbiß. Nach eingehender Information erhielten wir von den Probanden, die für ihre Tätigkeit bezahlt wurden, eine schriftliche Zustimmungserklärung.

Methoden

Plasmaproben, EEG-Aufnahmen, Messungen des Blutspiegels, der Pulsfrequenz, des Blutdruckes und der Nebenerscheinungen wurden vor und nach 1, 2, 4, 6, 8 und 10 h oraler Medikamentenverabreichung (9 Uhr) durchgeführt. Die Untersuchungen mit psychometrischen Tests fanden in der 0., 2., 4., 6., 8. und 10. h statt.

a) *Plasmaspiegelbestimmungen.* 10 ml venöses Blut wurde in heparinisierten Plastikröhrchen gesammelt und sofort abzentrifugiert. Anschließend wurde das Plasma gefroren und bei $-20\,°C$ bis zur Analyse gelagert. Für die Plasmaspiegelbestimmung wurde eine gegenüber der ursprünglichen Methode von Skolnick et al. [24] leicht abgeänderte Rezeptorbindungsmethode verwendet (Drexler et al. in Vorbereitung).

100–200 µl Plasma wurden an Baker-RP-18-Minisäulchen absorbiert, die Säulen wurden gewaschen und die Benzodiazepine wurden anschließend mit Aceton eluiert. Das Aceton wurde über Nacht abgedampft. Mehrere Standardkonzentrationen von Nordiazepam wurden zu Kontrollserum pipettiert, und diese Proben wurden anschließend wie die Plasmaproben der Probanden behandelt. Die Konzentration der Benzodiazepine in den Proben wurde mittels einer Radiorezeptormethode bestimmt. Dabei wurde die Verdrängung von an Membranen des Rattenkortex gebundenen 3H-Flunitrazepam durch die in den Plasmen befindlichen Benzodiazepinen und ihre rezeptoraktiven Metaboliten gemessen. Diese Methode erlaubte eine genaue Bestimmung der in den Plasmen befindlichen Benzodiazepinen in Form von Nordiazepamäquivalenten, sofern die Rezeptoraktivität aller im Plasma befindlichen Benzodiazepine größer als die von 24 ng Nordiazepam/ml war.

b) *Quantitative EEG-Untersuchungen* bestanden aus einem 3minütigen vigilanzkontrollierten EEG (V-EEG) und einem 3minütigen Ruhe-EEG (R-EEG), das auf einem Beckmann-R-611-8-Kanal-Polygraphen (oberer Frequenzbereich 100 Hz; Zeitkonstante 0,3 s; Frequenzbereich 0,5–100 Hz) aufgenommen wurde. Während der Ableitung des V-EEG versuchte die EEG-Assistentin die Vigilanz der Versuchsperson so konstant wie möglich zu halten; so bald Dämmerschlafmuster auftauchten, wurde die Versuchsperson aufgemuntert. Die Versuchsperson lag mit geschlossenen Augen in entspannter Lage auf einem

Bett in einem Faradayschen Käfig. Die Kopfhautelektroden wurden nach dem internationalen 10/20-System angebracht. Die O_2-C_z-Ableitung und 3 weitere Ableitungen (O_1-C_z, P_3-C_z, P_4-C_z) wurden auf einem Hewlett-Packard-3968-Bandspeicher aufgenommen (Cut-off-Frequenz 212 Hz, Bandgeschwindigkeit 17/8 in./s) und mittels eines Intertechnique-Plurimat-S-Computersystems anhand von Spektralanalyseprogrammen analysiert. Letzteres erlaubt die Analyse von 5-s-Epochen, die zu 20-s-Zeitabschnitten zusammengefaßt werden, wobei eine Quantifizierung von 38 Variablen möglich ist: Der dominanten Frequenz, der relativen und absoluten Power in der dominanten Frequenz; der totalen Power, der absoluten und relativen Power in 13 verschiedenen Frequenzbändern; weiter des Centroids (AF) und seiner Abweichungen (FD) der kombinierten δ- und ϑ-, α- und β-Bänder und der Totalaktivität (T). Die Abtastrate war 200 Hz. Jeder 20-s-Zeitabschnitt mit Muskelbewegungs- oder Augenartefakten wurde aus der Analyse ausgeschlossen.

c) *Psychometrische Tests* beinhalteten den alphabetischen Durchstreichtest von Grünberger [6] zur Bestimmung der quantitativen Aspekte (GM) und qualitativen Aspekte (F%) der Aufmerksamkeit als auch der Aufmerksamkeitsvariabilität, den Feinmotoriktest von Grünberger [6], die Reaktionszeit (in ms) gemessen mit dem Wiener Reaktionsgerät, die komplexe Reaktionszeit, die mit Hilfe des Wiener Determinationsgeräts von Schuhfried bestimmt wird, die kritische Flimmer Frequenz (CFF, absteigendes Verfahren), den Nacheffekt (Archimedesspirale), die Von-Zerssen-Befindlichkeitsskala [26] zur Objektivierung der Befindlichkeit, ein Polaritätsprofil zur Objektivierung der Veränderungen der Affektivität und das Zahlengedächtnis.

d) Die *klinischen Untersuchungen* beinhalteten die Messung der Pulsfrequenz, des systolischen und diastolischen Blutdrucks (in sitzender Position) und die Erhebung von somatischen Befunden und Nebenerscheinungen.

e) Die *statistische Analyse* beinhaltete MANOVA, ANOVA, den t-Test, den Newman-Keuls-Test, Friedman's Rang Varianzanalyse und den multiplen Wilcoxon-Test.

Ergebnisse

Blutspiegeluntersuchungen

Die Blutspiegelanalyse, die mit Hilfe des Radiorezeptorassay durchgeführt wurde, zeigte nach oralen Prazepamdosen eine dosisabhängige Zunahme in den Nordiazepamspiegeln bis zur 6. h und danach einen plateauartigen Verlauf (Abb. 1). Die Gipfelwerte nach 20 mg Prazepam lagen zwischen 123 und 210 ng/ml ($\bar{x} = 140$, s $= 30$ ng/ml), nach 75 mg Prazepam zwischen 280 und 680 ng/ml ($\bar{x} = 446$, s $= 140$ ng/ml) und nach 150 mg Prazepam zwischen 510 und 1840 ($\bar{x} = 953$, s $= 399$ ng/ml). Nach 20 mg Prazepam gipfelt bei 2 Versuchspersonen der Blutspiegel in der 6. h und bei 4 Versuchspersonen in der 8. und 10. h ($\bar{x} = 8,4$ h, s $= 1,6$ h); nach 75 mg Prazepam erreichte bei 2 Probanden der Blutspiegel in der 4., bei 3 Probanden in der 6., bei 2 Probanden in der 8.,

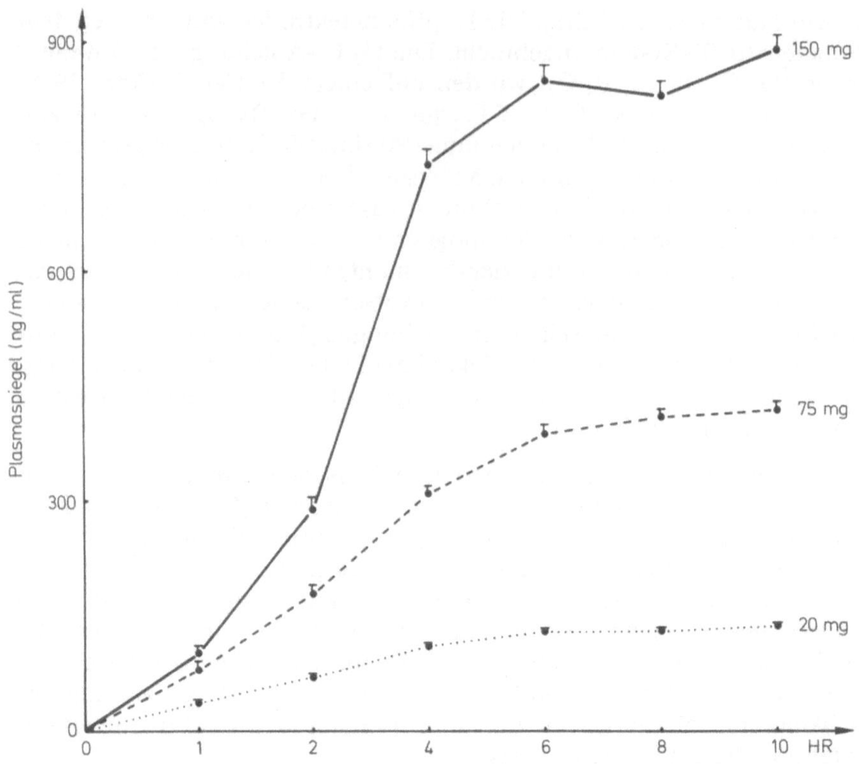

Abb. 1. Plasmakonzentrationen von Nordiazepamäquivalenten ($\bar{x}$ und s) nach der Verabreichung einer oralen Einzeldosis von 20 mg, 75 mg, 150 mg Prazepam (n = 10)

und bei 3 Probanden in der 10. h den Gipfel ($\bar{x} = 7{,}8$, $s = 2{,}3$ h); nach 150 mg Prazepam wurde von 4 Probanden in der 4., von einem Probanden in der 6. und von 4 anderen Probanden in der 8. h der Blutspiegelgipfel erreicht ($\bar{x} = 7$ h, $s = 2{,}9$).

Pharmako-EEG-Befunde

Quantitative V-EEG-Veränderungen

Mit Hilfe der Varianzanalyse und des Newman-Keul-Tests konnte nach 20 mg Prazepam eine Zunahme in der β-Aktivität, insbesondere im 16- bis 20-Hz-Bereich, weiter eine Zunahme im Centroid und seiner Abweichung als auch

Abb. 2. Veränderungen der relativen Power (V = EEG) nach 20 mg, 75 mg und 150 mg Prazepam im ▷ Vergleich mit Placebo (n = 10). 10 Frequenzbänder als auch das Centroid *(AF)* und seine Abweichung *(FD)* der totalen Aktivität *(T)* sind in der *Abszisse* dargestellt. Veränderungen in diesen Maßen im Vergleich zu Placebo werden in t-Werten ausgedrückt und sind in der *Ordinate* eingezeichnet. Die *Nullinie* stellt das Placebo dar. Man kann sehen, daß Prazepam dosisabhängig zu einer Zunahme der β-Aktivität, einer Abnahme der α-Aktivität als auch zu einer Zunahme des Centroids und seiner Abweichung im Vergleich zu Placebo führt

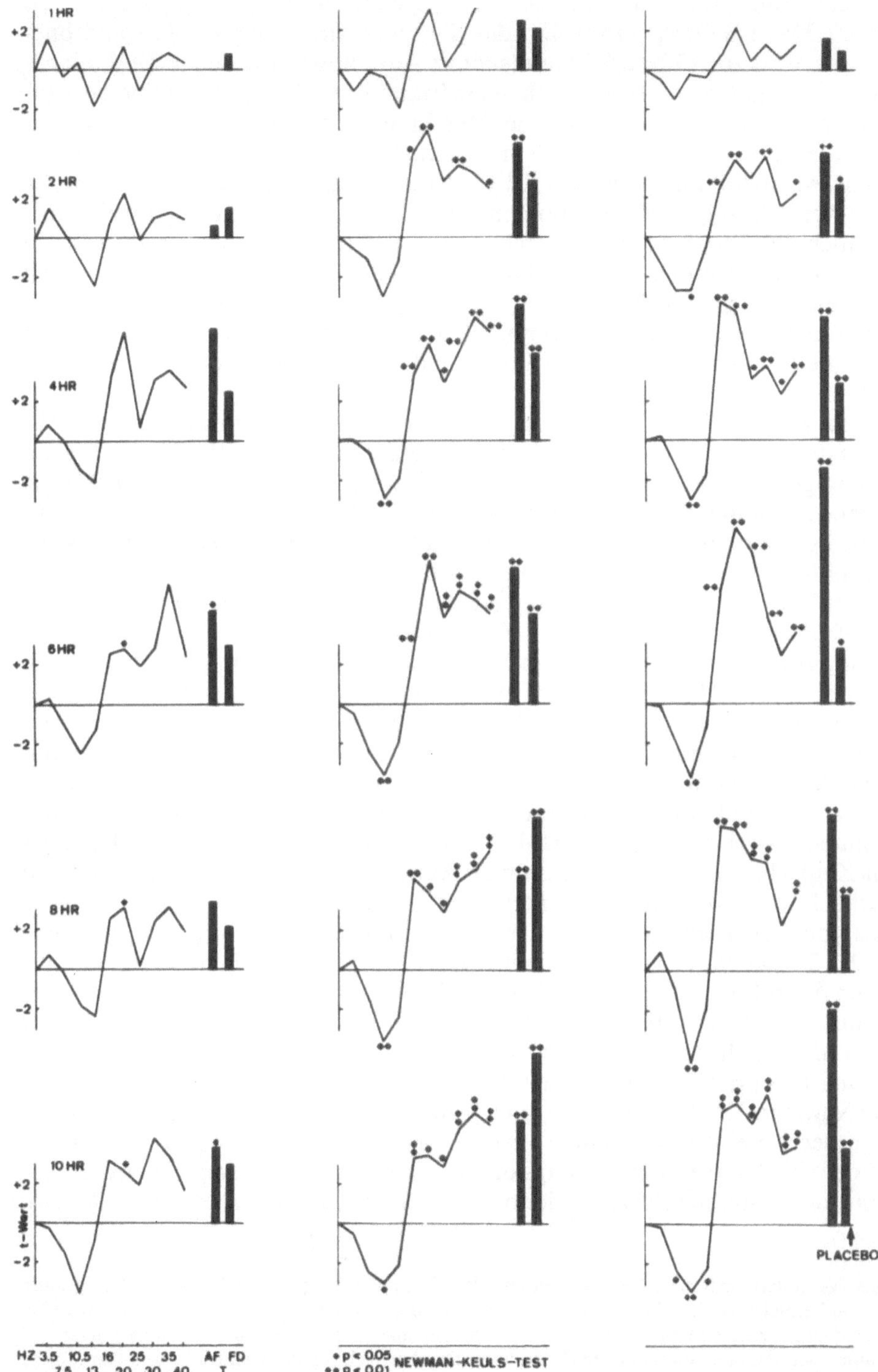

1 HR
2 HR
4 HR
6 HR
8 HR
10 HR
+2
-2
- t-Wert
HZ 3.5 10.5 16   25   35   AF FD
     7.5 13   20 30 40   T
p < 0.05
p < 0.01   NEWMAN-KEULS-TEST
PLACEBO

eine Abnahme in der α-Aktivität im Vergleich zu Placebo gezeigt werden (Abb. 2). Diese Befunde erreichten das Signifikanzniveau in der 6. h und blieben danach bis zur 10. h signifikant (spätere Aufnahmen wurden nicht durchgeführt). Aufgrund des t-Tests war auch ein Trend in Richtung Abnahme der „total power" in der 10. h als auch eine Abnahme der dominanten Frequenz und des α-Zentroids in der 2. und 8. h zu sehen. Nach 75 mg Prazepam waren die für ein Anxiolytikum typischen EEG-Veränderungen ausgeprägter (Abb. 2). Die β-Vermehrung und die Zunahme im Centroid und seiner Abweichung, aber auch die Abnahme in der kombinierten α-Aktivität begann im Bereich in der 2. h nach der oralen Verabreichung des Medikamentes. Zusätzlich konnten wir eine Abnahme der absoluten Power in ϑ-Bereich in der 10. h, eine Abnahme der absoluten Power der dominanten Frequenz zwischen der 2. und der 10. h, eine Abnahme der relativen Power in der dominanten Frequenz zwischen der 4. und 8. h beobachten.

Nach Verabreichung von 50 mg Prazepam war die β-Vermehrung, die Zunahme des Centroids und seiner Abweichung als auch die α-Verminderung am ausgeprägtesten und signifikant von der 2. h an bis zur 10. h (Abb. 2). Zusätzlich war eine Abnahme der relativen Power in der ϑ-Aktivität in der 10. h, eine Abnahme der absoluten Power in der dominanten Frequenz in der 6. h, die bis zur 10. h andauerte, eine Abnahme in der relativen Power der dominanten Frequenz in der 4. h, die bis zur 10. h reichte, und eine Zunahme in der Abweichung des α-Centroids von der 4. bis zur 10. h festzustellen.

75 mg Amitriptylin verursachten eine Zunahme der δ- und ϑ-Aktivität, eine Abnahme der α-Aktivität als auch eine Zunahme der begleitenden β-Aktivität im Vergleich zu Placebo (Abb. 3). Während das Centroid keine Veränderungen zeigte, kam es zu einer Zunahme seiner Abweichung. Die Vermehrung der langsamen Aktivitäten war von der 1. h bis zur 8. h signifikant, während die kombinierte α-Aktivität eine Verminderung bis zur 10. h zeigte. Die Abnahme in der absoluten Power der 7,5- bis 10,5-Hz-Aktivität war signifikant ($p < 0{,}05$, Newman-Keuls-Test) während der gesamten Aufnahmen. Zusätzlich konnten wir in der absoluten Power der dominanten Frequenz von der 2. h an bis zur 10. h eine Abnahme, ferner eine Abnahme der relativen Power der dominanten Frequenz von der 2. h bis zur 8. h, eine Abnahme der Centroidabweichung in der kombinierten δ- und ϑ-Aktivität in der 2. und 4. h und eine Zunahme der Centroidabweichung in der α-Aktivität von der 2. h an bis zur 8. h und eine Zunahme der Centroidabweichung der β-Aktivität in der 4. h beobachten.

75 mg Desipramin verursachten keine statistisch signifikanten Veränderungen (Newman-Keuls-Test) im Vergleich zu Placebo (Abb. 3). Im t-Test konnten wir in der 1. h eine signifikante ($p < 0{,}05$ bis $0{,}01$) Zunahme der totalen Power und der absoluten Power im langsamen β-Bereich (16–20 Hz), weiter eine Zunahme der absoluten Power in der dominanten Frequenz als auch eine Abnah-

Abb. 3. Veränderungen in der relativen Power (V-EEG) nach Amitriptylin 75 mg und Desipramin ▷ 75 mg im Vergleich zu Placebo (n = 10). Beschreibung der Achsen s. Abb. 2. 75 mg Amitriptylin bewirken deutlich eine Zunahme der δ- und ϑ-Aktivität, eine Abnahme der α-Aktivität als auch eine Zunahme der überlagerten schnellen β-Aktivität. Die Abweichung des Centroids nimmt zu. 75 mg Desipramin verursachen nur minimale Veränderungen

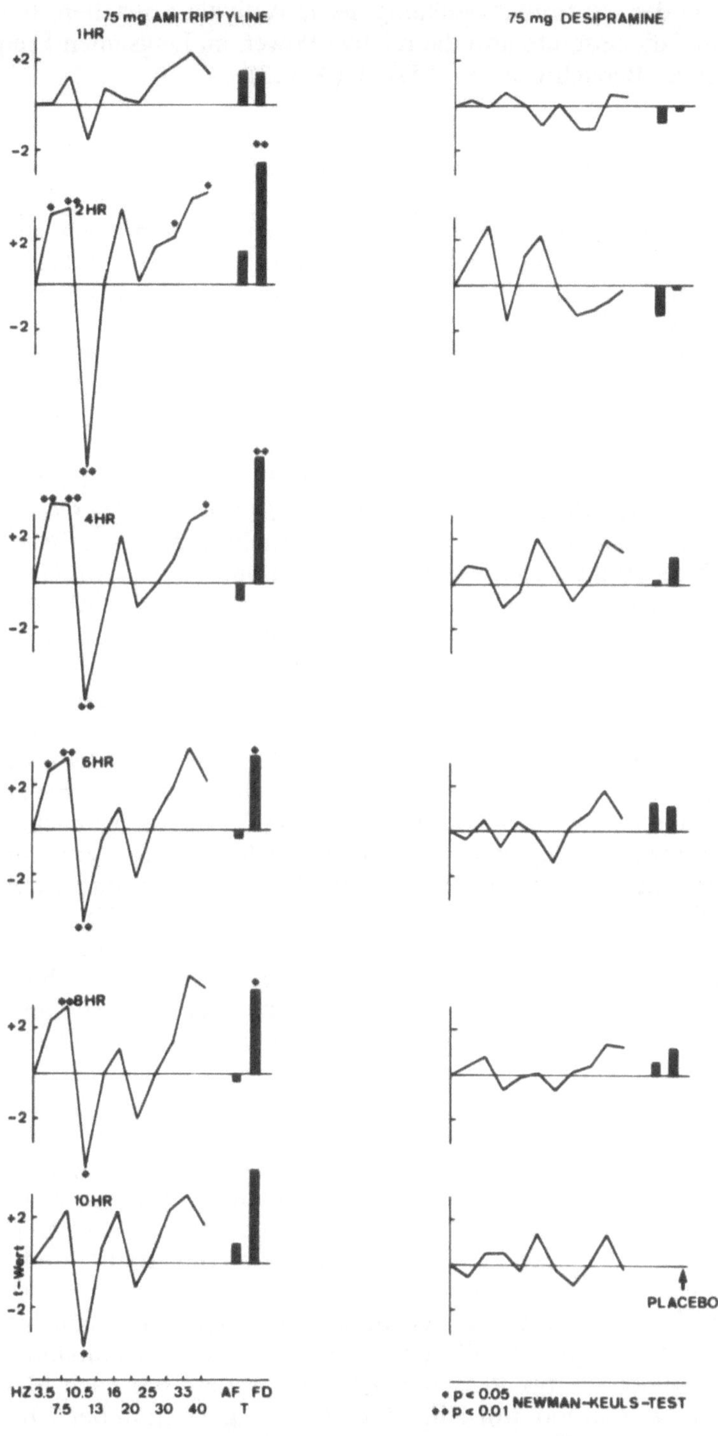

75 mg AMITRIPTYLINE
75 mg DESIPRAMINE
1HR
2HR
4HR
6HR
8HR
10HR
+2
-2
t-Wert
HZ 3.5 10.5 16 25 33 AF FD
7.5 13 20 30 40 T
PLACEBO
* p < 0.05 NEWMAN-KEULS-TEST
** p < 0.01

me in der Centroidabweichung der α-Aktivität feststellen. In der 2. h nahmen beide, die absolute und die relative Power, im langsamen Frequenzbereich als auch im Bereich von 13–16 Hz zu (Abb. 3).

Quantitative R-EEG-Veränderungen

20 mg Prazepam (im Vergleich zu Placebo) zeigten einen Trend zu einer Vermehrung der β-Aktivität besonders im 16- bis 20-Hz-Band als auch eine Zunahme im Centroid, welche nur im t-Test (p < 0,05 bis 0,01), aber nicht im Newman-Keuls-Test Signifikanzniveau erreichte.

75 mg Prazepam brachten eine Vermehrung der β-Aktivität, des Centroids und seiner Abweichung, aber auch eine Verminderung der α-Aktivität von der 2. bis zur 10. h. Zusätzlich zeigte sich eine Abnahme im Centroid der kombinierten δ- und ϑ-Aktivität in der 8. h.

150 mg Prazepam brachten hochsignifikante Veränderungen im Vergleich zu Placebo, die durch eine Zunahme der β-Aktivität, des Centroides und seiner Abweichung, aber auch durch eine Abnahme der α-Aktivität zwischen der 2. und der 10. h gekennzeichnet waren. Darüber hinaus war eine Zunahme in der absoluten Power der δ-Aktivität in der 6. und 8. h, eine Abnahme der dominanten Frequenz in der 4. bis zur 8. h, eine Abnahme der absoluten Power der dominanten Frequenz in der 6. und 10. h, eine Abnahme der relativen Power der dominanten Frequenz in der 2., 6., 8. und 10. h, eine Abnahme des Centroids der kombinierten δ- und β-Aktivität in der 6., 8. und 10. h, eine Abnahme seiner Abweichung in der 8. h, eine Zunahme des Centroids der α-Aktivität in der 4., 6. und 8. h, eine Zunahme seiner Abweichung in der 6. bis zur 10. h und eine Abnahme im Centroid der β-Aktivität in der 6. h zu beobachten.

75 mg Amitriptylin brachten bereits in der 1. h eine signifikante Zunahme der langsamen Aktivität, die noch deutlicher in der 2., 4. und 6. h zunahm, aber statistisch signifikant (p < 0,05 bis 0,01, Newman-Keuls-Test) im Vergleich zu Placebo in der 8. und 10. h war. Weiter kam es zu einer Verminderung der α-Aktivität zwischen der 2. und der 6. h, zu einem Trend in Richtung Zunahme der raschen β-Aktivität besonders in der 2. h, zu einer signifikanten Abnahme des Centroids in der 4. h als auch zu einer signifikanten Zunahme der Abweichung in der 6. und 10. h. Wir konnten weiter eine statistisch signifikante Zunahme der absoluten Power im 35- bis 40-Hz-Band in der 2. h nach Verabreichung des Medikamentes, eine Zunahme der dominanten Frequenz (in Hz) in der 4. h, eine Abnahme in der absoluten Power der dominanten Frequenz in der 2. h, eine Abnahme der relativen Power der dominanten Frequenz von der 2. h an bis zur 6. h, eine Abnahme des Centroids der kombinierten δ- und β-Aktivität in der 8. h, eine Abnahme der Abweichung der kombinierten δ- und β-Aktivität in der 2. und der 8. h, eine Verminderung des Centroids der α-Aktivität in der 4. h und eine Zunahme seiner Abweichung in der 2. und 4. h beobachten.

75 mg Desipramin führten zu einer signifikanten Zunahme in der absoluten Power der 7,5- bis 10,5-Hz-α-Aktivität in der 10. h nach Medikation im Vergleich zu Placebo. Mit Hilfe des t-Tests zeigte sich in der 2. h eine Zunahme in der absoluten Power der schnellen α-Aktivität und der langsamen β-Aktivität,

eine Zunahme in der relativen Power der schnellen α-Aktivität, eine Zunahme des Centroids der α-Aktivität und eine Abnahme des Centroids der β-Aktivität. In der 4. h kam es wieder im Vergleich zu Placebo zu einer signifikanten Zunahme in der schnellen α-Aktivität. In der 8. h wurde eine Reduktion in der 16- bis 20-Hz-Aktivität (relative Power) beobachtet, während in der 10. h zusätzlich zu der oben genannten Verminderung der α-Aktivität eine Abnahme der relativen Power der kombinierten β-Frequenzbänder zu beobachten war. Weiter war eine Zunahme in der absoluten Power der dominanten Frequenz und eine Zunahme der Centroidabweichung der kombinierten δ- und ϑ-Bänder zu objektivieren.

Zeit- und Dosis-Wirkungs-Relationen aufgrund der EEG-Untersuchung

Die Dosis-Wirkungs-Relation wurde mit Hilfe der Friedman-Rang-Varianzanalyse und des Wilcoxon-Tests alle vorzeichenfreien Veränderungen in den V- und R-EEG-Maßen bestimmt. In der 1. h unterschieden sich 150 und 75 mg Prazepam und 75 mg Amitripylin signifikant von Placebo. Darüberhinaus unterschieden sich auch 75 mg Amitriptylin von 75 mg Desipramin und 20 mg Prazepam. Die letzten 2 Medikamente unterschieden sich auch von 75 und 150 mg Prazepam. In der 2. h wieder unterschieden sich 150 mg und 75 mg Prazepam als auch 75 mg Amitriptylin von Placebo, aber auch von 75 mg Desipramin. Die anderen Unterschiede waren die gleichen wie in der 1. h. Daher war zu diesem Zeitpunkt das wirksamste ZNS-effektive Medikament 75 mg Amitriptylin, gefolgt von 150 mg Prazepam, 75 mg Prazepam, 75 mg Desipramin und

Tabelle 1. Dosis-Wirkungs-Relationen nach Prazepam, Amitriptylin und Desipramin basierend auf Friedman und multiplen Wilcoxon-Tests von vorzeichenfreien Veränderungen in allen V + R-EEG-Variablen

	A Amitriptylin 75 mg	B Prazepam 20 mg	C Desipramin 75 mg	D Placebo	E Prazepam 150 mg	F Prazepam 75 mg	x^2_{FR}	Multipler Wilcoxon
1[h]	256,5	180,5	161	141	245,5	275,5	74,98[a]	D, B, C:A, E, F[a]
2[h]	270,5	163	191	137	269,5	239	70,72[a]	D:A, E, F, C[a]; B:A, E, F[a], C:A, E[a], C:F[b]
4[h]	256,5	190,5	133	136,5	290,5	253	105,73[a]	D:A, E, F, B[a]; A:B, C[a]; B:C, E, F[b]; C:E, F[a]
6[h]	228	167,5	161	124,5	316,5	262,5	123,52[a]	D:A, E, F[a]; E:F[a]; A:B, C, E[a], B:A, C:E, F[a]
8[h]	195	156,5	155	168,5	315,5	269,5	107,16[a]	A, B, C, D:E, F[a]; E:F[b]
10[h]	176	159	191,5	156,5	309,5	267,5	96,04[a]	A, B, C, D:E, F[a]

[a] p < 0,01
[b] p < 0,05

Tabelle 2. Zeit-Wirkungs-Relationen nach Prazepam, Amitriptylin und Desipramin basierend auf Friedman und multiplen Wilcoxon-Tests von vorzeichenfreien placebokorrigierten Veränderungen in allen V + R-EEG-Variablen

Medikament	Zeit	1^h	2^h	4^h	6^h	8^h	10^h	x^2_{FR}	Multiple Wilcoxon
Amitriptylin	75 mg	150,5	255,5	267	210	212,5	164,5	51,29[a]	1:2, 4, 6, 8[a] 4:6, 8, 10[a] 2:6[b], 10[a] 6:8, 10[b]
Prazepam	20 mg	161	172,5	251	226	219	230,5	29,74[a]	1:4, 6, 8, 10[a] 2:4, 6, 10[a], 2:8[b]
Desipramin	75 mg	201,5	239	179	211,5	209	220	9,42[a]	2:4[a]
Prazepam	150 mg	95	156,5	214	278,5	241	275	123,72[a]	1:2, 4, 6, 8, 10[a] 4:6, 10[a] 2:4, 6, 8, 10[a]
Prazepam	75 mg	116,5	170,5	230,5	230	257,5	265	72,89[a]	1:2, 4, 6, 8, 10[a] 2:4, 6, 8, 10[a]

[a] $p < 0,01$
[b] $p < 0,05$

20 mg Prazepam, während Placebo die am wenigsten wirksame Substanz war. In der 4. h unterschieden sich alle psychoaktiven Substanzen von Placebo, außer 75 mg Desipramin. Die anderen Unterschiede können Tabelle 1 entnommen werden. 150 mg Prazepam war von nun an bis zur 10. h die wirksamste Substanz. In der 6. h wieder unterschieden sich 150 mg und 75 mg Prazepam und 75 mg Amitriptylin von Placebo, während in der 8. und 10. h nur 75 mg und 150 mg Prazepam von Placebo unterschieden werden konnten. Bei Betrachtung aller aufgenommenen Zeitabschnitte war 150 mg Prazepam jene Substanz, die die meisten ZNS-Veränderungen herbeiführte, gefolgt von 75 mg Prazepam, 75 mg Amitriptylin, 20 mg Prazepam, 75 mg Desipramin und Placebo (Tabelle 1).

Zeit-Wirkungs-Relationen können Tabelle 2 entnommen werden. Nach der Verabreichung aller 3 Dosen von Prazepam war der geringste enzephalotrope Effekt in der 1. h und 2. h zu beobachten, die sich signifikant von der 4., 6., 8. und 10. h unterschieden. Man kann daher sagen, daß der enzephalotrope Effekt bis zur 6. h zunimmt und danach hoch bleibt. Im Gegensatz dazu zeigt 75 mg Amitriptylin die größte ZNS-Wirksamkeit in der 4. h nach Verabreichung, gefolgt von der 2. h, während der geringste Effekt in der 1. und 10. h auftrat. 75 mg Desipramin hatte die maximale ZNS-Wirksamkeit in der 2. h.

Psychometrische Ergebnisse

a) Aufmerksamkeit. Die Aufmerksamkeit, die durch die Gesamtmenge des AD-Tests von Grünberger [6] gemessen wurde, zeigte in der 3-Weg-Varianzanalyse (ANOVA) signifikante Unterschiede zwischen den Medikamenten ($F_c = 18,89$, $p < 0,01$). Analysen der Veränderungen über die Zeit nach jedem einzelnen Medikament zeigten nach Placebo keine signifikanten Veränderungen und sogar einen Trend in Richtung Verbesserung der Aufmerksamkeit, während im Gegensatz dazu nach 150 mg Prazepam und 75 mg Amitriptylin eine signifikante Verschlechterung auftrat – besonders in der 4., 6. und 8. h (Abb. 4). Vergleiche

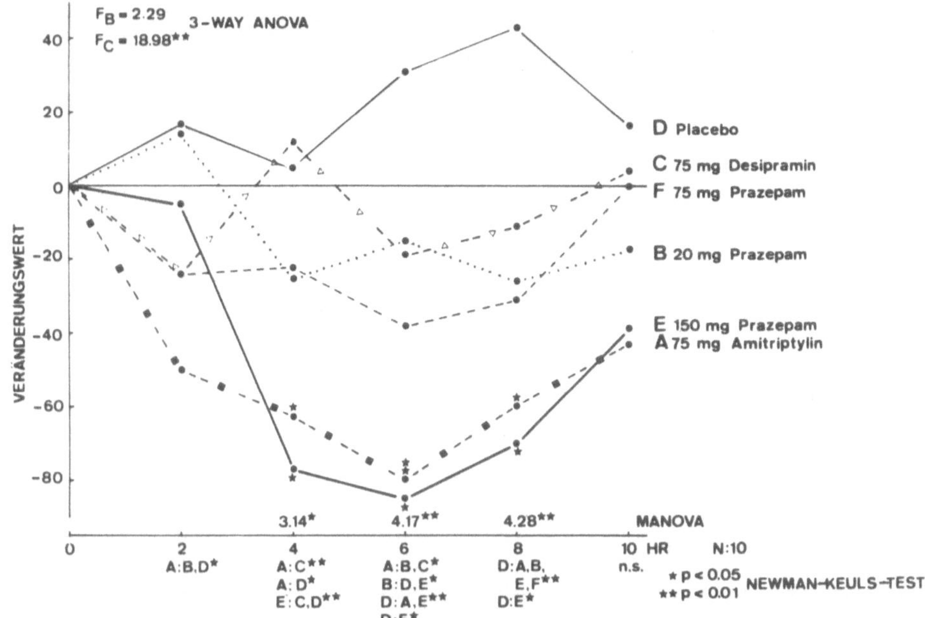

Abb. 4. Veränderungen in der Aufmerksmakeit (GM, AD-Test) nach Prazepam und Antidepressiva (n = 10). Die Zeit wird auf der *Abszisse* dargestellt, die Veränderungen der Ausgangswerte auf der *Ordinate*. Eine deutliche und signifikante Abnahme der Aufmerksamkeit kann zwischen der 4. und 8. h nach der Verabreichung von 150 mg Prazepam und 75 mg Amitriptylin beobachtet werden. Nach 75 mg Prazepam ist nur eine geringe Abnahme der Aufmerksamkeit faßbar, während noch kleinere Veränderungen oder sogar eine Zunahme der Aufmerksamkeit nach Placebo und 75 mg Desipramin bzw. 20 mg Prazepam auftritt. Die Unterschiede zwischen diesen Substanzen zu verschiedenen Zeiten (2., 4., 6., 8. und 10. h nach oraler Medikamentenverabreichung) sind zu beachten

zwischen den Medikamenten mittels der MANOVA zeigten signifikante F-Werte in der 4., 6. und 8. h. Werden die Unterschiede zwischen den Medikamenten mit Hilfe des Newman-Keuls-Tests detaillierter analysiert, so zeigt sich, daß sich 75 mg Amitriptylin schon in der 2. h signifikant von Placebo und 20 mg Prazepam unterscheidet. In der 4. und 6. h unterschieden sich 75 mg Amitriptylin und 150 mg Prazepam signifikant von Placebo und 75 mg Desipramin. Ferner unterschieden sich in der 6. h 20 mg und 75 mg Prazepam von Placebo. Überdies unterschied sich signifikant die niedrigste Prazepamdosierung von der höchsten. In der 8. h zeigte sich ein Unterschied aller Substanzen von Placebo.

b) Konzentration. Die Konzentration (berechnet durch den Fehlerprozentsatz im AD-Test) zeigte signifikante Differenzen zwischen den Medikamenten in der 3-Weg Varianzanalyse ($F_c = 6{,}91$, $p < 0{,}01$). Es zeigte sich ein Unterschied zwischen 75 mg Prazepam, das eine Verschlechterung der Konzentration verursachte, im Gegensatz zu einer Verbesserung nach Placebo, 20 mg Prazepam und 150 mg Prazepam als auch 75 mg Desipramin in der 2. h und ein Unterschied

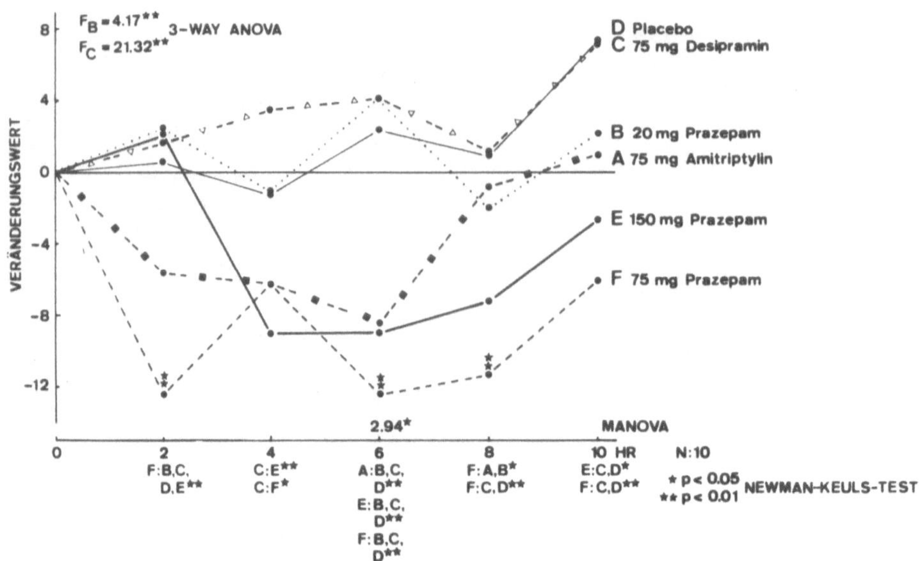

Abb. 5. Veränderungen des psychomotorischen Antriebs nach Prazepam und Antidepressiva (n = 10)

zwischen der Verbesserung der Konzentration nach 20 mg Prazepam im Gegensatz zur höchsten Dosierung, die zu einer Verschlechterung in der 10. h führte.

c) Aufmerksamkeitsvariabilität. Die Aufmerksamkeitsvariabilität brachte keine signifikanten Ergebnisse.

d) Psychomotorischer Antrieb. Der psychomotorische Antrieb, der mit Hilfe des Grünbergerschen Feinmotoriktests [6] objektiviert wurde, zeigte in der 3-Weg-Varianzanalyse keine signifikanten Veränderungen über die Zeit ($F_b = 4{,}17$, $p < 0{,}01$), aber signifikante Unterschiede zwischen den Medikameten ($F_c = 21{,}32$, $p < 0{,}01$). Eine detaillierte Analyse der Veränderungen über die Zeit für jede einzelne Droge zeigte eine signifikante Verschlechterung des psychomotorischen Antriebes nach 75 mg in der 2., 6. und 8. h nach der Verabreichung (Abb. 5). Der Vergleich der medikamenteninduzierten Veränderungen mit Hilfe der MANOVA zeigte einen signifikanten F-Wert in der 6. h nach Verabreichung des Medikaments. Mit Hilfe des Newman-Keuls-Tests fanden wir in der 2. h einen signifikanten Unterschied zwischen 75 mg Prazepam und Placebo, 150 mg Prazepam, 20 mg Prazepam und 75 mg Desipramin. In der 4. h unterschied sich die Verbesserung nach 75 mg Desipramin signifikant von der Verschlechterung, die nach der Verabreichung von 75 und 150 mg Prazepam auftrat. In der 6. h unterschieden sich 150 und 75 mg Prazepam und 75 mg Amitriptylin (die eine Verschlechterung der psychomotorischen Aktivität herbeiführten) signifikant von Placebo, 75 mg Desipramin und 20 mg Prazepam (die zu einer Verbesserung führten). In der 8. h unterschied sich 75 mg Prazepam von allen Substanzen, außer 150 mg Prazepam, während in der 10. h 75 mg und 150 mg Prazepam sich von Placebo und 75 mg Desipramin unterschieden.

282

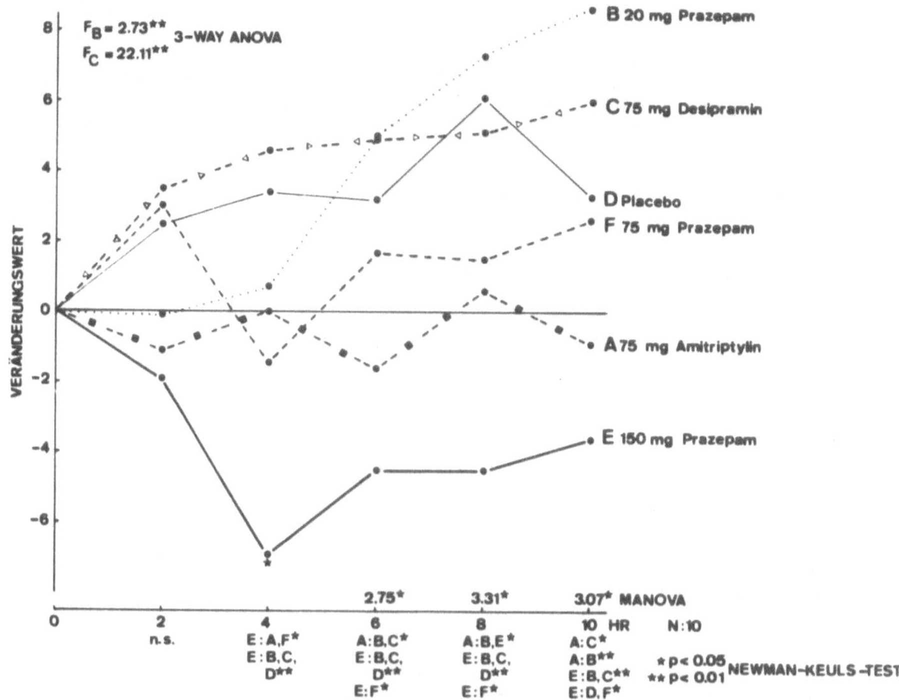

Abb. 6. Veränderungen der komplexen Reaktion nach Prazepam und Antidepressiva (n = 10)

e) Reaktionszeit. Die Reaktionszeit wurde mit dem Wiener Reaktionsgerät in ms gemessen. Es zeigten sich signifikante Unterschiede über die Zeit ($F_b = 9{,}45$, $p < 0{,}01$) als auch zwischen den Substanzen ($F_c = 4{,}32$, $p < 0{,}01$). Speziell war ein Trend in Richtung einer Verbesserung der Reaktionszeit über den Tag nach der Verabreichung aller Medikamente festzustellen. In der 2. h trat eine Verbesserung nach 20 mg Prazepam, 150 mg Prazepam, 75 mg Desipramin auf, während die anderen 3 Substanzen Veränderungen in die umgekehrte Richtung brachten. Mit Hilfe des Newman-Keuls-Tests konnten keine signifikanten Unterschiede zwischen den 6 Substanzen gefunden werden.

f) Komplexe Reaktion. Die komplexe Reaktion, die mit dem Wiener Determinationsgerät von Schuhfried gemessen wurde, zeigte in der 3-Weg-ANOVA keine signifikanten Veränderungen über die Zeit ($F_b = 2{,}73$, $p < 0{,}01$), aber signifikante Veränderungen zwischen den Medikamenten ($F_c = 2{,}11$, $p < 0{,}01$). Während nach 20 mg Prazepam, 75 mg Desipramin und Placebo ein Trend in Richtung Verbesserung der komplexen Reaktionszeit über die Zeit auftrat, war eine Verschlechterung nach 150 mg Prazepam, welche das Signifikanzniveau erreichte ($p < 0{,}05$, Newman-Keuls-Test) in der 4. h nach oraler Verabreichung des Medikamentes festzustellen (Abb. 6). Der Vergleich zwischen den Medikamenten mit der MANOVA zeigte einen signifikanten F-Wert in der 6., 8. und 10. h. Eine detaillierte Analyse mittels des Newman-Keuls-Tests brachte signifikante Unterschiede zwischen 150 mg Prazepam und allen anderen Medikamenten. In

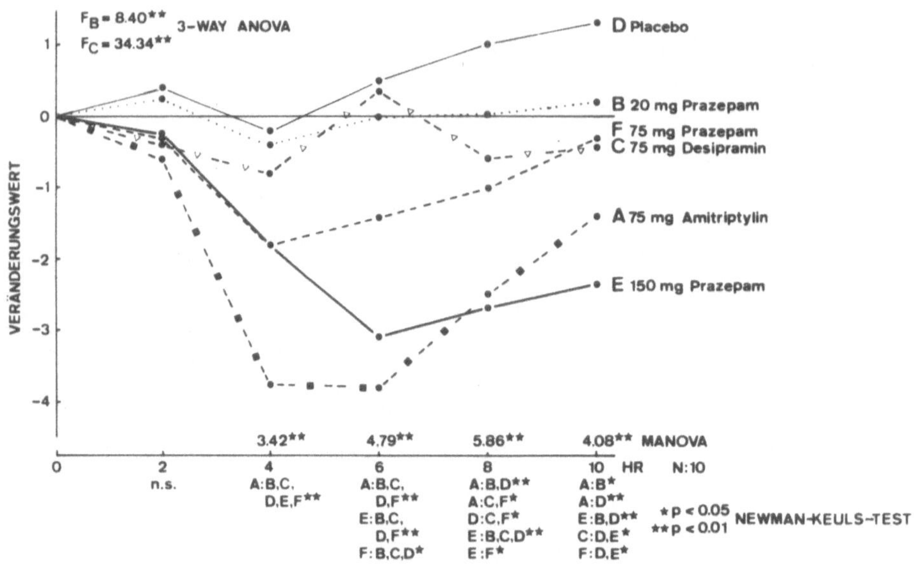

Abb. 7. Veränderungen der kritischen Flimmerfrequenz (absteigendes Verfahren) nach Prazepam und Antidepressiva

der 6. h unterschied sich die hohe Dosierung von allen anderen Substanzen, außer 75 mg Amitriptylin, während das letztere sich auch von 75 mg Desipramin und 20 mg Prazepam unterschied. Die gleichen Unterschiede konnten auch in der 8. und 10. h beobachtet werden.

g) Kritische Flimmerfrequenz (CFF). Die kritische Flimmerfrequenz (absteigendes Verfahren) zeigte in der 3-Weg-ANOVA signifikante Veränderungen über die Zeit ($F_b = 8{,}4$, $p < 0{,}01$) als auch signifikante Unterschiede zwischen den Medikamenten ($F_c = 34{,}34$, $p < 0{,}01$). Ein Trend in Richtung Abnahme der Flimmerfrequenz wurde nach 75 mg Amitriptylin, 150 mg Prazepam und 75 mg Prazepam beobachtet (Abb. 7). In der MANOVA zeigte sich, daß sich die 6 Substanzen signifikant voneinander in der 4. bis zur 10. h unterscheiden. Mit Hilfe des Newman-Keuls-Tests fanden wir Differenzen zwischen Amitriptylin und den anderen 5 Substanzen in der 4. h. In der 6. h unterschied sich 75 mg Amitriptylin von allen Substanzen, außer 150 mg Prazepam, während das letztere auch einen signifikanten Unterschied von den übrigen Substanzen, außer der vorhergehenden, aufwies. Aber auch die 75-mg-Prazepam-Dosis unterschied sich von Placebo, 75 mg Desipramin und 20 mg Prazepam. In der 8. h unterschieden sich 75 mg Amitriptylin und 150 mg Prazepam signifikant von den anderen Substanzen, aber auch 75 mg Desipramin unterschied sich signifikant von Placebo. Überdies zeigte sich ein Unterschied zwischen der deutlichen Verschlechterung nach 150 mg Prazepam und 75 mg Prazepam. Ähnliche Ergebnisse konnten auch in der 10. h beobachtet werden.

h) Nacheffekt (Archimedesspirale). Beim Nacheffekt, gemessen mit Hilfe der Archimedesspirale, zeigten sich signifikante Veränderungen über die Zeit in der 3-

Weg-Varianzanalyse ($F_b = 5{,}09$, $p < 0{,}01$), aber auch signifikante Unterschiede zwischen den Medikamenten ($F = 14{,}02$, $p < 0{,}01$). Die Analyse der Veränderungen nach jeder einzelnen Substanz mit Hilfe des Newman-Keuls-Tests brachte eine signifikante Verkürzung der Nacheffektdauer in der 10. h nach 150 mg Prazepam, was eine sedative Wirkung des Medikaments zu diesem Zeitpunkt bedeutet. Eine ausgeprägte Sedierung wurde in der 4. h nach 75 mg Amitriptylin ($p < 0{,}01$) beobachtet.

Vergleiche zwischen den verschiedenen Medikamenten mit Hilfe der MANOVA zeigten 2 signifikante F-Scores in der 4. (3,42, $p < 0{,}01$) und in der 8. h (2,34, $p < 0{,}05$). Insbesondere fanden wir schon on der 2. h einen signifikanten Unterschied zwischen dem verkürzten Nacheffekt nach 75 mg Amitriptylin im Gegensatz zu einer Verlängerung des Nacheffektes nach 75 mg Prazepam. In der 4. h führte 75 mg Amitriptylin zu einer ausgeprägteren Verkürzung des Nacheffektes im Gegensatz zu Placebo und zu den anderen aktiven Substanzen, außer 20 mg Prazepam. Aber auch 150 mg Prazepam unterschied sich von den 4 anderen Substanzen. In der 6. h unterschieden sich alle psychoaktiven Substanzen, außer 75 mg Desipramin signifikant von Placebo, während in der 10. h die letzten 2 Medikamente sich signifikant von 20 mg Prazepam und 150 mg Prazepam unterschieden.

i) Befindlichkeit (Von-Zerssen-Score). Die Befindlichkeit zeigte in der 3-Weg-Varianzanalyse signifikante Veränderungen über die Zeit ($F_b = 4{,}06$, $p < 0{,}01$) und signifikante Unterschiede zwischen den Medikamenten ($F_c = 21{,}4$, $p < 0{,}01$). Analysiert man die Veränderungen jedes Medikaments einzeln, so zeigt sich ein Trend in Richtung Verbesserung nach Placebo, während 150 mg Prazepam in der 6. h und in der 8. h, 75 mg Amitriptylin in der 4. und 6. h eine Verschlechterung der Befindlichkeit zeigten. Auch der Vergleich zwischen den Medikamenten mit Hilfe der MANOVA brachte signifikante F-Scores in der 4. und in der 8. h. Eine detailliertere Analyse mit Hilfe des Newman-Keuls-Tests zeigte schon in der 2. h, daß sich Amitriptylin signifikant von Placebo unterschied. In der 4. h unterschied sich 75 mg Amitriptylin signifikant von Placebo und 20 mg Prazepam, aber auch von den anderen psychoaktiven Substanzen. Überdies unterschied sich auch 75 mg Desipramin von Placebo, während Placebo sich signifikant von den 2 höheren Prazepamdosierungen unterschied. In der 6. h wieder waren 150 mg Prazepam und 75 mg Amitriptylin unterschiedlich von Placebo, 20 mg Prazepam und 75 mg Desipramin. Aber auch 75 mg Prazepam unterschied sich von Placebo. In der 8. h unterschied sich 150 mg Prazepam signifikant von Placebo, aber auch von 75 mg Desipramin, 20 mg Prazepam und 75 mg Prazepam. Ähnliche Ergebnisse wurden mit 75 mg Amitriptylin erhalten. Zu diesem Zeitpunkt unterschied sich Prazepam signifikant von Placebo.

j) Affektivität. Die Affektivität, die mit Hilfe eines Polaritätsprofils gemessen wurde, zeigte in der 3-Weg-Varianzanalyse signifikante Veränderungen über die Zeit ($F_b = 4{,}22$, $p < 0{,}01$) und signifikante Unterschiede zwischen den Medikamenten ($F_c = 16{,}69$, $p < 0{,}01$). Wird nun jedes Medikament einzeln analysiert, zeigt sich eine signifikante Verschlechterung nach der Verabreichung von 75 mg Amitriptylin in der 4. und 6. h bei diesen jungen Probanden (Abb. 8). Es war

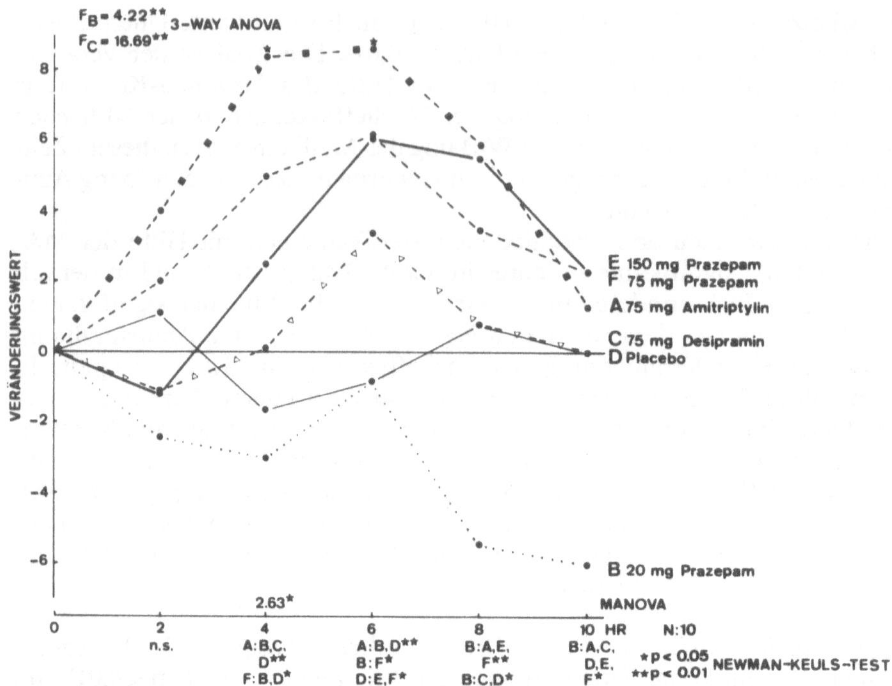

Abb. 8. Veränderungen der Affektivität nach Prazepam und Antidepressiva. Während nach 75 mg Amitriptylin, 150 und 75 mg Prazepam eine Verschlechterung (Zunahme des Scores) der Affektivität auftritt, kommt es nach 20 mg Prazepam zu einer Verbesserung der Affektivität, welche im Vergleich zu Placebo (das keine Änderungen zeigt) in der 8. und 10. h signifikant ist

auch ein Trend in Richtung Verschlechterung nach 75 mg Prazepam und 150 mg Prazepam zu beobachten, während nach der niedrigsten Dosierung eine Verbesserung auftrat. Keine Veränderungen waren nach Placebo festzustellen.

Der Vergleich zwischen den Medikameten mit Hilfe der MANOVA zeigte einen signifikanten F-Wert in der 4. h nach der Medikametenverabreichung (F = 2,63, p < 0,05). Ein Unterschied zwischen 75 mg Amitriptylin (das eine Verschlechterung brachte) und Placebo, 20 mg Prazepam und 75 mg Desipramin, das gegensätzliche Veränderungen hervorrief, konnte gefunden werden. 75 mg Prazepam unterschieden sich auch von Placebo und 20 mg Prazepam zu diesem Zeitpunkt. In der 6. h war 75 mg Amitriptylin signifikant unterschiedlich von Placebo und der niedrigsten Prazepamdosierung, während die letztere signifikant über der 75 mg Prazepamdosierung lag. 150 mg und 75 mg Prazepam unterschieden sich signifikant von Placebo. In der 8. h, aber auch in der 10. h, war 20 mg Prazepam signifikant über alle anderen Substanzen.

k) Zahlengedächtnis. Das Zahlengedächtnis zeigte signifikante Veränderungen über die Zeit in der 3-Weg-Varianzanalyse (F_b = 5,11, p < 0,01) und signifikante Unterschiede zwischen den Medikamenten (6,38, p < 0,01). Werden die Ver-

286

änderungen jeder Substanz über die Zeit einzeln mit Hilfe des Newman-Keuls-Tests analysiert, so zeigt sich eine signifikante Verschlechterung des Zahlengedächtnisses in der 2. h nach Verabreichung von Amitriptylin als auch in der 6. und 8. h nach Verabreichung von 150 mg Prazepam. Ein Medikamentenvergleich mit Hilfe des Newman-Keuls-Tests zeigte einen signifikanten Unterschied zwischen 75 mg Amitriptylin und 75 mg Desipramin in der 2. h. Darüber hinaus unterschied sich in der 8. h 150 mg Prazepam signifikant von allen anderen Substanzen, außer 75 mg Prazepam.

Dosis- und Zeit-Wirkungs-Relationen aufgrund psychometrischer Untersuchungen

Die Dosis-Wirkungs-Relation wurde durch vorzeichenfreie Veränderungen in 11 psychometrischen Variablen mit Hilfe der Friedman-Rang-Varianzanalyse und dem multiplen Wilcoxon-Test berechnet. Während keine signifikanten Unterschiede zwischen diesen Substanzen in der 2., 4. und 6. h gefunden werden konnten, war 150 mg Prazepam in der 8. und 10. h die psychoaktiv wirksamste Substanz. Es unterschied sich von 75 mg Desipramin in der 8. h und von 75 mg Amitriptylin in der 10. h auf dem Signifikanzniveau. Wenn man alle Zeitabschnitte zusammen betrachtet, so war 150 mg Prazepam die psychoaktiv wirksamste Substanz, gefolgt von 75 mg Amitriptylin und 75 mg Prazepam.

Zeit-Wirkungs-Relationen. Die Zeit-Wirkungs-Relationen wurden aufgrund placebokorrigierter vorzeichenfreier Veränderungen in 11 psychometrischen Variablen mit Hilfe der Friedman-Rang-Varianzanalyse und des multiplen Wilcoxon-Tests berechnet. Wie man aus Tabelle 3 ersehen kann, war 75 mg Amitriptylin in der 4. h am wirksamsten, während 150 mg Prazepam in der 8. h die größte Wirksamkeit aufwies. Andererseits war Amitriptylin in der 10. h am wenigsten wirksam, während 150 mg Prazepam in der 2. h die geringste Wirksamkeit zeigte.

Tabelle 3. Zeit-Wirkungs-Relationen nach Prazepam, Amitriptylin und Desipramin basierend auf Friedman und multiplen Wilcoxon-Tests von vorzeichenfreien placebokorrigierten Veränderungen in allen 11 psychomatischen Variablen

Medikamente	Zeit	2^h	4^h	6^h	8^h	10^h	χ^2_{FR}	Multiple Wilcoxon
Amitriptylin	75 mg	32,5	41,5	40	30	21	$9,9^b$	$4:10^b$
Prazepam	20 mg	29	25	35,5	40	35,5	5,1	n.s.
Desipramin	75 mg	29	34,5	35,5	37,5	28,5	2,4	n.s.
Prazepam	150 mg	16,5	34	38	41	34,5	$18,6^a$	$2:6^b$
								$2:8^a$
Prazepam	75 mg	27,5	31	43	38	25,5	7,8	n.s.

[a] $p < 0,01$
[b] $p < 0,05$

Nebenerscheinungen wurden bei 3 von 10 Versuchspersonen nach Placebo und 75 mg Desipramin, bei 4 Probanden nach 20 mg Prazepam, bei 5 Probanden nach 75 mg Prazepam und bei 9 Probanden nach 150 mg beobachtet, während nach 75 mg Amitriptylin alle 10 Versuchspersonen über Nebenerscheinungen klagten. Besonders klagte Versuchsperson 1 nach der Verabreichung von *Placebo* über ausgeprägte Müdigkeit in der 2. h, Versuchsperson 3 über leichte Müdigkeit in der 4. h. Nach *75 mg Desipramin* klagte Versuchsperson 1 über leichte bis mäßige Müdigkeit und Konzentrationsschwierigkeiten in der 4. h, Proband 7 über leichten Schwindel in der 2. h und mäßige Müdigkeit in der 3. h, während Proband 8 über mäßige Übelkeit in der 2. h und leichten Schwindel in der 6. h klagte. Nach *20 mg Prazepam* war Proband 2 leicht müde in der 2. h, Proband 4 klagte über leichte Müdigkeit in der 4. h, Proband 5 über leichte Müdigkeit in der 1. h, und Proband 8 war mäßig müde in der 2. h und klagte über deutliche Müdigkeit in der 4. h. Nach *75 mg Prazepam* klagte Versuchsperson 2 wieder über mäßige Müdigkeit in der 2. h, Versuchsperson 3 auch über mäßige Müdigkeit in der 2. h, Versuchsperson 8 1,5 h nach der Verabreichung über mäßige Müdigkeit bis zur 8. h. Bei Versuchsperson 9 war die Müdigkeit mäßig ausgeprägt in der 2. h, aber deutlich in der 4. h, während Versuchsperson 10 über leichte bis mäßige Müdigkeit in der 6. bis zur 10. h klagte. *150 mg Prazepam* riefen beim ersten Probanden mäßige Müdigkeit in der 1. h und leichte Müdigkeit in der 2. h hervor. Versuchsperson 3 klagte über mäßige Müdigkeit in der 2. h und deutliche Müdigkeit in der 2. und 10. h. Versuchsperson 4 klagte über leichte Müdigkeit in der 1. h, mäßige Müdigkeit in der 2. h und starke Müdigkeit in der 4. h, welche in der 12. h abnahm und einen leichten Grad erreichte. Er klagte auch über leichte Inkoordination in der 2. und 4. h. Versuchsperson 5 berichtete über mäßige Müdigkeit in der 12. und 11. h, Versuchsperson 6 klagte in der 2. h über leichte Kopfschmerzen, in der 4. h über leichte Übelkeit und von der 6. h an bis zur 36. h über deutliche mnestische Störungen und Müdigkeit. Versuchsperson 7 wurde in der 4. h durch deutliche Müdigkeit und Kopfschmerzen beeinträchtigt; die Müdigkeit dauerte bis zur 8. h an und zeigte in der 10. h eine Abnahme bis zu einem mäßigen Grad. Proband 8 berichtete von einer deutlichen Müdigkeit in der 1. h, in der 2. h von einer mäßigen Ataxie und in der 4. h von einer mäßigen Übelkeit. Proband 9 klagte über mäßige Müdigkeit in der 2. h, die deutlich ausgeprägt in der 4. h wurde und bis in die 10. h dauerte, um dann bis zu einem mäßigen Grad sich zu bessern. Darüber hinaus berichtete er über mäßige Übelkeit in der 6. h und nach der 10. h bis zur 12. h von einer deutlichen Müdigkeit mit Gedächtnisstörungen. Versuchsperson 10 fühlte sich schließlich leicht frierend und mäßig bis deutlich schwindelig in der 4. h. Nach *75 mg Amitriptylin* klagte Versuchsperson 1 über mäßige Müdigkeit schon in der 1. h, die bis in die 2. h zunahm und dann wieder bis zur 4. h hin abnahm. Versuchsperson 2 beschrieb eine mäßige Müdigkeit in der 1. h, deren Intensität bis zur 4. h zunahm. Versuchsperson 3 beobachtete eine deutliche Müdigkeit in der 5. bis zur 7. h, während Proband 4 in der 1. und 8. h das gleiche beobachtete. Proband 5 war in der 4. h nur mäßig und in der 10. nur leicht müde. Versuchsperson 6 litt an mäßiger Müdigkeit in der 2. h, die in der 4. h zunahm. Zum gleichen Zeitpunkt bemerkte sie auch ein mittelgradiges Flimmern vor den Augen. Versuchsperson 7 berichtete über Flimmern vor den Augen bis zu einem mäßigen Grad zwischen 2. und 8. h und zusätzlich von einer deutlichen Müdigkeit in der 4. h. Versuchsperson 8 berichtete von Müdigkeit in der 2. h, die an Intensität in der 4. und in der 6. h zunahm, wo sie auch über einen schweren Kopf klagte. Versuchsperson 9 war nur in der 2. h leicht müde, während Versuchsperson 10 sich zu einem mäßigen Grad rastlos fühlte von der 2. bis zur 4. h, und in der 4. h auch leicht betäubt.

Pulsfrequenz und Blutdruck

Pulsfrequenz und Blutdruck brachten keine klinisch relevanten Befunde.

Diskussion

Unsere Pharmako-EEG-Untersuchungen zeigten, daß Prazepam sowohl in niederen als auch in hohen Dosen ähnliche Veränderungen hervorruft, die durch eine Zunahme der β- und Abnahme der α-Aktivität gekennzeichnet sind. Die Beschleunigung des EEG spiegelt sich weiter in einer Zunahme des Centroids (und seiner Abweichung) von beiden, der β- und der totalen Aktivität, wieder. Solche Veränderungen sind typisch für Anxiolytika und wurden bereits bei einigen Autoren [6, 8, 10, 19, 22] beschrieben. Interessanterweise wurde langsame Aktivität (die schlafinduzierende Eigenschaften widerspiegelt) nur im Ruhe-EEG nach der höchsten Prazepamdosis (150 mg) gefunden. Die Vergleichssubstanz (75 mg Amitriptylin) führte mit einer gemeinsamen Zunahme der langsamen und überlagerten schnellen Aktivitäten und einer Abnahme der α-Aktivität zu einem bestimmten Typ von Pharmako-EEG-Profil, das von uns typisch für thymoleptische Antidepressiva mit sedativen Eigenschaften beschrieben worden war [21]. Während nach Prazepam die herausragendste Veränderung eine β-Vermehrung war, war nach Amitriptylin die Zunahme von δ- und ϑ-Aktivität am ausgeprägtesten und konsistentesten. Die zweite Referenzsubstanz 75 mg Desipramin verursachte nur eine leichte Zunahme in der β-Aktivität und Gesamtenergie, was wieder als typisch für Antidepressiva mit thymeretischen Eigenschaften [21] angesehen werden kann. Deshalb bleibt das Pharmako-EEG-Profil von Prazepam auch in hohen Dosierungen ein anxiolytisches und wechselt nicht zu einem antidepressiven Typ. Unsere Befunde bestätigen Beckmann u. Haas [1], die nach ultrahohen Diazepamdosen (bis zu 400 mg/Tag) eine Zunahme der β-Wellen, aber keine anderen Veränderungen in der EEG-Analyse feststellen konnten. Andererseits widersprechen sie dem Bericht von Mall [14], die bei Patienten, die mit Prazepam behandelt wurden, nicht die für Benzodiazepine so typische Zunahme der β-Aktivität findet. Natürlich ist es manchmal auch schwer, eine Zunahme der β-Aktivität mit dem bloßen Auge zu beurteilen.

Zeit-Wirkungs-Berechnungen aufgrund der EEG-Daten zeigten, daß der enzephalotrope Effekt einer einzelnen oralen Prazepamdosis über die Zeit bis zur

6. h zunimmt und sich danach einpendelt, was mit unseren pharmakokineti-
schen Daten übereinstimmt. Blutspiegeluntersuchungen mit Hilfe des Radiore-
zeptorassays zeigten im Prinzip den gleichen Zeitverlauf. Die Plasmaspiegel-
gipfel von Nordiazepamäquivalenten lagen um 140, 450 und 950 ng/ml für
20 mg, 75 mg und 150 mg Prazepam und traten gewöhnlich in der 7. bis 8. h auf.
Wie Greenblatt et al. [5] beschrieben, zählt Prazepam mit Oxazepam zu den
langsamer resorbierten Benzodiazepinen. Diazepam und Clorazepat hingegen
zählen zu den schnellsten, während Chlordiazepoxyd, Lorazepam und Fluraze-
pam dazwischen liegen. Es ist deshalb nicht überraschend, daß Diazepam und
Clorazepat häufig als Hypnotika verwendet werden (obwohl sie hauptsächlich
als Anxiolytika angeboten werden), während Prazepam und Oxazepam als Tagestranquilizer verwendet werden. Der langsame Aufbau von aktiven Metaboliten (Norprazepam) und die lange Eliminationshalbwertszeit von 70 h von Prazepam [12] garantieren kontinuierliche Plasmaspiegel mit geringen Fluktuationen, wie sie für einen guten Tagestranquilizer wünschenswert erscheinen. Die
Zeit-Wirkungs-Berechnungen nach den beiden Antidepressiva zeigen in der
vorliegenden Studie die maximalen pharmakodynamischen Veränderungen in
der 2. bis zur 4. h. Dosis-Wirkungs-Untersuchungen aufgrund des EEG zeigten,
daß 150 mg Prazepam von der 4. h an die wirksamste Substanz ist, während
75 mg Amitriptylin in der 2. h am wirksamsten war. Insgesamt läßt sich aufgrund von 10stündigen Beobachtungen sagen, daß 150 mg Prazepam die wirksamste Substanz war, gefolgt von 75 mg Prazepam, 75 mg Amitriptylin, 20 mg
Prazepam und 75 mg Desipramin, während Placebo die wenigsten Veränderungen im Vergleich zum Ausgangswert zeigte. Andererseits sind EEG-Veränderungen unter Placebo nicht überraschend, da Spontanfluktuationen aufgrund
des zirkadianen Rhythmus bekannt sind.

Mit Hilfe der Psychometrie konnten wir dosisabhängige Veränderungen von
Prazepam auch auf einer anderen Ebene, nämlich der Verhaltensebene, beobachten. Dies spiegelt sich in der Tatsache wider, daß 2, 6 und 9 von insgesamt
12 Variablen signifikante Veränderungen nach 20 mg, 75 mg und 150 mg Prazepam im Vergleich zu Placebo zeigten, während nach der Verabreichung der beiden Vergleichspräparate, nämlich 75 mg Amitriptylin und 75 mg Desipramin,
signifikante Veränderungen in 6 und 2 Variablen auftraten. Insbesondere registrierten wir eine Besserung der Affektivität und eine leichte Abnahme der Aufmerksamkeit nach 20 mg Prazepam im Vergleich zu Placebo. Nach 75 mg Prazepam kam es zu einer Abnahme der Aufmerksamkeit, des motorischen
Antriebs, der kritischen Flimmerfrequenz, der Nacheffektdauer (dies zeigt eine
Sedierung an) und eine Verschlechterung der Stimmung und Affektivität. Nach
der höchsten Prazepamdosis (150 mg) konnten wir hingegen eine Verschlechterung der Aufmerksamkeit, der Konzentration, des psychomotorischen Antriebs, der komplexen Reaktion, der kritischen Flimmerfrequenz, des Nacheffekts, der Stimmung, der Affektivität und des Zahlengedächtnisses beobachten.
Die Vergleichssubstanz 75 mg Amitriptylin führte zu einer Verschlechterung
der Aufmerksamkeit, des psychomotorischen Antriebs, der Flimmerfrequenz,
des Nacheffekts, der Stimmung und der Affektivität, während 75 mg Desipramin nur eine Abnahme der Flimmerverschmelzungsfrequenz (CFF) und eine
Zunahme des Stimmungsscores verursachte. Diese psychometrischen Verände-

290

rungen nach Antidepressiva und Anxiolytika bei normalen Versuchspersonen stimmen mit früheren Publikationen überein [7, 25]. Man muß sich jedoch im klaren sein, daß psychometrische Veränderungen bei normalen Probanden sich qualitativ von denen bei Patienten unterscheiden. So verursachen beispielsweise Antidepressiva bei Normalen nur eine Verschlechterung der Stimmung (hauptsächlich wegen der sedativen Wirkung des Medikaments), während bei Patienten gerade das Gegenteil beobachtet wird. Trotzdem kann man bei gesunden Probanden wichtige Daten über die pharmakodynamische Wirkung von psychotropen Substanzen erhalten. So war z. B. ganz klar, daß die Psychoaktivität von Prazepam nach allen 3 Dosierungen bis zur 8. h zunimmt, während Amitriptylin den Gipfel seiner psychotropen Wirkungen schon in der 4. h zeigte. Aufgrund von Dosis-Wirkungs-Berechnungen können wir sagen, daß 150 mg Prazepam die psychoaktivste Substanz, gefolgt von 75 mg Amitriptylin, 75 mg Prazepam, Placebo, 75 mg Desipramin und 20 mg Prazepam ist. Die Nähe von 150 mg Prazepam zu 75 mg Amitriptylin hinsichtlich seiner psychoaktiven Effekte kann recht gut die guten Resultate von hohen Benzodiazepindosen bei depressiven Patienten, die der anxiolytischen/sedativen Wirkung des Medikaments entsprechen, erklären. Letztere bessern verschiedene Symptome wie Suizidideen, Schuldgefühle, frühe, mittlere oder späte Schlaflosigkeit, Agitiertheit, psychische Angst, somatische Angst, gastrointestinale und somatische Symptome, allgemeine somatische Symptome, die auf einer Rating-Scale, der Hamilton-Depressions-Skala, eine wichtige Rolle spielen. Wenn sich bei einem Patienten diese Symptome bessern, bessert sich folglich auch der Gesamtscore dramatisch trotz des Fehlens eines spezifisch-antidepressiven Effektes. In diesem Zusammenhang ist interessant, daß Hollister [9] nicht einmal einen signifikanten Unterschied zwischen scheinbar so gegensätzlichen Medikamenten wie Neuroleptika und Antidepressiva bei agitierten und feindseligen depressiven Patienten finden konnte, während andererseits die Überlegenheit von Antidepressiva über Neuroleptika bei gehemmten Depressionen evident war.

Eines der auffallendsten Ergebnisse dieser Studie war die gute Toleranz so ultrahoher Prazepamdosen, was im Einklang mit den Berichten von Beckmann u. Haas [1] und Mall [14] steht. Entgegen unseren Erwartungen, daß Personen nach Verabreichung von 150 und 75 mg Prazepam die meiste Zeit schlafen würden, konnten unsere Probanden ihre Aufgaben problemlos bewältigen. Natürlich berichteten die meisten Probanden nach 150 mg Prazepam zeitweise über Müdigkeit, aber die Schlafneigung nach 75 mg unterschied sich nicht von der nach den gebräuchlichen 20 mg. In diesen beiden Dosierungen wurde nur über Schläfrigkeit geklagt, während nach der höchsten Dosierung 2 Personen über Ataxie, 3 über Schwindel, 1 über Übelkeit und 2 über Gedächtnisstörungen berichteten. Es war interessant, daß eine Person, die 150 mg Prazepam erhielt, überhaupt keine Nebeneffekte hatte, während der Proband über starke Müdigkeit nach Amitriptylin klagte, das bei allen Versuchspersonen Nebenerscheinungen wie etwa Müdigkeit und etwas Schwindel und Augenflimmern hervorrief. Zusammenfassend kann gesagt werden, daß die Pharmako-EEG-Profile von Prazepam, das in hohen Einzeldosen bis 150 mg verabreicht wurde, noch ein anxiolytisches blieb und sich stark von den thymoleptischen oder thymeretischen Profilen unterschied. Psychometrische Untersuchungen zeigten andererseits Ähnlichkeiten zwischen 75 mg Amitriptylin und 150 mg Prazepam. Diese Ähnlichkeiten, die Veränderungen auf der Verhaltensebene betreffen (sie spiegeln die sedativen Eigenschaften beider Präparate wider), könnten letztlich für die klinische Besserung des vielschichtigen depressiven Syndroms verantwortlich sein. Der stimmungsaufhellende Effekt von Prazepam wird auch von Koufen et al. [13], Malsch [15] und Recke [17] beschrieben, obwohl hauptsächlich bei nicht-endogenen Depressionen. Kay et al. [11] fanden anfänglich bei ECT-behandelten Patienten keine Unterschiede zwischen Diazepam und Amitriptylin, während in einer späteren Behandlungsstufe Amitriptylin dem Benzodiazepin überlegen war. Ganz früh wurde berichtet, daß Meprobamat bei manchen depressiven Patienten sich als sehr hilfreich erwies. Ein kontrollierter Versuch mit Meprobamat, Protriptylin, einer Kombination dieser beiden Medikamente und Placebo zeigte, daß sich die Patienten signifikant mehr nach den 3 Medikamentenbehandlungen als nach Placebo besserten [18]. Shammas [23] berichtet, daß Benzodiazepine, wie etwa Bromazepam, bei der Behandlung von Depressionen zu guten therapeutischen Erfolgen führen. Andererseits vertreten viele Autoren wie Greenblatt et al. [5], Denber [2], van Praag [16] die Meinung, daß Benzodiazepine keine signifikanten antidepressiven Eigenschaften zu haben scheinen. Sie sind dann von therapeutischem Wert, wenn Angst oder Agitiertheit eine bedeutsame Komponente der Erkrankung darstellen. Es scheint, als ob der Gebrauch von Tranquilizern bei der Behandlung der Depression einen Gegenstand darstellt, der sogar mehr die Meinungen spaltet als die Frage, ob eine Beziehung zwischen Angst und Depression besteht. Es ist jedoch besondere Bedeutung der Tatsache beizumessen, daß Angst und Depression gleichzeitig auftreten und daß die Depression in realiter aus verschiedenen Subtypen besteht, die verschiedene Pharmakotherapie erfordern.

Zusammenfassung

Angeregt durch die Beobachtung einer antidepressiver Wirkung hoher Prazepamdosen und durch neue Befunde von antipsychotischen Eigenschaften ultrahoher Diazepamdosen bei Schizophrenie waren wir sehr daran interessiert, in einer doppelblinden, placebokontrollierten Studie die enzephalotropen und psychotropen Wirkungen sehr hoher Prazepamdosen zu untersuchen. 10 normale Versuchspersonen erhielten randomisiert und in 2wöchigen Intervallen sowohl einzelne orale Dosen von 20, 75 und 150 mg Prazepam als auch 75 mg Amitriptylin und 75 mg Desipramin als Vergleichsantidepressiva. Blutspiegel, quantitative EEG-, psychometrische und klinische Untersuchungen wurden in der 0., 1., 2., 4., 6, 8. und 10. h durchgeführt. Die EEG-Daten wurden mit Hilfe eines Computersystems anhand von Spektralanalysenprogrammen analysiert: Nach allen 3 Prazepamdosen zeigte sich ein typisch anxiolytisches Pharmako-EEG-Profil (β-Zunahme, α-Abnahme), welches unterschiedlich von dem nach 75 mg Amitriptylin (Zunahme der langsamen, aber auch der überlagerten β-Aktivität, Abnahme der α-Aktivität) und von 75 mg Desipramin (α-Zunahme) war. Im Gegensatz dazu zeigten psychometrische Untersuchungen einige Ähnlichkeiten zwischen höheren Diazepamdosen (75 und 150 mg) und 75 mg Amitriptylin, und zwar insofern, als alle eine Verschlechterung der Aufmerksamkeit, der psychomotorischen Aktivität, der Stimmung und der Affektivität, eine Abnahme der Flimmerverschmelzungsfrequenz (CFF) und eine Verkürzung der Nacheffektdauer (Archimedesspirale), worin sich eine Desaktivierung ausdrückt, hervorriefen. Andererseits zeigten 20 mg Prazepam nur 2 signifikante Veränderungen im Vergleich zu Placebo: Eine Abnahme der Aufmerksamkeit und eine Verbesserung der Affektivität. Der Zeitverlauf der neurophysiologischen und verhaltensmäßigen Veränderungen verlief parallel zu dem der Blutspiegel, die durch Radiorezeptorassay bestimmt wurden und bei denen ein leichter Anstieg bis zur 6. h und danach ein Plateaueffekt zu beobachten war. Die Untersuchung der Pulsfrequenz, des Blutdruckes und der Nebenerscheinungen zeigte eine überraschend gute Verträglichkeit hoher Prazepamdosen. Die Ergebnisse werden diskutiert.

Literatur

1. Beckmann H, Haas S (1980) High dose diazepam in schizophrenia. Psychopharmacology 71: 79–82
2. Denber, HCB (1979) Textbook of clinical psychopharmacology. Thieme, Stuttgart, p 148
3. Fink M (1969) EEG and human psychopharmacology. Annu Rev Pharmacol Toxicol 9: 241–258
4. Greenblatt, DJ, Shaders RI (1974) Benzodiazepines in clinical practice. Raven, New York, p 82
5. Greenblatt DJ, Shader RI, Divoli M, Harmatz JS (1981) Benzodiazepines: A summary of pharmacokinetic properties. Br J Clin Pharmacol 11: 11–16
6. Grünberger J (1977) Psychodiagnostik des Alkoholkranken. Methodischer Beitrag zur Bestimmung der Organizität in der Psychiatrie. Maudrich, Wien
7. Grünberger J, Saletu B (1980) Determination of pharmacodynamics of psychotropic drugs by psychometric analysis. Prog Neuropsychopharmacol 4: 469–489
8. Herrmann WM, Fichte K, Itil TM, Kubicki S (1979) Acute efficacy of 20 psychotropic drugs on human EEG power spectrum variables shown by multivariate and univariate statistics. In: Saletu B, Berner P, Hollister L (eds) Neurophsychopharmacology. Pergamon, Oxford, pp 371–381
9. Hollister LE (1973) Clinical use of psychotherapeutic drugs. Thomas, Springfield, p 89
10. Itil TM (1974) Quantitative pharmaco-electroencephalography. Mod Probl Pharmacopsychiatry 8: 43–75
11. Kay DWK, Fahy T, Garside RF (1970) A seven-month double-blind trial of amitriptyline and diazepam in ECT-treated depressed patients. Br J Psychiatry 117: 667–671
12. Kölle EU (1981) Zur Pharmakokinetik nach oraler Gabe von Prazepam. Fortschr Med 98: 874–879
13. Koufen H, Schulte PW, Consbruch U (1973) Stationäre Behandlung neurotischer und erlebnisreaktiver Krankheitsbilder mit einem neuen Benzodiazepin-Derivat. Med Klin 68: 1701–1705
14. Mall G (1975) Prazepam, ein Tranquilizer mit antidepressiver Wirkung. Inauguraldissertation, Universität des Saarlandes
15. Malsch U (1973) Klinische Prüfung des neuen Tranquilizers Demetrin®. Therapiewoche 23: 3790–3797
16. Praag HM van (1978) Psychotropic drugs. Van Gorcum, Assen Amsterdam, p 332
17. Recke A (1974) Therapeutische Erfahrungen mit dem neuen Benzodiazepin-Derivat Demetrin. Fortschr Med 92: 871–873
18. Rickels K, Raab I, DeSilverio R, Etemad B (1967) Drug treatment in depression. Antidepressant or tranilizer. JAMA 201: 675
19. Saletu B (1976) Psychopharmaka, Gehirntätigkeit und Schlaf. Karger, Basel
20. Saletu B (1981) Application of quantitative EEG in measuring encepahlotropic and pharmaco-

dynamic properties of antihypoxidotic/nootropic drugs. In: Scientific International Research (ed) Drugs and Methods in C. V. D. Pergamon, pp 79–115
21. Saletu B (1982) Pharmaco-EEG profiles of typical and atypical antidepressants. In: Costa E, Racagni G (ed) Typical and atypical antidepressants: Clinical practice. Raven, New York, pp 257–268
22. Saletu B, Grünberger J, Linzmayer L, Flener R (1981) Anxiolytics and beta blockers: Evalutation of pharmacodynamics by quantitative EEG, psychometric and physiological variables. Agressologie 22: 5–16
23. Shammas E (1977) Controlles comparison of bromazepam, amitriptyline and placebo in anxiety-depressive neurosis. Dis Nerv Syst 38: 201
24. Skolnick P. Goodwin FK, Paul SN (1979) A rapid and sensitive radioreceptor assay for benzodiazepine in plasma. Arch Gen Psychiatry 36: 78–80
25. Spiegel R, Aebi JJ (1981) Psychopharmakologie. Kohlhammer, Stuttgart Berlin Köln Mainz
26. Zerssen VD, Koeller DM, Rey ER (1970) Die Befindlichkeitsskala (B-S) – ein einfaches Instrument zur Objektivierung von Befindlichkeitsstörungen, insbesondere im Rahmen von Längsschnittuntersuchungen. Arzneimittelforsch 20: 915–918

Kann die zusätzliche Gabe von Haloperidol die Wirksamkeit von Antidepressiva verbessern?
Ergebnisse einer Doppelblindstudie über Chlorimipramin

H. J. Möller, W. Kissling und H. J. Kuß

Die oft unbefriedigende Wirkung von Antidepressiva – ein Problem, das sich in psychiatrischen Kliniken wegen der zunehmenden Anhäufung von Antidepressiva-„non-respondern" in besonders starkem Ausmaß stellt – hat Kliniker dazu geführt, verschiedene Kombinationstherapien zu erproben [4]. Diese sind aber größtenteils bis heute nicht ausreichend empirisch hinsichtlich ihrer Überlegenheit gegenüber der Monotherapie mit Antidepressiva geprüft worden. Neben der Kombination von Antidepressiva mit verschiedenen Wirkungsmechanismen ist die Kombination von Antidepressiva mit Neuroleptika am bekanntesten.

Die Kombination eines Antidepressivums mit einem Neuroleptikum ist unter den folgenden Aspekten theoretisch interessant:

a) Während der zusätzlichen Neuroleptikagabe kommt es zur Erhöhung des Serumspiegels des Antidepressivums durch kompetitive Hemmung enzymatischer Prozesse, die für die Metabolisierung erforderlich sind [3, 5].
b) Eine vorübergehende zusätzliche bzw. vorhergehende Behandlung mit einem Neuroleptikum führt, nach Absetzen des Neuroleptikums, zu einer gesteigerten Sensibilität katecholaminerger [6] ggf. auch serotonerger Rezeptoren [2].

In letzterem Sinne interpretierte Corsini [1] die Ergebnisse einer Studie an ca. 50 Patienten mit endogener Depression. Die Überlegenheit der Experimentalgruppe, die neben Chlorimipramin 7 Tage lang mit 3 mg Haloperidol behandelt wurde, gegenüber der nur mit Chlorimipramin behandelten Kontrollgruppe führte er, insbesondere auch, weil der Effekt kurz nach Absetzen des Haloperidols sichtbar wurde, auf eine gesteigerte Rezeptorsensibilität katecholaminerger Strukturen zurück. Obwohl diese theoretische Erklärung von vornherein fragwürdig erschien, weil Chlorimipramin kaum katecholaminerge Eigenschaften hat und somit eine mögliche Rezeptorsensibilitätssteigerung katecholaminerger Strukturen nicht von wesentlicher Bedeutung für den Therapieerfolg sein dürfte, führten wir eine Replikationsstudie durch, um den beobachteten klinischen Effekt überprüfen zu können und ggf. nach anderen Erklärungsmöglichkeiten zu suchen.

Patienten mit endogener Depression wurden randomisiert 2 Behandlungsgruppen zugeteilt. Beide Gruppen bekamen täglich 3mal 50 mg Chlorimipramin oral über 3 Wochen. Die Experimentalgruppe bekam zusätzlich in den ersten 6 Tagen 3mal 30 Tropfen Haloperidol oral, die Kontrollgruppe entsprechend 3mal 30 Tropfen Leitungswasser. Außerdem bekamen beide Gruppen,

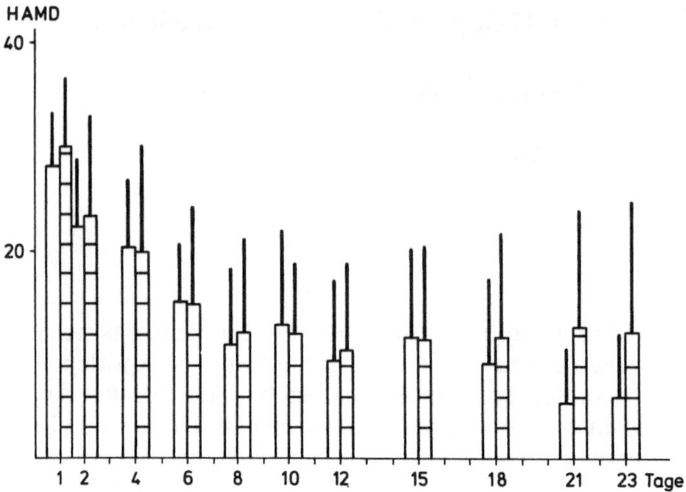

Abb.1. Mittelwerte und Standardabweichungen der Gesamtscores der Hamilton-Depressions-skala. Experimentalgruppe *quergestreift*

um die Doppelblindbedingungen nicht durch mögliche Neuroleptikanebenwirkungen zu gefährden, in den ersten 10 Tagen 2mal 1 Dragee Biperiden pro Tag. Der psychopathologische Befund wurde wiederholt im Behandlungsverlauf u. a. mit der Hamilton-Depressions-Skala sowie mit der Befindlichkeitsskala von v. Zerssen beurteilt. Außerdem wurden wiederholt im Verlauf Blutentnahmen durchgeführt, um die Serumspiegel von Chlorimipramin sowie des Hauptmetaboliten Desmethylchlorimipramin zu bestimmen. In diesem vorläufigen Bericht können Ergebnisse über insgesamt 18 Patienten (10 Experimentalgruppe, 8 Kontrollgruppe) mitgeteilt werden.

Beide Gruppen haben etwa gleiche Ausgangswerte auf der Hamilton-Rating-Scale. Unter der Behandlung tritt in beiden Gruppen eine etwa gleich starke Reduktion depressiver Symptomatik (Abb. 1) ein. Die nach den Befunden Corsinis [1] zu erwartende plötzliche Reduktion depressiver Symptomatik direkt nach Absetzen des Haloperidols ist nicht beobachtbar. Erst gegen Ende der Behandlungsphase kommt es zu einem deutlichen Unterschied zwischen den Gruppen, allerdings im Gegensatz zur Hypothese zugunsten der nicht mit Haloperidol vorbehandelten Gruppe.

Die Ergebnisse der Befindlichkeitsskala, die von den Patienten täglich ausgefüllt wurde, zeigen ähnliche Resultate (Abb. 2). Ausgehend von vergleichbaren Ausgangswerten kommt es im Verlauf der Therapie in beiden Gruppen zu einem weitgehend parallelen Absinken der pathologischen Werte. Dabei beginnt sich erst gegen Ende der Therapiephase eine deutliche Überlegenheit der nicht mit Haldol behandelten Gruppe abzuzeichnen.

Die Chlorimipramin-Serum-Spiegel zeigen insbesondere ab Tag 5 deutlich höhere Spiegel bei der mit Haloperidol behandelten Gruppe, ein Effekt, der aufgrund der obengenannten Vorbefunde über die Hemmung der Metabolisierungsprozesse zu erwarten war. Erstaunlich ist, daß dieser Effekt noch lange

296

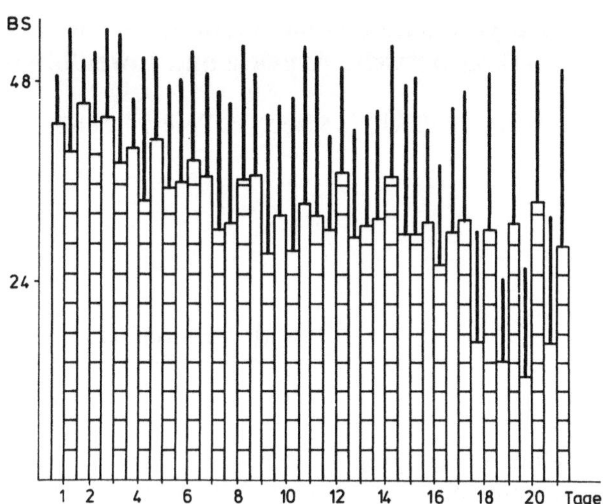

Abb. 2. Mittelwerte und Standardabweichungen der Befindlichkeitsscores. Experimentalgruppe *quergestreift*

nach Absetzen des Haloperidols von Bedeutung ist. Hinsichtlich Desmethyl-chlorimipramin-Serum-Spiegel ließ sich eine solche Diskrepanz zwischen den Gruppen nicht nachweisen.

Zusammengefaßt kann gesagt werden, daß die von Corsini [1] mitgeteilten Befunde nicht repliziert werden konnten, daß sich aber, wie von früheren Autoren beschrieben, in der mit Haloperidol behandelten Gruppe ein erhöhter Serumspiegel des Chlorimipramins fand. Allerdings zeigte dieser gruppenstatistisch gesehen keinen Einfluß auf den klinischen Therapieerfolg. Dieser war in der nicht mit Haloperidol behandelten Gruppe, jedenfalls gegen Ende der Behandlung, sogar besser, was angesichts der kleinen Gruppe wohl als zufallsbedingt zu interpretieren ist.

Literatur

1. Corsini GU (1978) Anti-depressant effects of haloperidol withdrawance during chlorimipramin therapy. Vortrag beim Weltkongreß für Biologische Psychiatrie. Barcelona 1978
2. Delini-Stula A, Mogilnicka E (1982) Pharmacodynamic aspects of the interaction between neuroleptics and antidepressants. Arzneimittelforsch 32: 862–863
3. Jus A, Gautier J, Villeneuve A, Jus K, Pires P, Gagnon-Binette M, Fortin C (1978) Pharmacokinetic interaction between amitriptyline and neuroleptics. Neuropsychobiology 4: 305–313
4. Kielholz P (1981) Eine kombinierte antidepressive Infusionstherapie. In: Kielholz P, Adams C (Hrsg) Antidepressive Infusionstherapie. Thieme, Stuttgart New York, S 1–6
5. Kuß HJ, Jungkunz G, Dieterle D (1980) Veränderung der klinischen Wirkung des Amitriptylins durch Kombinationsbehandlung. Arzneimittelforsch 30: 1200
6. Muller P, Seemann P (1978) Dopaminerge supersensitivity after neuroleptics: Time course and specifity. Psychopharmacology (Berlin) 60: 1–11

Amitriptylinmetabolismus im depressiven Patienten: Pharmakogenetische Aspekte und Eiweißbindung im Plasma

P. Baumann, B. Dick, L. Koeb, M. Perey, J. Schöpf und D. Tinguely*

> Nach dem Medikament, das seinen ganzen Körper durchtränkte,
> kam Ruhe über ihn und deckte ihn zu wie eine Woge.
>
> M. Bulgakov: Der Meister und Margarita

Jahrelange Forschung hat den Nachweis erbracht, daß das Schicksal eines Medikamentes nicht auf eine gleichmäßige Imprägnierung des Organismus beschränkt ist. Vielmehr ist es subtilen Prozessen unterworfen, wie der Bindung an Bestandteile des Blutes, wie der von seiner Fettlöslichkeit und von der Durchblutung der Organe abhängigen Verteilung im Gewebe. Da werden für ihre Wirkung pharmakologisch spezifische Bindungsstellen oder Enzyme erreicht, welche ihren Abbau in z. T. aktive Metabolite für die endgültige Ausscheidung durch die Niere bewirken. Entgegen anfänglichen Hoffnungen ist es jedoch nicht gelungen, eine eindeutige Beziehung zwischen Plasmaspiegel und klinischer Wirkung im Falle des klassischen Antidepressivums Amitriptylin (At) auch unter Einbeziehung seines Metaboliten Nortriptylin (Nt) herzustellen [1, 11, 23, 26, 27]. Diese Feststellung ist nicht endgültig, da bisher 2 wichtige Faktoren kaum Berücksichtigung fanden: At und Nt bilden hydroxylierte Metabolite, nämlich 10-OH-Amitriptylin (OH-At) und 10-OH-Nortriptylin (OH-Nt), deren zentrale Wirkung durch biochemische In-vitro-Versuche, aber auch durch Verhaltenstests nach peripherer Applikation nachgewiesen wurde (Tabelle 1). Hydroxylierte Metaboliten wurden wohl unter „Steady-state"-Bedingungen im Menschen gemessen [11, 22]. Bisher wurden aber erst in einer Studie über den Zusammenhang von klinischer Wirkung und Plasmaspiegel – die von OH-Nt, aber nicht die von OH-At – gemessen. Weiterhin ist von Bedeutung, daß die hydroxylierten Verbindungen auch wie die Muttersubstanzen an Bluteiweiß gebunden sind. Weniger als 10% von At und Nt [5, 12, 16, 18] und über 25% von den hydroxylierten Metaboliten liegen in freier Form vor. Die Bindungsproteine können einerseits im Blutkreislauf als Vehikel für die Drogen dienen, aber auch deren Einstrom in das Gewebe verhindern. Für die Aufnahme ins Gewebe steht in erster Linie der ungebundene Anteil des Medikaments direkt zur Verfügung.

---

* Unser aufrichtiger Dank gilt Dr. L. Rivier, der durch seine Erfahrung mit MS die massenspektrometrischen Messungen ermöglicht hat, – aber auch Frau C. Bertschi für die Abfassung des Manuskriptes. Freundlicherweise zur Verfügung gestellt wurden: Laroxyl® (150 mg Tabletten) von Roche/Basel, Maprotilin und Methylmaprotilin von Ciba-Geigy/Basel, Amitriptylin und Metabolite von Dr. A. Jørgensen/Lundbeck. Diese Studie ist finanziell vom Fonds Sandoz und vom FNRS (Nr. 3.864-0.81) unterstützt

Tabelle 1. Zentrale Wirkungen von Amitriptylin und Metaboliten

	NA-Aufnahme-hemmung[a] EC50 (nmol/l)	5-HTP-Potenzierung[b]	Tetrabenazintest[b] ED 50 (mg/kg KG i. p.)	Apomorphintest[b]
At	380	21	3	4
Nt	75	78	0.4	5
E-10-OH-At	670	20	~5	5
Z-10-OH-At	720	38	~5	6
E-10-OH-Nt	160	> 40	> 40	20
Z-10-OH-Nt	160	> 40	> 40	34

[a] Im Rattenhirn: Schnitte von Kortex inkubiert in menschliches Plasma [6]
[b] In Ratten [7]

Großes Interesse finden auch neuere Befunde von klinischer Bedeutung, nach denen der Abbau dieser Thymoleptika einen genetischem Polymorphismus unterliegt [9], wie er zuerst für das Antihypertensivum Debrisoquin gefunden wurde. Hier wird erstmals über Plasmaspiegel von At und Metaboliten bei einer Patientin berichtet, die sich im Debrisoquintest als „poor metabolizer" herausgestellt hatte.

In einer Patientengruppe, in der die Bindung von At und Nt im Plasma während einer Behandlung mit At untersucht wurde, stellte sich auch die Frage, ob At einen Einfluß auf das wichtigste Bindungsprotein [30] im Plasma ausübt, nämlich auf das saure α_1-Glykoprotein (AAG).

Bindung von At und Nt unter klinischen Bedingungen

Im Rahmen einer klinischen Studie wurde der Verlauf der Spiegel von At und Nt im Plasma während einer Behandlung mit Amitriptylin, unter Berücksichtigung der Eiweißbindung, gemessen. 22 primär-depressive Patienten nach RDC wurden in die Untersuchung aufgenommen. 5 Patienten fielen während der Studie aus. Von den 17 verbleibenden Patienten waren 16 vom endogenen Subtyp (13 definitiv, 3 wahrscheinlich). Nur bei einem Patienten wurden Wahnideen festgestellt.

Die Behandlung bestand in einer täglichen Gabe von 150 mg Laroxyl während 3 Wochen. Für die Analysen wurde heparinisiertes Blut an den Tagen 1, 8, 15 und 22 gesammelt.

Die Mittelwerte für At und Nt im Plasma, aber auch für At und Nt im Dialysat („freies"), sind in Tabelle 2 dargestellt. Die gefundenen At- und Nt-Werte im Plasma decken sich mit denen in der Literatur beschriebenen, auch was die großen interindividuellen Schwankungen betrifft [14, 25, 34]. Bereits nach 2 Wochen ist der Steady-state-level für die Gruppe erreicht. Das Verhältnis At zu Nt im Plasma ist etwas höher als 1 und dies über die ganze Behandlungsdauer.

Für die freien Konzentrationen von At und Nt ist das Verhältnis < 1. Es bestätigt *In vitro*-Versuche [5, 12, 16, 18], wonach At stärker an Bluteiweiße gebunden ist als Nt. Wenn man nun annimmt, daß die freie Konzentration maßgeb-

Tabelle 2. Freises (im Dialysat gemessenes) und gesamtes Plasmaamitriptylin und -nortriptylin in 17 depressiven Patienten (M ± s.d.). Behandlung: 150 mg Amitriptylin per os täglich während 3 Wochen

| | | | Freies | |
| ng/ml | Amitriptylin | Nortriptylin | Amitriptylin | Nortriptylin |
	im Gesamtplasma		im Dialysat	
Tag 8	72,0 ± 37,0	58,0 ± 37,0	4,5 ± 2,0	4,7 ± 2,6
Tag 15	97,3 ± 50,2	84,6 ± 58,0	5,7 ± 2,6	6,9 ± 3,8
Tag 22	100,8 ± 61,3	89,4 ± 74,5	5,7 ± 3,3	6,9 ± 4,7

lich ist für die Konzentration am Rezeptor, so ist festzustellen, daß das gemessene Verhältnis im Plasma die Lage am Rezeptor nicht widerspiegelt. Diese Bemerkung soll im Zusammenhang mit der Hypothese gesehen werden, wonach eine Demethylierungsrate (Nt/At im *Plasma:* 1,04) v.a. bei „responders" gemessen wird [25].

Pharmakogenetische Aspekte

Die Plasmaspiegel von At und Nt fallen durch eine große interindividuelle Variabilität auf. Es fiel jedoch auf, daß eine Patientin (Ch) weit höhere At- und Nt-Werte als die anderen 16 Patienten aufwies. Selbst nach 22 Tagen war der Steady-state-level beider Substanzen noch nicht erreicht, obwohl die Werte auf 250 bzw. über 300 ng/ml anstiegen (Abb.1). Die freien Konzentrationen waren dementsprechend ungewöhnlich hoch.

Die Patientin sprach auf die Therapie an. 15 Monate später mußte die Patientin wegen einer weiteren depressiven Phase rehospitalisiert werden. In der Zwischenzeit hatte es sich herausgestellt, daß der Abbau von At und Nt wie der von Debrisoquin einem genetischen Polymorphismus unterliegt [9]. Da auf Grund der hohen Plasmaspiegel anzunehmen war, daß die Patientin eine Defizienz in der Hydroxylierung von At und Nt aufwies, wurde sie dem Debrisoquintest unterworfen [20]. Sie stellte sich, mit einem metabolischen Quotienten Debrisoquin/4-OH-Debrisoquin von 17,93, als „poor metabolizer" heraus.

Die Patientin wurde wieder mit täglich 150 mg At behandelt. Am 15. Behandlungstag wurde Blut abgenommen und nach einer unveröffentlichten Modifizierung der bereits beschriebenen Methode zusätzlich auch freies OH-At und OH-Nt im Plasma und im Dialysat gaschromatographisch bzw. massenspektrometrisch bestimmt. Die Abb.2 zeigt ein Massenspektrogramm (SIM) einer Messung von At und Nt und dehydratisierten hydroxylierten Metaboliten im Plasmadialysat („freie Metabolite") dieser Patientin. Die gaschromatographische Trennung erfolgte auf einer 25 m langen SE-54 „Fused-silica"-Säule. Als innere Standards wurden Maprotilin, Methadon und Methylmaprotilin verwendet. Das Beispiel verdeutlicht die hohe Empfindlichkeit und Spezifität der Methode.

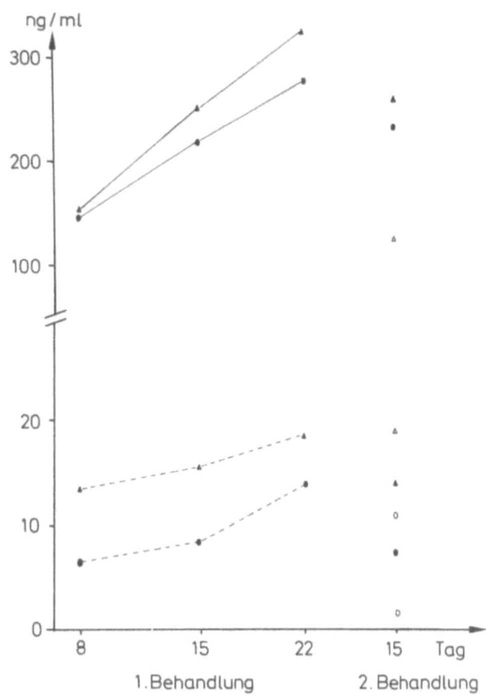

Abb. 1. Freies und gesamtes Plasma At, Nt, OH-At und OH-Nt bei einer Patientin, die mit 150 mg At täglich behandelt wurde: 1. Behandlung: Plasma At ●———●; Plasma Nt ▲———▲; freies At ● – – – – ●; freies Nt ▲ – – – – ▲. 2. Behandlung 15. Tag (von *oben* nach *unten*): Plasma Nt ▲, Plasma At ●, Plasma OH-Nt △, freies OH-Nt △, freies Nt ▲, Plasma OH-At ○, freies At ●, freies OH-At ○

Die Spiegel von At und Nt im Plasma und im Dialysat am 15. Tag dieser zweiten Behandlung waren praktisch identisch mit denen, die am 15. Tag der ersten Behandlung gemessen wurden. An diesem Fall wird die geringe intraindividuelle Variabilität nicht nur der Gesamtplasmaspiegel von At und Nt, sondern auch der Bindung dieser Substanzen an Blutkomponente gezeigt. Es bestätigt ferner die Möglichkeit [10], Patienten, die nach At-Einnahme abnorm hohe Plasmaspiegel erreichen, mit dem Debrisoquintest auf eine Defizienz in der Hydroxylierung zu überprüfen. Andererseits ist zu bemerken, daß in dieser Patientin, obwohl „poor metabolizer", nicht zu vernachlässigende Mengen von hydroxylierten Metaboliten, v. a. des Nt, gebildet werden (Abb. 1). Der geringe Anteil von OH-At im Vergleich zu OH-Nt weist auf die große Bedeutung der Demethylierungsreaktion in dieser Patientin hin. Die Frage bleibt offen, ob an Hand von Plasmaspiegeln eine ineffiziente Hydroxylierung von At und Nt offenbar wird und sich somit ein Debrisoquintest erübrigt.

Diese Untersuchungen schließen die Hoffnung nicht aus, daß in Zukunft Pharmakotherapie durch Bestimmung der Psychopharmaka im Blut besser gesteuert werden kann, unter Berücksichtigung aktiver Metabolite, der Bindung an Eiweiße, und der Zuhilfenahme von Tests, die zur pharmakogenetischen Typisierung, wie z. B. durch das Debrisoquin, geeignet sind.

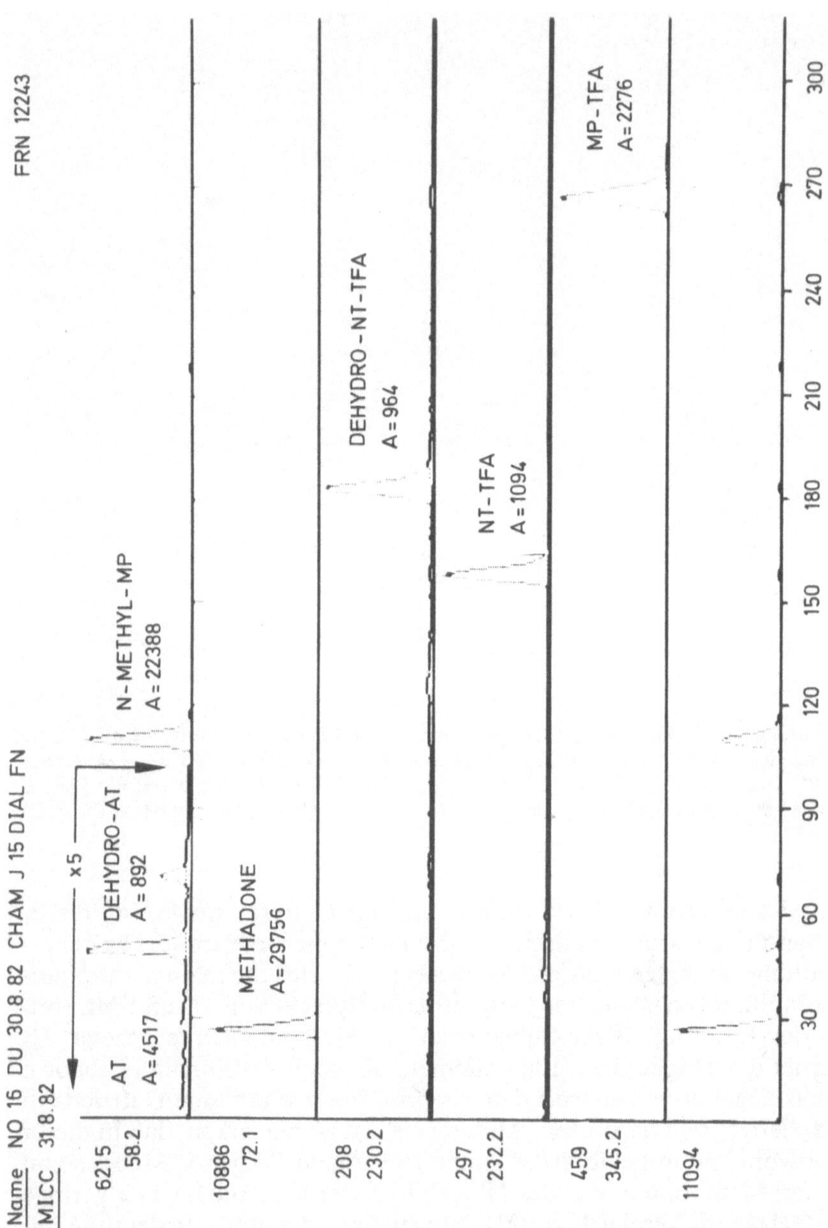

Abb. 2. Massenspektrometrische Messung (SIM) von At und Metaboliten im Plasmadialysat einer Patientin nach 15 Tagen Behandlung mit 150 mg At. OH-At wurde als Dehydro-At, OH-Nt als Dehydro-Nt-TFA, Nt als Nt-TFA und Mp als Mp-TFA gemessen. Die Zahlen unterhalb der Substanznahmen geben die Oberfläche der Peaks in willkürlichen Einheiten an. Die Substanzen wurden bei folgenden m/z gemessen: At, Dehydro-At, N-Methyl-Mp: 58.2; Methadon: 72.1; Dehydro-Nt-TFA: 230.2, Nt-TFA: 232.2, Mp-TFA: 345.2

302

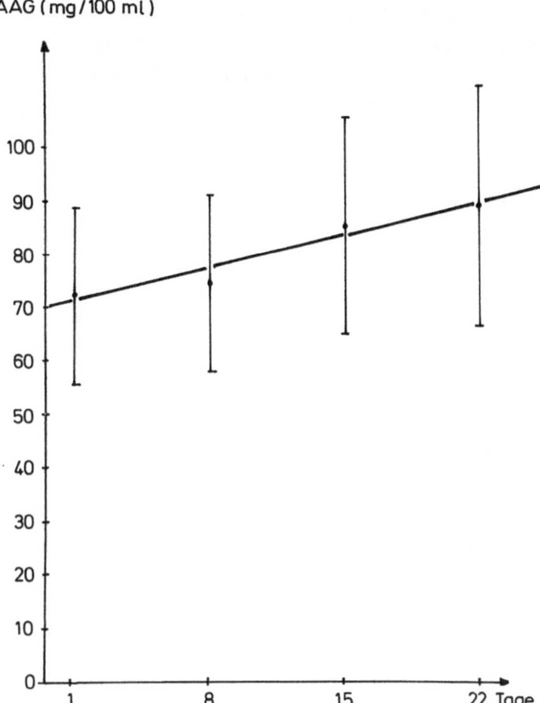

Abb.3. Plasmaspiegel von saurem α_1-Glykoprotein in 17 Patienten, die während 3 Wochen mit 150 mg At täglich behandelt wurden. M ± s. d. Die Steigung der Regressionsgerade ist signifikant ($p < 0,05$) verschieden von null

Einfluß von Amitriptylin auf das saure α_1-Glykoprotein

Das wichtigste Bindungsprotein für basische Substanzen im Blut, wie At und Nt, ist das saure α_1-Glykoprotein (AAG) [30]. In der Gruppe von depressiven Patienten wurde ein signifikanter Anstieg von AAG nach 3 Wochen Behandlung mit At beobachtet [6]. Ein solcher Anstieg wurde in einer Kontrollgruppe, die ebenfalls aus hospitalisierten Patienten bestand, aber nicht mit At behandelt wurden, nicht festgestellt. In beiden Gruppen veränderten sich die Albuminspiegel nicht. AAG wurde in der Gruppe der Depressiven auch nach 1 und 2 Wochen Behandlung gemessen (Abb.3). Die Steigung der berechneten Regressionsgerade ist signifikant ($p < 0,05$) verschieden von null. Der Anstieg von AAG scheint demnach kontinuierlich. Die Ausgangs- wie die Endwerte sind im Mittel innerhalb des Normbereichs (55–140 mg%), also nicht pathologisch.

Es stellt sich dennoch die Frage nach der Bedeutung dieses Befundes, da ein ähnlicher Befund auch nach DMI [19] und Perazin [17] erhoben wurde. Um dies zu beurteilen, muß man die Frage nach der Funktion von AAG und der Glykoproteine überhaupt stellen.

AAG ist ein sog. „acute phase reactant", welches bei Krebs [3], Entzündungen und nach schweren Operationen [33] im Plasma ansteigt. Es hat immunsuppressive Eigenschaften [7] und inhibiert die Agglutination von Thrombozyten [1], die durch Thrombin bewirkt wird. AAG wird durch anabolische Steroide

(17-α-Alkyle) erhöht und nimmt ab unter dem Einfluß von Östrogenen [2]. Von der Struktur her weist AAG große Ähnlichkeit auf mit IgG [33].

AAG wird nicht nur in der Leber [27], sondern auch in den Leukozyten (Lymphozyten, Monozyten, Granulozyten) [21] synthetisiert. So ist bekannt, daß in den stimulierten Lymphozyten zuerst die Vorstufe von AAG mit einem MG von 52'000 synthetisiert wird. Diese Vorstufe ist an eine Membrane gebunden, wobei die N-endständige Gruppe sich außerhalb der Zelle befindet. Durch den Einfluß von Enzymen wird sodann das AAG abgespalten.

Im Fall der Zunahme von AAG durch Amitriptylin ist nun nicht bekannt, ob sie auf eine Zunahme der Synthese von AAG in der Leber oder in den Lymphozyten zurückzuführen ist. Es ist auch nicht auszuschließen, daß eine geringfügige Zunahme der Leukozyten durch At ausreichen könnte, um das Potential der Freisetzung von AAG zu erhöhen.

Dieses Problem könnte für die biologische Psychiatrie insofern Bedeutung haben, als die Glykoproteine auch im Zentralnervensystem eine wichtige Rolle als Sialoglykoproteine in der Membran der Neuronen spielen [26]. Diese Eiweiße sind wichtig für die Entwicklung des Nervensystems und für die Bildung der Synapsen [13]. Sie sind mit großer Wahrscheinlichkeit auch postsynaptische Rezeptorproteine für die Neurotransmitter [31]. Auch mehrere, für die biologische Psychiatrie wichtige Hormone wie TSH sind Glykoproteine oder Glykopeptide. Es wird deshalb hier die Auffassung vertreten, daß diese Stoffgruppe im Hinblick auf ihre Bedeutung für die Neurochemie und Psychiatrie vermehrt beachtet werden soll.

Literatur

1. Andersen P, Eika C (1980) Thrombin-, epinephrine- and collagen-induced platelet aggregation inhibited by alpha$_1$-acid glycoprotein. Influence of heparin and antithrombin III. Scand J Haematol 24: 365–372
2. Barbosa J, Seal US, Doe RP (1971) Effects of anabolic steroids on haptoglobin, orosomucoid, plasminogen, fibrinogen transferrin, ceruloplasmin, alpha-antitrypsin, beta-glucuronidase and total serum proteins. J Clin Endocrinol 33: 388
3. Baskies AM, Chrétien PB, Weiss JF, Makuch RW, Beveridge RA, Catalona WJ, Spiegel HE (1980) Serum glycoproteins in cancer patients: First report of correlations with in vitro and in vivo parameters of cellular immunity. Cancer 45: 3050–3060
4. Baumann P (1981) Thérapie médicamenteuse de la dépression: apports et limites des dosages plasmatiques de tricycliques. Schweiz Med Wochenschr 111: 228–239
5. Baumann P. Tinguely D, Koeb L, Schöpf J, Le PK (1982) On the relationship between free plasma and saliva amitriptyline and nortriptyline. Int Pharmacopsychiatry 17: 136–146
6. Baumann P, Tinguely D, Schöpf J (1982) Increase of alpha$_1$-acid glycoprotein after treatment with amitriptyline. Br J Clin Pharmacol 14: 102–103
7. Bennett M, Schmid K (1980) Immunosuppression by human plasma alpha-acid glycoprotein: Importance of the carbohydrate moiety. Proc Natl Acad Sci USA 77: 6109–6113
8. Bertilsson L, Mellström B, Sjöqvist F (1979) Pronounced inhibition of noradrenaline uptake by 10-hydroxy-metabolites of nortriptyline. Life Sci 25: 1285–1292
9. Bertilsson L, Eichelbaum M, Mellström B, Säwe J, Schulz HU, Sjöqvist F (1980) Nortriptyline and antipyrine clearance in relation to debrisoquine hydroxylation in man. Life Sci 27: 1673–1677
10. Bertilsson L, Mellström B, Sjöqvist F, Martensson B, Asberg M (1981) Slow hydroxylation of nortriptyline and concomitant poor debrisoquine hydroxylation: Clinical implications. Lancet I: 560–561

11. Bock JL, Giller E, Gray S, Jatlow P (1982) Steady-state plasma concentrations of cis- and trans-10-OH-amitriptyline metabolites. Clin Pharmacol Ther 31: 609–616
12. Borga O, Azarnoff L, Forshell GP, Sjöqvist F (1969) Plasma protein binding of tricyclic antidepressants in man. Biochem Pharmacol 18: 2135–2143
13. Braun SJ, Sweadner J, Patterson PH (1981) Neuronal cell surfaces: Distinctive glycoproteins of cultured adrenergic and cholinergic sympathetic neurons. J Neurosci 1: 1397–1406
14. Breyer-Pfaff U, Gaertner HJ, Giedke H (1982) Plasma levels, psychophysiological variables, and clinical response to amitriptyline. Psychiatry Res 6: 223–234
15. Breyer-Pfaff U, Gaertner HJ, Kreuter F, Scharek G, Brinkschulte M, Wiatr R (1982) Antidepressive effects and pharmacokinetics of amitriptyline with consideration of unbound drug and 10-hydroxynortriptyline plasma levels. Psychopharmacology 76: 240–244
16. Brinkschulte M, Breyer-Pfaff U (1979) Binding of tricyclic antidepressants and perazine to human plasma. Methodology and findings in normals. Naunyn Schmiedebergs Arch Pharmacol 308: 1–7
17. Brinkschulte M, Gaertner HJ, Schied HW, Breyer-Pfaff U (1982) Plasma protein binding of perazine and amitriptyline in psychiatric patients. Eur J Clin Pharmacol 22: 367–373
18. Burch, JE, Roberts SG, Raddats MA (1981) Binding of amitriptyline and nortriptyline in plasma determined from their equilibrium distributions between red cells and plasma, and between red cells and buffer solution. Psychopharmacology 75: 262–272
19. Carroll BJ, Mukhopadhyay S, Feinberg M (1981) Radioimmunoassay of tricycliy antidepressants. In: Usdin E, Dahl SG, Gram LF, Lingjaerde O (eds) Clinical pharmacology in psychiatry. Mcmillan, London, pp 19–25
20. Dick B, Küpfer A, Molnar J, Braunschweig S, Preisig R (1982) Hydroxylierungsdefekte für Medikamente (Typus Debrisoquin) in einer Stichprobe der Schweizer Bevölkerung. Schweiz Med Wochenschr 112: 1061–1067
21. Gahmberg CG, Andersson LC (1978) Leukocyte surface origin of human alpha$_1$-acid glycoprotein (orosumucoid). J Exp Med 148: 507–521
22. Garland WA, Muccino RR, Min BH, Cupano J, Fann WE (1979) A method for the determination of amitriptyline and its metabolites nortripytyline, 10-hydroxyamitriptyline, and 10-hydroxynortroptyline in human plasma using stable isotope dilution and gas chromatography-chemical ionization mass spectrometry (GC-CIMS). Clin Pharmacol Ther 25: 844–856
23. Hollister LE (1982) Plasma concentrations of tricyclic antidepressants in clinical practice. J Clin Psychiatry 43: 66–69
24. Hyttel J, Vibeke Christensen A, Fjalland B (1980) Neuropharmacological properties of amitriptyline, nortriptyline and their metabolites. Acta Pharmacol Toxicol 47: 53–57
25. Jungkunz G, Kuss H-J (1980) On the relationship of nortriptyline: amitriptyline ratio to clinical improvement of amitriptyline treated depressive patients. Pharmacopsychiatria 13: 111–116
26. Landa CA, Defilpo SS, Maccioni HJF, Caputto R (1981) Disposition of gangliosides and sialosylglycoproteins in neuronal membranes. J Neurochem 37: 813–823
27. Meijer DKF, Scholtens HB, Hardonk MJ (1982) The role of the liver in clearance of glycoproteins from the general circulation, with special reference to intestinal alkaline phosphatase. Pharm Weekbl [Sci] 4: 57–70
28. Molnar G, Gupta RN (1980) Plasma levels and tricyclic antidepressant therapy: Part 2. Pharmacokinetic, clinical and toxicologic aspects. Biopharm Drug Dispos 1: 283–305
29. Montgomery SA (1980) Measurement of serum drug levels in the assessment of antidepressants. Br J Clin Pharmacol 10: 411–416
30. Piafsky KM, Borga O (1977) Plasma protein binding of basic drugs. II. Importance of alpha$_1$-acid glycoprotein for interindividual variation. Clin Pharmacol Ther 22: 545–549
31. Rahmann H, Rösner H, Breer H (1976) A functional model of sialo-glyco-macromolecules in synaptic transmission and memory formation. J theor Biol 57: 231–237
32. Razavi D, Mendlewicz J (1982) Tricyclic antidepressant plasma levels: The state of the art and clinical prospects. Neuropsychobiology 8: 73–85
33. Schmid K (1975) Alpha$_1$-acid glycoprotein. In: Putman FW (ed) The plasma proteins – Structure, function, and genetic control, 2nd edn, vol 1. Academic Press, New York San Francisco London, pp 183–228
34. Ziegler VE, Clayton PJ, Biggs JT (1977) A comparison study of amitriptyline and nortriptyline with plasma levels. Arch Gen Psychiatry 34: 607–612

Teil V. Klinik

Ein kritischer Beitrag zur Diagnostik der sog. Basisstörungen mit dem Frankfurter-Beschwerdefragebogen

L. Teusch*

Einführung

Psychopathologische und experimental-psychologische Befunde weisen auf die zentrale Bedeutung kognitiver Störungen bei schizophrenen Erkrankungen hin [15,10,11,14]. Vor diesem Hintergrund war die Entwicklung des Frankfurter-Beschwerdefragebogens (FBF) von Süllwold [14] ein richtungweisender Versuch, auf der Basis der Selbsteinschätzung der Patienten standardisierte und operationalisierte Aussagen über kognitive Beeinträchtigungen schizophrener Patienten zu erhalten.

Dieses Inventar soll hier im Hinblick auf seine theoretische und klinisch-praktische Relevanz überprüft werden.

Aufbau, Zielsetzung und Aussagekraft des FBF

Der FBF enthält 103 (2. Fassung) [14] bzw. 98 Items (3. Fassung), die aus der Beschwerdeschilderung schizophrener Patienten stammen. Ohne zeitliche Begrenzung soll der Proband diese Fragen durch Ankreuzen von „Ja" oder „Nein" beantworten. Die Summe der Ja-Antworten entspricht dem Gesamtwert (Gesamtscore) der gemessenen Basisstörungen. Aufgrund faktorenanalytischer Untersuchungen ließen sich die Items nach folgenden Untergruppen kategorisieren: Sprache, Wahrnehmung, Verlust automatisierter Fertigkeiten, Motorik, Denken, Sehstörungen, angedeutete Wahnstimmung und durchgehende Unlust.

Unter Verweis auf Einschränkungen des Sprachverständnisses Schizophrener wurden bei der Testkonstruktion bewußt wesentliche Grundsätze außer acht gelassen: „Prinzipien, die für die Konstruktion von Fragebogentechniken im Normalbereich gelten, sind deshalb zu vernachlässigen. Der Versuch, zur Verhinderung von systematischen Antworttendenzen (sets) solche Fragestellungen einzustreuen, deren symptomatische Beantwortung Nein wäre, mußten aufgegeben werden." „… eingestreute Einstellungsfragen verwirrten desgleichen oder stimmten ärgerlich mißtrauisch" [14]. Das bedeutet, daß das Ergebnis des FBF (Gesamtscore) keinerlei Anhaltspunkte dafür bietet, ob Verfälschungstendenzen vorliegen. Dies schränkt den Aussagewert des FBF gravie-

---

* Mein besonderer Dank gilt Frau Dipl.-Psych. H. Böhme und Herrn Dipl.-Psych. E. Lodemann

rend ein; dabei mag dahingestellt sein, inwieweit es sicht tatsächlich um eine „notwendige Konzession an diese kognitiv gestörte klinische Gruppe" [14] handelt.

Die Objektivität der Auswertung ist hoch, d. h. die Auswertung ist in der Regel unabhängig vom Beurteiler. Die Objektivität der Interpretation des Fragebogens ist durch den Mangel an Normen für Alter, Geschlecht, klinische Gruppen, Bildungsniveau sowie durch den Mangel an Kontrollskalen eingeschränkt. Lienert verweist darauf, daß ein Test, „der nicht normiert ist, keine oder nur sehr geringe diagnostische Brauchbarkeit besitzt, wiewohl er als Forschungsinstrument durchaus geeignet erscheint" [9].

Der FBF erfüllt die Forderung an eine Testkonstruktion nach Ökonomie. Allerdings wurden vom Testautor bisher keine Hilfsmittel, etwa Schablonen, vorgelegt, die eine Auswertung nach den faktoriellen Untergruppen erleichtern würden.

Die Meßgenauigkeit (Reliabilität), die aufgrund verschiedener statistischer Schätzverfahren zur Bestimmung der inneren Konsistenz [12, 14] und der Retest-Reliabilität [12] ermittelt wurde, kann als zufriedenstellend angesehen werden.

Wichtig ist ferner, inwieweit der Fragebogen tatsächlich mißt, was er messen soll oder zu messen vorgibt (Validität). Die kriterienbezogene Validität wird als gut angegeben. Vom Testautor wurde aufgezeigt, daß das Kriterium (Punktzahl im FBF) hoch mit dem Außenkriterium, der Zuordnung zur Diagnose Schizophrenie nach dem ICD-System korreliert, nicht aber mit psychisch Gesunden. Dies berechtigt m. E. jedoch nicht zu der Aussage, daß es sich bei den Beschwerden um schizophrene Basisstörungen handelt, solange nicht in ausreichendem Umfang Kennwerte für andere klinische Gruppen vorgelegt werden. Die Feststellung, daß Schizophrene mehr psychophysische Beschwerden als Gesunde verspüren, wäre trivial.

Die vorliegende Literatur über den FBF zeigt ein uneinheitliches Bild. Die von Süllwold bei Schizophrenen beschriebenen Ergebnisse konnten von Schünemann-Wurmthaler (unveröffentlicht) an einem großen Untersuchungsgut bestätigt werden. Dagegen stellten Isele u. Angst – was sich mit unseren Erfahrungen deckt – ein deutlich geringeres Ausmaß an Basisstörungen (Gesamtscore im FBF) fest [8]. Der Umfang der Basisstörungen scheint positiv zu korrelieren mit der Akuität der Psychose [15] bzw. der Schwere des Residuums [16]. Über Erfahrungen bei der Anwendung des FBF bei anderen klinischen Gruppen liegen nur spärliche Daten vor. Vom Testautor selbst wurde mitgeteilt, daß 30 Patienten mit Verhaltensstörungen bzw. Neurosen sich von gesunden Normalpersonen nicht wesentlich unterschieden [13]. Untersuchungen von Zwangskranken mit dem FBF ließen eine Mittelstellung zwischen Gesunden und Schizophrenen erkennen [3, 17]. Strafgefangene [1] und Hirntraumatiker [2, 12] unterschieden sich nicht signifikant (Gesamtscore) von schizophrenen Patienten.

Die vorliegenden Ergebnisse aus der Literatur sprechen dafür, daß der FBF ein Instrument ist, mit dem aufgrund uncharakteristischer Beschwerden bei verschiedenen klinischen Gruppen das Ausmaß der psychophysischen Gestörtheit (Gestörtheitsgrad) gemessen werden kann.

310

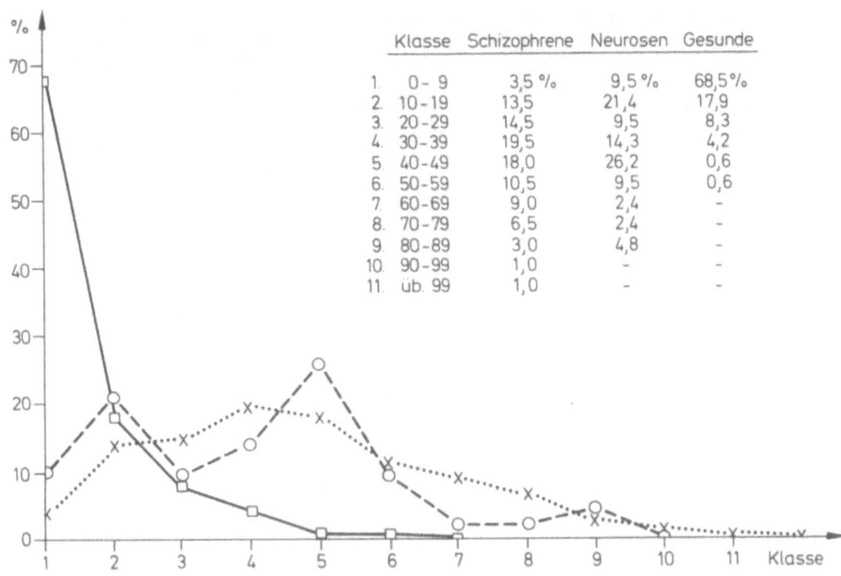

Abb. 1. Graphische Darstellung der Summenwerte im FBF von Süllwold, nach Klassen geordnet (in %). .... Schizophrene (n = 200) [14]; - - - - Neurotiker (n = 42) (eigene Untersuchung, 1982); —— Gesunde (n = 168) [14]

Eigene Untersuchungsergebnisse

In der Diskussion um die Bewertung der Ergebnisse des FBF wurde immer wieder betont, daß es sich um uncharakteristische Störungen handele, d. h. für die Schizophrenie nicht spezifische oder gar beweisende Symptome, sondern lediglich um typologische Besonderheiten. Auf der anderen Seite wird der Eindruck erweckt, daß diesen Basisstörungen primäre Behinderungen zugrundeliegen [14] oder daß es sich gar um „substratnahe Basisstörungen" [6, 7] handelt. In diesem Zusammenhang erscheint es sinnvoll, der Frage nachzugehen, welche „Basisstörungen" neurotische Patienten haben. Die diesbezüglichen Ergebnisse von Süllwold [13] sind für den Kliniker verwunderlich; denn viele Items erscheinen geradezu auf neurotische Patienten zugeschnitten, etwa:

- Zeitweise flimmert alles vor meinen Augen.
- Es kommt vor, daß ich mitten in einer Tätigkeit ohne Grund plötzlich aufhöre.
- Es treten öfter Zustände von Unruhe auf, für die ich keine Erklärung habe.
- Ich befürchte, daß meine Konzentration immer mehr abnimmt.

Dies hat uns zu eigenen Untersuchungen veranlaßt.

Wir haben 42 unausgelesenen neurotischen Patienten (s. Tabelle 1) den FBF (2) mit 103 Items vorgelegt. Die Patienten befanden sich in unserer stationären 10- bis 12wöchigen psychotherapeutischen Behandlung. In die Stichprobe wurden ausschließlich Patienten aufgenommen, die nach der Definition der ICD [4] der Gruppe der Neurosen (ICD-Nr. 300) bzw. der Charakterneurosen (ICD-

Tabelle 1. Gesamtpunktzahl im FBF von Süllwold bei Schizophrenen, Neurotikern und Gesunden

	n	Alter	Männlich (in %)	$\bar{x}$	S
Schizophrene [14]	200	$28{,}0 \pm 9{,}6$	48	41,68	21,10
Neurotiker (eigene Untersuchung)	42	$32{,}1 \pm 10{,}1$	38	35,90	20,03
Gesunde [14]	168	$27{,}8 \pm 8{,}6$	34	8,78	10,31

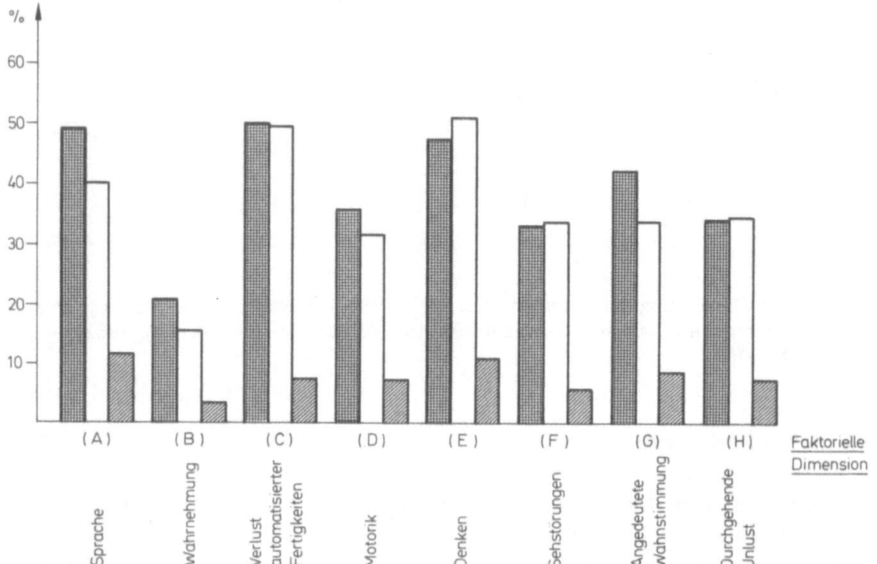

Abb. 2. Häufigkeit der Ja-Antworten in den faktoriellen Untergruppen im FBF bei Schizophrenen ▓ (n = 200) [14]; Neurosen ☐ (n = 42) (eigene Untersuchung); Gesunden ▨ (n = 168) [14]; bezogen auf die Anzahl der möglichen Ja-Antworten in %

Nr. 301) zugeordnet worden waren (s. Abb. 3). Es handelte sich ausschließlich um behandlungsmotivierte Patienten, so daß wir davon ausgehen können, daß eine hinreichende Vertrauenssituation für die Durchführung der Untersuchung gegeben war.

Unsere Untersuchung ergab folgende Ergebnisse: Die Häufigkeitsverteilung der Punktwerte (Gesamtscore) bei Neurotikern (s. Abb. 1) läßt eine Normalverteilung annehmen, was statistisch (Kolmogorov-Smirnov-Test, N = 42, $\alpha = 10\%$) bestätigt werden konnte. Der Vergleich unserer Neurotikerstichprobe mit der Süllwold-Schizophreniestichprobe zeigt, daß homogene Varianzen vorliegen (F-Test, $\alpha = 0{,}1$) und daß sich beide Stichproben nicht signifikant hinsichtlich ihrer zentralen Tendenz (T-Test für homogene Varianzen, einseitig, $\alpha = 0{,}05$) unterscheiden.

In einem weiteren Untersuchungsgang wurden die Gesamtsummenwerte im FBF nach den von Süllwold [15] faktorenanalytisch gefundenen Untergruppen kategorisiert. Die Abb. 2 zeigt, daß das Profil der Neurosepatienten weitgehend

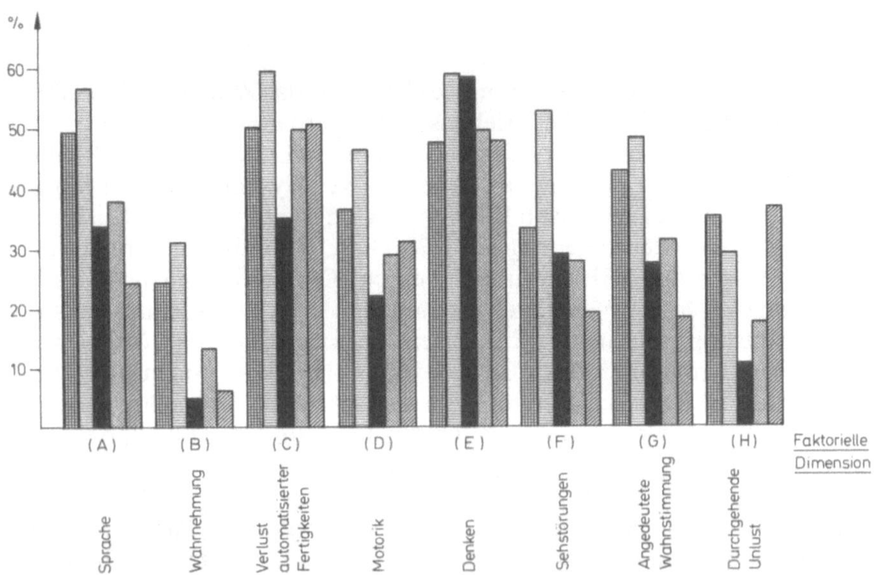

Abb. 3. Häufigkeit der Ja-Antworten in den faktoriellen Untergruppen des FBF bei Schizophrenen ▦ (n = 200) [14], Neurosen (n = 42) (eigene Untersuchung), Angstneurosen ▤ (ICD 300.0, n = 10), depressive Neurosen ▨ (ICD 300.4, n = 22), hysterische Neurosen ■ (ICD 300.1, n = 6), andere Neurosen und Charakterneurosen ▨ (ICD 300.5, 300.8; 2 × 301.5, n = 4); bezogen auf die Anzahl der möglichen Ja-Antworten in %

übereinstimmt mit dem der schizophrenen Patienten der Süllwold-Stichprobe. Die Werte der neurotischen Patienten wichen hingegen erheblich von denen der gesunden Normalpersonen ab.

In einem weiteren Schritt (s. Abb. 3) wurden die Profile der Faktoren des FBF nach den diagnostischen Untergruppen der Neurosestichprobe aufgetrennt. Die Abbildung zeigt deutlich, daß die Profile sich qualitativ gleichen, daß die einzelnen diagnostischen Untergruppen sich jedoch quantitativ unterscheiden: Die Gruppe der angstneurotischen Patienten (ICD-Nr. 300.0) hat innerhalb der Neurosegruppe und auch gegenüber den schizophrenen Patienten der Süllwoldstichprobe mit Ausnahme der Untergruppe (H) „durchgehende Unlust" die höchsten Werte. Dieser Befund macht deutlich, wie problematisch eine Interpretation der FBF unter differentialdiagnostischen Gesichtspunkten ist. Er läßt ferner vermuten, daß Einstellungen, etwa eine Tendenz zur vermehrten Selbstbeobachtung, das Ergebnis wesentlich beeinflussen können. Hier wird deutlich, daß der Verzicht auf Kontrollskalen die Aussagekraft des FBF erheblich beeinträchtigt.

Zusammenfassend lassen sich folgende Ergebnisse festhalten:
1. Schizophrene und Neurotiker unterscheiden sich nicht signifikant hinsichtlich des Gesamtwertes (Gesamtscore) im FBF.
2. Hinsichtlich der faktoriellen Untergruppen unterscheidet sich unsere Neurosestichprobe nur geringfügig von der Schizophreniestichprobe, erheblich jedoch von Gesunden.

Diskussion

Ausgangspunkt für die Entwicklung des FBF war das Ziel, für Schizophrene typische oder charakteristische Erlebens- oder Verhaltensmerkmale zu erfassen [13]. Es wurde ein ursächlicher Zusammenhang zwischen den im FBF enthaltenen Symptomen und Störungen des perzeptiven Systems, u.a. im Sinne einer Beeinträchtigung des selektiven Filterns und einer mißlungenen Kodierung aus dem Langzeitspeicher angenommen [13]. Diese Hypothesen können nicht mit den Ergebnissen des FBF begründet werden: Die vorliegenden Befunde sprechen dafür, daß der FBF ein gutes Instrument ist, um das Ausmaß der subjektiv erlebten psychophysischen, insbesondere der kognitiven Gestörtheit zu erfassen. Bei den Symptomen des FBF handelt es sich jedoch nicht um *schizophreniecharakteristische* Beschwerden. Sie treten, wie unsere Ergebnisse zeigen, bei Neurotikern und, wie aus der angeführten Literatur bekannt ist, bei Hirntraumatikern und Strafgefangenen ebenso häufig auf.

Die von uns vorgenommene vergleichende Betrachtung der faktoriellen Untergruppen des FBF bei neurotischen und schizophrenen Patienten läßt keine pathognomonischen Unterschiede erkennen. Dies entkräftet die These, daß die faktorenanalytisch gewonnenen Ergebnisse [14] die Hauptergebnisse der experimentellen Schizophrenieforschung bestätigen.

Unter dem Eindruck der klinischen Erfahrung dürfte unstrittig sein, daß der Fragebogen Items enthält, die für schizophrene Patienten eine andere *semantische* Bedeutung haben können als für die meisten neurotischen Patienten. Die Ergebnisse des Fragebogens geben hierüber jedoch keine Auskunft.

Auf den Einzelfall bezogen kann der FBF ein wertvolles Inventar sein i.S. einer Explorationshilfe, die den Blick des Untersuchers für die Beschwerden des Patienten schärft. Es werden Symptome erfaßt, die bei psychisch Kranken, also auch bei Schizophrenen, häufig vorkommen. Als Forschungsinventar für Patienten, die sich in den psychischen, insbesondere kognitiven Grundfunktionen erschüttert fühlen, erscheint der FBF bedeutsam, ungeeignet jedoch für die klinisch-diagnostische Praxis. Es bleibt abzuwarten, ob es künftig gelingt, etwa durch Einbeziehung geeigneter Kontrollskalen, die diagnostische Aussagekraft dieses Inventars zu erhöhen.

An dieser Stelle sei vermerkt, daß bei der künftigen Entwicklung von Beschwerdefragebögen, die sich mit dem Erleben schizophrener Patienten befassen, stärker, als dies im FBF geschehen ist, das Erleben der emotionalen Gestörtheit berücksichtigt werden sollte.

Abschließend soll noch einmal hervorgehoben werden, daß die bisher vorliegenden Ergebnisse in ihrer Gesamtheit dafür sprechen, daß der FBF gemeinsame Merkmale psychisch gestörter Menschen (Gestörtheitsgrad) erfaßt, ungeachtet der diagnostischen Zuordnung.

Literatur

1. Awiszus D (1980) Begriffliche Identifizierungen sozialer Situationen durch Schizophrene. Psychol Dissertation, Universität Frankfurt
2. Bergelson A (1978) Schizophrenie versus hirnorganische Schädigung – eine Vergleichsstudie mit Hilfe des Frankfurter Beschwerdefragebogens. Diplom-Arbeit, Universität Frankfurt
3. Chanazi R (1979) Klinische Anwendung eines Zwangsfragebogens und die Problematik der Klassifikation von Zwangserkrankungen. Diplom-Arbeit, Universität Frankfurt
4. Degkwitz R, Helmchen H, Kockott G, Mombour W (1980) Diagnosenschlüssel und Glossar psychiatrischer Krankheiten 9. Rev. Springer, Berlin Heidelberg New York
5. Hartwich P (1980) Schizophrenie und Aufmerksamkeitsstörungen. Springer, Berlin Heidelberg New York
6. Hasse-Sander I, Gross G, Huber G, Peters S, Schüttler R (1982) Testpsychologische Untersuchungen in Basisstadien und reinen Residualzuständen schizophrener Erkrankungen. Arch Psychiatr Nervenkr 231: 235-249
7. Huber G (1974) Psychiatrie. Schattauer, Stuttgart
8. Isele R, Angst J (1982) Life-events und prämorbide soziale Beziehungen bei ersterkrankten Schizophrenen. Vortr. anläßl. des 5. „Weissenauer" Schizophrenie-Symposions in Bonn 1982
9. Lienert GA (1967) Testaufbau und Testanalyse. Beltz, Weinheim
10. Plaum E (1975) Experimentalpsychologisch fundierte Theorien der kognitiven Störungen bei Schizophrenen. Fortschr Neurol Psychiatr 43: 1–41
11. Rey ER (1978) Die Interferenzhypothese als Erklärung kognitiver Störungen bei Schizophrenen. Psychol Rundsch 29: 113–122
12. Rey ER (1982) Identifizierung und Verlauf kognitiver Störungen Schizophrener. In: Arbeitsbericht des Sonderforschungsbereichs 116 „Psychiatr. Epidemiologie". Zentralinstitut f. Seel. Gesundheit, Mannheim, S 139–290
13. Süllwold L (1973) Kognitive Primärstörungen und die Differentialdiagnose Neurose/beginnende Schizophrenie. In: Huber G (Hrsg) Verlauf und Ausgang schizophrener Erkrankungen. Schattauer, Stuttgart New York, S 193–208
14. Süllwold L (1977) Symptome schizophrener Erkrankungen. Springer, Berlin Heidelberg New York
15. Süllwold L (1981) Basisstörungen: Ergebnisse und offene Fragen. In: Huber G (Hrsg) Schizophrenie – Stand und Entwicklungstendenzen der Forschung. Schattauer, Stuttgart, S 269–275
16. Wicht E (1981) Erste eigene Erfahrungen mit dem Frankfurter Beschwerdefragebogen zur Erfassung schizophrener Basisstörungen. Psychiatr Neurol Med Psychol 33: 610–617
17. Zahn I (1978) Zwangssyndrom und Schizophrenie. Eine vergleichende Untersuchung beider Gruppen mittels des Frankfurter Beschwerdefragebogens. Diplomarbeit, Universität Frankfurt

Das hyperkinetische Syndrom im Kindesalter

H. G. Reinhard

Das Problem

In Diskussionen über therapeutische Ansätze zur Behebung des hyperkinetischen Syndroms heißt es bei manchen Autoren, Psychostimulantien allein seien ausreichend und zusätzliche pädagogisch-therapeutische Maßnahmen brächten trotz hoher Kosten keinen entscheidenden Gewinn für das Kind [4]. Bereits zu Beginn der Behandlung soll die Aufmerksamkeit gebessert und die Impulsivität entscheidend gemindert werden. Die pädagogische Arbeit v. a. der Schule kann so von wesentlich günstigeren Voraussetzungen ausgehen, die Schulnoten bewegen sich nach einer solchen Medikation sprunghaft nach oben.

Während solchen Auffassungen eine Interpretation des hyperkinetischen Syndroms als frühkindliches exogenes Psychosyndrom und somit eine eher „medizinische" Sichtweise zugrundeliegt, wird die konsequente Gegenposition im Sinne der Ablehnung von Medikamenten hauptsächlich von pädagogischen Autoren vertreten. Beide Positionen können empirische Untersuchungen zur Bestätigung ihrer Auffassung anführen, so z. B. die Arbeiten von Barkley u. Cunningham [1, 2], Whalen [12] und Rapaport et al. (zit. nach [4]), die den Effekt der Stimulanzien belegen, andererseits Arbeiten von Ayllon et al. (zit. nach [4]) die einem Kontingenzmanagement die gleiche Effizienz, jedoch die weitaus größere Humanität im Vergleich mit einer medikamentösen Therapie bescheinigen und entsprechend eine Medikation völlig ablehnen.

In einer derart unklaren Lage greifen die meisten Kinder- und Jugendpsychiater in der Praxis zu beiden verfügbaren Interventionsformen – Medikation und Verhaltenstherapie. Was für welche Patienten gut ist, ob es Respondercharakteristika für beide Interventionen gibt, konnte auch in kürzlich vorgelegten evaluativen Studien mit Zeitreihenanalysen nicht geklärt werden [4].

Die Frage nach Kosten und Nutzen medikamentöser bzw. verhaltenstherapeutischer Interventionen läßt sich nicht nur wegen der Heterogenität dieser therapeutischen Maßnahmen nicht eindeutig beantworten. Entscheidend ist wohl auch die Heterogenität der Patienten, der Kinder also, die als hyperaktiv klassifiziert werden; hier kann man eine Ursache für die Widersprüchlichkeit der Befunde erkennen, die zu dieser sehr aktuellen Fragestellung erhoben wurden [3, 8].

Fragestellung und Methode

Wir haben uns in der vorliegenden Untersuchung entschlossen, zwar dem gegenwärtigen Forschungsinteresse folgend nach evtl. bestehenden Charakteristika von Patienten zu suchen, die unterschiedliche Interventionsformen nahelegen. Den meist gewählten Weg einer evaluativen Studie haben wir jedoch nicht eingeschlagen. Statt dessen haben wir uns gefragt, wie situative Faktoren, Persönlichkeitsdimensionen und körpernahe Funktionen [7] in ihrem Zusammenspiel das psychopathologische Bild des Symptoms „Hyperaktivität" einerseits, und der wesentlich engeren diagnostischen Kategorie „hyperkinetisches Syndrom" andererseits bestimmen. Wir vermuten, daß es sich bei diesen Kategorien um unterschiedliche Störungsformen handelt, die auch ein unterschiedliches therapeutisches Vorgehen implizieren.

Wenn wir die psychopathologische Diagnostik durch die Beschreibung der Wechselbeziehung zwischen erlebter Situation, Persönlichkeitsfaktoren im Sinne von Dimensionen der Abwehr und Bewältigung und von körpernahen Funktionen ergänzen, folgen wir einer Anregung des Mannheimer Kinderpsychiaters Schmidt [9]. In einer früheren Arbeit über hochbegabte verhaltensauffällige Kinder und Jugendliche haben wir eine durchweg zufriedenstellende Validität und befriedigende Güteeigenschaften einer Operationalisierung dieser Kategorien durch die vom Arbeitskreis um Thomae erarbeiteten und in zahlreichen Längsschnittuntersuchungen bewährten Instrumente referieren können [6].

Formulieren wir unsere Fragestellung anhand der von Thomae [10, 11] erarbeiteten Kategorien, so geht es darum, bei hyperaktiven Kindern und bei Kindern mit hyperkinetischem Syndrom das Gewicht von 3 Faktoren zu bestimmen:

1. der Situation als erlebter im Sinne von Daseinsthemen,
2. der Daseinstechniken als persönlichkeitsspezifischen Bewältigungs- und Abwehrform und
3. der formalen Persönlichkeitseigenschaften im Sinne körpernaher Funktionen wie Aktivität, Steuerung, Stimmung und Anregbarkeit.

Untersucht wurden 1008 Patienten der Rheinischen Landesklinik Viersen (ehem. Direktor: Prof. Dr. Bosch), darunter 185 Kinder mit Hyperaktivität und 37 Kinder, bei denen die Diagnose eines hyperkinetischen Syndroms mit Störungen des Sozialverhaltens und anderen Begleitsymptomen gestellt wurde. Diese beiden Gruppen wurden mit Hilfe von t-Test und multipler Diskriminanzanalyse mit der Gruppe der übrigen in der Klinik behandelten Patienten verglichen.

Ergebnisse

Bei der ersten Durchsicht der Ergebnisse wird bereits deutlich, daß es sich hinsichtlich des Zusammenspiels von situativen Faktoren, Dimensionen der Bewältigung und Abwehr und von körpernahen Funktionen um zwei trotz ähnlicher Symptomatik völlig verschiedene Patientengruppen handelt. Beide Gruppen setzen sich mit ähnlichen Themen auseinander, die sich durch ihre biographische Situation stellen. Sie erreichen eine Bewältigung thematisch vergleichbarer Lebenssituationen, jedoch auf völlig verschiedene Weise.

Die Mehrzahl der hyperaktiven Patienten verfügt durchaus über das gesamte Spektrum von Abwehr- und Bewältigungsweisen; diese Kinder liegen hier im Vergleich mit anderen Patienten im Mittelbereich bzw. übertreffen sie sogar. Die Handlungsmöglichkeiten reichen von aktiver Auseinandersetzung und Leistungsbereitschaft, die nicht mehr als bei anderen Patienten gemindert erscheinen, bis hin zu Abwehrdimensionen, wie Flucht, Verleugnung, Illusionsbildung, inadäquater Aggressivität und Gleichgültigkeit.

Die Gruppe der Kinder mit hyperkinetischem Syndrom ist demgegenüber im Vergleich mit anderen Patienten sowohl im Bereich der aktiven Auseinandersetzung im Sinne von adäquater Problembewältigung (Coping) als auch bei sämtlichen Abwehrdimensionen deutlich unterlegen. Die Abweichungen der körpernahen formalen Persönlichkeitseigenschaften erhalten deshalb ohne Vermittlung durch Abwehr- und Bewältigungsformen ein völlig anderes Gewicht. Sind bei hyperaktiven Kindern Abwehr- und Bewältigungsformen für die kognitiv-emotionale Verarbeitung situativer Anforderungen entscheidend, während die Abweichungen der körpernahen Funktionen nicht so deutlich und unvermittelt hervortreten, so sind beim hyperkinetischen Syndrom die formalen Persönlichkeitseigenschaften in den Vordergrund getreten. Beim hyperkinetischen Syndrom bestimmen also erhöhte Aktivität, verminderte Steuerungsfähigkeit und geringe Variabilität der Aktivität bei noch gegebener Anpassung ein vergleichsweise ungerichtet erscheinendes Bild von Hyperaktivität, deren Funktionalität im Sinne von Abwehr und Bewältigung nur noch gering ausgeprägt erscheint.

Diskussion

Von diesen Befunden ausgehend muß bei der Dominanz körpernaher Funktionen beim hyperkinetischem Syndrom zumindest in der Anfangsphase der Behandlung für eine medikamentöse Therapie plädiert werden. Nur so sind Ansatzpunkte für eine rasche Änderung des Verhaltensbildes erzielbar, die dann für die längerfristig notwendige Aufarbeitung der Defizite im Bereich der Coping-Fähigkeiten die Voraussetzungen schaffen. Kritisch angemerkt werden muß, daß angesichts von neueren Befunden für die Stimulanzientherapie ebenso wie für eine Verhaltenstherapie der Beleg für günstige Langzeitprognosen noch aussteht.

Die Ansatzpunkte für ein psychotherapeutisches Vorgehen scheinen demgegenüber bei der Gruppe der hyperaktiven Kinder günstiger zu sein; die durchaus vorhandenen Coping-Fähigkeiten lassen insbesondere für die Vermittlung kognitiver Strategien [5] – Überlegen vor dem Handeln – Ansatzpunkte erkennbar werden. Eine medikamentöse Therapie kann bei dieser Patientengruppe dann erst in zweiter Linie diskutiert werden. Dies erscheint auch hinsichtlich attributiver Wirkungen, auf deren Bedeutung im Rahmen kindlicher Verhaltensstörungen hingewiesen wurde [7], günstiger. Die von Eisert et al. [4] vertretene Auffassung kann somit auch durch die vorliegenden Untersuchungsergebnisse belegt werden.

Literatur

1. Barkley RA, Cunningham CE (1979) The effects of methylphenidate on the mother-child interactions of hyperactive children. Arch Gen Psychiatry 36: 201–208
2. Barkley RA, Cunningham CE (1979) Stimulant drugs and activity level in hyperactive children. Am J Orthopsychiatry 49: 491–499
3. Eisert HG (im Druck) Pädagogisch-therapeutische Interventionen – Verhaltenstherapeutische, pädagogische Ansätze und medikamentöse Behandlung beim hyperkinetischen Syndrom. In: Steinhausen HC (Hrsg) Das konzentrationsgestörte und hyperaktive Kind – Ergebnisse aus Klinik und Forschung. Kohlhammer, Stuttgart
4. Eisert HG, Eisert M, Schmidt MH (1982) Stimulantientherapie und kognitive Verhaltensmodifikation bei hyperaktiven Kindern. Z Kinder Jugendpsychiatr 10/3: 196–216
5. Meichenbaum DH (1977) Cognitive behavior modification. Plenum, New York
6. Reinhard HG (1981) Kinder- und jugendpsychiatrische Probleme hochbegabter Kinder und Jugendlicher. In: Wiescerskowski H (Hrsg) Das hochbegabte Kind. Schwann, Düsseldorf, S 120–128
7. Reinhard HG (1981) Emanzipation auf Kosten der Kinder? Eine empirische Untersuchung von Bedingungen kindlicher Verhaltensauffälligkeiten. Marhold, Berlin
8. Ross AO, Pelham WE (1981) Child Psychopathology. Ann Rev Psychol 32: 243–278
9. Schmidt MH (1977) Verhaltensstörungen bei Kindern mit sehr hoher Intelligenz. Huber, Bern
10. Thomae H (1968) Das Individuum und seine Welt. Hogrefe, Göttingen
11. Thomae H (1976) Patterns of aging. Karger, Basel
12. Whalen CK (1981) Medication effects in the classroom: Three naturalistic indicators. J Abnorm Child Psychol 9: 419–433

Jahreszeit und psychische Erkrankung?

U. Müller und A. M. Leimkühler

Genese des Projektes

Die vorliegende Studie über den Zusammenhang von Jahreszeit und psychischer Erkrankung ist entstanden aus der sog. „Langzeitstudie" der Forschungsstelle für Psychiatrische Soziologie der Psychiatrischen Klinik der Universität Düsseldorf.

Obwohl diese Fragestellung eher am Rande von Problembereichen der Psychiatrie liegt, fällt doch auf, daß die bisherigen Forschungen zu diesem Thema eine stetige Wiederholung von Befunden produzieren, ohne deren Erkenntniszusammenhang wesentlich vorangetrieben zu haben.

Es wird allgemein eine Korrelation zwischen Jahreszeit und psychischer Krankheit angenommen, die derart kausal interpretiert wird, daß daraus einfache Handlungsanweisungen für den Arzt resultieren. So schreibt z. B. Faust [6]:

„Ein über die ganze Bundesrepublik verteiltes Informationsnetz liefert dem Therapeuten per Telefon und kostenlos die wichtigsten metereologischen Daten des Tages sowie Hinweise auf zu erwartende seelische und/oder körperliche Befindensschwankungen."

Untersuchungsziel und Methodik

Im Vordergrund unserer Studie steht die Überprüfung der methodischen und methodologischen Grundlagen der bisher angewandten Forschungsansätze. Wir haben der kritisch-rationalistischen Falsifikation (Popper) bezüglich Logik und Methodologie eine empirische Widerlegung hinzugefügt, die möglicherweise zu sinnvolleren wissenschaftlichen Fragen führen wird.

Zur Auswertung unserer eigenen Befunde haben wir 2 quantitative Verfahren herangezogen:

a) Das Verfahren der gleitenden Mittelwerte für die Patientenvariablen. Dieses Verfahren dient im wesentlichen dazu, Trendbereinigungen vorhandender empirischer Daten in einer Zeitreihe vorzunehmen.
b) Die Ermittlung der Logarithmen der Fallzahlen in zeitlichen Abständen nach De Rudder [12]. Danach ergeben alle wirklich jahreszeitlich bedingten Erkrankungen bei graphischer Darstellung eine Sinuskurve. Mit diesem Verfahren läßt sich prüfen, ob die von uns erhobenen Daten in ihren Log-

arithmen sinusförmig verlaufen und somit der weltweit gefundenen mathematischen Gesetzmäßigkeit wirklich jahreszeitlicher Erkrankungen entsprechen oder nicht.

Bisherige Ergebnisse und deren Kritik

Die Frage nach dem Zusammenhang von Wetter, Klima und menschlichen Befindlichkeiten wird bereits etwa seit 3000 v. Chr. gestellt. Aus der heutigen Fülle von Studien über diesen Zusammenhang befassen sich lediglich 1–2% der Weltliteratur mit dem Bereich der psychischen Erkrankung [6].

Die teilweise imponierende methodische Aufwendigkeit dieser Studien kann allerdings einen Kardinalfehler nicht verbergen, der die Signifikanz der gewonnenen Ergebnisse doch sehr in Frage stellt: Erkrankungsraten (Inzidenz) werden in Hospitalisierungsraten gemessen: „... mental illness, as defined by admissions to a mental hospital" [3].

Hospitalisierung, welche selbst nur das Endglied einer den Zuweisungsprozeß beeinflussenden Faktorenkette ist [10, 14], wird hier zur unmittelbaren und unumgänglichen Folge bestimmter psychischer Befindlichkeitsstörungen reduziert. Unter Vernachlässigung aller Befunde der Sozialpsychiatrie, der Epidemiologie sowie der Medizinsoziologie ist es dann möglich, saisonale Aufnahmeschwankungen festzustellen und sie als psychische Erkrankungsschwankungen auszugeben. Es ist rein logisch unzulässig, eine Annahme über einen Zusammenhang, nämlich den von Wetter und psychischer Erkrankung, zu machen und sie zu „beweisen" versuchen über den Zusammenhang eines anderen Geschehens, nämlich den von Wetter und Hospitalisierung. „... the analysis of seasonal trend, one must still bei cautious in inferring the existence of a seasonal distributed causal agent of ... disorder" [13].

Darüber hinaus weiß man inzwischen, daß man den Zusammenhang zwischen psychischer Erkrankung und Hospitalisierung weder generell annehmen darf, noch in ein bestimmtes Zeitschema pressen kann, schon gar nicht in das einer Jahreszeit. Schließlich verweisen z. B. Katschnig u. Strotzka [7] darauf, daß eine Assoziation von 2 Variablen ein Artefakt sein kann, d. h., eine direkte Beeinflussung der einen Variablen durch die andere kann nicht unterstellt werden, da jede der beiden Variablen unabhängig voneinander mindestens mit einer dritten, nicht untersuchten Variablen korreliert ist. Ergebnisse der Medizinsoziologie oder eine Arbeit wie die von De Rudder [12], die auf die Notwendigkeit der Differenzierung von Klima, Jahreszeiteneinfluß und Wettereinfluß hinweist und darüber hinaus auf die ebenso notwendige Einbeziehung soziokultureller Faktoren, bleiben leider unberücksichtigt.

So kann z. B. auch Faust [4] mittels der von ihm so genannten „Koinzidenzmethode", die die „Korrelation Eintrittsdatum und herrschende Wetterlage, und damit die Wetterabhängigkeit psychischer Erkrankungen messen soll, zu folgenden Befunden kommen:

„Die Vorderseite eines Tiefdrucksystems taucht uns in warmes, manchmal tropisches Klima, die Rückseite schockt uns durch kalte Polarluft. Auf der Vorderseite eines Tiefs finden sich deshalb häufig Kreislauferkrankungen und entzündliche Prozesse, auf der Rückseite Krämpfe und Koliken" [5].

Derartige Korrelationen metereotroper Reaktionen des Organismus besagen jedoch nichts über die eigentlich wirksamen Faktoren, die die Reaktion auf Wettervorgänge letztlich auslösen [1]. Vielmehr sind diese Korrelationen als Indikatoren für andere, gleichzeitig wirksame Einflüsse zu verstehen.

Nur wenige Studien gehen bei ihren Korrelationsberechnungen auf intervenierende soziokulturelle Faktoren ein [2, 8, 11]. Allerdings werden häufig solche Variablen, wie Einstellung des Hausarztes, Einstellung des Patienten und die Entfernung der Wohnung des Patienten zur Klinik, als Parameter der psychischen Erkrankung gedeutet und nicht als Parameter der Hospitalisierung.

Eigenbefunde

Untersucht wurden über 27 000 Patienten aus 4 psychiatrischen Kliniken im Raum Düsseldorf in den Jahren 1950–1974, die erstmalig in eine Klinik aufgenommen wurden [10]. Eine psychiatrische Hospitalisierungsklientel zum Vergleich stellen die Aufnahmeziffern der ersten 10 Jahre der Rheinischen Landesklinik Düsseldorf-Grafenberg in den Jahren 1876–1886.

Die Methode der gleitenden Mittelwerte, d. h. die trendbereinigten mittleren Aufnahmeschwankungen von Patienten, wurde in Abhängigkeit von soziodemographischen Variablen auf verschiedene Zeiteinheiten bezogen: auf Monate, auf Quartale und auf Bioquartale (nach [12], definiert als Zeiteinheiten, die vor den kalendermäßigen Quartalen liegen (z. B. umfaßt der Frühling dann die Monate Februar, März, April).

Als Ergebnis unserer Erhebung kann zusammengefaßt werden, daß die in der Literatur übliche Kausalkorrelation zwischen Jahreszeit und psychischer Erkrankung so nicht gelten kann, weil sie gar nicht gemessen worden ist. Es existiert ein Zusammenhang zwischen Hospitalisierung und Jahreszeit vielmehr derart, daß in bestimmten Jahreszeiten spezifische soziale Parameter, die die Hospitalisierung beeinflussen, wirksamer sind als in anderen Jahreszeiten [9]. Diese These wird verstärkt

a) durch die Länge der berechneten Zeitspanne von 25 Jahren,
b) dadurch, daß wir etwa im Vergleich zu Faust andere saisonale Aufnahmeraten gefunden haben, was die Frage nach den tatsächlichen Einflußgrößen um so dringlicher erscheinen läßt.

In Abb. 1 wird die Gegenläufigkeit der Aufnahmefrequenzkurven von 1950/74 und 1877/81 deutlich. Diese Gegenläufigkeit spricht weniger für eine unmittelbare jahreszeitliche Bedingtheit von Hospitalisierungen psychiatrischer Erkrankungen, als vielmehr für einen Zusammenhang zwischen klimatischer Zeiteinheit und Hospitalisierung in dem Sinne, daß in bestimmten Monaten bestimmte nicht-metereologische, patientenunabhängige Faktoren wirksam sind, die die Aufnahmefrequenz beeinflussen. Das heißt anhand unseres Beispiels, daß die Einflußgrößen vor einem Jahrhundert, die zur Hospitalisierung geführt haben, vermutlich andere gewesen sein müssen als in diesem Jahrhundert.

322

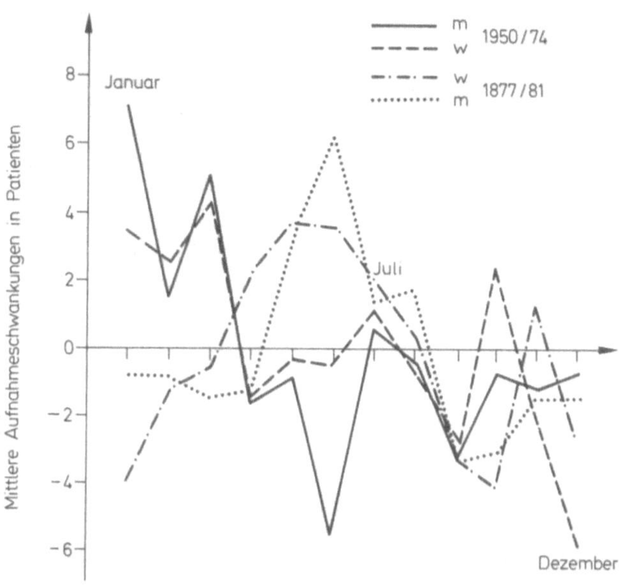

Abb. 1. Trendbereinigte mittlere monatliche Schwankungen von Patientenaufnahmen nach Geschlecht an den psychiatrischen Kliniken des Einzugsbereiches Düsseldorf in den Jahren 1950–1974 und der Provinzial-Heil- und Irrenanstalt Düsseldorf-Grafenberg in den Jahren 1877–1881. (Eigene Erhebung und Berechnung, Forschungsstelle für Psychiatrische Soziologie, Psychiatrische Klinik der Universität, Rheinische Landesklinik Düsseldorf)

Wie sich monatliche Schwankungen in Kalenderquartalen verdichten, zeigt Abb. 2, in der die trendbereinigten Quartalsschwankungen der Patientenaufnahmen an den psychiatrischen Kliniken ausgewiesen sind, und zwar gegliedert nach den 4 Jahresquartalen mit Angaben jedes Wertes aller 25 Jahre. Es zeigt sich, daß 25 Jahre hindurch das erste Quartal wesentlich mehr überdurchschnittliche Aufnahmen verzeichnet, die anderen Quartale dagegen überwiegend unterdurchschnittliche, wobei im dritten Quartal immerhin noch in 9 von 25 Jahren überdurchschnittliche Quartalsschwankungen zu verzeichnen sind. Hieraus darf gefolgert werden, daß die für eine „Zufuhr" zu einer stationären psychiatrischen Behandlung bestimmenden Größen durch ein Vierteljahrhundert hindurch Bedeutsamkeit zu haben scheinen.

Die weitere Aufschlüsselung unserer Daten nach Diagnosegruppen und soziodemographischen Variablen (auch in bezug auf Quartale und Bioquartale) ergibt keine beschreibbare Beziehung zwischen Jahreszeit und psychischer Erkrankung.

Um zu prüfen, ob psychische Erkrankungen im Sinne von De Rudder als „Jahreszeitenkrankheiten" gelten können, d.h. ob sie rhythmisch wiederkehrende, in bestimmten Abschnitten des Jahres zu findende Erkrankungshäufungen aufweisen, haben wir De Rudder [12] Erkenntnis von der mathematischen Gesetzmäßigkeit solcher Jahreszeitenkrankheiten, die graphisch dargestellt eine Sinuskurve ergeben, auf unser Datenmaterial angewandt.

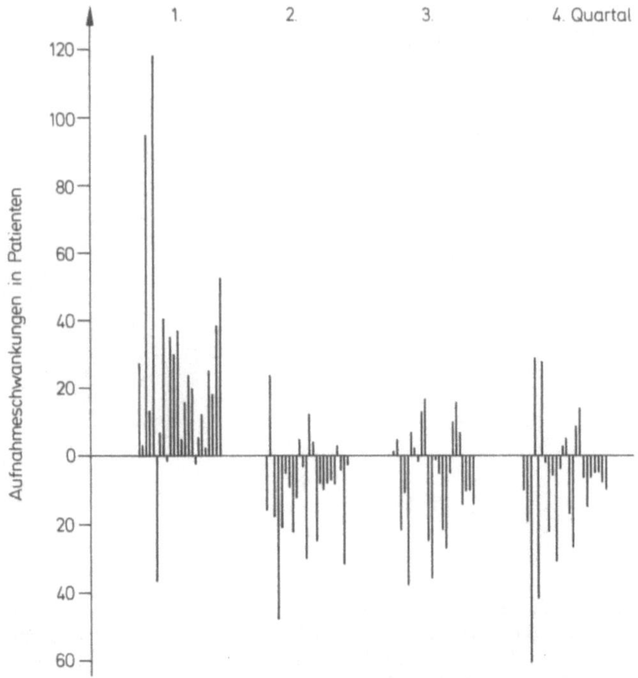

Abb. 2. Trendbereinigte Quartalsschwankungen von Patientenaufnahmen an den psychiatrischen Kliniken des Einzugsbereiches Düsseldorf in den Jahren 1950–1974, gegliedert in die Jahresquartale. (Eigene Erhebung und Berechnung, Forschungsstelle für Psychiatrische Soziologie, Psychiatrische Klinik der Universität, Rheinische Landesklinik Düsseldorf)

Damit wurde folgende These untersucht: Geht man von der „Annahme" innerer Jahresrhythmen beim Menschen aus und sollen psychische Erkrankungen mit dem inneren Jahresrhythmus verknüpft sein und darüber hinaus psychische Erkrankung und Hospitalisierung angeblich zeitlich unmittelbar aufeinader folgen [4, 5, 6], dann müßte sich die Aufnahmefrequenz bestimmter psychischer Krankheitsbilder in Form einer Sinuskurve abbilden lassen.

Die Abb. 3 zeigt am Beispiel der Diagnose Schizophrenie, daß hier, wie in allen anderen untersuchten Diagnosegruppen, die Logarithmen der Fallzahlen von Patientenaufnahmen keinerlei Ähnlichkeit mit einer Sinuskurve haben. Das heißt, daß die Annahme der jahreszeitlichen Bedingtheit psychischer Erkrankungen mit den vorliegenden Fallzahlen, die ja Hospitalisierungszahlen sind, nicht bestätigt werden und in der Literatur noch nicht bestätigt werden konnten. Unsere Studie widerlegt die Behauptung, daß mit den bisher üblichen Meßmethoden dieser subtile Zusammenhang überhaupt gemessen werden kann.

Einmal abgesehen von Aussagen der Metereologie, daß allein Jahreszeiten, Wetter und Klima schon ein höchst komplexes Wirkungsgefüge, ein „solarterrestisches Korrelationsnetz" bilden, kann an dieser Stelle nur auf die Schwierigkeiten einer adäquaten Kausalanalyse und auf die Vielfalt von Forschungsergebnissen hingewiesen werden, die sich mit sozialen Einflußgrößen auf die

324

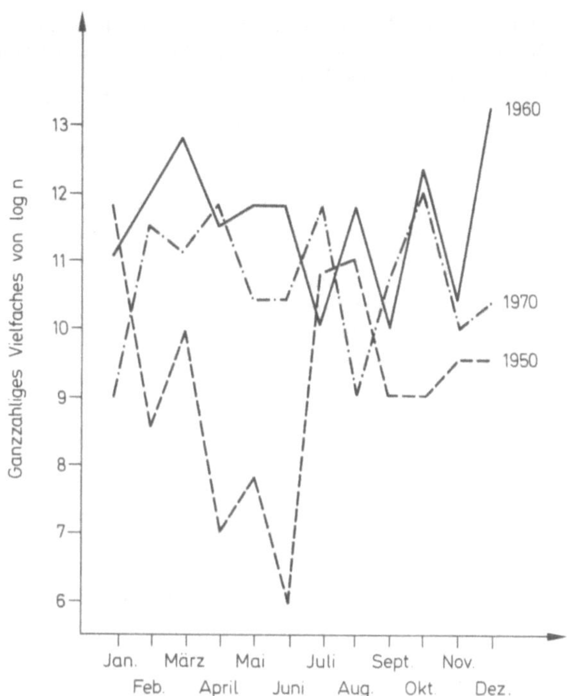

Abb. 3. Monatliche Schwankungen von Patientenaufnahmen an psychiatrischen Kliniken Düsseldorf in den Jahren 1950, 1960 und 1970 der Diagnose Schizophrenie. (Eigene Erhebungen und Berechnungen, Forschungsstelle für Psychiatrische Soziologie, Psychiatrische Klinik der Universität, Rheinische Landesklinik Düsseldorf)

Parameter psychische Erkrankung und Hospitalisierung befassen, so z. B. soziogenetische und transkulturelle Ansätze, Erkenntnisse zum Gesundheits- und Krankheitsverhalten und nicht zuletzt auch Diagnostiziergewohnheiten von Kliniken.

Literatur

1. Assmann D (1962) Geschichtlicher Überblick und heutiger Stand der Bioklimatologie. Ärztl Fortbild 1: 53–58
2. Eastwood MR, Stiasny S (1978) Psychiatric disorder, hospital admission and season. Arch Gen Psychiatry 35: 769–771
3. Edelstein EL, Gnassi CP, Mishelof R (1966) Weather and admission rates to a mental hospital; a correlative study of temporal sequences, weather conditions an differential admission rates. Compr Psychiatry 7/6: 510–516
4. Faust V (1973) Wetterfühligkeit und Lebensalter. Actuel Gerontol 1: 43–59
5. Faust V (1975) Wetterfühligkeit und soziale Schicht. Med Welt 26: 2074–2080
6. Faust V (1978) Bio-Metereologie. Hippokrates, Stuttgart
7. Katschnig H, Strotzka H (1977) Epidemiologie der Neurosen und psychosomatischen Störungen. In: Blohmke M, Ferber C von, Kisker KP, Schäfer H (Hrsg) Epidemiologie und präventive Medizin. Enke, Stuttgart (Handbuch der Sozialmedizin, Bd 2, S 272–310)

8. Kellner R (1966) The seasonal prevalence of neurosis. Br J Psychiatry 112: 69–70
9. Müller U (1979) Parameter institutioneller Devianzbearbeitung. Zuweisungsklientel psychiatrischer Hospitalisierung. MMG 4: 171–178
10. Müller U (1980) Zur Diagnose von Diagnosen. Soz. Dissertation, Universität Wuppertal
11. Payk TR (1976) Zur jahreszeitlichen Bindung neurologischer und psychiatrischer Erkrankungen. MMW 118/51: 1669–1670
12. De Rudder B (1960) Wetter, Jahreszeit und Klima als pathogenetische Faktoren. In: Büchner F, Letterer E, Roulet F (Hrsg) Umwelt 1. Springer, Berlin Heidelberg New York (Handbuch der allgemeinen Pathologie, Bd 10, S 370–390)
13. Walter D (1977) Seasonality of Mania: a reappraisal. Br J Psychiatry 131: 345–350
14. Wilken M (1972) Zur Epidemiologie und Ökologie psychischer Erkrankungen. Ein Versuch zur Revision des epidemiologischen Ansatzes in der Psychiatrie und eine ökologische Untersuchung der Einweisungen aus Düsseldorf in das Rheinische Landeskrankenhaus Düsseldorf/ Grafenberg. Diplomarbeit, Köln

Autorenverzeichnis

Sachverzeichnis

330

Psychosocial Intervention in Schizophrenia

An International View

Editors: H. Stierlin, L. C. Wynne, M. Wirshing
1983. 26 figures, 12 in color, XIII, 251 pages
DM 58,-. ISBN 3-540-12195-1

B. Bron

Drogenabhängigkeit und Psychose

Psychotische Zustandsbilder bei jugendlichen Drogenkonsumenten

1982. 1 Abbildung. 70 Tabellen.
X, 212 Seiten
(Monographien aus dem Gesamtgebiete der Psychiatrie, Band 32)
Gebunden DM 88,-. ISBN 3-540-11714-8

O. Benkert, H. Hippius

Psychiatrische Pharmakotherapie

4., völlig neubearbeitete Auflage. 1984.
ISBN 3-540-13087-X
In Vorbereitung

G. Nissen, C. Eggers, J. Martinius

Kinder- und jugendpsychiatrische Pharmakotherapie in Klinik und Praxis

1984. 10 Abbildungen. XII, 370 Seiten
DM 38,-. ISBN 3-540-12520-5

Handbook of Experimental Pharmacology

Volume 55 (in 3 parts):

Psychotropic Agents

Part 1:

Antipsychotics and Antidepressants

Editors: **F. Hoffmeister, G. Stille**
With contributions by numerous experts
1980. 82 figures, 74 tables.
XXIV, 734 pages
Cloth DM 290,-. ISBN 3-540-09858-5

Part 2:

Anxiolytics, Gerontopsychopharmacological Agents, and Psychomotor Stimulants

Editors: **F. Hoffmeister, G. Stille**
With contributions by numerous experts
1981. 77 figures. XXVI, 778 pages
Cloth DM 360,-. ISBN 3-540-10300-7

Part 3:

Alcohol and Psychotomimetics, Psychotropic Effects of Central Acting Drugs

Editors: **F. Hoffmeister, G. Stille**
With contributions by numerous experts
1982. 21 figures. XXVI, 508 pages
Cloth DM 260,-. ISBN 3-540-10301-5

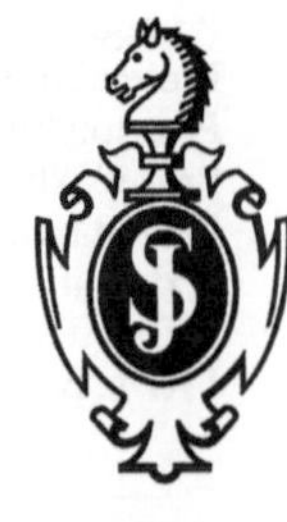

Springer-Verlag Berlin Heidelberg New York Tokyo

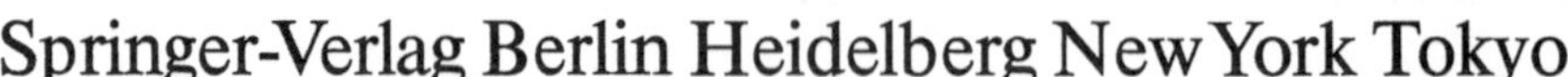